现代临床妇产与儿科疾病诊疗

主　编　蒋　艳　乌日娜　王忠芬　田　捷
　　　　李丽霞　张　璇　王金平　隋　勇

中国海洋大学出版社
·青岛·

图书在版编目(CIP)数据

现代临床妇产与儿科疾病诊疗/ 蒋艳等主编. —青岛:中国海洋大学出版社,2019.12
ISBN 978-7-5670-2481-6

Ⅰ.①现… Ⅱ.①蒋… Ⅲ.①妇产科病—诊疗②小儿疾病—诊疗 Ⅳ.①R71②R72

中国版本图书馆 CIP 数据核字(2020)第 046682 号

出版发行	中国海洋大学出版社		
社　　址	青岛市香港东路 23 号	邮政编码	266071
出 版 人	杨立敏		
网　　址	http://pub.ouc.edu.cn		
电子信箱	369839221@qq.com		
订购电话	0532-82032573(传真)		
策划编辑	韩玉堂		
责任编辑	赵　冲　矫　燕	电　话	0532-85902349
印　　制	北京虎彩文化传播有限公司		
版　　次	2020 年 4 月第 1 版		
印　　次	2020 年 4 月第 1 次印刷		
成品尺寸	185 mm×260 mm		
印　　张	20.5		
字　　数	500 千		
印　　数	1~1000		
定　　价	128.00 元		

发现印装质量问题,请致电 18600843040,由印刷厂负责调换。

前　言

　　医学是一门不断发展变化的科学。新的研究和临床经验在拓展我们知识的同时,疾病的诊断与治疗发展也随之改善。为进一步完善和发展临床妇产科与儿科理论体系,使临床工作者全面掌握妇产科和儿科常见病的诊断与治疗方法,我们组织编写了《现代临床妇产与儿科疾病诊疗》。

　　本书共12章,从临床实用的角度出发,给妇产科与儿科的临床工作者提供了比较清晰明了的诊疗指导,使其能更好地掌握妇产科与儿科疾病的诊疗知识,提高临床诊治的专业水平。

　　由于临床诊疗复杂性的特点,再加上我们的编写经验和水平有限,书中难免存在不足之处,敬请专家和读者批评指正。

编者

2019 年 12 月

目　录

第一章　女性生殖系统炎症

第一节　前庭大腺炎

一、概述

前庭大腺，又称巴氏腺 Bartholin's gland，位于两侧大阴唇后 1/3 深部，腺管开口于处女膜与小阴唇之间。因解剖部位的特点，在性交、分娩等情况污染外阴部时，病原体易侵入腺体而引起前庭大腺炎。主要病原体为葡萄球菌、大肠杆菌、链球菌、肠球菌，随着性传播疾病发病率的增加，淋病奈瑟菌及沙眼衣原体已成为常见的病原体。急性炎症发作时，病原体首先侵犯腺管，腺管呈急性化脓性炎症，腺管开口往往因肿胀或渗出物凝聚而阻塞，致脓液不能外流、积存而形成前庭大腺脓肿。

二、临床特点

（一）临床表现

1. 症状

感染多为单侧性。急性期局部疼痛、肿胀，常伴有发热等全身症状。脓肿形成时，疼痛加剧。

2. 体征

大阴唇后 1/3 处有红肿硬块，压痛明显。形成脓肿时，肿块可增大如鸡蛋大小，有触痛及波动感。脓肿继续增大，表面皮肤变薄，则自行溃破。若破孔小，引流不畅，则炎症持续不散，并可反复急性发作。前庭大腺炎常伴有腹股沟淋巴结肿大。

前庭大腺炎急性期后往往由于腺管口阻塞，腺体分泌物潴留而形成前庭大腺囊肿。

（二）辅助检查

1. 脓液涂片检查

自细胞内找到革兰阴性双球菌，即可诊断淋球菌性前庭大腺炎。

2. 脓液细菌培养

根据培养所得细菌及药敏试验，决定下一步治疗所选用的抗生素。

三、护理问题

1. 疼痛

疼痛与病原菌侵入前庭大腺造成感染有关。

2. 体温过高

体温过高与病原菌侵入前庭大腺造成局部疼痛、肿胀等炎性反应有关。

四、护理目标

（1）患者主诉疼痛减轻或消失。

(2)患者体温下降。

五、护理措施

(1)急性期应卧床休息。保持外阴清洁,温水坐浴。

(2)给予抗生素或磺胺药物。有脓肿形成时,应即行引流并做造口术。

第二节　急性盆腔炎

一、概述

急性盆腔炎是指盆腔内子宫、输卵管、卵巢、盆腔结缔组织及盆腔腹膜的炎症,其中主要是输卵管炎症,波及卵巢、子宫、盆腔结缔组织及盆腔腹膜。

二、病因及发病机制

1.产后或流产后感染

患者产后或小产后体质虚弱,宫颈口经过扩张尚未很好地关闭,此时阴道、宫颈中存在的细菌有可能上行感染盆腔;如果宫腔内尚有胎盘、胎膜残留,则感染的机会更大。

2.妇科手术后感染

行人工流产术、放环或取环手术、输卵管通液术、输卵管造影术、子宫内膜息肉摘除术,或黏膜下子宫肌瘤摘除术时,如果消毒不严格或原有生殖系统慢性炎症,就有可能引起术后感染。也有的患者手术后不注意个人卫生,或术后不遵守医嘱,有性生活,同样可以使细菌上行感染,引起盆腔炎。

3.月经期不注意卫生

月经期间子宫内膜剥脱,宫腔内血窦开放,并有凝血块存在,这是细菌滋生的良好条件。如果在月经期间不注意卫生,使用卫生标准不合格的卫生巾或卫生纸,或有性生活,就会给细菌提供逆行感染的机会,导致盆腔炎。

4.邻近器官的炎症蔓延

最常见的是发生阑尾炎、腹膜炎时,由于它们与女性内生殖器官毗邻,炎症可以通过直接蔓延引起女性盆腔炎症。患慢性宫颈炎时,炎症也能够通过淋巴循环,引起盆腔结缔组织炎。而慢性盆腔炎常为急性盆腔炎治疗不彻底,或患者体质较差,病程迁延所致,但也有的妇女并没有急性盆腔炎的过程,而直接表现为慢性盆腔炎。慢性盆腔炎病情较顽固,当机体抵抗力较差时,可急性发作。

三、临床特点

(一)临床表现

1.症状

症状可因炎症的轻重及范围大小而有不同。

(1)发热：病情严重者可有高热、寒战、头痛、食欲缺乏。

(2)下腹疼痛。

(3)恶心、呕吐、腹胀、腹泻：如有腹膜炎时出现消化系统症状。

(4)下腹包块及局部压迫刺激症状：包块位于前方时可有膀胱刺激症状，如排尿困难、尿频，若引起膀胱肌炎还可有尿痛等；包块位于后方可有直肠刺激症状，若在腹膜外可致腹泻及里急后重感和排便困难。

2.体征

(1)一般检查：患者呈急性病容，体温高，心率快。

(2)腹部检查：下腹有肌紧张、压痛及反跳痛。听诊肠鸣音减弱或消失。

(3)盆腔检查：阴道可能充血，并有大量脓性分泌物，穹隆有明显触痛。子宫颈充血、水肿、举痛明显。子宫体略大，有压痛，活动度受限。子宫的两侧压痛明显，有时可扪及肿块。子宫旁结缔组织炎时，可扪到下腹一侧或两侧有片状增厚，或两侧宫骶韧带高度水肿增粗，有水肿形成且位置较低时，可扪及后穹隆或侧穹隆有肿块且有波动感。

(二)辅助检查

1.实验室检查

白细胞及中性粒细胞升高，红细胞沉降率增快。

考虑性传播疾病时，应进行尿道口分泌物及宫颈管分泌物淋菌涂片及培养、衣原体及支原体培养、细菌培养及药敏试验等。考虑宫腔感染可能性比较大时，应进行宫腔内膜分泌物培养及药敏试验、血培养及药敏试验。

2.特殊检查

(1)后穹隆穿刺：有助于盆腔炎诊断。正常情况下血白细胞$\leqslant 10 \times 10^{9}/L$。盆腔炎常$> 10 \times 10^{9}/L$，盆腔积脓时吸出物均为脓液，可送细菌培养(包括厌氧菌)及药敏试验。

(2)B超：对输卵管卵巢脓肿、盆腔积脓的诊断有价值，可以发现盆腔不同部位的囊肿。

(3)为明确诊断，或考虑手术治疗时，可行腹腔镜检查。

四、护理问题

1.体温过高

体温过高与急性盆腔炎症有关。

2.疼痛

疼痛与盆腔结缔组织炎症有关。

3.相关的知识缺乏

缺乏经期卫生知识或经期同房。

五、护理目标

(1)患者症状减轻。

(2)了解疾病相关知识，保持外阴部皮肤的清洁，积极配合治疗。

六、护理措施

1.卧床休息

指导患者采用半卧位，以利于脓液聚积于子宫直肠陷凹而使炎症局限。

2.支持疗法

给予充分营养及液体摄入,纠正电解质紊乱及酸碱平衡。必要时小量输血。

3.物理降温

高热时采用物理降温。

4.胃肠减压

有腹胀者给以胃肠减压。

5.应用抗生素

要求足量、及时。若病情不太严重可选用青霉素、链霉素;若病情严重则需选用广谱抗生素,联合用药疗效好。

6.应用中药

清热解毒、凉血化瘀的方药如银翘解毒汤。

7.手术治疗

手术指征有:经药物治疗无效。凡有脓肿形成,经药物治疗48~72 h,体温持续不降,患者中毒症状加重或肿块增大者。

8.卫生知识宣教

尤其是经期卫生知识宣教和产褥期卫生知识宣教。

第三节　慢性盆腔炎

一、概述

慢性盆腔炎多因急性盆腔炎治疗不及时、不彻底,或因患者体质差,病情迁延所致。亦有无急性病史者。

当机体抵抗力较低时,慢性盆腔炎可急性发作。

二、病因及发病机制

慢性盆腔炎多因治疗不及时、不彻底,或因患者体质差,病情迁延所致。亦有无急性病史者。

三、临床特点

(一)临床表现

1.症状

(1)全身症状:多不明显,可有低热、疲乏、精神不振、失眠等。

(2)下腹痛及腰痛:由于慢性炎症形成的瘢痕粘连以及盆腔充血,可引起下腹部坠胀、疼痛及腰骶部疼痛。常于劳累、性交后及月经前后加剧。

(3)其他症状:月经增多(因盆腔淤血而引起)、月经失调(卵巢功能受损害时引起)、不孕(由于输卵管粘连阻塞引起)。

2.体征

做妇科检查时可发现以下体征。

(1)子宫常呈后位,活动受限。

(2)若为输卵管炎,可在子宫一侧或两侧触及增粗的输卵管,呈索条状,并有轻度压痛。

(3)若为输卵管积水或输卵管卵巢囊肿,可在盆腔的一侧或两侧摸到囊性肿物,活动多受限。

(4)若为慢性盆腔结缔组织炎,子宫一侧或两侧有片状增厚、压痛。若炎症蔓延的范围广,可使子宫固定,宫颈旁组织也增厚变硬,向外呈扇形扩散,直达盆壁,即所谓的冰冻骨盆。

(二)辅助检查

(1)对阴道或盆腔分泌物进行衣原体及支原体培养、细菌培养及药敏试验,常可寻找到相关的病原体。

(2)后穹隆穿刺有助于盆腔炎诊断,盆腔积脓时吸出物均为脓液。可送细菌培养(包括厌氧菌)及药敏试验。

(3)怀疑宫腔感染时,进行宫腔分泌物培养及药敏试验,同时进行血培养及药敏试验。

(4)B超对输卵管卵巢脓肿、盆腔积脓诊断有价值,可以在盆腔不同部位发现囊肿。

(5)为了明确诊断,或者是考虑手术治疗时,可进行腹腔镜检查或剖腹探查。通过剖腹探查或腹腔镜检查,可以直接采取感染部位的分泌物做细菌培养及药敏试验,这时的结果最准确,但临床应用有一定的局限性。

四、护理问题

1.疼痛

疼痛与慢性炎症形成的瘢痕粘连以及盆腔充血有关。

2.营养失调

营养低于机体需要量:与经济原因(或心理因素、或身体不适等生理因素)影响了摄入、消化或吸收营养素有关。

3.情绪消极

长期的下腹痛及腰痛和(或)月经失调和(或)不孕使患者对自我的评价呈消极的态度。

五、护理目标

(1)患者症状减轻。

(2)了解疾病相关知识,保持外阴部皮肤的清洁,积极配合治疗。

六、护理措施

1.心理护理

由于慢性盆腔炎病程长,患者思想顾虑重,故要帮助患者解除思想负担,增强治疗的信心,长期坚持治疗。

2.增加营养

目的在于增强体质,提高机体抵抗力。

3.中药治疗

常用清热利湿、活血化瘀的方药灌肠或下腹部热敷。

4.物理疗法

常用的有短波、超短波、离子透析(可加入各种药物如青霉素、链霉素等)。

5.抗炎药物

抗炎药物加用 α-蛋白酶或透明质酸酶,以利粘连和炎症的吸收。

6.手术治疗

有肿块如输卵管积水或输卵管卵巢囊肿可行手术治疗,或存在小的感染灶,反复引起炎症发作者亦宜手术治疗。

第四节　外阴炎

一、概述

增多的阴道分泌物(如宫颈、阴道的炎性白带),宫颈癌的分泌物,经血或产后恶露、尿瘘、糖尿病尿液刺激、外阴皮肤不洁,均易引起不同程度外阴部皮肤、黏膜的炎症。

二、病因及发病机制

1.阴道分泌物刺激

阴道分泌物增多流至外阴刺激、月经或月经垫的刺激。

2.其他刺激因素

(1)糖尿病患者的尿液。

(2)尿瘘患者长期受尿液的浸渍。

(3)粪瘘患者有时受粪便的刺激。

(4)肠道蛲虫。

3.混合感染

常见病原菌为葡萄球菌、链球菌和大肠杆菌。

三、临床特点

(一)临床表现

1.症状

外阴皮肤瘙痒、疼痛或烧灼感,于活动、性交、排尿时加重。

2.体征

炎症多发生于小阴唇内外侧,严重时波及整个外阴。外阴肿胀、充血,重者有糜烂、湿疹,甚至溃疡。慢性炎症时皮肤增厚、粗糙,可有皲裂。

(二)辅助检查

外阴炎的致病原因或病原体仅仅局限于外阴的机会比较少,多数是来自于阴道,因此在检查时除了要进行外阴分泌物的检查以外,还要重点对阴道和宫颈进行检查。

(1)对外阴分泌物检查,了解是否有滴虫、真菌等病原体的存在。

（2）对阴道和宫颈部分泌物进行检查，了解是否有衣原体、支原体、淋球菌。

（3）如果外阴部溃疡长期不愈合，或是怀疑有恶变的可能时，应做活体组织病理检查。

（4）对于炎症反复发作的患者，要考虑糖尿病的可能，要检查尿糖及血糖。

（5）如果怀疑是直肠阴道瘘或膀胱阴道瘘，可以进行亚甲蓝试验：在阴道内塞入干净的纱布后向直肠或膀胱注入亚甲蓝稀释液，过数分钟后取出纱布观察是否有亚甲蓝的颜色，如果纱布上有相应颜色则证明存在直肠阴道瘘或膀胱阴道瘘。

四、护理问题

1.性功能障碍

性功能障碍与外阴皮肤的不适感（瘙痒、疼痛或烧灼感）于性交时加重有关。

2.焦虑

焦虑与外阴皮肤瘙痒、疼痛或烧灼感而产生的忧虑不安有关。

3.自尊紊乱

自尊紊乱与外阴皮肤炎症害怕被别人嘲笑和排斥有关。

五、护理目标

（1）患者主诉疼痛或不适感减弱或消失。

（2）患者焦虑减轻。

（3）患者了解疾病的相关知识，能积极配合医生的治疗。

六、护理措施

（1）保持外阴清洁、干燥。注意个人卫生，经常洗换内裤，避免搔抓。

（2）不穿化纤内裤。

（3）停用擦洗外阴的药物。

（4）积极寻找病因，包括检查阴道分泌物及尿糖，以消除刺激的来源。

（5）急性期注意休息，禁性生活。

（6）局部可用1∶5 000高锰酸钾液坐浴，2次/天，若有破溃可涂抗生素软膏，或用中药苦参、蛇床子、白鲜皮、土茯苓、黄柏各15 g，川椒6 g，水煎熏洗外阴部，1～2次/天。

（7）健康教育：注意个人卫生，经常换洗内裤，保持外阴清洁、干燥，避免搔抓。

（8）进行病因治疗，治疗阴道炎、宫颈炎、糖尿病，修补瘘管。

第五节　阴道炎

常见的阴道炎有滴虫性阴道炎、外阴阴道假丝酵母菌病、萎缩性阴道炎、细菌性阴道病，少见的有阿米巴性阴道炎和婴幼儿阴道炎。本节主要介绍前4种。

一、滴虫性阴道炎

滴虫性阴道炎是由阴道毛滴虫感染而引起的阴道炎症。

(一)临床表现

主要症状是阴道分泌物增多,外阴瘙痒。分泌物典型特征为稀薄、灰黄色、泡沫状、腥臭味。感染尿道时有尿频、尿痛甚至血尿。部分患者有性交疼痛,少数患者月经不调或不孕。检查:阴道后穹窿分泌物多,灰黄色、泡沫状,严重者混有脓血;阴道及宫颈黏膜充血、红肿,有散在出血点,甚至宫颈有出血斑点,呈"草莓样"。

(二)病因

滴虫性阴道炎是常见的阴道炎之一,由阴道毛滴虫引起。阴道毛滴虫是一种厌氧性寄生物,环境适应性强,能在 25 ℃～42 ℃温度生存,pH 5.2～6.6 的条件下易于繁殖,pH 5 以下或 7.5 以上繁殖受到抑制甚至死亡。滴虫不仅寄居于阴道,也可侵入尿道及尿道旁腺引起炎症,甚至逆行入膀胱、输尿管及肾盂。其传染途径有两种:直接传染和间接传染。直接传染即性交传染;间接传染为通过浴具、毛巾、游泳池、坐式马桶、医疗器械等传播。

(三)诊断

典型病例易诊断,若在阴道分泌物中找到滴虫可确诊。最简便的方法是 0.9%氯化钠溶液湿片法(将 1 滴 0.9%氯化钠溶液滴于玻片上,在阴道侧壁取典型分泌物混于上述溶液中,立即置于低倍镜下,感染滴虫时可见到波状运动的滴虫及增多的白细胞被推移),此方法的敏感性为 60%～70%。对可疑患者,若多次湿片法不能发现滴虫时,可送培养,准确率可达98%。但在取分泌物前 24～48 h 应避免性交、阴道灌洗或局部用药,取分泌物时阴道窥器不涂润滑药,分泌物取出后应及时送检并注意保暖,否则滴虫活动力减弱,影响检查结果。

(四)治疗

1.全身用药

口服甲硝唑 400 mg,每日 2 次,连服 7 d。治愈率可达90%～95%。服药后不良反应主要是胃肠道反应,如食欲减退、恶心、呕吐等。偶有头痛、皮疹、白细胞减少,一旦发现应立即停药。

2.性伴侣的处理

滴虫性阴道炎主要由性传播引起,性伴侣应同时进行治疗,治疗期间禁止性生活。

3.妊娠合并滴虫性阴道炎的处理

甲硝唑 2 g 顿服;或甲硝唑 400 mg,每日 2 次,连服 7 d。应用甲硝唑时,最好取得患者及其家属的同意。

二、外阴阴道假丝酵母菌病

外阴阴道假丝酵母菌病(vulvovaginal candidiasis,VVC)是由假丝酵母菌引起的外阴阴道炎症,国外资料显示:75%的女性一生中至少患过 1 次外阴阴道假丝酵母菌病。

(一)临床表现

外阴瘙痒、灼痛,分泌物为白色质稠豆渣样或凝乳状,有时稀薄量多,内含白色片状物;有时伴有尿急、尿频、尿痛及性交痛。检查见患者小阴唇内、阴道黏膜上附着白色膜状物或白色斑块状物,如擦去白色物可见红肿黏膜面,在急性期基底部出现受损的糜烂面或表浅溃疡。

(二)病因

80%～90%是白色假丝酵母菌感染,10%～20%是其他假丝酵母菌属感染。假丝酵母菌通常是一种条件致病菌,存在于人的口腔、肠道与阴道黏膜。只有当阴道糖原增加、酸度升高,机体抵抗力低下时,才成为致病菌。多见于孕妇、糖尿病、应用广谱抗生素、大量应用免疫抑制剂及长期接受雌激素治疗者。

(三)诊断

有典型症状的患者,在阴道分泌物中找到假丝酵母菌的芽孢或假菌丝即可确诊,可选用0.9%氯化钠溶液湿片法或10%氢氧化钾溶液湿片法。由于10%氢氧化钾溶液可溶解其他细胞成分,假丝酵母菌检出率高于0.9%氯化钠溶液。若有症状而多次湿片检查为阴性,或为顽固病例,采用培养法。

(四)处理

消除诱因,局部或全身应用抗真菌药物。

1. 消除诱因

勤换内裤,用过的内衣、毛巾及浴盆均用开水烫洗。若有糖尿病应给予积极治疗。

2. 单纯性外阴阴道假丝酵母菌病

局部用药或全身用药,主要以局部短期应用抗真菌药物为主。全身用药与局部用药的疗效相似,治愈率可达 80%～90%。局部用药选用下列药物:①咪康唑栓剂,每晚 1 粒(200 mg),连用 7 d,或每晚 1 粒(400 mg),连用 3 d;②克霉唑栓剂,每晚 1 粒(150 mg),连用7 d;③制霉菌素栓剂,每晚 1 粒(100 000 U),连用 10～14 d。全身用药:不能耐受局部用药者、未婚妇女选用口服药物。常用药:氟康唑、伊曲康唑等。

3. 复杂性外阴阴道假丝酵母菌病

1 年内有症状并真菌学证实的外阴阴道假丝酵母菌病发作 4 次或以上,称为复发性外阴阴道假丝酵母菌病,发生率约为 5%。多数患者复发机制不明确。抗真菌处理分为初始治疗和维持治疗。初始治疗若为局部治疗,延长治疗时间为 7～14 d。常用的维持治疗:氟康唑150 mg 口服,每周 1 次,共 6 个月;或选用其他唑类药物局部间断应用。在治疗前应做真菌培养确诊。治疗期间定期复查监测疗效及药物不良反应如肝脏损害,一旦发现,立即停药。

4. 妊娠合并外阴阴道假丝酵母菌病的治疗

以局部治疗为主,禁用口服唑类药物。

5. 性伴侣治疗

约有 15%男性与女性患者接触后患有龟头炎,应进行假丝酵母菌检查及治疗,预防女性重复感染。

三、细菌性阴道病

细菌性阴道病(bacterial vaginosis,BV)是阴道内正常菌群失调所致的一种混合感染,但临床及病理无炎症改变。

(一)临床表现

有 10%～40%的患者无明显症状。有 50%以上的细菌性阴道病患者,阴道分泌物增多,伴有特殊的鱼腥臭味,于性交后加重,少数患者有轻度的外阴瘙痒或烧灼感。妊娠妇女易出现绒毛膜羊膜炎、胎膜早破、早产,非孕妇女出现子宫内膜炎、盆腔炎、子宫切除术后残端感染。检查:阴道黏膜无充血,分泌物稀薄、灰白色,均匀一致。

(二)病因

此病是一种混合感染,系阴道内正常菌群失调所致。常见于生育年龄的妇女。细菌性阴道病发生时,阴道内的乳杆菌减少,pH>4.5,其他细菌大量繁殖,主要有加德纳杆菌、普雷沃菌、类杆菌等,以厌氧菌为主。发病与性行为关系密切。

(三)诊断

下面4项检查中发现线索细胞是必需条件;发现另外2项阳性时,即可临床诊断细菌性阴道病。

1.匀质稀薄

灰白色分泌物常黏附于阴道壁。

2.阴道 pH>4.5

3.胺臭试验阳性

取少量分泌物于载玻片上滴入 10%氢氧化钾,产生烂鱼肉样腥臭。

4.线索细胞阳性

取少量分泌物于载玻片上滴入生理盐水,高倍镜下寻找线索细胞。线索细胞阳性的妇女98.8%患有细菌性阴道病。线索细胞即阴道脱落的表层细胞,细胞边缘附着大量细菌即各种厌氧菌,尤其是加德纳菌,细胞边缘变成锯齿状而模糊不清。

(四)治疗

1.口服药物

首选甲硝唑 400 mg,每日 2 次,口服,连服 7 d;或克林霉素 300 mg,每日 2 次,连服 7 d。

2.局部药物治疗

甲硝唑栓剂,每晚 1 次,连用 7 d;或 2%克林霉素软膏阴道涂布,每晚 1 次,每次 5 g,连用7 d。治愈率可达 80%。

3.妊娠期细菌阴道病的治疗

由于本病与绒毛膜羊膜炎、胎膜早破、早产等不良妊娠结局有关,任何有症状的细菌性阴道病孕妇或无症状的高危孕妇(有胎膜早破、早产史)均需治疗。可使用甲硝唑或克林霉素口服。

四、萎缩性阴道炎

萎缩性阴道炎常见于绝经后、双侧卵巢切除、卵巢功能早衰、盆腔放疗等致卵巢功能衰退或消失的妇女。

(一)临床表现

白带增多,呈黄水样,感染严重时为脓性或为血性,伴有臭味。外阴可有瘙痒或灼热感,盆腔坠胀不适。可有尿频、尿急。妇科检查时可见阴道黏膜皱襞消失,上皮菲薄、充血,表面有散在小出血点或有浅表溃疡,严重者甚至可见粘连及狭窄,阴道弹性消失,分泌物引流不畅时,可形成阴道积脓。

(二)病因

因卵巢功能衰退,雌激素缺乏,阴道黏膜萎缩变薄,上皮细胞糖原减少,阴道内 pH 上升,多为 5.0~7.0,局部抵抗力减弱,致病菌入侵繁殖而引起炎症。

(三)诊断

根据临床表现及绝经、卵巢手术史、盆腔放射史或药物性闭经史,一般不难诊断,但应排除其他疾病。对有血性白带者,应与子宫恶性肿瘤鉴别,需常规做宫颈刮片,必要时行分段诊刮术。对阴道壁肉芽组织及溃疡,需与阴道癌相鉴别,可行局部活组织检查。

(四)治疗

处理的原则为抑制细菌生长,补充雌激素,增强阴道抵抗力。

1.抑制细菌生长

阴道局部应用甲硝唑 200 mg 或诺氟沙星 100 mg,每日 1 次,7～10 d 为 1 个疗程,对阴道局部干涩明显者,可用润滑药。

2.补充雌激素

补充雌激素是萎缩性阴道炎的主要治疗方法。雌激素可局部应用也可全身应用。常用0.5%已烯雌酚软膏,或结合雌激素软膏局部涂抹,每日 1～2 次/d,连用 14 d。全身用药可口服尼尔雌醇,首次 4 mg,以后每 2～4 周 1 次,每次 2 mg,维持 2～3 个月。乳腺癌、子宫内膜癌、肝炎患者应慎用雌激素制剂。

第六节　宫颈炎

宫颈炎为妇科常见的疾病,占妇科门诊总数的 40%～50%。宫颈炎多发生于生育年龄的妇女。老年人也有随阴道炎而发病的,临床上一般将宫颈炎分为急性和慢性两种类型。

一、急性子宫颈炎

急性子宫颈炎(acute cervicitis)多见于不洁性交后,产后、剖宫产后引起的宫颈损伤,人工流产术时,一些宫颈手术时扩张宫颈的损伤或穿孔,以及诊断性刮宫时宫颈或宫体的损伤等,病原体进入损伤部位而发生的感染,如产褥感染、感染性流产等。此外,医务人员不慎在产道内遗留纱布,以及不适当的使用高浓度的酸性或碱性药液冲洗阴道等均可引起急性子宫颈炎。

(一)病原体

最常见的病原体为淋球菌及沙眼衣原体,淋球菌感染时 45%～60% 常合并沙眼衣原体感染,其次为一般化脓菌,如葡萄球菌、链球菌、大肠埃希菌以及滴虫、念珠菌、阿米巴原虫等。淋球菌及沙眼衣原体可累及子宫颈黏膜的腺体,沿黏膜表面扩散的浅层感染。其他病原体与淋球菌不同,侵入宫颈较深,可通过淋巴管引起急性盆腔结缔组织炎,致病情严重。

(二)病理

急性宫颈炎的病理变化可见宫颈红肿,颈管黏膜水肿,组织学表现可见血管充血,子宫颈黏膜及黏膜下组织、腺体周围见大量嗜中性粒细胞浸润,腺腔内见脓性分泌物,这种分泌物可由子宫口流出。

(三)临床表现

淋菌性宫颈炎和沙眼衣原体性宫颈炎主要侵犯宫颈管内黏膜腺体的柱状上皮,如直接向上蔓延则可导致上生殖道黏膜感染。一般化脓菌则侵入宫颈组织较深,并可沿两侧宫颈淋巴管向上蔓延导致盆腔结缔组织炎。淋菌性或一般化脓菌性宫颈炎表现为脓性或脓血性白带增多,下腹坠痛、腰背痛、性交疼痛和尿路刺激症状,体温可轻微升高。若感染沿宫颈淋巴管向周围扩散,则可引起宫颈上皮脱落,甚至形成溃疡。本病常与阴道炎症同时发生,也可同时发生急性子宫内膜炎。

妇科检查见宫颈充血、红肿,颈管黏膜水肿,宫颈黏膜外翻,宫颈触痛,脓性分泌物从宫颈管内流出,特别是淋菌性宫颈炎时,尿道、尿道旁腺、前庭大腺亦可同时感染而有脓液排出。沙眼衣原体性宫颈炎则症状不典型或无症状,有症状者表现为宫颈分泌物增多,点滴状出血或尿路刺激症状,妇科检查宫颈口可见黏液脓性分泌物。

(四)诊断

根据病史、症状及妇科检查,诊断急性宫颈炎并不困难,关键是确定病原体。疑为淋球菌感染时,应取宫颈管内分泌物做涂片检查(敏感性 50%～70%)或细菌培养(敏感性 80%～90%),对培养可疑的菌落,可采用单克隆抗体免疫荧光法检测。检测沙眼衣原体感染时,可取宫颈管分泌物涂片染色找细胞浆内包涵体,但敏感性不高,培养法技术要求高,费时长,难以推广,目前推荐的方法是直接免疫荧光法(DFA)或酶免疫法(EIA),敏感性在 89%～98%。注意诊断时要考虑是否合并急性子宫内膜炎和盆腔炎。

(五)治疗

以全身治疗为主,抗生素选择、给药途径、剂量和疗程则根据病原体和病情严重程度决定。目前,淋菌性宫颈炎推荐的首选药物为头孢曲松,备用药物有大观霉素、青霉素、氧氟沙星、左氧氟沙星、依诺沙星等,治疗时需同时加服多西环素(强力霉素)。沙眼衣原体性宫颈炎推荐的首选药物为阿奇霉素或多西环素,备用药物有米诺环素、氧氟沙星等。一般化脓菌感染最好根据药敏试验进行治疗。念珠菌和滴虫性宫颈炎参见阴道炎的治疗方法。急性宫颈炎的治疗应力求彻底,以免形成慢性宫颈炎。

二、慢性子宫颈炎

慢性子宫颈炎(chronic cervicitis)多由急性子宫颈炎转变而来,往往是急性宫颈炎治疗不彻底,病原体隐居于子宫颈黏膜内形成慢性炎症。急性宫颈炎容易转为慢性的原因主要由于宫颈黏膜皱褶较多,腺体呈葡萄状,病原体侵入腺体深处后极难根除,导致病程反复、迁延不愈所致。阴道分娩、流产或手术损伤宫颈后,继发感染亦可表现为慢性过程。此外,不洁性生活、雌激素水平下降、阴道异物(如子宫托)均可引起慢性宫颈炎。其病原体一般为葡萄球菌、链球菌、沙眼衣原体、淋球菌、厌氧菌等。也有患者不表现急性症状,直接发生慢性宫颈炎。

(一)病理

慢性子宫颈炎表现为宫颈糜烂、宫颈息肉、宫颈黏膜炎、宫颈腺囊肿以及宫颈肥大。

1.宫颈糜烂

宫颈糜烂(cervical erosion)是慢性宫颈炎的一种形式,宫颈糜烂形成的原因有以下 3 种。

(1)先天性糜烂:指女性胎儿在生殖系统发育时受母体性激素影响,导致鳞、柱交界向外迁移,宫颈外口为柱状上皮覆盖。正常时新生儿出生后糜烂仅存在较短时间,当来自母体的雌激素水平下降后即逐渐自然消退,但亦有个别患者糜烂长期持续存在。先天性糜烂的宫颈形状往往是正常或稍大,不甚整齐,宫颈口多为裂开。

(2)后天性糜烂:指宫颈管内膜柱状上皮向阴道方向增生,超越宫颈外口所致的糜烂,仅发生于卵巢功能旺盛的妊娠期,产后可自行消退。患者虽诉白带增多,但为清澈的黏液,病理检查在柱状上皮下没有炎症细胞浸润,仅见少数淋巴细胞,后天性糜烂的宫颈往往偏大,宫颈口正常或横裂或为不整齐的破裂。糜烂面周围的境界与正常宫颈上皮的界限清楚,甚至可看到交界线呈现一道凹入的线沟,有的糜烂可见到毛细血管浮现在表面上,表现为局部慢性充血。

(3)炎症性糜烂:是慢性宫颈炎最常见的病理改变,宫颈阴道部的鳞状上皮被宫颈管柱状上皮所替代,其外表呈红色,所以不是真正的糜烂,故称假性糜烂,光镜下可见黏膜下有多核白细胞及淋巴细胞浸润,间质则有小圆形细胞和浆细胞浸润,黏膜下结缔组织的浅层为炎性细胞浸润的主要场所,宫颈的纤维组织增生。宫颈管黏膜也有增生,突出子宫颈口外形成息肉状。

根据糜烂表面可分为几种不同类型:①单纯型,此型糜烂面的表面系一片红色光滑面,糜烂较浅,有一层柱状上皮覆盖;②颗粒型,此型的糜烂面的组织增生,形成颗粒状;③乳头型,糜烂组织增生更明显,形成一团成乳头状。

根据糜烂区所占宫颈的比例可分三度:①轻度糜烂,系糜烂面积占整个宫颈面积的1/3以内;②中度糜烂,系糜烂面积占宫颈的1/3~2/3;③重度糜烂,系糜烂面积占宫颈的2/3以上。

此外,在幼女及未婚妇女有时见宫颈红色,细颗粒状,形似糜烂,但无炎症,是颈管柱状上皮外移,不应称为糜烂。

宫颈糜烂在其修复的过程中,柱状上皮下的基底细胞(储备细胞)增生,最后分化为鳞状上皮,邻近的鳞状上皮也可向糜烂面的柱状上皮生长,逐渐将腺上皮推移,最后完全由鳞状上皮覆盖而痊愈。糜烂的愈合呈片状分布,新生的鳞状上皮生长于炎性糜烂组织的基础上,故表层细胞极易脱落而变薄,稍受刺激又可恢复糜烂,因此愈合和炎症的扩展交替发生,不容易彻底治愈。这种过程是受到卵巢内分泌、感染、损伤及酸碱度的影响。两种上皮细胞在争夺中不断地增生、增殖,而起到不同的变化。①基底层细胞增生:系基底层与基底旁层形成一界限清楚的厚层,其中细胞浆明显嗜碱,细胞层次清楚,都是成熟的细胞。②储备细胞增生:是在宫颈部表面或腺体内的柱状上皮细胞与基底层之间有1~2层细胞增生,这些细胞为多角形或方形,细胞浆有空泡,并稍嗜碱,胞核较大,呈圆形或椭圆形,染色质分布均匀,很少核分裂,这些细胞系储备细胞,如储备细胞超过3层,则系储备细胞增生。③鳞状上皮化生:在宫颈部常有鳞状上皮细胞的化生,也是储备细胞的增生,细胞核成熟,细胞分化良好,细胞间桥形成,深层细胞排列与基底层成直角,而浅层细胞的排列则与表面平行。鳞状上皮化生可能是柱状上皮部分或全部被鳞状上皮所代替,从而形成不规则大小片状、层次不清的上皮层,这一过程可在宫颈部上,也可在腺腔内发生。④分化良好的正常鳞状上皮细胞:化生前阶段的上皮细胞则形成波浪式和柱状的上皮细胞团,伸入纤维组织,并可在宫颈管的腺体内看到。

2.宫颈息肉

由于炎症的长期刺激,使宫颈管局部黏膜增生,自基底层逐渐向宫颈外口部突出,形成一个或多个宫颈息肉(cervical polyp)。息肉色红,呈舌形,质软而脆,血管丰富易出血。蒂细长,长短不一,多附着于颈管外口或颈管壁内,直径1 cm左右。镜下见息肉表面覆盖一层柱状上皮,中心为结缔组织,伴充血、水肿及炎性细胞浸润,极易复发。息肉的恶变率不到1%。

3.宫颈黏膜炎

宫颈黏膜炎(endocervicitis),又称宫颈管炎,病变局限于子宫颈管黏膜及黏膜下组织。宫颈阴道部上皮表面光滑。宫颈口可有脓性分泌物堵塞。由于子宫颈黏膜充血增生,可使子宫颈肥大,可达正常宫颈的2~3倍,质硬。宫颈黏膜炎常与糜烂、腺囊肿同时发生。

4.宫颈腺囊肿

在宫颈糜烂愈合的过程中,新生的鳞状上皮覆盖宫颈腺管口或伸入腺管,将腺管口阻塞,腺管周围的结缔组织增生或瘢痕形成,压迫腺管,使腺管变窄甚至阻塞,腺体分泌物不能引流形成子宫颈腺囊肿(naboth cyst)。检查时见宫颈表面突出多个数毫米大小白色或青白色小囊肿,内含无色黏液。

5.宫颈肥大(cervical hypertrophy)

由于慢性炎症的长期刺激,宫颈组织充血、水肿,腺体和间质增生,还可能在腺体深部有黏液潴留形成囊肿,使宫颈呈不同程度的肥大,但表面多光滑,有时可见到潴留囊肿突起。最后由于纤维结缔组织增生,使宫颈硬度增加。

6.宫颈外翻

由于分娩、人工流产或其他原因发生宫颈损伤,宫颈口撕裂,未及时修补,以后颈管内膜增生并暴露于外,即形成宫颈外翻(cervical ectropion)。检查子宫颈口增宽,横裂或呈星状撕裂,可见颈管下端的红色黏膜皱褶,宫颈前、后唇肥大,但距离较远。

(二)临床表现

慢性宫颈炎主要表现为白带增多,常刺激外阴引起外阴不适和瘙痒。由于病原体种类、炎症的范围、程度和病程不同,白带的量、颜色、性状、气味也不同,可为乳白色黏液状至黄色脓性,若伴有息肉形成,可有白带中混有血或宫颈接触性出血。若白带增多,似白色干酪样,应考虑是否合并念珠菌性阴道炎;若白带呈稀薄泡沫状,有臭味,则应考虑滴虫性阴道炎。若有恶臭,则多为厌氧菌的感染。严重感染时可有腰骶部疼痛、下腹坠胀,由于慢性宫颈炎可直接向前蔓延或通过淋巴管扩散,当波及膀胱三角区及膀胱周围结缔组织时,可出现尿路刺激症状。较多的黏稠脓性白带有碍精子上行,可导致不孕。妇科检查可见宫颈不同程度的糜烂、肥大、宫颈裂伤,有时可见宫颈息肉、宫颈腺体囊肿、宫颈外翻等,宫颈口多有分泌物,亦可有宫颈触痛和宫颈触血。

(三)诊断

宫颈糜烂在诊断上不困难,但需与宫颈上皮内瘤样变、早期浸润癌、宫颈结核、宫颈尖锐湿疣等鉴别,还需与淋病、梅毒等鉴别,因此应常规进行宫颈刮片细胞学检查,细胞涂片尚可查出淋菌、滴虫、真菌,能做到与一般慢性宫颈炎鉴别。目前已有电脑超薄细胞检测系统,准确率显著提高。必要时须做病理活检以明确诊断,电子阴道镜辅助活检对提高诊断准确率很有帮助。宫颈息肉、宫颈腺体囊肿及宫颈尖锐湿疣可根据病理活检确诊。

1.阴道镜检查

在宫颈病变部涂碘后在碘不着色区用阴道镜检查,如果见到厚的醋酸白色上皮及血管异形可诊断为宫颈上皮内瘤样变,在这类病变区取活体组织检查诊断早期宫颈癌准确率高。

2.活体组织检查

为最准确的检查方法,可检出宫颈湿疣、癌细胞、结核、梅毒等,从而与一般慢性宫颈炎糜烂鉴别。

(四)治疗

须做宫颈涂片先除外宫颈上皮内瘤样变及早期宫颈癌后再进行治疗。治疗方法中以局部治疗为主,使糜烂面坏死、脱落,为新生鳞状上皮覆盖,病变深者,疗程需6～8周。

1.物理治疗

(1)电熨(electrocoagulation):此法较简便,适用于糜烂程度较深、糜烂面积较大的病例。采用电灼器或电熨器对整个病变区电灼或电熨,直至组织呈乳白色或微黄色为止。一般近宫口处稍深,越近边缘越浅,深度为 2 mm 并超出病变区 3 mm,深入宫颈管内 0.5～1.0 cm,治愈率 50%～90%。术后涂抹磺胺粉或呋喃西林粉,用醋酸冲洗阴道,每日 1 次,有助于创面愈合。治疗后阴道流液,有时呈脓样,须避免性交至创面全部愈合为止,需时 6 周左右。术后阴道出血多时可用纱布填塞止血。

(2)冷冻治疗:冷冻治疗术是利用制冷剂,快速产生低温,使糜烂组织冻结、坏死、变性而脱落,创面经组织修复而达到治疗疾病的目的。

操作方法:一般采用接触冷冻法,选择相应的冷冻探头,覆盖全部病变区并略超过其范围 2～3 mm,利用液氮快速达到超低温(-196 ℃),根据快速冷冻,缓慢复温的原则,冷冻 1 min、复温 3 min、再冷冻 1 min,使糜烂组织冻结、坏死、变性而脱落。进行单次或重复冷冻,治愈率达 80% 左右。

冷冻治疗后,宫颈表面很快发生水肿,冷冻后 7～10 d,宫颈表层糜烂组织形成一层膜状痂皮,逐渐分散脱落。

(3)激光治疗:采用 CO 激光器使糜烂部分组织炭化、结痂,痂皮脱落后,创面修复达到治疗目的。激光头距离糜烂面 3～5 cm,照射范围应超出糜烂面 2 mm,轻症的烧灼深度为 2～3 mm,重症可达 4～5 mm,治愈率 70%～90%。

(4)微波治疗:微波电极接触局部病变组织时,瞬间产生高热效应(44 ℃～61 ℃)而达到组织凝固的目的,并可出现凝固性血栓形成而止血,治愈率在 90% 左右。

(5)波姆光治疗:采用波姆光照射糜烂面,直至变为均匀灰白色为止,照射深度 2～3 mm,治愈率可达 80%。

(6)红外线凝结法:红外线照射糜烂面,局部组织凝固、坏死,形成非炎性表浅溃疡,新生鳞状上皮覆盖溃疡面而达到治愈,治愈率在 90% 以上。

物理治疗的注意事项:①治疗时间应在月经干净后 3～7 d 进行。②排除宫颈上皮内瘤样病变、早期宫颈癌、宫颈结核和急性感染期后方可进行。③术后阴道分泌物增多,甚至有大量水样排液,有时呈血性,脱痂时可引起活动性出血,如量较多先用过氧化氢溶液清洗伤口,用消毒棉球局部压迫止血,24 h 后取出。④物理治疗的持续时间、次数、强度、范围应严格掌握。⑤创面愈合需要一段时间(2～8 周),在此期间禁止盆浴和性生活。⑥定期复查,随访有无宫颈管狭窄。

2.药物治疗

药物治疗适用于糜烂面积小和炎症浸润较浅的病例。

(1)硝酸银或重铬酸钾液:强腐蚀剂,方法简单,配制容易,用药量少,适宜于基层医院。

(2)免疫治疗:采用重组人干扰素 α-2a,每晚 1 枚,6 d 为一疗程。近年报道用红色奴卡放射线菌细胞壁骨架 N-CWs 菌苗治疗慢性宫颈炎,该菌苗具有非特异性免疫增强及抗感染作用,促进鳞状上皮化生,修复宫颈糜烂病变达到治疗效果。将菌苗滴注在用生理盐水浸透的带尾无菌棉球上,将棉球置于宫颈糜烂的局部,24 h 后取出,每周上药 2 次,每疗程 10 次。

(3)宫颈管炎时,根据细菌培养和药敏试验结果,采用抗生素全身治疗。

3.手术治疗

宫颈息肉可行息肉摘除术或电切术。对重度糜烂、糜烂面较深及乳头状糜烂,或用上述各种治疗方法久治不愈的患者可考虑用宫颈锥形切除术,锥形切除范围从病灶外缘 0.3～0.5 cm 开始,深入宫颈管 1～2 cm,锥形切除,压迫止血。如果有动脉出血,可用肠线缝扎止血,也可加用止血粉 8 号、明胶海绵、凝血酶、巴曲酶(立止血)等止血。此法因出血及感染,现多不采用。此外,由淋球菌、沙眼衣原体引起的宫颈炎及糜烂,需结合使用抗生素治疗。

第七节 子宫内膜炎

子宫内膜炎多与子宫体部炎症(即子宫体内膜炎、子宫肌炎及子宫浆膜炎)并发。子宫体部炎症以子宫内膜炎为主,当炎症发展至严重阶段时感染至子宫肌层,成为子宫肌炎、子宫浆膜炎,单纯子宫肌炎基本上不存在。根据解剖部位可分为子宫颈内膜炎、子宫体内膜炎。根据发病经过可分为急性子宫内膜炎及慢性子宫内膜炎。根据发病原因可分为淋球菌性子宫内膜炎、结核性子宫内膜炎、老年性子宫内膜炎等。

子宫内膜炎导致不孕机制。子宫内膜炎明显时可改变宫颈管液性质,分泌物呈炎性改变,不利于精子穿过宫颈及宫腔进入输卵管;大量炎性细胞可能抑制精子活力,可直接杀伤精子;子宫内膜受损,可造成血管损伤,精子进入宫腔后与血液接触,有可能引起抗精子免疫反应,影响生殖功能;慢性子宫内膜炎可造成子宫内膜受损,不利于受精卵种植,有时可发生宫腔粘连,引起不孕。

一、急性子宫内膜炎

(一)发病机制

分娩、流产感染及产后感染,特别是不全流产后感染,是主要因素。性交(特别是经期、产后与不洁性交)、宫腔操作(如放置宫内节育器,子宫输卵管通气、通液与造影检查,刮宫、人流手术)、宫腔异物(宫腔手术后异物残留)、放射治疗(如宫腔内镭疗)、宫颈扩张及宫颈手术、不适当阴道冲洗(宫口开放时、高压冲洗阴道等)、内膜息肉坏死、黏膜下肌瘤或子宫内膜癌物理治疗、病原菌直接侵入等,均能引起急性子宫内膜炎。病原体大多为寄生于阴道及宫颈的菌丛,如链球菌、大肠埃希菌、变形杆菌、克雷伯杆菌、梭状芽孢杆菌,其他如葡萄球菌、厌氧菌、淋球菌及沙眼衣原体等也为常见病原体。这些细菌通过性交、分娩、手术及其他物理、化学性损伤等多种因素,突破子宫颈的防御功能,侵入子宫内膜而发病,尤其是在子宫内膜受损时更易发病。

急性子宫内膜炎可分为四种。①卡他型,内膜主要是充血、水肿及渗血;②出血型,主要是内膜出血、渗血;③化脓型,明显白细胞浸润,内膜表面组织损伤、化脓,淋病、流产及产后严重感染最多见;④坏死型,内膜全面坏死,呈灰绿色,发生于产褥期、流产后重度感染者,或重度物理、化学性损伤(如宫腔内镭疗)者。

急性子宫内膜炎内膜充血、水肿,严重者表面可有脓性渗出物,甚至形成溃疡,向下可蔓延子宫肌层,形成多发性小脓肿。

镜下内膜大量白细胞浸润。急性子宫内膜炎病理变化常是暂时性的,如果宫颈开放,引流通畅,很快自然清除腔内炎症,有时也可引起较重的并发症,如结缔组织炎、输卵管炎等,常见于多次反复宫腔内操作而有创面者。

(二)诊断

1.病史

绝大多数有相关病史,如分娩、流产、宫腔操作、宫颈扩张及宫颈手术、宫腔放射治疗、不适当阴道冲洗、不当性交等,少数可无明显诱因。

2.临床表现

除分娩或流产、宫腔内较大创面、或部分胎盘残留、或因病原体致病力强而发生严重的临床表现外,其他原因引起的急性子宫炎症多较轻,主要由于宫腔开口通向阴道,有利于炎性分泌物引流。炎症仅限于内膜功能层时,当月经来潮后内膜剥脱,病变可消失;若炎症侵入深部基底层,可有轻度发热,下腹痛,白带增多,血性或脓性白带,月经过多,经期紊乱,若合并厌氧菌感染有恶臭。妇科检查子宫可有轻度压痛。如发展为子宫肌炎,肌层出现多发性小脓肿,并可进一步发展为输卵管卵巢炎、盆腔腹膜炎等,甚至发生败血症,此时体温升高,下腹部压痛,子宫增大,宫旁增厚等。

3.辅助检查

为弄清病原体可行细菌学检查,如白带、分泌物涂片、细菌培养等。

(三)治疗

防止炎症扩散或转为慢性子宫内膜炎,减少子宫损伤,尽可能恢复子宫内膜功能,防止子宫内膜粘连等。

1.一般治疗

卧床休息,取半卧位,有利宫腔内分泌物引流。下腹热敷,促进炎症吸收,减轻疼痛。供给足够营养与水分,保持大便通畅。高热可推拿降温、酒精擦浴。

2.抗生素治疗

根据宫腔分泌物病原体培养及药敏试验选择抗生素。结果未明前,先用广谱抗生素静脉滴注,如头孢菌素类、喹诺酮类联合甲硝唑用药。头孢哌酮对革兰氏阳性、阴性、球菌、杆菌均有效,紧急时可将头孢哌酮 1 g,地塞米松 5~10 mg,静脉滴注,每日 1~2 次;体温下降、病情好转时可改口服头孢氨苄 0.25 g,每日 4 次,皮质激素逐渐减量,直至急性症状好转。青霉素过敏者可选林可霉素每次 300~600 mg,每日 3 次,静脉滴注,必要时可增至每日 2.4~4.8 g,分次给药,体温平稳后改口服,每日 1.5~2 g,分 4 次,持续 1 周,病情稳定后停药。亦可选用其他抗生素,在药敏结果出来后调整抗生素。

一般情况下,若无宫内残留、宫内节育器或黏膜下肌瘤存在,治疗数天后炎症可被迅速控制。抗生素配合肾上腺皮质激素,如氟美松、氢化可的松、地塞米松等,可提高机体对应激时的耐受性与适应性,减轻致病因素对机体的损害,改善炎症局部与全身反应,尤其是急性炎症转入慢性炎症的后期,抑制纤维母细胞增生和肉芽组织的形成,减轻粘连和瘢痕形成。但应在有效的抗生素基础上,使用恰当剂量,及时逐渐减量,避免其不良后果。

3.手术治疗

宫腔内有残留物者是否及时清宫处理,要根据病情及治疗情况而定,既要考虑有利于尽快控制病情,又要注意防止子宫穿孔及炎症扩散。一般情况下应在病情控制后再行清宫。如果宫内残留物不及时清除将严重影响治疗效果时,或经使用抗生素疗效不满意时,可在使用抗生素的同时,小心清理宫腔,在清理时注意不要强行一次清完残留物,防止出现子宫穿孔。若宫腔内有残留物,或宫颈引流不通畅,可以扩张宫颈,轻轻取出宫腔内残留物,尽量不要刮宫,在抗生素达到一定剂量,病情稳定时再行刮宫,以防炎症扩散。

发生在流产或分娩后的子宫内膜炎,首先考虑是否有组织残留,情况许可尽快清除。流产后急性腐败性子宫内膜炎以保守治疗为主,除清除宫颈口外露胎盘组织外,不宜立即进行宫腔操作,待病情控制后再根据情况处理;对败血性不全流产,要在抗生素应用下清理宫腔,应注意防止子宫穿孔及炎症扩散。放置宫内节育器或放射源者需取出,有利于病情迅速减轻。若疑有子宫内膜息肉或黏膜下肌瘤者,应在炎症控制后考虑手术切除。子宫有活动性出血时,可在大量抗生素控制下清理宫腔。

4. 理疗

可采用抗生素离子透入、下腹部超短波或红外线照射等。

二、慢性子宫内膜炎

因子宫内膜周期性剥脱的自然防御机制,大多数急性子宫内膜炎会痊愈,慢性子宫内膜炎不多见,仅少部分因防御机制受损、或病原体作用时间过长、或治疗不彻底而造成慢性子宫内膜炎。

(一)发病机制

子宫内膜周期性剥脱时其基底层并不随之剥脱,一旦基底层有慢性炎症即可长期感染内膜功能层,导致慢性子宫内膜炎。长期存在的输卵管卵巢炎或严重的宫颈炎可以导致慢性子宫内膜炎。宫内节育器长期放置,分娩或流产后少量胎盘胎膜残留,或胎盘附着部复旧不全;绝经后妇女体内雌激素水平明显减低,子宫内膜菲薄,失去自然防御功能,容易受到病原体侵袭,导致炎症发生,老年性子宫内膜炎往往与阴道炎并存。子宫黏膜下肌瘤、子宫内膜息肉可使子宫内膜反复感染,子宫内膜慢性炎症迁延不愈。无明显诱因者病原体多来自阴道菌群。慢性子宫内膜炎多同时合并其他部位的炎症,除邻近组织有病理变化外,很少看到子宫内膜有慢性炎症病变的组织学根据。子宫引流不畅是重要病因之一。

(二)诊断

一般无症状,或只有少量血性分泌物。主要症状为不规则月经或子宫出血,少数有较多分泌物及出血,呈脓性或脓血性白带,为来自内膜的溃疡部位。约半数有下腹痛或坠胀感,腰骶部疼痛。子宫积脓可排出恶臭分泌物,并出现全身反应及下腹钝痛。少数发热,有的出现闭经。发生出血主要是慢性子宫肌炎所致。子宫肌炎常是子宫内膜炎的一个合并症,可以影响子宫收缩导致子宫出血。因此,流产/产后引起的子宫内膜炎可有长期出血,甚至可发生大出血。老年性子宫内膜炎症状易与生殖道恶性肿瘤混淆,需做诊断性刮宫以明确诊断。妇科检查子宫大小常正常,有压痛,如果有胎盘残留、内膜息肉或黏膜下肌瘤,子宫体可能增大,宫颈口开放。宫旁组织可能有增厚及触痛。

(三)治疗

有诱因需首先去除。不全流产而出血,可在抗生素控制下用海绵钳清除宫腔内残留组织,手术操作要轻柔。宫腔积脓,扩张宫颈以利引流,术后需保持引流通畅,必要时宫腔内放入橡皮条引流。抗生素控制感染,可根据分泌物病原体培养及药敏试验选用,结果未出来之前可采用头孢菌素类、喹诺酮类联合甲硝唑用药。雌激素治疗有一定疗效,可促进血管新生、增生,使炎症内膜再生,防止炎症扩大,对月经紊乱及出血均有好处。

第八节　生殖器结核

女性生殖器结核(female genital tuberculosis)是由人型结核杆菌侵入人体后在生殖器引起的一系列炎症改变。该病多发生于20～40岁妇女,占80%～90%。发病率在各地区差异很大,近年来有上升的趋势。

一、传播途径

常继发于肺、肠、肠系膜淋巴结、腹膜等器官的结核,也可继发于骨关节结核或泌尿系统结核。

(一)血行传播

血行传播最多见。原发病灶中的结核菌可很快进入血液循环,青春期正值生殖器发育,血运丰富,结核菌易侵犯生殖器发生感染,也可在输卵管形成隐性的传播灶,处于静止状态1～10年,直至机体免疫功能低下时,结核菌可重新激活发生感染。

(二)淋巴传播

淋巴传播较少见,多为逆行传播,如肠结核通过淋巴管逆行传播至生殖器官。

(三)直接蔓延

腹腔内的结核病灶,如结核性腹膜炎,肠系膜结核直接蔓延到输卵管,然后到子宫内膜、卵巢、宫颈使生殖器发生广泛粘连。

(四)原发性感染

非常少见,多为男性附睾结核的结核菌,通过性交传至女性。

二、病理

女性生殖器结核首先感染输卵管,其次为子宫内膜、卵巢、宫颈,阴道及外阴较少见。

(一)输卵管结核

输卵管结核占女性生殖器结核的85%～90%,多为双侧性。随病情发展可有两种类型改变。

1.增生型

输卵管表面有多量黄白色粟粒样结节,与周围器官有广泛粘连,管壁增粗变硬,伞端肿大明显,伞端外翻如烟斗状,是女性生殖器结核所特有的表现,输卵管壁破坏后,僵直变粗呈结节状隆起。

2.渗出型

输卵管管壁有干酪性坏死,输卵管黏膜有粘连,管腔内干酪样物质积留,可形成输卵管积脓,输卵管增粗,可与其他细菌发生混合感染。急性期盆腹膜广泛散在粟粒样结节,可有大量黄色浆液性腹腔积液。

(二)子宫内膜结核

子宫内膜结核常由输卵管结核蔓延而来,输卵管结核患者中约有半数同时发生子宫内膜结核。早期仅子宫内膜出现结节,黏膜及腺体受到破坏,为干酪样组织或溃疡所代替,晚期可累及肌层,最后代以瘢痕组织,使宫腔缩小、粘连变形,甚至完全闭锁。

（三）宫颈结核

宫颈结核多来源于子宫内膜结核的下行感染，或经血或淋巴传播。常表现为溃疡或乳头样增生，外观上与宫颈癌不易鉴别。

（四）卵巢结核

卵巢结核亦多由输卵管蔓延而来，多为双侧性，因有白膜包围，通常仅有卵巢周围炎，侵犯卵巢深层较少。如为血液循环传播，则在卵巢深部形成结节及干酪样坏死。

（五）盆腔腹膜结核

盆腔腹膜结核多合并有输卵管结核，分两型，渗出型以渗出为主，在腹膜上散在无数大小不等的灰黄色结节，渗出大量草黄色浆液性液体，积聚于盆腔，有时可因粘连形成多个包裹性囊肿；粘连型腹膜炎以粘连为主，腹膜增厚，与邻近器官发生紧密粘连，粘连的组织可发生干酪样坏死，易形成瘘管。

有的患者腹腔与盆腔脏器全部粘连在一起，与腹膜之间无任何界限，形成所谓的"冰冻骨盆"（frozen pelvis）。

三、临床表现

多数生殖器结核患者无自觉症状，绝大多数患者因不孕就诊。主要表现如下。

（一）不孕

由于输卵管黏膜破坏与粘连，常使管腔堵塞；或由于输卵管周围粘连，管壁僵硬，虽部分通畅，但蠕动受限，黏膜纤毛破坏而丧失其运输功能而致不孕。子宫内膜被破坏，也导致不孕。在原发性不孕患者中生殖器结核常为主要原因之一。

（二）下腹坠痛

盆腔炎症或粘连，或形成结核性输卵管卵巢脓肿等均可引起下腹坠痛，占 13%～50%。

（三）月经异常

子宫内膜感染的初期因子宫内膜充血、溃疡，可有月经过多、经期延长或不规则出血，约占17%左右，易被误诊为功能性子宫出血。至晚期因子宫内膜受到不同程度的破坏，可表现为月经量少或闭经。

（四）全身症状

可有结核病中毒症状，如发热、盗汗、乏力及食欲缺乏等。有时表现为经期发热、经后自退，有认为这种周期性发热是生殖器结核的特征。

（五）全身及妇科检查

因病变程度、部位、范围的不同而有较大的差异。全身检查往往缺乏明显的体征。妇科检查可发现子宫因与周围有粘连而活动受限；子宫两侧可触及大小不等、形状不规则的肿块，质硬，表面不平；形成包裹性积液时可触及囊性包块；形成结核性腹膜炎时腹部可有揉面感或腹腔积液征。子宫与附件广泛粘连，可表现为"冰冻骨盆"。

四、诊断

多数患者缺乏明显症状，阳性体征不多，故诊断时易被忽略。应详细询问病史、家族史及既往有无结核病史，如有原发不孕、月经稀少、闭经；无性生活史的女性诉下腹坠痛、月经不调、低热、有盆腔炎症或腹腔积液；慢性盆腔炎（CPID）久治不愈；既往有结核病接触史或本人曾有其他器官(如肺及腹膜)的结核史,均应考虑本病。

五、辅助检查

(一)子宫内膜病理检查

子宫内膜病理检查是诊断子宫内膜结核最可靠的依据。于经前 1 周或月经来潮 12 h 内做刮宫术。因子宫内膜结核多由输卵管蔓延而来,故刮宫时应注意刮取子宫双侧角部的内膜,刮出物全部送病理检查。应在术前 3 d 及术后 4 d 每日口服异烟肼或肌内注射链霉素,以预防刮宫所引起的结核病灶扩散。

病理切片中见到结核病变即可确诊,但若仅有慢性炎细胞浸润也不能除外结核,尤其当子宫腔小而坚硬,颈管狭窄不平,无组织物刮出时,结合病史,也应考虑子宫内膜结核,应做进一步其他检查。

(二)结核菌培养

将月经血或刮出的子宫内膜做结核菌培养或动物接种,但阳性率仅在急性活动期稍高,且所需条件较高,在一般基层单位无法进行。

(三)X 线检查

1.胸部 X 线检查

胸部 X 线检查了解有无陈旧或活动性结核病灶,还可做消化道及泌尿系统 X 线检查以查找原发病灶。

2.盆腔 X 线片

盆腔 X 线片了解有无独立钙化灶,提示有无盆腔结核的存在。

3.子宫输卵管碘油造影

子宫输卵管碘油造影对诊断生殖器结核帮助较大。一般在月经干净后 3~7 d 进行。造影前后应用抗结核药物及抗生素以防将子宫及输卵管管腔中的结核菌带入腹腔,或造影剂经破损的内膜进入静脉与淋巴管而造成栓塞。当有活动性生殖器结核时,不宜做造影检查。

生殖器结核在造影时可有以下特征:①子宫腔呈不同程度、不同形态的狭窄及变形,边缘呈锯齿状;②输卵管管腔有多个狭窄部分,呈典型串珠状或显示管腔细小而僵直;③在相当于盆腔淋巴结、输卵管、卵巢的部位有钙化灶;④若碘油进入宫旁淋巴管、血管丛,应考虑为子宫内膜结核损害所致。

(四)腹腔镜检查

可用腹腔镜直接观察盆腔情况,并可取病灶组织活检或行结核菌培养。但对于有重度粘连尤其有包裹性积液的患者,应注意避免损伤肠管等脏器,以行开腹探查为宜。

(五)其他

结核菌素试验阳性、白细胞不高而分类中淋巴细胞增多、活动期血沉增快等仅可作为诊断的参考。

六、鉴别诊断

(一)非特异性盆腔炎

多有分娩、流产、宫内节育器以及 APID 历史,无闭经史。生殖器结核多有不孕、月经量减少或闭经。应做诊断性刮宫及子宫输卵管碘油造影鉴别。

（二）子宫内膜异位症

与生殖器结核的临床表现有很多相似之处，如低热、痛经、下腹坠痛、盆腔有粘连、增厚及结节或卵巢囊肿等，但其痛经更明显，无月经过少或闭经史。通过 B 超及腹腔镜检查以鉴别。

（三）卵巢肿瘤

结核性腹膜炎有包裹性积液时应和卵巢囊肿鉴别；结核性附件炎形成的包块表面不平，界限不清，须和卵巢癌鉴别。可借助于 B 超、腹腔镜检查及 CA125 测定等方法鉴别。

（四）宫颈癌

宫颈结核局部病灶虽大、范围广，但宫旁组织无增厚浸润；在与早期宫颈癌不易区别时，应做宫颈涂片或活组织检查确诊。

七、治疗

（一）一般治疗

生殖器结核是一种慢性消耗性疾病，增加营养，增强机体抵抗力及免疫功能有一定的作用。急性患者至少要休息 3 个月，慢性患者可从事轻微工作和学习；应注意劳逸结合，适当增加体育锻炼，增强体质。

（二）药物治疗

抗结核药物治疗对生殖器结核 90% 有效。现提倡联合用药，至少应用 6～9 个月。

1.常用的抗结核药物

（1）一线药物：异烟肼，又名雷米封，300 mg，顿服。对结核杆菌的杀菌力强，用量小，口服不良反应小，与其他抗结核药物合用可减少耐药性的产生，并提高疗效。其主要不良反应为神经毒性和肝功异常。属 B 类药，孕妇可用。

乙胺丁醇 0.75～1 g，顿服；8 周后改为间隔给药，1.5 g，顿服。对结核菌抑制作用强，主要不良反应为球后视神经炎，停药后可恢复，另外肾功能异常者慎用。属 B 类药，孕妇可用。

（2）二线药物：利福平 450～600 mg，空腹顿服。杀菌力强，易产生耐药性。不良反应主要为肝损害。属 C 类药，孕妇慎用。

吡嗪酰胺 1.5 g，分 3 次口服。抑菌力不如链霉素，毒性大，易产生耐药。不良反应以肝损害为主。属 C 类药，孕妇慎用。

链霉素 0.75 g，肌内注射，每天 1 次。单独使用易产生耐药性。长期使用可有眩晕、口麻、四肢麻木、耳鸣及耳聋等不良反应。属 D 类药，孕妇禁用。

2.治疗方案

治疗原则为：以利福平和异烟肼为首选药物，进行早期、联合、适量、规律和全程治疗。具体方案可选用以下几种。

（1）利福平、异烟肼联合应用 9 个月。

（2）利福平、异烟肼和乙胺丁醇三药合用 6 个月。

（3）利福平、异烟肼、链霉素或吡嗪酰胺三药合用 2 个月，然后每周 2 次用药，利福平和异烟肼 6 个月。

（三）手术治疗

对于以下情况可采用手术治疗。

（1）输卵管卵巢脓肿经药物治疗后症状虽可减轻，但肿块不能消失。

(2)治疗后无效,形成结核性脓肿者。

(3)已形成较大的包裹性积液者。

(4)子宫内膜广泛破坏,抗结核药物治疗无效者。

(5)结核性腹膜炎合并腹腔积液,手术治疗结合药物治疗将有利于腹膜结核的痊愈。

为避免手术时感染扩散及减轻粘连以利手术,术前应用抗结核药物1~2个月。术中以患者年龄、病变情况决定手术范围,应注意解剖关系,避免损伤。术后根据病灶是否取净及结核活动情况,继续抗结核治疗,以达彻底治愈。

第二章 性传播疾病

第一节 淋 病

淋病(gonorrhea)是指由淋病奈瑟菌(neisseria gonorrheae),又称淋球菌或淋病双球菌引起的急性或慢性传染病,主要引起泌尿生殖器黏膜的化脓性炎症,也可侵犯眼、咽喉、直肠,甚至全身各脏器,引起相应的损害。

淋病是我国最常见的性传播性疾病,发病率占传统性病之首。在妇产科门诊经常可以见到,每一个妇产科医师对其都应该熟悉。它是一种古老的性病,最早记载于《圣经旧约》。1879年Albert Neisser从35个急性尿道炎、阴道炎及新生儿急性结膜炎患者分泌物中找到淋球菌,并相继为许多学者所证实,淋病的病原学诊断获得突破性进展。1882年,Leistikow和Loeffler首次在体外培养淋球菌获得成功。1885年,Bumm在人、牛或羊的凝固血清上培养淋菌成功,接种于健康人尿道亦产生同样症状,从而确定了淋球菌为淋病的病原体。淋病在新中国成立前流行甚广,新中国成立后,取缔娼妓、禁止卖淫,仅用15年时间就基本消灭了性病。但从20世纪80年代开始,受西方文化和腐朽道德观念的影响,淋病再次在我国死灰复燃,成为危害人们身体健康的最主要性病之一。

一、发病机制

淋球菌的细胞外层是淋球菌致病的最重要结构,在发病过程中起关键作用。淋球菌细胞外膜主要成分为膜蛋白、脂多糖和菌毛,其中膜蛋白分为蛋白Ⅰ、Ⅱ及Ⅲ。蛋白Ⅰ为外膜主要蛋白,占外膜蛋白的60%。不同菌株的蛋白Ⅰ不同,其抗原性也不同,但抗原性稳定,故可制成单克隆抗体对淋球菌进行分型。当淋球菌黏附于人体黏膜后,蛋白Ⅰ的分子迅速转移至人体细胞膜,淋球菌即被吞食,被吞食后的淋球菌再从细胞内排至细胞外黏膜下引起感染。蛋白Ⅰ也可在细胞膜上形成孔道,能使嗜水性物质如糖及某些抗生素通过细胞膜进入细胞内。蛋内Ⅱ能使淋球菌与宿主上皮细胞、白细胞及淋球菌本身相互黏合。蛋白Ⅱ性质不稳定,在不同环境下易发生改变。蛋白Ⅲ的性质不明。外膜结构中的脂多糖为淋球菌的内毒素,它在人体黏膜下与体内补体协同作用,引起炎症反应,使上皮细胞坏死脱落,与多核白细胞形成脓液。从淋菌表面伸出的菌毛由1 000个相同的蛋白亚单位(菌毛蛋白)组成,呈单丝状结构,在致病过程中起重要作用。有学者报告,有菌毛的淋球菌比无菌毛的淋球菌更易黏附到人的黏膜细胞而引起感染。

淋球菌感染人体以黏附过程开始。淋球菌外膜的菌毛、蛋白Ⅰ、蛋白Ⅱ使淋球菌黏附于柱状上皮细胞(泌尿生殖道、直肠、口咽及眼结合膜上皮细胞)上,淋球菌被上皮细胞吞饮,并在细胞内繁殖直至充满整个细胞。与此同时,淋球菌外膜释放脂多糖内毒素,介导免疫反应,引起黏膜细胞受损、免疫细胞聚集,黏膜上皮脱落、溶解,微脓疡形成,淋球菌随之侵入黏膜下间隙,引起黏膜下组织感染。

淋球菌感染后,黏膜上皮及黏膜下组织充血、水肿、渗出,上皮脱落,白细胞聚集形成脓液。炎症严重时,泌尿生殖道腺体开口阻塞形成脓肿,如女性前庭大腺脓肿。淋球菌沿泌尿道黏膜感染形成急性尿道炎、尿道旁腺炎;淋球菌沿生殖系统黏膜上行感染,在女性引起阴道炎、前庭大腺炎、急性宫颈炎和急性盆腔炎性疾病。孕妇感染淋病后,可发生胎膜早破、羊膜腔内感染、早产。宫内及分娩过程中感染胎儿,可引起新生儿淋菌性眼炎,若治疗不当,可致新生儿失明。约1%淋病可经血行扩散引起播散性淋病,引起全身其他器官感染,造成中毒性休克等严重后果。急性淋病治疗不当引起迁延不愈或反复发作,在男性演变成慢性尿道炎、慢性前列腺炎和慢性精囊炎等,被破坏的黏膜上皮可由结缔组织所替代,结缔组织纤维化可引起尿道狭窄,输精管狭窄或闭锁,最后引起继发性不育。在女性引起慢性盆腔炎、输卵管粘连、阻塞、积水,导致不孕、异位妊娠、盆腔内器官粘连以及下腹疼痛等。另外,若治疗不彻底,淋球菌可长期潜伏在腺体(如尿道旁腺、宫颈腺体)深部而反复发作,迁延不愈。

二、临床类型与表现

感染淋球菌后,潜伏期一般为3~7 d,在女性侵犯部位常为尿道旁腺、宫颈管、前庭大腺等,最早往往始于宫颈。但40%~60%的妇女无明显症状,称为亚临床感染,有传染性,是容易忽略的淋病"感染库"。临床上对这一部分病例,应该予以更多注意。

(一)女性单纯性淋病(无合并症淋病)

1.女性急性淋病

(1)淋菌性宫颈炎:症状有白带增多,常为黄绿脓性,有时白带中带血,伴有外阴瘙痒或灼热感。妇科检查会发现宫颈口有脓性分泌物流出,宫颈红肿、糜烂,有触痛,触之易出血。

(2)淋菌性尿道炎:表现为尿频、尿急、尿痛,妇科检查外阴尿道口充血,有脓性分泌物自尿道口溢出,挤压后有脓液流出。

(3)淋菌性前庭大腺炎:外阴部疼痛,双侧多见。检查可见腺体开口处红肿、触痛、溢脓。

女性急性淋病常常首先出现尿频、尿急、尿痛等急性尿道炎症状,并有白带增多,外阴瘙痒及前庭大腺炎。但是很多妇女的病变并不局限于某一部位,而是多器官、多部位发病,在临床上很难区分出某一部位为主。另外,由于亚临床感染在女性中尤其多见,所以在临床上对无症状的妇女,要高度重视。

2.女性慢性淋病

急性淋病未经治疗或治疗不彻底,转为慢性。淋球菌潜伏在宫颈腺体、尿道旁腺、前庭大腺深处,反复发作,表现为下腹坠痛、腰酸、背痛或白带增多。实验室检查常常找不到病原体,但具有传染性。

3.幼女淋菌性外阴阴道炎

幼女生殖器自然防御功能不完善,阴道上皮由于缺乏雌激素而十分薄嫩,容易受淋球菌感染。临床表现为外阴红肿,常有抓痕,阴道口有较多脓性分泌物,常有尿痛、尿频、尿急及外阴瘙痒,严重时可见会阴及肛周红肿、糜烂。

4.其他部位的淋病

(1)淋菌性咽炎:多因口交所致,很少因接吻而感染。通常症状轻微,咽部轻度充血、咽痛、急性咽炎、扁桃体炎等,但80%~90%的患者不表现出任何症状,比较难以治疗。

(2)淋菌性直肠炎:多见于男性同性恋者。女性则因为会阴生殖部位的特殊性,系阴道分泌物感染所致,个别情况系肛交感染。女性患者大多无症状,少数患者可主诉肛门烧灼不适感、里急后重、脓血便等,并有黏液及脓性分泌物排出。

(3)肝周围炎:是由于盆腔感染衣原体或淋球菌后,炎症波及肝包膜及邻近腹膜所致。

(二)有并发症淋病

有并发症淋病是指单纯性淋病未经治疗而进一步发展,感染了女性盆腔脏器,在这些部位形成了炎症,主要类型有子宫内膜炎、输卵管卵巢炎、盆腔结缔组织炎,甚至形成输卵管脓肿、盆腔脓肿和腹膜炎等。女性淋病发生并发症的主要诱因有:经期卫生不良,如月经期性交、使用不洁月经垫;产后或流产感染;宫腔手术后感染等。10%~20%的单纯性淋病会发展为有并发症淋病,多在月经期或经后1周内发病。临床表现常为经期延长、月经过多,发热,体温38℃以上,伴寒战、头痛、食欲缺乏、恶心、呕吐或下腹痛等,白带量多,脓性;若盆腔内脓液积聚,可有肛门坠痛感。妇科检查两侧下腹有深压痛,若有盆腔腹膜炎则下腹出现肌紧张及反跳痛。妇科检查宫颈充血、水肿,有举痛、颈口有脓性分泌物溢出。扪诊两侧附件增厚或条索状增粗,有明显压痛;若有输卵管积脓或输卵管卵巢脓肿,可触及附件区包块,多为囊性,压痛明显;若有盆腔积脓,则后穹饱满、有波动感,压痛明显;若脓肿破裂,出现弥散性腹膜炎表现。治疗不当,可形成输卵管粘连、阻塞、积液等,常造成不孕不育和异位妊娠,以及盆腔内脏器之间的粘连。

(三)妊娠合并淋病

妊娠期感染淋病,对母婴危害极大。宫内感染易致自然流产、早产及胎儿宫内发育迟缓。分娩时母婴垂直传播,可致新生儿淋菌性眼炎,治疗不及时可致盲。产妇抵抗力低,加上分娩时软产道损伤出血,淋病易扩散蔓延引起急性子宫内膜炎、子宫肌炎,成为产褥感染的重要病原菌,严重者可致产后败血症、感染性休克,甚至死亡。妊娠期淋病的临床表现与非孕期相同。妊娠期淋病也有部分患者无明显症状而呈亚临床感染状态。

新生儿淋菌性结膜炎:主要为分娩时胎儿经过母体软产道时感染所致。多在新生儿出生后2~3d发病,新生儿哭闹不安,检查时可见双侧眼睑红肿,有大量脓性分泌物,结膜充血,角膜呈云雾状。若治疗不当或不及时,可致角膜溃疡、穿孔,甚至失明。

(四)播散性淋病

播散性淋病是指淋球菌经血液传播,到达全身各个器官引起全身淋球菌感染,发病率为0.5%~3%。多见于女性月经期、月经后或妊娠期,特别是经期和产后更易导致淋球菌全身扩散。其主要原因是:经期及产后均有阴道流血,为淋球菌的繁殖提供了极为有利的条件;经期及产后宫颈口未很好关闭,也无黏液栓的保护,有利于病原体在宫腔内繁殖,月经期子宫内膜剥脱出血以及分娩时软产道创面的形成,有利于淋球菌直接进入血液而迅速播散。常见症状有寒战、高热、关节炎及皮疹等,典型皮疹为脓疱疹,常见于手指及踝等小关节附件,严重者可有心内膜炎及脑膜炎。

三、诊断

淋病虽然是一种常见病,但是容易漏诊误诊。主要原因是40%~60%的女性患者表现为亚临床感染,没有任何症状,容易漏诊。另外,淋菌感染与非淋菌性感染的临床表现基本相同,单凭经验容易产生误诊。因此,女性淋病的正确诊断必须建立在病史、临床表现及实验室结果基础之上,其中实验室检查是确定病原体诊断的关键。

(一)淋病的实验室检查

实验室检查方法主要有涂片法、培养法、药敏试验和产青霉素酶的淋球菌菌株鉴定。

1.涂片法

依据细菌的形态,检测快速、简便,临床上比较常用,是基层医疗单位诊断淋病的主要手段。对男性淋病有较高的价值,敏感性和特异性均在95%以上,但对女性淋病,敏感性只有50%~60%。因此,涂片法在女性只能仅作为一种筛查手段。涂片时切忌用力涂擦,应将棉签在玻片上轻轻滚动即可。涂擦过度会导致细胞破裂或变形,使淋球菌从细胞内逸出,造成诊断上的混淆,涂片厚度要合适,过厚容易造成假阳性。

2.培养法

培养法是诊断淋病的标准方法,也是诊断淋病的"金标准",除了能确定淋球菌的病原学诊断外,还能行药敏试验。由于淋球菌耐药问题严重,原则上应对每一个患者都使用培养法确诊,并行药敏试验。

3.确证试验

培养出细菌后,根据菌落形态、氧化酶试验及革兰染色等,一般都可以做出诊断。但有少数患者标本难以诊断,应该进行确证试验。主要适用于菌落形态不典型;标本来自咽部、眼和非生殖道部位;就诊者为感染性病的低危人群,尤其是儿童等;涉及性犯罪的法医鉴定病例;治疗失败的病例标本。直接免疫荧光染色也常用来确证淋球菌。

4.药敏试验

主要用于选择抗生素。

(二)诊断与鉴别诊断

由于性传播性疾病的诊断在我国是一个比较复杂而又敏感的问题,所以对淋病的诊断必须采取谨慎的态度,诊断一定要建立在确凿可信的实验室结果之上,并尊重患者隐私,为患者病情保密。否则会造成夫妻不和、家庭解体、医患纠纷,甚至面临司法诉讼等诸多问题。多聚酶链式反应因其质控难以保证,存在较高的假阳性,卫生部已明令禁止。

在成人,凡是有不洁性交史者,加上典型的症状与体征和实验室结果,诊断并不难。对于其配偶或性伴侣,即使没有症状与体征,也要高度怀疑,加强检查。由于家庭中淋病的患病率不断上升,家中幼女有白带增多等症状时,要考虑到淋病的可能。凡是新生儿眼结膜炎患者,都要取分泌物送检。对无症状感染及有并发症淋病患者,有条件时应在普通淋球菌培养的同时行淋球菌L型培养和药敏试验,以避免误诊和漏诊,并提高治疗效果。

在鉴别诊断方面,主要与非淋菌性尿道炎、滴虫性阴道炎、念珠菌性阴道炎及细菌性阴道病等相鉴别,其中最主要的是与非淋菌性尿道炎鉴别。后者主要由生殖道衣原体和支原体感染所致。需要特别指出的是,临床上沙眼衣原体生殖道感染常与淋球菌感染混合存在。

四、治疗

淋病的治疗以抗生素治疗为主。

1935年,百浪多息仅用磺胺药就能治愈淋病。青霉素问世后,更是以其疗效确切、治愈率高、不良反应小而一直是治疗淋病的首选药物。为了有效治疗淋病,控制淋病的蔓延,正确掌握淋病的治疗原则和合理选择抗生素十分重要。目前,WHO已不再把青霉素列为淋病治疗的首选药。

（一）治疗原则

（1）按淋病的临床类型,特别是有无并发症与合并症,进行针对性治疗。

（2）及时、足量、规范、彻底。

（3）同时治疗配偶及性伴侣。

（4）鉴于淋球菌耐药情况日益严重,故有条件的话,用药前应做药敏试验,或边培养边治疗。久治不愈的患者,均应先培养,并行药敏试验后,根据药敏试验结果用药。

（5）治疗结束后及时复查,判定治疗效果。

（6）治疗其他性传播疾病。

（二）亚临床感染与无合并症淋病

WHO 1993 年推荐治疗方案如下:①环丙沙星 500 mg,一次口服(孕妇、儿童忌用);②头孢曲松 250 mg,一次肌内注射(儿童按 25～50 mg/kg,一次肌内注射,最大量不超过 125 mg);③头孢克肟 400 mg,一次口服;④大观霉素 4 g,一次肌内注射(儿童 25 mg/kg,最大量为 75 mg)。如应用上述药物有困难,可根据耐药情况选用如下替代方案:卡那霉素 2 g,一次肌内注射(儿童 25 mg/kg,最大量 75 mg);复方磺胺甲基异恶唑,口服 10 片,每日 1 次,共 3 d(每片含 TMP 80 mg,SMZ 400 mg)。上述每种治疗之后应加服抗沙眼衣原体药物多西环素或米诺环素,均为 100 mg,每日 2 次,共 7 d。近年来文献报告阿奇霉素具有抗淋球菌、沙眼衣原体及支原体的作用,半衰期 68 h,一次口服 1 g,淋病治愈率 95％～97％,沙眼衣原体 99％,但此药一般不用于 15 岁以下儿童。

（三）有合并症淋病

有合并症淋病所使用的药物及剂量同上,但疗程需延长至 10～15 d,并同时给予多西环素或米诺环素,100 mg,每日 2 次,2～3 周。

对于症状严重,体征明显的淋球菌性盆腔炎性疾病,WHO(1993)推荐的方法强调同时对衣原体、支原体及某些厌氧菌有效的药物。对于住院治疗的患者,建议使用以下方案:①头孢曲松 500 mg,肌内注射,每日 1 次,加多西环素 100 mg,口服或静脉滴注,每日 2 次,或四环素 500 mg,每日 4 次,再加甲硝唑 400～500 mg,口服或静脉滴注,每日 2 次。②克林霉素 900 mg,静脉滴注,每 8 h 1 次,加庆大霉素 1.5 mg/kg 静脉滴注,每 8 h 1 次。③环丙沙星 500 mg 口服,每日 2 次;或大观霉素 1 g,肌内注射,每日 2 次,加多西环素 100 mg,口服或静脉滴注,每日 2 次,或四环素 500 mg,口服,每日 4 次,再加用甲硝唑 400～500 mg,每日 2 次,口服或静脉滴注。多西环素或四环素,在患者治疗明显好转后 2 d 再应用,至少 2 周。前者为 100 mg 口服,每日 2 次,后者 500 mg 口服,每日 4 次。

对于无法住院,在门诊治疗的患者,推荐采用无合并症淋病单剂量药物再加多西环素口服,每日 2 次,或四环素 500 mg 口服,每日 4 次,均为 14 d。还需加服甲硝唑 400～500 mg,每日 2 次,共 14 d。也可以采用替代方案,即复方磺胺甲基异恶唑,每日 1 次口服 10 片,连续 3 d,然后改为每次 2 片,每日 2 次,连服 10 d。并加用多西环素 100 mg 口服,每日 2 次,或四环素 500 mg 口服,每日 4 次,均连用 14 d。再加甲硝唑 400～500 mg,每日 2 次,共 14 d。有宫内节育器的患者,建议取出宫内节育器(IUD),因为 IUD 是诱发盆腔炎性疾病的危险因素。

对于播散性淋病患者,WHO(1993)推荐使用头孢曲松 1 g,肌内注射或静注,每日 1 次,共 7d;也可用其他第三代头孢菌素替代,但每日需用数次,或大观霉素 2 g,肌内注射,每日 2 次,共 7 d。淋菌性心内膜炎同上述头孢曲松之剂量,但应静注,疗程 4 周。

对于妊娠合并淋病患者,应按有合并症淋病方案选择药物。但忌用四环素族类、喹诺酮类和甲硝唑等药物。新生儿娩出后,以 1% 硝酸银溶液、0.5% 红霉素眼膏或 1% 四环素眼膏预防新生儿淋球菌性眼结膜炎。发生新生儿眼结膜炎后,使用头孢曲松 50 mg/kg,一次肌内注射,最大量为 125 mg;或卡那霉素或大观霉素,均为 25 mg/kg 肌内注射,每日 1 次,最大量 75 mg,应用时间以 5～7 d 为宜,并以 1% 硝酸银溶液点眼或 1% 四环素眼膏涂眼。使用卡那霉素时,注意药物对肾脏功能和听力的损害,最好在能够检测药物浓度的情况下使用。没有条件检测药物浓度的,最好使用其他药物。

对于淋球菌性咽炎患者,使用头孢曲松 250 mg,一次肌内注射;或环丙沙星 500 mg,一次顿服。淋球菌性直肠炎患者,使用头孢曲松 250 mg,一次性肌内注射;或头孢克肟 400 mg,一次口服,或环丙沙星 500 mg,一次口服。

(四)治愈标准

治疗结束后 2 周内,在无性病接触史的情况下,符合如下标准,即判为治愈:①症状体征全部消失;②尿液常规检查阴性;③在治疗结束后第 4 d 和第 8 d,分别对女性患者宫颈和尿道取材进行涂片和培养,两次均为阴性。

五、特殊淋球菌感染的诊断与处理

(一)L 型淋球菌

临床上,主要依靠分离培养加药敏试验来确诊。分离培养指除用常规培养外,还要行 L 型细菌培养。凡在 L 型细菌培养基上发现有呈多形态性、细胞壁缺损、染色不规则的菌落,就可以考虑为 L 型菌株。将 L 型菌落接种于血平板等传代返祖、直至恢复细胞壁。返祖后行糖发酵试验来鉴定是否为 L 型淋球菌,或者使用免疫染色抑制试验进行鉴定。

由于 L 型淋球菌缺乏细胞壁,所以治疗时应该联合应用作用于细胞壁与抑制蛋白质合成的药物,如头孢唑啉、头孢曲松加琥珀红霉素或阿米卡星等,或者在高渗培养的基础上行药敏试验,根据药敏结果使用药物。

(二)产青霉素酶的淋球菌

怀疑有产青霉素酶菌株时,应使用 Whatman Ⅰ号滤纸,检测淋球菌菌株是否对青霉素耐药。产青霉素酶阳性菌株会使其颜色由蓝变黄,表明菌株具有分解青霉素的 β-内酰胺酶。

治疗上最好是进行药敏试验后,根据药敏试验结果选择敏感药物。

第二节　梅　毒

梅毒(syphilis)是由梅毒螺旋体引起的一种性传播性疾病。大约在 16 世纪初由欧洲经广东传入我国。早期主要侵犯皮肤、黏膜,晚期侵犯心血管系统和中枢神经系统。因为梅毒螺旋体可通过胎盘传给胎儿,引起胎儿先天性梅毒或死胎,对胎儿危害极大,应当引起妇产科医师的高度重视。

一、发病机制与分期

梅毒螺旋体从破损的皮肤黏膜进入人体后,数小时后侵入所属淋巴结,2~3 d后经血液循环播散全身,大约经3周的潜伏期,在入侵部位发生硬下疳(chancre),这是一期梅毒。此后机体产生抗体,螺旋体大部分被杀死,硬下疳自然消失,进入无症状的潜伏期,此即一期潜伏梅毒。但未被杀死的螺旋体在机体内繁殖,经6~8周,大量螺旋体进入血液循环引起二期早发梅毒,皮肤黏膜、骨骼、眼等器官及神经系统受损。二期梅毒的螺旋体最多,随着机体免疫反应的建立,抗体大量产生,大部分螺旋体又被杀死,二期早发梅毒亦自然消失,再次进入潜伏状态,称为二期潜伏梅毒。此时临床上虽无症状,但残存的螺旋体仍然隐藏于组织或淋巴系统内,一旦机体抵抗力下降,螺旋体再次进入血液循环,发生二期复发梅毒,以后随着机制免疫力的消失,病情活动与潜伏交替,2年后进入晚期(三期梅毒)。以上是梅毒的自然病程中出现的典型变化,由于个体免疫差异与治疗的影响,临床表现并不完全相同,有的患者可终身潜伏,有的仅有一期而无二期,或仅有三期梅毒症状。

一期、二期梅毒属早期梅毒,病期在2年以内,传染性很强;三期属晚期梅毒,病期在2年以上,传染性弱或无传染性。潜伏梅毒(隐性梅毒)系指梅毒未经治疗或用药剂量不足,无临床症状而血清反应阳性者,所有类型的女患者,对胎儿都具有传染性,发生胎传梅毒,称先天性梅毒。

二、临床表现与诊断

(一)一期梅毒

感染梅毒螺旋体后,经过2~4周的潜伏期,在螺旋体的入侵部位形成一个无痛性红色炎性硬结,称为硬下疳(hard chancre),呈圆形或椭圆形,直径1~2 cm,边界清楚,周围隆起,绕一红晕,基底部呈肉红色,是螺旋体感染局部皮肤黏膜后产生的炎症反应。90%发生在外阴、阴唇、阴道、宫颈或肛周,也可以出现在口腔、乳房、眼等处。硬下疳上有少量渗出物,内含大量梅毒螺旋体,传染性强。硬下疳经过1个月左右时间,可不治而愈,留下表浅瘢痕。在硬下疳出现1~2周后,局部淋巴结(多为腹股沟)肿大,多为单侧,较硬,表面无炎症,不化脓。

(二)二期梅毒

一般发生在感染后7~10周或硬下疳出现后6~8周,梅毒螺旋体通过血行播散全身,传染性大,以皮肤黏膜损害为主,亦见骨骼、感觉器官及神经损害。

皮疹形态多样,表现多种多样,如斑疹、丘疹、斑丘疹或脓疱疹,常出现在躯干前面和侧面、四肢屈侧、手掌和足跖等处,也可出现在面部与前额部。在肛门、外阴等皮肤摩擦和潮湿部位,可见丘疹的特殊类型即扁平湿疣,初为表面湿润的湿性丘疹,继而由湿性丘疹扩大或融合而成扁平湿疣。其形态为基底宽而无蒂,直径1~3 cm,扁平或分叶的疣状损害,表面溃烂渗出,不痛,表面糜烂渗液内含大量螺旋体。在口腔或生殖器黏膜,还可见黏膜白斑,表现为黏膜表面糜烂,呈灰白色,内含极多梅毒螺旋体;毛发受到螺旋体浸润性损伤后,发生梅毒性秃发,表现为头面部有0.5 cm左右大小的虫柱状秃发斑。在颈部,发生梅毒性白斑,表现为圆形或椭圆形色素减退斑,女性多见。此外,在50%~85%的患者,有全身淋巴结肿大,但不痛、不化脓、不破溃。少数患者有梅毒性骨膜炎、关节炎与中枢神经系统损害。

二期早发梅毒疹经2~3个月后可自行消退,有的患者在1~2年内复发,称二期复发梅毒,多因治疗不彻底或免疫力低下所致。二期复发梅毒疹与二期早发梅毒疹相似,但数目较少,皮疹较大,形状奇异,好发于口角、前额及外阴、手掌、足跖等处。

(三)三期梅毒(晚期梅毒)

三期梅毒指发生感染后 2 年以上,占未经治疗梅毒患者的 40%,与未治疗或未正规治疗,机体对体内梅毒螺旋体的变态反应增加有关。不仅限于皮肤黏膜损害,还可侵犯机体多种组织、器官。皮肤黏膜损害破坏性大,数目少,自觉症状轻微或缺如。皮损中极难找到梅毒螺旋体,但动物接种可为阳性,本期梅毒传染性很弱或无传染性。皮肤黏膜损害有结节性梅毒疹和树胶肿。前者表现为直径 0.5~1.0 cm 大小的结节,质硬有浸润,结节可吸收,留下小的萎缩斑,预后可留下表浅瘢痕。后者多在感染后的 3~5 年发生,多发生在皮肤黏膜,开始为结节,而后中心破溃,形成特异性马蹄形溃疡,边界清楚,基底紫红,分泌黏稠脓汁似树胶状,故为树胶肿。晚期梅毒还表现有骨、眼、心血管和神经系统梅毒。10% 未经治疗的患者,在感染后的10~30 年发生晚期心血管梅毒,约 25% 同时合并神经梅毒,病程长,破坏性大,致残或致死。

(四)潜伏梅毒

潜伏梅毒指有梅毒感染史,但无临床症状或临床症状已消失,梅毒血清反应阳性者。感染时间在 2 年以内为早期潜伏梅毒,2 年以上为晚期潜伏梅毒。

(五)实验室检查

尽管暗视野显微镜检查梅毒螺旋体是最准确的方法,但不普及。最常使用的方法是血清学检查,有两种:一种以非特异性抗体试验为基础,如快速血浆反应素试验(RPR)和性病研究实验室试验(VDRL);另外一种是特异性抗梅毒螺旋体抗体试验,包括荧光螺旋体抗体吸收试验(FTA-ABS test)和梅毒螺旋体血凝试验(TPHA)及其改良方法微量梅毒螺旋体血凝试验(MHA-TP)。

(六)诊断

主要建立在病史、体征与实验室检查基础上。对于一期患者,梅毒血清试验在就诊时往往呈阴性,1~2 周开始出现阳性,7~8 周才全部转为阳性。如果发现疑有硬下疳的患者,最好取分泌物在暗视野显微镜下检查有无螺旋体。发现有可疑梅毒疹患者,应常规行血清学检查,多可确诊,也可以在暗视野显微镜下寻找螺旋体。三期梅毒与潜伏梅毒主要以检查患者的血清学证据作为诊断依据。鉴别诊断上应与软下疳、药疹、生殖器疱疹、尖锐湿疣、脓疱疮、鹅口疮、瘤型麻风、溃疡、癌肿等鉴别。

(七)妊娠期的检查

由于梅毒可以引起胎儿感染,潜伏梅毒成为先天梅毒的主要原因之一,且梅毒在我国呈上升趋势,因此,对产前检查的产妇,要常规进行普查。一般人群在第 1 次产前检查时检查 USR或 RPR,对于有其他性传播疾病的高危患者,应该在第 1 次产前检查、第 28~32 周和分娩前再次进行检查。虽然这些检查会出现假阳性,但是因为梅毒的治疗在经济负担上不是很重,因此应该采取保守措施,宁可"过度治疗",也不要漏诊或治疗不足,尤其不要漏诊潜伏梅毒患者。对于体内仍然有低滴度抗体水平的患者,或者过去已经治疗过但随访 1 年以上,血清学试验仍然没有完全转阴的患者,最好也予以治疗。对于疑有神经梅毒的患者,要检查脑脊液中的VDRL 和细胞计数。如果患者拒绝或难以进行脑脊液穿刺,要当做神经梅毒进行治疗。

三、治疗

梅毒的治疗以青霉素为首选,要早期、足量、正规使用,妊娠期梅毒与非妊娠期梅毒基本相同,但以青霉素为主。治疗上使用苄星青霉素 240 万 U,分两侧臀部肌内注射,一期患者一次性肌内注射即可。对于二期及早期潜伏梅毒患者,则每周 1 次,连续 2~3 周。晚孕期孕妇也应该连续使用 3 周。对青霉素过敏者选用四环素或红霉素,0.5 g,每日 4 次,连用 15 d(共 30 g),晚期患者连续服用 30 d,或口服多西环素 100 mg,每日 2 次,连续 30 d。无论期别早晚,治愈后都应随访 2~3 年,第 1 年每 3 个月 1 次,以后半年 1 次,每次抽血查梅毒血清试验。

妊娠期梅毒患者或潜伏梅毒,治疗上以青霉素为主,剂量和疗程与非妊娠期相同。但是,对青霉素过敏的患者,治疗上则稍有不同。多西环素和四环素对胎儿发育有影响,不能用于孕妇;红霉素对成人梅毒治疗效果虽好,但是不能防止先天性梅毒,所以也不恰当。头孢类抗生素对梅毒的治疗效果非常好,但是在青霉素过敏的患者,头孢类抗生素引起的变态反应更为强烈,所以也不是很恰当。

因为没有更好的替代疗法,美国疾病控制中心推荐使用青霉素"脱敏疗法"治疗妊娠期梅毒。该方法是对皮试阳性的患者,口服青霉素 V 钾片,从小剂量开始,逐渐增加青霉素剂量,最后达到脱敏目的。脱敏疗法中,在非肠道使用青霉素前,应该观察至少 30 min。脱敏疗法过程中,每次间隔为 15 min。所有药物溶解在 30 mL 溶液内,累计剂量为 130 万 U 左右。接受脱敏治疗的患者,原则上都应该收入院治疗。服药前先开通静脉输液通道,并将复苏设备置放在病床旁,以备过敏时抢救。服药后患者还应该在医院停留至少 24 h 以上,防止迟发性变态反应。脱敏治疗有一定危险,而且不能防止此后发生变态反应。因此,在治疗前,应该将危险性向患者和家属讲清楚。

在梅毒治疗过程中,由于大量梅毒螺旋体被杀灭,产生大量异型蛋白质,释放进入患者血液之中,使得患者发生急性发热、头痛、肌肉疼痛,妊娠期患者还可以有子宫频繁收缩或先兆早产,胎心率表现为各种难以评价的图形,急速下降,患者可以发生早产甚至分娩死胎。这种现象称为 Jarish-Hersheimer 反应。在早期梅毒患者,大约有 60% 的患者在治疗过程中可以发生这种反应,主要发生在治疗开始后 2 h 内。可以使用对乙酰氨基酚治疗发热,而其他情况,如子宫收缩、胎心异常或胎儿死亡等,则要预先对患者讲清楚。

妊娠妇女治疗时,医师要经常看望患者,对患者的配偶也要进行检查与治疗。治疗期间最好不要有性生活,治疗后每个月都要进行随访,行血清学检查,了解治疗效果,及时发现和处理无症状性梅毒。如果在随访期间发现 VDRL 又上升了 4 倍以上,说明有复发,应该重新进行治疗。

分娩时要将所有的诊疗情况反映给儿科医师,以配合对新生儿的治疗。脐血、长骨 X 线片、体检和腰穿结果有助于儿科医师对新生儿是否患有先天性梅毒进行评价。

新生儿治疗:对新生儿可采取水溶性青霉素或普鲁卡因青霉素治疗,至少 10 d 为一疗程。对于患儿母亲在妊娠晚期才进行治疗且新生儿没有症状的,或没有使用青霉素制剂进行治疗的,都应该视为不恰当的治疗,其新生儿都应该按 50 000 U/kg 予以苄星青霉素肌内注射,每日 1 次,共 10 d。产母已接受足量治疗,新生儿外观正常,无随访条件者,苄星青霉素 50 000 U/kg,肌内注射 1 次,8 岁以下儿童禁用四环素,随访观察到血清阴转为止。

合并 HIV 感染的治疗:HIV 感染的患者,在诊断上与梅毒血清学反应有交叉反应,使得血清学反应有时有假阳性,但是大多数血清学反应是精确的,在治疗上与未发生 HIV 感染的患者没有任何区别。

第三节 尖锐湿疣

尖锐湿抚（condyloma acuminata,CA）是由人乳头瘤病毒（human papilloma virus,HPV）感染人生殖器官及附近表皮引起的鳞状上皮增生性疣状病变,属于性传播疾病（STD）范畴。目前我国尖锐湿疣在 STD 发生中占第 2 位,其发病率仍有上升趋势。

一、病原体

HPV 属双链闭合环状 DNA 病毒,目前发现大约有 100 个型别,其中 30 多个型别与生殖道感染有关。HPV 除可引起生殖道尖锐湿疣外,还与生殖道恶性肿瘤有关。根据引起生殖道肿瘤的可能性将其分为低危型及高危型。低危型有 HPV6,HPV11,HPV40,HPV42～44,HPV61;高危型有 HPV16,HPV18,HPV31,HPV33,HPV35,HPV39,HPV45,HPV56,HPV58。尖锐湿疣主要与低危型 HPV6、HPV11 型有关,少数由高危型 HPV16、HPV18、HPV31、HPV33 型引起。HPV 在自然界普遍存在,促使 HPV 感染的危险因素有过早性交、多个性伴侣、免疫力低下、高性激素水平、吸烟等。尖锐湿疣往往与多种性传播疾病并存。

二、传播途径

主要的传播途径是经性交直接传播,尖锐湿疣患者的性伴侣中约 60% 发生 HPV 感染。偶有可能通过污染的衣物、器械间接传播。患有 HPV 感染的母亲所生新生儿可患喉乳头瘤,但具体传播途径不清,目前认为是通过母亲软产道感染所致。

三、发病机制

HPV 通过性交损伤的皮肤黏膜到达基底层细胞。若感染低危型 HPV,病毒进入宿主细胞后,其 DNA 游离于宿主染色体外,随细胞分化,复制大量病毒体（主要在棘层细胞）,在颗粒细胞合成衣壳蛋白并包装病毒基因组,在角质层细胞出现完整病毒体,当角质层细胞死亡、脱落,释放病毒体,再感染周围正常细胞,病毒体的大量复制,诱导上皮增生及毛细血管过度增生,镜下呈现表皮增生、变厚,临床表现为尖锐湿疣。虽然 HPV 感染多见,美国青年女性感染率高达 30%～50%,但由于 HPV 感染后,机体产生的细胞免疫及体液免疫可清除大部分 HPV,因此只有少数人呈亚临床 HPV 感染（subclinical HPV infection,SPI）,极少数发生尖锐湿疣。

四、临床表现

潜伏期为 3 周至 8 个月,平均 3 个月。以 20～29 岁年轻妇女多见。临床症状常不明显,部分患者有外阴瘙痒、烧灼痛或性交后疼痛。初起为小而尖的丘疹,质稍硬,孤立、散在或呈簇状,粉色或白色;或为微小散在的乳头状疣,柔软,其上有细的指样突起。病灶逐渐增大、增多,互相融合呈鸡冠状或菜花状,顶端可有角化或感染溃烂。病变以性交时容易受损伤的部位多见,如舟状窝附近、大小阴唇、肛门周围、阴道前庭、尿道口,也可累及阴道和宫颈。发生尖锐湿疣后,由于 HPV 与机体免疫因素的相互作用,10%～30% 患者的病变可自然消退。宫颈病变多为亚临床 HPV 感染,临床见不到明显病变需借助阴道镜及醋酸试验协助发现。

五、诊断

典型病例肉眼即可做出诊断。对外阴有尖锐湿疣患者,应仔细检查阴道及宫颈,以免漏诊对体征不典型者,需进行辅助检查以确诊。常用的辅助诊断方法如下。

(一)细胞学检查

细胞学涂片中可见挖空细胞、角化不良或角化不全及湿疣外底层细胞。细胞学检查特异性较高,但敏感性低。

(二)醋酸试验

机制可能为醋酸使感染上皮细胞中的蛋白质凝固而呈白色。在组织表面涂以 3%～5% 醋酸液,3～5 min 后感染组织变白为阳性,正常组织颜色不变为阴性,但醋酸试验在其他类型皮肤炎症时会有一定假阳性。

(三)阴道镜检查

阴道镜有助于发现亚临床病变,尤其颇有帮助。辅以醋酸试验可提高阳性率。宫颈涂以 3% 醋酸液后病变部位可见许多每个突起的半透明表皮下都有中央血管襻;转化区内外可见上皮雪白发亮或呈白色斑块,表面隆起不平,点状血管呈花坛状或呈细小镶嵌;若病变明显,表面布满毛刺或珊瑚样突起的病灶,涂以 3% 醋酸液后,组织水肿变白如雪塑状。

(四)病理检查

主要表现为鳞状上皮增生呈乳头状生长,常伴有上皮脚延长、增宽,表层细胞有角化不全或过度角化。棘细胞层高度增生,有挖空细胞出现,为 HPV 感染的特征性改变。

(五)核酸检测

核酸检测可采用 PCR 及核酸 DNA 探针杂交。PCR 技术简便,快速,敏感性高,特异性强,不仅能确诊是否为 HPV 感染,且能确定 HPV 类型。注意取新鲜病变组织或表面刮取物以提高阳性率。

六、治疗

目前尚无根除 HPV 的方法。治疗尖锐湿疣的总体原则为明确诊断,排除混合感染,去除外生疣体,改善症状和体征,提高机体免疫力及抗 HPV 感染的能力。

(一)局部药物治疗

用药前,局部涂以 1% 丁卡因行表面麻醉以减轻疼痛。常用方案:①0.5% 足叶草毒素酊外用,通过阻遏细胞的有丝分裂,促进巨噬细胞的增殖,阻抑线粒体的代谢,引起上皮细胞死亡脱落,从而使 HPV 失去赖以生存的人表皮宿主细胞,病变得以治疗。每日 2 次,连用 3 d,停药 4 d 为 1 疗程,可用 1～4 个疗程。每次用药的药液总量不应超过 0.5 mL,重复治疗不超过 3 个疗程;②50% 三氯醋酸外涂,每周 1 次,通过对蛋白质的化学凝固作用破坏疣体。一般 1～3 次后病灶可消退,用药 6 次未愈应改用其他方法。三氯醋酸毒性小,对周围正常皮肤无损害,病变修复后不形成瘢痕,可用于阴道及宫颈病变;③5% 咪喹莫特霜,每周 3 次,用药 6～10 h 后洗掉,可连用 16 周。患者能自行用药,多在用药后 8～10 周疣体脱落。此药为外用免疫调节剂,通过刺激局部产生其他细胞因子而起作用。

(二)物理或手术治疗

物理治疗有微波、激光、冷冻、光疗。微波,是凝固疣体基底部,使病变完全消失而痊愈,且止血效果优良,可适用于任何部位尖锐湿疣。激光适用于任何部位的疣,及难治疗、体积大、多发疣,利用其物理特性,起到切割、汽化、烧灼作用,一次性治愈率高,止血效果好,创面愈合快。冷冻适用于疣体较小及病灶较局限者,有疼痛轻、出血少、愈合快、无瘢痕等特点。巨型尖锐湿疣可用微波刀或手术切除。

(三)干扰素

干扰素具有抗病毒、抗增生及调节免疫作用。常用基因工程重组干扰素 α-2a,剂量 100 万 U,病灶内注射。

干扰素作为辅助用药,多用于病情严重或反复复发的患者。

(四)疫苗

HPV 疫苗,又称宫颈癌疫苗,通过预防 HPV 感染,有效预防宫颈癌的发病。目前,二价疫苗、四价疫苗已开始使用。

七、治愈标准

尖锐湿疣的治愈标准是疣体消失,其预后一般良好,治愈率较高,但各种治疗均有复发可能。

对反复发作的顽固性尖锐湿疣,应及时取活检排除恶变。

八、妊娠期尖锐湿疣

妊娠期由于母体生理变化,使孕妇抵抗力下降,致使妊娠期尖锐湿疣增多,且生长快、数量多,但一般产后可自行消退。

(一)对妊娠、分娩及胎儿的影响

(1)妊娠期生殖道尖锐湿疣的病灶易寄生细菌,细菌上行感染可导致绒毛膜羊膜炎、胎盘炎症或会阴伤口感染。

(2)孕妇感染 HPV 可通过胎盘感染胎儿,并可在分娩经过产道时胎儿吞咽含 HPV 的羊水、血或分泌物而感染。

(3)新生儿感染 HPV 可引起幼儿喉乳头瘤,平均年龄为 5 岁,表现为嗓音嘶哑、发声困难、呼吸不畅,甚至严重的呼吸道梗阻以致危及生命。所幸其发生率较低。

(4)有时疣体过大可梗阻产道而需行剖宫产。分娩时损伤可发生大出血。

(二)治疗

(1)妊娠期生殖道尖锐湿疣的治疗:妊娠期常表现为多灶性,血管丰富,可手术、激光、冷冻治疗,但均易出血。局部上药应选用三氯醋酸,因其不被机体吸收,对胎儿无不良影响;依托泊苷(VP-16)和氟尿嘧啶均可致胎儿畸形,孕期禁用。

(2)分娩方式的选择:只有当生殖道巨型尖锐湿疣阻碍产道时,才为剖宫产指征。

(3)新生儿生后需彻底洗澡,若无窒息,则不用吸管清理呼吸道,以免损坏咽喉黏膜导致日后婴幼儿喉乳头瘤的发生。

第四节 生殖器疱疹

一、病因

生殖器疱疹(genital herpes)是由单纯疱疹病毒(HSV)引起的性传播疾病。特点是引起生殖器及肛门皮肤溃疡,易复发。HSV 病毒,分 HSV-1 及 HSV-2 两型。70%～90%原发性生殖器疱疹由 HSV-1 引起者占 10%～30%。复发性生殖器疱疹主要由 HSV-2 引起。生殖器疱疹感染后,经过一定的静止期复发。引起复发的因素有发热、月经期、精神创伤等。

二、传播途径

由于 HSV 在体外不易成活,主要由性交直接传播。有疱疹病史而无症状的带菌者也是传染源。孕妇合并 HSV 感染时,HSV 可通过胎盘造成胎儿宫内感染(少见)或经软产道感染新生儿(多见)。

三、发病机制

HSV 是嗜神经病毒,经破损的皮肤黏膜进入角质形成细胞,在细胞内复制,细胞肿胀、变性、坏死,产生皮肤损害。感染细胞可与未感染细胞融合,形成多核巨细胞。HSV 感染后 1 周血中出现特异性 IgM 抗体,2 周左右出现特异性 IgG 抗体,抗体可中和游离病毒,阻止病毒扩散,但抗体不能清除潜伏的病毒,也不能防止疱疹复发。在机体免疫力降低或某些因素如日晒、月经、寒冷、发热、劳累等可激活潜伏的 HSV,病毒沿感觉神经轴索下行到末梢而感染邻接的皮肤黏膜细胞并进行增生,导致局部疱疹复发。

四、临床表现

(一)原发性生殖器疱疹

潜伏期为 3～14 d。原发病灶是外阴部出现一个或多个小而瘙痒的红色丘疹,丘疹很快形成水疱,疱液中可有病毒。2～4 d 疱疹破裂形成溃疡,伴有疼痛,随后结痂自愈,若未继发细菌感染,不留痕迹。好发部位为大阴唇、小阴唇、阴道口、尿道口、阴道、肛门周围、大腿或臀部,约 90%累及宫颈。亦有原发疱疹仅累及宫颈,宫颈表面易破溃而产生大量排液。发病前可有全身症状如发热、全身不适、头痛等。有骶 2～4 节段神经细胞感觉异常。几乎所有患者均出现腹股沟淋巴结肿大、压痛。部分患者出现尿急、尿频、尿痛等尿道刺激症状。病情平均经历2～3 周缓慢消退,但预后容易复发。

(二)复发性生殖器疱疹

50%～60%原发性感染患者在半年内复发。发病前局部烧灼感、针刺感或感觉异常,随后群簇小水疱很快破溃形成糜烂或浅溃疡。复发患者症状较轻,水疱和溃疡数量少,面积小,愈合时间短,病程 7～10 d,较少累及宫颈,腹股沟淋巴结一般不肿大,无明显全身症状。

(三)妊娠妇女感染

孕妇感染 HSV-2 型后,可导致流产、死产、胎儿畸形,主要是阴部疱疹引起的病毒血症造成。患阴部疱疹的孕妇,易发生早产或流产,她们所生的婴儿 40%～60%在通过产道时感染,新生儿可出现高热、呼吸困难和中枢神经系统症状,约有 60%的新生儿死亡,幸存者也常留后遗症,如胎儿畸形、眼部及中枢神经系统疾病。

五、诊断

根据病史、典型临床表现可做出临床诊断,若下列实验室检查中的 1 项阳性即可确诊。

(一)细胞学检查

将水疱疱疹顶除去,用一刮板在新暴露出的溃疡边缘(不包括底)取材,取玻璃片用蜡烛划一圆圈,圈内滴少许 95% 乙醇,将所取材料迅速放在玻璃片内与乙醇混合,乙醇蒸发 5 min,再用巴氏(Whight Giemsa)染色,加盖玻片后镜下观察。如果显微镜下见到具有特征性的多核巨细胞或核内嗜酸性包涵体,对 HSV 感染有诊断意义。

(二)病毒抗原检测

从皮损处取标本,以单克隆抗体直接免疫荧光试验或酶联免疫吸附试验检测 HSV 抗原,是临床常用的快速诊断方法。

(三)病毒培养

取皮损处标本进行病毒培养、分离、鉴定、分型,是诊断 HSV 感染的金标准方法,注意准确取材和尽快接种,是获得病毒分离的成功关键。

(四)核酸检测

已有报道应用核酸杂交技术及 PCR 技术诊断生殖器疱疹,可提高诊断的敏感性,并可进行分型。

(五)免疫荧光检查

常用皮损细胞涂片,丙酮固定后,用异硫氰酸荧光素(FITC)标记的抗 HSV 抗体染色,在荧光显微镜下观察,HSV 感染细胞可见亮绿色荧光。

六、治疗

生殖器疱疹为易复发疾病,尚无彻底治愈方法。治疗目的是减轻症状,缩短病程,减少 HSV 排放,控制其传染性。

(一)一般治疗

(1)保持疱疹壁完整、清洁与干燥。阴部用生理盐水冲洗,每日 2~3 次,无菌巾吸干水分,防止继发感染。

(2)合并细菌感染时,应用敏感抗生素。

(3)局部疼痛明显,可外用盐酸利多卡因软膏或口服止痛药。

(4)宫颈病变反复发作的患者,应早期做宫颈细胞涂片检查,除外子宫颈癌,减少思想负担,避免精神恐惧,积极治疗本病。

(二)抗病毒治疗

1.原发性生殖器疱疹

阿昔洛韦 200 mg,每日 5 次,口服,连用 7~10 d;或伐昔洛韦 300 mg,每日 2 次,口服,连用 7~10 d;或伐昔洛韦 250 mg,每日 3 次,口服,连用 5~10 d。

2.复发性生殖器疱疹

最好在出现前驱症状或损害出现 24 h 内开始治疗。阿昔洛韦 200 mg,每日 5 次,连服 5 d;或伐昔洛韦 300 mg,每日 2 次,连服 5 d;或伐昔洛韦 125~250 mg,每日 3 次,连服 5 d。

3.频繁复发患者(1 年内复发 6 次以上)

为减少复发次数,可用抑制疗法。阿昔洛韦 400 mg,每日 2 次,口服;或伐昔洛韦300 mg,每日 1 次,口服;或伐昔洛韦 125~250 mg,每日 2 次,口服。这些药物需长期服用,一般服用 4 个月至 1 年。

4.严重感染

严重感染指原发感染症状严重或皮损广泛者。阿昔洛韦每次 5~10 mg/kg 体重,每 8 h 1 次,静脉滴注,连用 5~7 d 或直至临床症状消退。

(三)局部治疗

保持患处清洁、干燥。皮损处外涂 3%阿昔洛韦霜、喷 1%阿昔洛韦乳膏或酞丁安霜等。

(四)早期妊娠妇女

患生殖器疱疹,应终止妊娠。晚期妊娠感染 HSV 者,应做剖宫产,避免传染新生儿。

第三章 生殖器官发育异常及损伤护理

第一节 尿 瘘

一、概述

尿瘘是指生殖器与泌尿系统之间形成异常通道。产伤是尿瘘的主要原因,此外妇科手术损伤,晚期癌或膀胱结核侵蚀膀胱或尿道,阴道内放置腐蚀性药物、外伤、结石、过量的腔内放射治疗,均可引起尿瘘。尿瘘可因位置的不同而分为尿道阴道瘘、膀胱阴道瘘、膀胱宫颈瘘、输尿管阴道瘘4种。

二、病因及发病机制

1. 产伤

主要由于滞产、胎头长时间压迫、导致组织坏死。一般在分娩1周内形成大小不等的瘘孔,亦可因难产、阴道手术造成膀胱损伤。子宫破裂可并发膀胱损伤,或剖宫产手术切口撕裂延长、累及膀胱,手术中疏忽,未予处理而形成尿瘘。

2. 妇科手术损伤

经腹或阴道进入盆腔的妇科手术。遇严重盆腔炎症粘连,或生殖器官肿瘤(子宫、卵巢或阔韧带内肿瘤)、子宫脱垂等使盆腔邻近器官的解剖关系变异,则在施行全子宫切除或广泛性子宫切除术,损伤输尿管或膀胱,损伤未被发现或虽发现修补愈合不佳,而形成输尿管阴道瘘或膀胱阴道瘘。子宫颈癌根治手术时,游离输尿管、损伤其外鞘,也可致输尿管壁缺血、坏死,尤其是在术后、腹膜后有感染的情况下,更易造成输尿管阴道瘘。瘘多发生在输尿管远侧端,或接近输尿管膀胱结合部。可能有几个瘘孔沿阴道断端与阴道腔相通,且无例外地有输尿管狭窄。

3. 癌肿侵蚀或放射治疗损伤

子宫颈癌晚期自阴道穹隆向膀胱侵蚀,可形成膀胱阴道瘘。可能在诊断癌症时已出现,或在放射治疗后,肿瘤组织坏死、皱缩,瘢痕形成后出现。瘘管一般位于膀胱三角区或紧靠其上方,亦可伴有输尿管梗阻。

子宫颈癌放射治疗后,其周围的组织发生持久反应,产生闭塞性末梢血管炎,引起瘢痕形成、组织固定及血液供应减少。尤其是较大肿块放射量较大时,瘘管形成的危险性增加。放射治疗结束至瘘管发生平均18个月,亦有间隔几年的报道。因此,有些癌症虽获得根治,但瘘管发生的危险性仍持续存在。

4. 其他

阴道内放置腐蚀性药物(如治疗阴道炎)使局部组织被腐蚀坏死、溃烂,最终形成瘘。阴道内长期放置子宫托,嵌顿组织受压缺血、坏死而致成尿瘘。

三、临床特点

(一)临床表现

1.症状

(1)漏尿:为尿瘘的主要症状。患者尿液不断经阴道流出,无法控制。

(2)外阴瘙痒及烧灼痛:严重者影响日常行动,可因尿液长期刺激所致。

(3)闭经:在生育年龄的患者约半数有闭经症状,原因不明,可能与精神创伤有关。

(4)精神抑郁:由于尿液淋漓,尿臭,患者多离群索居。夜间床褥潮湿,影响睡眠,以致精神不振。同时因性生活障碍也可影响患者精神状况。

(5)性交困难:多因阴道瘢痕狭窄而致。

(6)泌尿系统症状:如尿急、尿频、尿痛等泌尿道感染症状。

2.体征

(1)一般检查:注意精神状态、有无贫血、发热。

(2)妇科检查:嘱患者不排尿,行膀胱截石位或胸膝卧位检查。

外阴因尿液浸渍,多有皮炎。用单叶阴道拉钩提拉阴道后壁,可清楚显露阴道前壁瘘孔。此时应详细检查瘘孔部位、大小、性质、数目、瘘孔周围瘢痕情况等。若瘘孔小或部位高不易被发现时,可嘱患者咳嗽或做深呼吸,往往可见尿液及气泡自瘘孔溢出,仍难辨出瘘孔者应行有关辅助检查。用探针或金属导尿管,轻柔地探查尿道是否通畅或闭锁。无闭锁者,探针可从瘘孔处伸入或用手指触及。探针检查有时可触碰到膀胱内结石。

(二)辅助检查

1.亚甲蓝试验

用稀释亚甲蓝液 200 mL 注入膀胱,观察蓝染尿液从阴道流出的孔道。若注入亚甲蓝后从阴道流出的仍为清亮尿液,说明阴道的尿液来自膀胱以上部位,可初步诊断为一侧输尿管阴道瘘;若蓝染尿液从宫颈外口流出,则诊断为膀胱宫颈瘘。

2.靛胭脂试验

若亚甲蓝试验瘘孔流出的为清亮尿液,可行靛胭脂试验确定输尿管阴道瘘的存在,静脉注射靛胭脂 5 mL,5~7 min 后可见蓝色尿液自瘘孔流出。

3.膀胱镜检查

可了解膀胱内的情况,明确膀胱瘘孔位置、数目、大小、瘘孔与输尿管口和尿道内口的关系等。

4.肾盂输尿管造影

输尿管阴道瘘经上述检查仍不能确诊者,或需进一步了解双肾功能情况。可行肾盂输尿管造影。

5.B超检查

有助于肾盂、输尿管积水的诊断。

四、护理问题

1.自我形象紊乱

自我形象紊乱与尿液不断漏出,裤子潮湿,尿味影响和周围人的接近使患者在感知自己身体形象方面陷入混乱有关。

2．睡眠形态紊乱

尿液不断漏出，夜间床褥潮湿影响睡眠。

3．有感染的危险

有感染的危险与尿瘘引起的泌尿系统感染的危险和外阴皮肤感染有关。

4．社交孤立

社交孤立与尿液淋漓、尿臭而离群索居有关

5．有皮肤完整性受损的危险

有皮肤完整性受损的危险与长期尿液浸渍有关。

五、护理目标

(1)患者能树立信心，积极配合医护工作。

(2)患者能简述该病的原因及治疗方法。

(3)患者受损的皮肤得到恢复。

六、护理措施

1．心理护理

工作人员要热情、耐心，同时与家属沟通，宣教手术前后注意事项及配合方法，鼓励、协助患者树立信心，消除思想顾虑，积极配合参与各项治疗护理活动。

2．术前准备

(1)按妇科一般腹部阴部术前护理。

(2)术前 3 d 给少渣饮食，鼓励患者多饮水增加尿量冲洗膀胱，定时查尿常规，尿培养，按医嘱使用抗生素控制感染。

(3)术前 1 周内 1∶5 000 高锰酸钾水坐浴 1～2 次，每次 20～30 min，清洁外阴。每日阴道上药 1 次，一般为 3 d，必要时膀胱冲洗。

(4)术前晚低位清洁灌肠，术日晨灌肠 1 次。皮肤准备同腹部、阴部手术。

3．术后护理

(1)按妇科一般腹部、阴部术后护理常规。

(2)根据瘘孔位置，术后取侧卧或平卧 7～10 d。

(3)保持尿管通畅，留置 10～14 d，每日更换尿袋，清洁尿道口并上药 2 次，记录尿量。

(4)术后 3 d 进流质或少渣半流食，3 d 后用液状石蜡 30 mL 顿服软化大便，减轻腹压。

(5)鼓励患者多饮水，每日饮水量在 3 000 mL 左右，增加尿量达到膀胱冲洗自洁作用。

(6)每日清洗外阴 2 次，大便后应及时清洁会阴，防污染。

(7)拔尿管前 1～2 d，白天尿管定时开放，每隔 1～2 h 开放 1 次，观察有无漏尿现象，晚上长期开放，拔尿管后督促患者定时小便，防止憋尿。

第二节 粪 瘘

一、概述

粪瘘指生殖道与肠道间的异常通道,常见为直肠阴道瘘。产伤为本病最主要原因,其次会阴手术损伤、异物的直接穿透伤及晚期生殖道癌瘤浸润均可造成本病的发生。

二、病因及发病机制

多因难产时胎头滞留在阴道内,阴道后壁及直肠受压,使局部组织缺血、坏死、脱落而形成瘘;会阴Ⅲ度裂伤未缝合,缝合后未愈合或会阴切开缝合时,缝线穿透直肠黏膜而未被发现,感染后形成直肠阴道瘘。

三、临床特点

(一)临床表现

1.症状

(1)大便及气体不自主地由阴道排出,腹泻时尤甚。

(2)若瘘孔小且部位高时,大便可积于阴道中。

(3)外阴皮炎。

2.体征

妇科检查见大的瘘孔,可在阴道窥诊时见到或触诊时证实。小的瘘孔往往在阴道后壁见到一鲜肉芽组织,插入子宫探针,另一手手指伸入肛门,手指与探针相遇。

(二)辅助检查

亚甲蓝试验:瘘孔较小,可用反探计检查或用无菌干纱布塞入阴道后自肛门注入稀释亚甲蓝溶液,纱布染成蓝色即可确诊。

四、护理问题

1.自我形象紊乱

自我形象紊乱与粪便不断漏出,裤子潮湿,污染衣裤,臭味影响和周围人员的接近使患者在感知自己身体形象方面陷入混乱有关。

2.有感染的危险

有感染的危险与粪瘘引起的外阴皮肤感染有关。

3.社交孤立

社交孤立与溢便、粪臭而离群索居有关。

4.有皮肤完整性受损的危险

有皮肤完整性受损的危险与长期粪便浸渍有关。

五、护理目标

(1)患者自尊增强。

(2)患者逐渐恢复正常的人际交往。

（3）住院期间，患者的皮肤完整性得到恢复。

六、护理措施

1.心理护理

做好心理护理（同尿瘘）。

2.术前准备

（1）按妇科腹部、阴部手术前护理。

（2）加强外阴护理。术前 1 周 1：5 000 高锰酸钾水坐浴，每日 2 次，每次 20～30 min，保持外阴及肛周清洁干燥。外阴及肛周有皮炎时，可上药治疗。

（3）术前 3 d 肠道准备，甲硝唑（灭滴灵）每日服 1.0 g，环丙沙星 0.2 g，每日 3 次，进无渣半流食 3 d，高热量流质饮食 2 d，术前禁食 1 d。

（4）术前 1 d 晨番泻叶 3 g 茶饮，晚灌肠 1 次，术日晨清洁灌肠及阴道冲洗 1 次。

（5）备皮范围外阴、肛周及大腿内下 1/3 处。

3.术后护理

（1）同尿瘘。

（2）患者取半卧位。

（3）术后进无渣流食，排气后改无渣半流食。

（4）保留尿管 5～7 d，保持局部清洁。敷料浸湿及时更换，会阴护理每日 2 次。术后服复方樟脑酊 2 mL 或鸦片酊 1 mL，每日 3 次，共 7 d，控制大便。7 d 后番泻叶茶饮或液状石蜡 30 mL 顿服。软化大便，术后 1～2 个月内不能有干大便。

（5）给予广谱抗生素预防和控制感染。

第三节　先天性无阴道

一、概述

先天性无阴道为双侧副中肾管会合后未能向尾端伸展形成管道所致，多数伴无子宫或只有始基子宫，但极少数也可有发育正常的子宫。半数伴泌尿系畸形。一般均有正常的卵巢功能，第二性征发育也正常。

二、病因及发病机制

本病系胚胎在发育期间受到内在或外界因素阻扰，亦可能由于基因突变（可能有家庭史）引起副中肾管发育异常所致。以正常女性染色体核型、全身生长及女性第二性征发育正常、外阴正常、阴道缺失、子宫发育（仅有双角残余）、输卵管细小、卵巢发育及功能正常为特征的 Rokitansky-Kustner-Hauser 综合征患者为最多见。睾丸女性化（雄激素不敏感综合征）患者较为少见。很少数为真性两性畸形或性腺发育不全者。

三、临床特点

（一）临床表现

（1）先天性无阴道几乎均合并无子宫或仅有痕迹子宫，卵巢一般均正常。

（2）青春期后一直无月经，或婚后性生活困难而就诊。

（3）第二性征发育正常。

（4）无阴道口或仅在阴道外口处见一浅凹陷窝，或有 2 cm 短浅阴道盲端。

（5）极少数先天性无阴道者仍有发育正常的子宫，至青春期因宫腔积血出现周期性腹痛，直肠腹部联合诊可扪及增大子宫。

（二）辅助检查

1.实验室检查

染色体核型检查多数为 46,XX。若为 46,XY,则为完全雄激素不敏感综合征。

2.特殊检查

（1）基础体温：呈双相型，说明卵巢功能正常。

（2）B超：合并无子宫者，仅显示双侧卵巢征象。有子宫无阴道者，宫颈显示不清，宫腔扩张有液性暗区，无阴道气线。泌尿系统检查往往发现肾缺如、肾反转、肾盂积水、肾盂畸形等。

（3）腹腔镜检查：可在直视下观察子宫卵巢发育情况，根据镜检结果不同决定手术方式，应作为常规检查手段。

（4）肾盂造影：可显示泌尿系统各种畸形，有助于诊断。

四、护理问题

1.自尊紊乱

自尊紊乱与先天性无阴道有关。

2.绝望

绝望与终身不能生育有关。

3.焦虑

焦虑与知识缺乏、治疗效果不明确有关。

4.疼痛

疼痛与手术创伤、更换阴道模型有关。

五、护理目标

（1）面对现实，正确认识自我，接受治疗。

（2）正确列举应对疼痛的措施。正确使用阴道模型。

六、护理措施

（一）一般护理

（1）做好心理疏导工作，要理解同情患者，为患者提供交流机会，使其能从其他患者处认识自我，减少绝望。

（2）与家属多沟通，促使家属和患者充分认识并发挥患者自己的其他才能，提高对自己的认识而改变患者今后的生活。

(二)手术护理

1.术前护理

(1)物品准备:羊膜法应在术前 24 h 内准备好羊膜(羊膜存于无菌罐内,内放复方氯化钠 500 mL＋庆大霉素 16 万 U)。

(2)腹膜法应腹部备皮。

(3)结肠法术前应清洁灌肠。

(4)其他护理内容见阴道手术术前护理。

2.术后护理

(1)术后患者留置尿管 72 h,保持尿管通畅,观察其色、性质、量。

(2)预防感染:术后用 0.25％络合碘溶液冲洗会阴部,每日 2 次,患者排便后用同样的方法清洗,以保持会阴清洁。

(3)术后 5～7 d 放置阴道模具,注意观察阴道模具位置,特别是在患者排便以后防止外滑,若有外滑及时请医生更换模具。

(4)出院前教会患者阴道模具的消毒、置放方法,嘱患者每日冲洗阴道,未婚者需持续放置模具,直至结婚;已婚者待伤口完全愈合后方可行性生活。

(5)嘱患者备好阴道冲洗筒及卫生带。

(6)注意患者有无压迫症状。

第四节 子宫脱垂

一、概述

子宫从正常位置沿阴道下降,子宫颈外口达坐骨棘水平以下,甚至子宫全部脱出阴道口外,称为子宫脱垂。常伴发阴道前、后壁膨出。其发病常与多产、产伤、卵巢功能减退,以及长期腹内压增高有关。

二、病因及发病机制

1.盆底组织薄弱,韧带过度松弛

(1)产伤:子宫脱垂虽可见未婚妇女,但绝大多数与分娩有关。女性生殖器官由盆底肌肉和筋膜、肛提肌及子宫各韧带支持,包括宫颈主韧带、耻骨尿道韧带及子宫骶骨韧带等。盆底的骨骼肌、平滑肌及其致密的结缔组织,多数以会阴中心体为中心,构成一个坚固的盆底,在分娩时极度扩张。在急产、难产以及分娩时宫口未开全,而过早地向下屏气用力,均可使子宫支持组织过度伸展或撕裂,尤其是肛提肌。产时过度推压子宫底,或产程延长,过分保护会阴,可使韧带伸张受伤,肌肉过度伸展、肌纤维断裂,均导致子宫脱垂的发生。多数产妇随着产后休息而促使子宫复旧,在数周内恢复正常。产后早期进行适当活动和运动,有利于盆底肌肉张力的恢复,但产褥期过早体力劳动或久站、休息不好等,均可影响盆底正常功能的恢复,而导致子宫脱垂。

(2)卵巢功能衰退:老年妇女或哺乳时间过久的妇女,卵巢功能衰退,雌激素水平低落,或因某些原因切除卵巢、盆腔放射治疗,使卵巢功能衰退,均可导致生殖器官萎缩,组织弹性消失,支持组织退行性变、薄弱、松弛而发生子宫脱垂。

(3)先天性发育异常:先天性发育不良,生殖器官及盆底的支持组织薄弱,松弛无力,造成子宫脱垂。

(4)体质因素:营养不良、体质衰弱、肌肉松弛及子宫结构不良,均是发生子宫脱垂的因素。

2.腹腔内压力增加

(1)产褥期产妇喜仰卧位,久之,子宫易呈后位,子宫轴与阴道轴方向一致,如长期从事站立劳动,腹压持续增大,压迫子宫,子宫即沿阴道方向下降而致脱垂,或产后蹲位劳动,如洗尿布,亦可使腹压增加,促使子宫脱垂。

(2)慢性支气管炎、慢性咳嗽、便秘,以及腹盆腔肿瘤、腹腔积液等,增加腹腔内压力,可促使子宫脱垂的发生。

三、临床特点

(一)临床表现

子宫脱垂症状的轻重视子宫脱垂的程度及伴发周围脏器的膨出情况而定。通常轻度脱垂者可无症状或症状较轻,重度脱垂者则症状显著。

(1)阴道内脱出块物:轻度子宫脱垂指宫颈位于阴道内,病情进展于久站、久蹲或大便用力后子宫脱出外阴口或阴道壁膨出于外阴口,经平卧休息后能自动回纳。膨出物随时间的进展越来越大且不能自行回缩,需用手还纳。如果局部组织因血流淤滞而致水肿、肥大,严重时发生机械性障碍而使脱出物不能回纳。脱出外阴的子宫、阴道壁使行走时极感不适,少数严重者还可使患者无法行动而终日卧床。

(2)下坠感及腰背酸痛:脱垂程度越重,下坠感也越剧烈,而且可有上腹部不适甚至恶心。

(3)阴道分泌物增加。

(4)泌尿系统症状:子宫脱垂常伴有膀胱膨出,故可发生排尿困难、尿潴留、残余尿。排尿困难者膀胱内经常有残余尿,易引起膀胱感染而发生尿频、尿痛、尿急等症状。久而久之,感染向上蔓延,最终将损害肾脏,形成肾盂肾炎、肾盂输尿管积水,表现为肾区疼痛、腰痛等。

(5)直肠症状:轻度直肠膨出者常不引起症状,重度直肠膨出者可有下坠感、腰酸、便秘、肠胀气或大便困难等症状。

(二)诊断

(1)全身检查可有营养不良、体质虚弱。

(2)行妇科检查时,嘱患者向下屏气用力,于腹压增加时检查子宫脱垂的程度。

Ⅰ度轻:子宫颈距离处女膜缘少于4 cm,但未达到处女膜缘。

Ⅰ度重:子宫颈已达处女膜缘,但未超过该缘,于阴道口可见到子宫颈。

Ⅱ度轻:子宫颈已脱出阴道口外,但宫体仍在阴道内。

Ⅱ度重:子宫颈及部分宫体已脱出阴道口外。

Ⅲ度:子宫颈及子宫体全部脱出于阴道口外。

(3)阴道前后壁膨出。

(4)张力性尿失禁的检查与分类。让患者屏气或咳嗽,同时注意有无尿液自尿道口流出,若有,再用食指、中指压迫尿道两侧重复上述动作,无尿溢出,表示有张力性尿失禁。尿失禁分类法如下。

Ⅰ级:休息情况下用力屏气时发生尿失禁。

Ⅱ级:行走、登高或突然改变体位时发生尿失禁。

Ⅲ级:卧床时有尿失禁。

(三)辅助检查

1.实验室检查

有尿潴留患者行尿常规检查;拟手术患者行术前常规检查。

2.特殊检查

B超检查了解子宫、附件、膀胱情况,有张力性尿失禁才行尿动力学检查。对老年患者除常规术前检查外,还应行心肺功能检查及糖耐量检查。

四、护理问题

1.有感染的危险

有感染的危险与严重的子宫脱垂使脱出物长期暴露于阴道口外,局部上皮增厚,黏膜角化,有时因长期摩擦而发生糜烂、溃疡、感染,渗出脓性分泌物有关;或与膀胱膨出发生排尿困难、尿潴留,经常有残余尿而并发尿路感染有关。

2.性生活形态改变

性生活形态改变与子宫脱垂患者本身的身体功能或结构的改变使性欲水平和性欲行为发生了改变有关。

3.疼痛

疼痛与子宫下垂牵拉韧带、宫颈、阴道壁溃疡有关。

4.尿失禁/尿潴留

尿失禁/尿潴留与脱垂的子宫压迫膀胱颈部有关。

五、护理目标

(1)患者不出现感染症状,表现为体温、白细胞正常。

(2)脱出物无渗出、脓性分泌物、无尿路刺激征。

(3)患者主诉下坠感及腰酸减轻。

(4)患者能恢复或改善排尿方式。

(5)患者或双方表达对他们的性生活方式满足。

六、护理措施

(一)护理要点

1.加强营养

增强体质,帮助患者选择食物,使其摄入相当量的碳水化合物、脂肪、蛋白质、维生素、矿物质、电解质以及微量元素以维持正常的新陈代谢功能。

2.防止便秘

从心理上和生理上帮助患者建立正常的排便形态。如摄入足够的液体、高纤维素食物(如粗粮、粗纤维蔬菜包括芹菜和韭菜)等。

3.肛提肌锻炼

适合不严重的患者,利用盆底有关肌肉的运动锻炼,增加其张力,最终达到功能恢复。

具体方法:用力一松一缩肛门,每次连续进行 10 min 左右,每日数次,第一次锻炼应在起床前进行。有压力性尿失禁者,每次排尿时,有意识地停顿排尿动作数次,并使之形成习惯,对加强肛提肌的张力,甚为有益。

注意事项:治疗期间及治疗结束后 3 个月内,应注意休息及避免重体力劳动和不适当的家务劳动体位(如蹲位)。

4.非手术治疗

以子宫托治疗为主,这种治疗简便、安全、有效、经济。一般适用于Ⅰ度重、Ⅱ度轻的子宫脱垂,体弱或因其他疾病不能耐受手术者。

其他的非手术治疗如宫旁注射中草药治疗,有口服、肌内注射、局部熏洗等。

5.手术治疗

适应证为非手术治疗无效者,或Ⅱ度重、Ⅲ度子宫脱垂,应根据患者的年龄、生育要求及全身健康情况选择适当的手术方式。常用的手术方式有:①阴道前后壁修补术加缩短主韧带及子宫颈部分切除术;②阴道子宫全切除及阴道前后壁修补术;③阴道前后壁修补术;④阴道纵隔形成术。

(二)健康指导

(1)加强营养,增进体质,注意适当的休息。

(2)开展计划生育宣传。提倡晚婚、晚孕,避免多产、频产。尤其是针对农村妇女更应加强计划生育政策与措施的宣传教育。

(3)加强孕期保健。定期行产前检查,纠正贫血,增加营养,及时发现、及时纠正异常胎位,预防发生滞产、难产。加强孕期劳动保护的教育,尤其是妊娠晚期、体质弱、有妊娠合并症者宜适当休息。即使一般情况好,妊娠期也应避免不适当的体力劳动。

(4)普及产褥期保健及有关预防子宫脱垂的知识。产褥期保健中最重要的是休息、营养及避免重体力劳动。产褥期无特殊情况者可早下地活动,但不宜过多的体力劳动,也应避免久站、久坐与久蹲,有便秘、腹泻、咳嗽等情况应及时处理。产后恶露逾期不止者宜用宫缩剂,促进子宫复旧,满 42 d 后应行妇科检查,了解子宫复旧及有无后倾等情况,以便及时发现,及时处理。

(5)加强妇女五期保护。包括经期、孕期、哺乳期、产褥期和围绝经期。如产褥期提倡母乳喂养,围绝经期应适龄退休,加强老年人的体育锻炼(如体操、太极拳等)。

(6)普及卫生知识,积极防治慢性病。如培养个人卫生习惯,预防疾病。每日定时大便,及时解小便,避免直肠、膀胱经常处于充盈状态,防止子宫后倾。积极防治慢性疾病包括咳嗽、贫血和营养不良等。

(7)教会患者自放自取及如何清洁子宫托。

1)放托者,晨起放入,晚睡前取出,洗净后晾干次晨再用。老年人不能每天放取者,至少要 2~3 d 取一次。初放托者,每隔 1 个月、3 个月、6 个月复查一次,以后无不适则 1 年复查一次。放置时间久后,盆底肌肉、筋膜张力得以恢复,宜更换小一号的托。

2)放托前宜先解大、小便,放时注意托的位置要求。放入后屏气增加腹压,如有脱落者宜改换大一号的托;若无大一号者,则附加月经带帮助固定,大小便时用手扶之,以防脱落。

3)放托感干涩者可蘸清水或润滑油。

4)放托后可因托刺激而白带增多,可以每晚行高锰酸钾坐浴。有血性白带者及时就医,排除异常情况。有炎症或溃疡时,应暂停上托,局部给以消炎治疗。

5)月经期及妊娠 3 个月后应停止使用子宫托。

6)消毒处理。可用肥皂、清水洗净,或用 1∶5 000 高锰酸钾溶液浸泡 10 min,不需要煮沸消毒。

第四章 子宫内膜异位

第一节 子宫内膜异位症

传统的子宫内膜异位定义是：具有生长功能的子宫内膜组织出现在子宫腔被覆黏膜以外的身体其他部位而引起疾病。这个定义包含了两个概念：一是子宫内膜可异位于子宫以外的组织器官（曾称外在性子宫内膜异位症），二是子宫内膜也可异位于子宫肌壁间（曾称内在性子宫内膜异位症）。

目前发现，位于子宫以外的异位症与位于子宫肌壁间的异位症（现称为子宫腺肌病），其组织学发生、治疗、预后均不相同，应分别为两个概念。目前的定义应该为：具有生长功能的子宫内膜出现在子宫腔被覆黏膜以及子宫肌层以外的身体其他部位所致的疾病，称为子宫内膜异位症（endometriosis，EMT，简称内异症）。异位子宫内膜可侵犯全身任何部位，但以盆腔最为常见，依次顺序为：卵巢、直肠子宫陷窝、阔韧带后叶、宫骶韧带，其次为子宫浆膜面、乙状结肠、腹膜脏层、阴道直肠隔。

一、发病率及高危因素

近年来内异症的发病率明显增高。由于子宫内膜异位症的诊断需要开腹或腹腔镜检查确诊，而后者由于不能在人群中普查，故内异症在人群中发生率不清。有文献报道，子宫内膜异位症的发病率为行妇科手术住院患者的相对发病率。由于行妇科手术的疾病不同，报道的发病率也不相同，一般认为，5%～15%经历妇科手术的患者术中发现合并子宫内膜异位症。内异症多见于育龄妇女。高危因素包括两个。①职业因素：干部、教师、技术员较多，而农民、无职业者较少见；②月经因素：初潮早，月经周期短（<27 d），行经时间长（>8 d）或月经过多者，子宫内膜异位症发病率高。其他高危因素有遗传因素及免疫功能紊乱，将在病因及发病机制中介绍。

二、病因及发病机制

不同部位的子宫内膜异位症其病因及发病机制可能不同。

（一）子宫内膜种植学说

1921 年 Sampson 提出子宫内膜随月经血经输卵管逆流进入盆腔，种植于卵巢和邻近的盆腔腹膜并生长、蔓延，形成盆腔异位症。种植学说可以解释腹膜、盆腔脏器浆膜面及卵巢异位症。临床和实验室研究结果均支持这一学说：①70%～90%女性有经血逆流。据报道，59%～79%女性在经期的腹腔中找到存活的子宫内膜细胞，猕猴实验也证实其经血直接流入腹腔可在盆腔内形成典型的子宫内膜异位症。②经血排除受阻者，如处女膜闭锁、宫颈粘连、异位症发病率高。③医源性子宫内膜种植：临床上典型病例是剖宫产后腹壁瘢痕异位症，会阴侧切口子宫内膜异位症。

(二)淋巴及静脉播散学说

1952年Javert提出子宫内膜组织像恶性肿瘤一样,通过血管和淋巴管向远处转移。人们在光镜检查时发现淋巴结和盆腔静脉中有子宫内膜组织,临床上所见远离盆腔的器官,如肺、四肢的皮肤、肌肉的异位症,可能是子宫内膜通过血行和淋巴播散的结果。

(三)体腔上皮化生学说

目前认为阴道直肠隔的异位结节可能与体腔上皮化生有关。

(四)免疫学说

虽然多数妇女月经期有经血逆流至腹腔,但仅有少数妇女发生盆腔异位症,说明内异症的发生可能与免疫系统异常有关。内异症时,脱落的子宫内膜要在腹膜等部位生长必须经过黏附、种植及血管生成几个环节,而免疫系统的变化可能与以上各个环节有关。①免疫监视作用减弱:正常免疫状态下,NK细胞以及巨噬细胞能吞噬和清除逆流经血中的内膜细胞,而异位症患者的血液、腹腔液中NK细胞活性降低,免疫监视作用减弱,不能有效清除异位的内膜,为内膜的黏附提供了先决条件。此外,异位内膜细胞含有的黏附分子,如免疫球蛋白超家族、整合素家族、选择素家族、钙黏附素家族,也参与内膜的异位黏附过程。②内异症腹腔液微环境发生明显变化:腹腔液中巨噬细胞明显升高,巨噬细胞可分泌释放白细胞介素(IL),如IL-1,6,8,13及肿瘤坏死因子(TNF-α)、转化生长因子(TGF-β)、血管生长因子(VEGF)等,这些因子通过促进血管生成,促进细胞的分化或增生,使异位的子宫内膜进一步种植和发展。其中VEGF、IL-6、IL-8、TGF、TNF等,均可促进血管生成,从而有利于病变进一步生长,而有些细胞因子,如IL-6、IL-8,则可直接刺激间质细胞的生长。此外,多种白细胞介素可激活T和B淋巴细胞,介导免疫和炎性反应,导致粘连形成。

异位内膜的种植生长除与以上免疫因素有关外,还与子宫内膜的一些酶类异常有关,如异位内膜的基质金属蛋白酶(MMPs)、细胞色素P450酶活性增强。MMPs可以降解细胞外基质,促使异位内膜植入。细胞色素P450酶可使子宫内膜局部合成雌二醇(E_2)的能力增强,E_2可刺激异位内膜逐渐生长,最后发展为典型的子宫内膜异位症。

(五)遗传因素

除以上内异症形成的机制外,遗传因素目前受到重视。有文献报道内异症患者,其姐妹中异位症的发生率为5.9%,母亲异位症的发生率为8.1%,而患者丈夫的一级家属中内异症的发生率仅为1%。内异症患者的一级亲属中,其内异症发生率与对照组相比高3~9倍。有关内异症的遗传基础研究发现GSTM1与NAT2,可能为内异症的易感基因。GSTM1 0/0纯合子基因型,在内异症中的发生率为81%,明显高于对照组人群的39%。

目前尚无一种学说可以解释所有异位症的发生,各学说的互相补充可以解释不同部位内膜异位灶的发病机制。

三、病理

子宫内膜异位症的基本病理变化为异位子宫内膜随卵巢激素变化而发生周期性出血,进而导致周围纤维组织增生、粘连、囊肿形成。因病变部位、病变程度不同,其局部表现有所差异。

(一)巨检

由于腹腔镜有放大作用,腹腔镜下的肉眼直视检查将明显优于开腹探查时的发现。

1.卵巢异位症

卵巢是最容易被异位内膜侵犯的器官,80%患者病变累及一侧,50%累及双侧。卵巢的异位内膜分为微小病变型及典型病变型两种。前者为位于卵巢浅表层的红色、蓝色或棕色斑点、小囊。后者为异位内膜侵犯间质并在其内生长,随卵巢内分泌变化而周期性出血,以至形成单个或多个囊肿,称为卵巢子宫内膜异位囊肿,由于囊肿内含暗褐色陈旧性血液,状似巧克力液体,故又称为卵巢巧克力囊肿。囊肿张力大、近卵巢表面时易破裂,也易反复破裂,破裂后囊内容物刺激局部腹膜及卵巢呈炎性反应,导致卵巢破裂处与周围组织粘连。这种粘连多发生在子宫后方、阔韧带后叶及盆侧壁,致使卵巢固定在盆腔内,活动度差。若双侧卵巢子宫内膜异位囊肿在子宫后方互相粘连,可形成“对吻”卵巢。这种粘连是卵巢子宫内膜异位症囊肿的临床特征之一。有关卵巢子宫内膜异位囊肿的形成机制不明,有学者报道卵巢子宫内膜异位囊肿可分为两种类型。

(1)Ⅰ型:即原发子宫内膜异位囊肿,较少见,直径为1~2 cm,含深褐色液体,囊壁均有子宫内膜组织。它是表浅子宫内膜异位灶发展的结果。手术治疗时常难剥除,而需分割切除。

(2)Ⅱ型:继发性子宫内膜异位囊肿,临床最为常见。它是卵巢功能性囊肿如黄体囊肿或滤泡囊肿与异位的子宫内膜灶共同形成的。根据内膜异位结节与囊肿的关系分为Ⅱa、Ⅱb及Ⅱc三个亚型。Ⅱa:约占1/4,出血型囊肿与异位结节靠近,但不相连,囊肿直径一般在2~6 cm,手术时囊壁容易撕剥;Ⅱb:约占1/4,出血囊肿与异位结节相连,并与周围组织粘连,囊肿直径一般在3~12 cm,通常7~8 cm,除异位结节附着处,囊壁容易从卵巢剥出;Ⅱc:约占1/2,最常见,出血囊肿与异位结节粘连致密,与周围组织粘连也严重,囊肿直径一般在3~20 cm,剥离较困难。在一个卵巢可能有不同类型的囊肿存在,特别是Ⅱb和Ⅱc型囊肿。Ⅱa型常合并黄素化囊肿或滤泡囊肿,Ⅱb、Ⅱc型则是表面内膜异位症的深部浸润,形成典型的卵巢巧克力囊肿。

2.宫骶韧带、直肠子宫陷凹和子宫后壁下段异位症

宫骶韧带、直肠子宫陷凹和子宫后壁下段异位症最多见,这些部位因位置低与经血中子宫内膜碎片接触机会多。早期局部有散在紫色斑点状出血,宫骶韧带呈增粗或结节状改变。随病变发展,子宫后壁与直肠前壁粘连,直肠子宫陷凹变浅甚至消失,重者病灶向直肠阴道隔发展,在隔内形成肿块,但穿破阴道或直肠黏膜者罕见。

3.盆腔腹膜异位症

由于腹腔镜对病灶的放大作用,腹膜及脏器表面的早期病灶或微小病灶较肉眼直视时能呈现出各种不同的病理形态。盆腔腹膜异位症分为红色、黑色、白色三大类。红色包括红色火焰状病变、息肉样红色囊泡、区域性血管密集、紫蓝色腹膜。这些病变为临床早期病变,红色病变的特点为病灶周围充血或血管增生。黑色病变为典型病变或晚期病变,最易识别,呈黑色或紫蓝色斑块状,为色素沉着及陈旧出血所致。白色病变主要为局部病变引起的纤维腹膜失去透明和可移动性,表现为白色混浊腹膜、黄褐色腹膜斑块粘连、腹膜缺损、腹膜袋、筛孔状腹膜。由于腹膜纤维瘢痕化,瘢痕收缩形成腹膜缺损,多个腹膜缺损及瘢痕融合在一起形成筛孔样病变。对于不典型的病变,术中进行内凝热—色试验有助于诊断。内凝热—色试验的原理是加热使病变内的含铁血黄素变为黑棕色,使病灶易于辨认。

4.输卵管及宫颈异位症

异位内膜累及输卵管及宫颈者少见,偶见输卵管浆膜层被累及,可见紫蓝色斑点,输卵管

与其周围组织粘连、扭曲,但管腔多通畅。宫颈异位内膜病灶,浅表者在宫颈表面见暗红色或紫色颗粒,经期略增大。深部病灶在宫颈剖面见点状紫蓝色或含陈旧血液的小囊腔。

5.直肠阴道内膜异位症

有学者提出直肠阴道内膜异位症结节是一种腺肌结节,外观直肠子宫陷凹腹膜完全正常,只有在三合诊时方可摸到直肠阴道间的结节。从组织学而言,结节中可看到上皮、腺体和间质,更有内膜组织周围增生的平滑肌。

(二)镜检

典型的异位内膜组织结构在显微镜下有子宫内膜腺体、子宫内膜间质、纤维素、出血4种成分,一般认为4种成分中出现2种成分即可做出诊断。但典型的组织结构可因异位内膜反复出血被破坏而难以发现,出现临床表现极典型而病理组织学特征极少的现象,因此,镜下检查有以下特点。①腹膜病变的镜下结果与病灶的类型有关:红色病变多可见到腺体及间质;黑色病变可见到腺体、间质及含铁血黄素的巨嗜细胞;白色病变较少见到腺体,可有结缔组织纤维化。②临床上典型病灶而镜下检查为阴性结果:这种病理与临床不一致者约占24%。由于出血来自间质内血管,在镜下找到少量内膜间质细胞即可确诊。③卵巢子宫内膜异位囊肿可见到典型的腺体及间质。但有时卵巢子宫内膜异位囊肿壁受内容物压迫,大而薄,内层上皮结构破坏,见不到典型的上皮及间质,只见到含铁血黄素细胞,囊壁周围有破碎变性的结缔组织也应诊断子宫内膜异位囊肿。④异位子宫内膜组织对卵巢激素有反应,随卵巢周期变化而有增生和分泌变化,但其多数改变与在位子宫内膜不同步,往往表现为增生期改变。异位子宫内膜组织对激素轴的调节反应程度和方式不一致,表现在,即使是同一病灶的不同部位、间质细胞和腺上皮细胞等,对激素的调节反应有很大差异,差异取决于异位内膜组织的成熟程度。可能由于异位内膜的甾体激素受体不足,激素治疗只能起暂时抑制作用而不能达到根治目的。

四、临床表现

(一)症状

1.疼痛

疼痛是内异症最主要、最常见的症状。患者中87%表现为痛经,71.3%为下腹痛,57.4%全腹痛,42.6%肛门痛,34.5%排便痛。痛经的特点为继发性、周期性、进行性加剧,常于月经来潮前1～2个月开始,月经1～2 d加剧,以后逐渐减轻。部分患者有性交痛,表现为深部性交痛。多见于直肠子宫陷凹异位病灶或因病变导致子宫后倾固定的患者。疼痛与病变部位及浸润深度有关,与病灶大小关系不明显。如果较大的卵巢子宫内膜异位囊肿,可能疼痛较轻。而盆腔腹膜散在小结节,可能导致剧烈疼痛。

2.不孕

内异症合并不孕者高达40%～50%,内异症导致不孕的机制非常复杂,可能与下列因素有关。

(1)粘连:重度内异症引起的盆腔广泛粘连以及输卵管阻塞。输卵管蠕动减弱,影响卵子的排出、摄取和受精卵的正常运行。

(2)黄体期功能不足:内膜异位症患者卵泡和黄体细胞上的LH受体数量较正常妇女较少,以致黄体期黄体分泌不足而影响受孕。

(3)未破卵泡黄素化综合征:表现为卵巢中卵泡发育但无排卵,虽无排卵但卵泡细胞出现黄素化,患者体温呈双相,子宫内膜呈分泌期改变,但无受孕可能。诊断依据是在应有的排卵期后 4~10 d,腹腔镜检时,卵巢表面未见排卵孔;在 LH 高峰后 2 d,B 超检查时卵泡仍继续生长;月经周期中,腹腔液量无增加,特别是腹腔积液中雌激素和孕激素水平无突发性增高。有报道证实,内膜异位症患者未破卵泡黄素化综合征的发生率较正常妇女显著增高,故多并发不孕。

(4)腹腔积液微环境变化:内异症患者腹腔积液含大量活化的巨噬细胞,其除具有吞噬精子的作用,还分泌多种细胞因子,如 IL-6、IL-8 等,阻碍受精及胚胎发育。

3.月经异常

月经过多,经期延长,经前点滴状出血或不规则子宫出血等,与卵巢功能异常或同时合并子宫腺肌瘤或子宫肌瘤有关。

(二)体征

除巨大的卵巢子宫内膜异位囊肿可在腹部触及肿块以及囊肿破裂出现腹膜刺激征外,一般腹部检查均无明显异常。由于内异症病变主要在子宫后壁及直肠子宫陷窝,在怀疑子宫内膜异位症而做妇科检查时,除做双合诊检查外,要做三合诊检查,有时双合诊不能发现阳性体征,而在三合诊时很明显。

子宫内膜异位症的体征特点:子宫后倾固定,活动差,直肠子宫陷窝、宫底韧带及子宫后壁下段可扪及触痛结节。若有卵巢巧克力囊肿存在,则可在子宫一侧或双侧附件区扪及囊性包块,多与子宫粘连、固定。直肠阴道隔病灶可在阴道后穹触及包块或在肛查时发现直肠阴道隔肿块。

五、诊断及鉴别诊断

凡育龄妇女出现典型继发性、进行性加重的痛经以及其他各种疼痛或不孕,妇科检查发现盆腔内典型的触痛结节或子宫一侧或双侧与子宫关系密切的囊性包块,初步考虑子宫内膜异位症。下列辅助检查有助于诊断,腹腔镜检查可确诊。

(一)辅助检查

1.影像学检查

B 超、CT、MRI 等用于卵巢巧克力囊肿的诊断。B 超诊断卵巢子宫内膜异位囊肿的特点为肿块囊性,边界欠清,内有稀疏光点,囊液稠厚,肿块位于子宫后侧,与子宫关系密切。

2.CA125

Ⅰ、Ⅱ期 CA125 多正常,Ⅲ、Ⅳ期有卵巢子宫内膜异位囊肿、病灶浸润较深或盆腔粘连广泛者 CA125 可为阳性,多在 200 U/mL 以下,CA125 诊断内异症敏感性较低,但若升高,特异性较高,有文献报道可达 90%。子宫内膜异位症治疗有效时 CA125 降低,复发时增高,因此 CA125 可用于检测疗效及有无复发。

3.其他免疫学检查

抗子宫内膜抗体敏感性、特异性不高,与 CA125 合用,可增加特异性。

4.腹腔镜检查

目前认为腹腔镜是诊断子宫内膜异位症的金标准。尤其对不明原因的不孕、腹痛均应积极行腹腔镜检查,明确诊断。腹腔镜检查不但有利于诊断,还有利于确定子宫内膜异位症的临床分期。

(二)鉴别诊断

1.卵巢恶性肿瘤

卵巢恶性肿瘤除在子宫旁扪及固定的肿块外,还可在盆腔内发现散在转移结节,因而易与子宫内膜异位症混淆。卵巢恶性肿瘤早期无症状,有症状时多有持续性腹胀腹痛,病情发展快,一般情况差。

妇科检查除触及包块外,多伴有腹腔积液。B超图像显示肿瘤为混合性或实性包块,肿瘤标记物 CA125＞200 U/mL。凡诊断不明确时,应及早剖腹探查。

2.慢性盆腔炎

慢性盆腔炎时子宫不活动,固定,子宫一侧或双侧扪及包块边界不清,尤其是结核性盆腔炎者,还能在宫骶韧带及直肠子宫陷窝处触及结核结节,因而与内异症容易混淆。但慢性盆腔炎患者有反复发作的盆腔感染史,平素可有下腹部隐痛,疼痛无周期性,可伴发热。妇科检查子宫活动差,一侧或双侧附件有边界不清的包块,抗生素治疗有效。

3.子宫腺肌病

痛经症状与异位症相似,但更剧烈,疼痛位于下腹正中。妇科检查子宫呈均匀性增大,质硬,经期检查子宫触痛明显。子宫腺肌病也可与盆腔子宫内膜异位症并存。

六、临床分期

子宫内膜异位症的分期方法很多。目前我国多采用美国生育协会(American Fertility Society,AFS) 1985 年提出的修正分期法(revised American Fertility Society, r-AFS)。分期需要以腹腔镜或剖腹探查手术的观察为基础,根据卵巢、腹膜病变的大小、粘连程度以及直肠子宫陷凹的封闭情况进行评分。异位症的分期有利于评估疾病的严重程度,正确选择治疗方案,比较各种治疗方法的治疗效果。缺点是不能反映病灶颜色、未包括对疼痛及生育的描述。

七、治疗

子宫内膜异位症虽为良性疾病,但其表现具有侵蚀、转移、复发的"恶性"生物学行为,治疗棘手。治疗方法的选择应根据患者年龄、有无生育要求、病变轻重、部位、范围及家庭经济状况综合考虑,对不同患者,采取个性化治疗。此外,也要考虑医院的条件及医师的经验。原则上,对以疼痛为主诉者,应减轻及控制疼痛;以不孕为主诉者,应促进生育;对有盆腔包块者,应去除及缩减病灶,预防复发。

(一)手术治疗

腹腔镜是子宫内膜异位症的首选治疗方法。腹腔镜一方面可以明确诊断,确定分期,另一方面几乎可以完成开腹手术的所有操作。如分离粘连、去除病变等。并且腹腔镜的损伤小,恢复快,术后粘连少。在发达国家,腹腔镜基本取代了开腹手术。我国多数大、中型医院也具备了开展腹腔镜的设备及技术。对有条件的单位,应推荐腹腔镜手术作为子宫内膜异位症的首选治疗。

1.保留生育功能手术

保留患者的卵巢及子宫,切除所有可见的内膜异位灶,分离粘连,尽可能恢复正常的解剖结构。主要用于年轻、需要保留生育功能的患者。

2.保留卵巢功能手术

保留卵巢功能手术也称半根治手术,切除盆腔病灶及子宫,但至少保留一侧卵巢或部分卵巢,以维持患者卵巢功能,手术适于年龄 45 岁以下且无生育要求的重症患者。

3. 根治性手术

根治性手术即将子宫、双侧附件及盆腔内所有内膜异位灶予以清除。适用于病变严重或以前曾经保守性治疗无效或复发的患者,多用于 45 岁以上的患者。由于子宫内膜异位症为激素依赖性疾病,切除双侧卵巢后,即使体内存留部分异位内膜灶,亦将逐渐自行萎缩以至消失。

(二)药物治疗

由于妊娠和闭经可避免发生痛经和经血逆流,并能导致异位内膜萎缩退化,故采用性激素治疗导致患者较长时间闭经(假绝经疗法)及模拟妊娠(假孕疗法)已成为临床上治疗内膜异位症的常用药物疗法。但对较大的卵巢子宫内膜异位囊肿,特别是卵巢包块性质尚未十分确定者,则不宜用性激素治疗。目前临床上采用的性激素疗法如下。

1. 短效避孕药

避孕药为高效孕激素和小量炔雌醇的复合片,连续周期服用,不但可以抑制排卵起到避孕作用,而且可使子宫内膜和异位内膜萎缩,导致痛经缓解和经量减少,从而避免经血及脱落的子宫内膜经输卵管逆流及腹腔种植的可能。服法与一般短效口服避孕药相同。此疗法适用于有痛经症状,但暂无生育要求的轻度子宫内膜异位症患者。此法治疗效果较达那唑及促性腺激素释放激素激动药(GnRH-a)的效果差,其不良反应及禁忌证同口服避孕药。

2. 高效孕激素

Kistner(1956 年)最早采用炔雌醇和高效孕激素长期连续服用 9 个月,造成类似妊娠的人工闭经以治疗子宫内膜异位症,故称假孕疗法。由于大剂量炔雌醇导致恶心、呕吐、乳房胀等严重不良反应,患者大多难以坚持,故目前已废弃此法而改用单纯大剂量高效孕激素连续服药进行治疗。高效孕激素抑制垂体促性腺激素的释放和直接作用于子宫内膜,导致内膜萎缩和闭经。常用的高效孕激素有甲羟孕酮 20～50 mg/d 连续 6 个月,或炔诺酮 30 mg/d,连续 6 个月,或醋酸炔诺酮 5 mg/d,连续 6 个月,亦可采用醋酸甲羟孕酮避孕针 150 mg 肌内注射,每个月 1 次连续 6 个月或羟孕酮 250 mg 肌内注射,每 2 周 1 次共 6 个月。

以上药物的不良反应有不规则点滴出血、乳房胀、体重增加等。若有点滴出血时,可每日加服妊马雌酮 0.625 mg 以抑制突破性出血。一般停药数月后,月经恢复正常,痛经缓解,受孕率增加。

3. 达那唑

达那唑(Danazol)为合成的 17α-乙炔睾酮衍生物,20 世纪 70 年代用于治疗子宫内膜异位症。此药能阻断垂体促性腺激素 FSH 及 LH 的合成和释放,直接抑制卵巢甾体激素的合成,以及有可能与子宫内膜的雄激素受体及孕激素受体相结合,从而使子宫内膜萎缩导致患者短暂闭经,故称假绝经疗法(pseudo menopause therapy)。达那唑用法为 200 mg,每日 2～3 次,从月经第 1 d 开始,持续用药 6 个月。若痛经不缓解或不出现闭经时,可加大剂量至 200 mg,每日 4 次。用药时间也可根据病灶部位及大小而改变,对仅有腹膜病灶而无卵巢异位囊肿可以应用 3～4 个月;卵巢异位囊肿<3 cm,用药 6 个月;>3 cm,用药 6～9 个月。药物不良反应有雄激素同化作用及卵巢功能受到抑制的症状,如体重增加、乳房缩小、痤疮、皮脂增加、多毛、声音改变、头痛、潮热、性欲减退、肌痛性痉挛等,但其发生率低,症状多不严重,患者一般能耐受。由于达那唑大部分在肝内代谢,已有肝功能损害者不宜服用。用药期间,肝释放的转氨酶显著升高时应停药,停药后即可迅速恢复正常。

达那唑适用于轻度或中度子宫内膜异位症但痛经明显或要求生育的患者。一般在停药后4~6周月经恢复,治疗后可提高受孕率,但此时内膜仍不健全,可待月经恢复正常2次后再考虑受孕为宜。有文献报道800 mg/d时的妊娠率为50%~80%。对于肥胖或者有男性化表现的患者不适宜选用达那唑。

4.孕三烯酮(Gestrinone)

孕三烯酮是19-去甲睾酮甾体类药物,有抗孕激素和抗雌激素作用,用于治疗内膜异位症的疗效和不良反应与达那唑相同,但远较达那唑的不良反应为低,由于此药在血浆内半衰期长达24 h,故可每周仅用药2次,每次2.5 mg,于月经第1 d开始服药,第4 d服用第2次药,1周中服药的2 d固定下来以后,在整个治疗过程中保持不变。连续用药6个月。由于此药对肝功能影响较小,故很少因转氨酶过度升高而中途停药。

5.促性腺激素释放激素激动药(GnRH-a)

天然的促性腺激素释放激素(GnRH)是由10个氨基酸组成的短肽,由下丘脑分泌和脉冲式释放至门脉循环以调节垂体LH和FSH的分泌。GnRH-a为人工合成的类十肽化合物,改变GnRH肽链上第6位或(和)第10位氨基酸的结构,形成不同效能的GnRH-a复合物。其作用与天然的GnRH相同,能促进垂体细胞释放LH和FSH,但因其与垂体GnRH受体的亲和力强,且对肽酶分解的感受性降低,故其活性较天然的GnRH高数十倍至百倍。若长期连续应用GnRH-a,垂体GnRH受体被耗尽,将对垂体产生相反的降调作用,即垂体分泌的促性腺激素减少,从而导致卵巢分泌的激素显著下降,出现暂时性绝经,故一般称此疗法为"药物性卵巢切除"。目前临床上应用的多为亮丙瑞林(Leuprorelin)缓释剂或戈舍瑞林(Goserelin)缓释剂。用法为月经第1 d皮下注射亮丙瑞林3.75 mg,或皮下注射戈舍瑞林3.6 mg,以后每隔28 d再注射1次,共3~6次。用药第2个月后一般可达到闭经,其疗效与达那唑治疗相近,均可缓解痛经症状和提高受孕率。此药的不良反应主要为雌激素过低所引起的潮热、阴道干燥、性欲减退及骨质丢失等绝经症状,但无达那唑所引起的体重增加、痤疮、转氨酶升高等不良反应。GnRH-a特别适用于不能应用甾体类激素治疗的患者或者合并子宫肌瘤的患者,禁用于骨质疏松、精神压抑以及偏头痛患者。GnRH-a引起的骨质丢失近年引起人们的广泛关注。为避免长期应用GnRH-a对骨质丢失的影响,现主张如用药达3个月以上,给予反向添加疗法(add-back therapy),即在应用GnRH-a的同时给予雌激素或孕激素,使体内雌激素达到"窗口剂量"。雌激素"窗口剂量"为既能减少GnRH-a的不良反应又不降低其疗效的雌激素的量。目前多数学者认为血雌二醇浓度为30~45 pg/mL时,异位内膜可被抑制,骨质丢失可至最小。常用的反向添加治疗方案有:①GnRH-a+妊马雌酮0.625 mg/d+甲羟孕酮2.5 mg/d;②GnRH-a+炔诺酮5 mg/d;③GnRH-a+利维爱2.5 mg/d。

目前有人提出反减治疗(draw-back therapy),即先用足量GnRH-a,然后调整GnRH-a的剂量,如用半量或小剂量至卵巢本身产生雌激素,达到理想的血雌二醇浓度(30~45 pg/mL),减少药物的不良反应。

(三)药物与手术的联合治疗

病变严重者手术治疗前先用药物治疗2~3个月,以使病灶缩小、软化,从而有可能缩小手术范围,利于手术操作。术后给予药物治疗可使残留的病灶萎缩、退化,从而降低术后复发率。

以上叙述了子宫内膜异位症总的治疗方法,由于子宫内膜异位症主要表现为不孕及疼痛,因此,应根据患者的症状在治疗上各有侧重。

(四)不孕的治疗

轻者可采用药物治疗或保留生育功能手术治疗;重者多需要行辅助生育技术。辅助生育技术包括人工授精(IUI)、控制性超排卵(COH)、体外受精和胚胎移植(IVF-ET)、配子输卵管移植(GIFT)及合子输卵管内移植(ZIFT)等。

(五)盆腔疼痛的治疗

1.期待疗法

对于体检发现或妇科手术中意外发现的子宫内膜异位症,若患者疼痛不重,可采用期待疗法。但也有学者对期待治疗持反对意见,认为在早期给予治疗可以预防内异症的进展。

2.药物治疗

(1)镇痛药:如前列腺素抑制药,用于疼痛明显、体征轻微或不适宜手术及激素治疗者,作为初始治疗或应急治疗,不宜长期应用。

(2)药物治疗:如孕激素、达那唑及GnRH-a等药物均有一定的缓解疼痛作用。若用药达6个月以上缓解盆腔疼痛的有效率为80%左右。

3.手术治疗

对于年轻需保留生育功能者:病变轻者,行病灶切除,分离粘连。病变较重者,除行病灶切除、分离粘连外,可行宫骶韧带切断术(于距宫颈1.5～2.0 cm处切断宫骶韧带)以及骶前神经切除术,骶前神经切除术较为复杂,手术技巧要求高,一般不作为常规手术。

对于不需保留生育功能者:年轻患者行半根治术。年龄较大、近绝经期、病变严重者,行根治术。

八、子宫内膜异位症并发急腹症的临床表现及处理

子宫内膜异位症导致的急腹症最常见的是卵巢子宫内膜异位囊肿破裂。国内报道卵巢子宫内膜囊肿破裂的发生率占6.4%～10%。由于卵巢异位囊肿壁糟脆,有自发破裂倾向,异位内膜随月经周期变化而发生出血,导致囊腔内出血,压力增高,容易发生破裂。

卵巢内膜异位囊肿破裂表现为月经期或近月经期突发下腹剧痛,部分患者伴恶心、呕吐、肛门坠胀感以及发热。腹部查体特点是腹膜刺激征明显,肌紧张、压痛、反跳痛,部分患者移动性浊音阳性,但患者血压、脉搏稳定,无内出血表现。其腹膜刺激征较异位妊娠破裂及卵巢囊肿蒂扭转明显,可能由于囊内巧克力样物质黏稠,对腹膜刺激性较大有关。妇科检查直肠子宫陷窝可触及触痛结节,子宫往往后位、饱满、活动差,附件区可触及活动度差的囊性包块,压痛。B超可发现盆腔包块及盆腔积液。若有子宫内膜异位症病史对诊断有帮助,后穹穿刺或腹腔穿刺抽出咖啡色样液体即可确诊。卵巢子宫内膜囊肿破裂应与异位妊娠、黄体破裂及阑尾炎相鉴别。

过去认为,卵巢子宫内膜囊肿破裂一旦诊断,应立即手术治疗,手术可解除患者痛苦,并可防止内异症的进一步播散。目前认为,对内异症囊肿破裂是否手术以及手术时间应根据破裂的时间、病变程度以及急症手术能达到的治疗目的综合考虑。因子宫内膜异位囊肿本身就存在小的破裂口,若破口不大,症状体征不严重,也可以先保守治疗,然后根据内异症情况进行处理。若囊肿破口大,急腹症明显,破裂时间在24～48 h以内,则行急症手术。若破裂时间在48 h以上,患者腹痛缓解,此时组织充血水肿,糟脆,手术困难,手术效果常不理想,可先保守治

疗,待局部反应消退后手术治疗。有关手术范围根据病变程度、年龄以及有无生育要求行囊肿剥除术、附件切除术或全子宫、双附件切除术等。对年轻未生育患者应尽量保留生育能力,术后应用激素治疗 3～6 个月。

九、预后

以增加妊娠率及止痛为目的进行治疗的患者,治疗后能够妊娠或缓解疼痛为治疗满意,但并不意味着治愈。除根治性手术外,各种方法治疗后均有一定的复发率,其复发率与病情轻重、治疗方法、随访时间长短及统计方法有关,重症患者复发率高于轻症患者,病情越重越容易在短期内复发。年复发率 5％～20％,5 年累计复发率为 40％。单纯药物治疗后复发率高于手术治疗,术后应用孕激素并不减少复发率,根治手术后雌激素替代治疗不明显增加复发危险。

第二节　子宫腺肌病

子宫腺肌病(adenomyosis)是指子宫内膜腺体及间质侵入子宫肌层。发生于 30～50 岁的经产妇,约有半数患者同时合并子宫肌瘤,约 15％的患者合并子宫内膜异位症。

一、病因

子宫腺肌病的病因至今不明,大都认为它来源于子宫内膜,由子宫内膜的基底层直接向肌层生长,并向深层侵入平滑肌肌束间。可能与下列因素有关。

(一)子宫内膜损伤

子宫腺肌病患者多有妊娠、宫腔操作或手术史,妊娠或宫腔操作(或手术)时可能损伤子宫内膜及浅肌层,促使基底层内膜侵入肌层内生长而发病。双侧输卵管结扎后,月经期可使两侧宫角部压力增加进而诱发本病。宫内膜电切术、热球法内膜去除术、微波内膜去除术操作时内膜损伤、局部均需加压,子宫内膜尚有部分残留,日后再生和修复过程中也易向子宫肌层生长而发病。

(二)性激素的作用

大量研究证实,雌激素可以诱发子宫腺肌病,且年龄大者其诱发成功率增加。子宫腺肌病的发病亦与孕激素有关,在孕激素水平高的条件下,子宫腺肌病的发病率也相应增加。

(三)催乳素的作用

动物实验证明催乳素(PRL)在子宫腺肌病的发病机制中起重要作用。将小鼠腺垂体移植到子宫可诱发血 PRL 升高,子宫腺肌病的发病率明显升高。若给腺垂体移植后的小鼠立即用溴隐亭,则 PRL 下降,腺肌病的发病率下降。PRL 升高可能因其直接干扰性激素及性激素受体浓度,从而促进腺肌病的形成。PRL 升高可能同时需要高水平的孕激素才能促使腺肌病形成。有报道若给腺垂体移植后的小鼠应用抗孕激素制剂米非司酮,则腺肌病的发病率明显下降,从而证实 PRL 促进腺肌病的形成需要其他性激素参与。PRL 在雌、孕激素的作用下,可使子宫肌细胞变性从而使内膜间质侵入，最终导致腺肌病。

（四）免疫因素

子宫腺肌病患者的自身抗体阳性率升高，内膜中的 IgG、C_3、C_4 补体均增加，提示免疫功能可能参与了子宫腺肌病的发病过程。

二、病理

（一）大体

病变仅局限于子宫肌层，多使子宫呈一致性的球形增大，很少超过妊娠 12 周子宫大小。子宫内病灶有弥散型和局限型 2 种，一般为弥散性生长，且多累及后壁，故后壁常较前壁厚。少数子宫内膜在子宫肌层中呈局限性生长形成结节或团块，类似肌壁间肌瘤，称为子宫腺肌瘤（ade-nomyoma）。

病变处较正常的子宫肌组织硬韧，触之有结节感，切面呈肌纤维编织状，在增生的肌束间有暗红色或紫蓝色的小裂隙；病变部位与周边组织无明确的分界，亦无包膜。

（二）镜下

可在深肌层组织间见到片状或岛状的子宫内膜腺体及间质，多为仅对雌激素影响有反应和不成熟的内膜，呈增生期改变，少数可有增生表现，但一般很少对孕激素有反应而出现分泌期改变，说明子宫腺肌病对孕激素治疗无效，病灶侵入的深度和广度，与痛经和月经过多密切相关。

三、诊断要点

（一）临床表现

约有 35％的子宫腺肌病患者无临床症状，临床症状与病变的范围有关，常见的症状和体征如下。

1.痛经

15％～30％的患者有痛经，疼痛的程度与肌层中内膜岛的多少及浸润的深度有关，约80％的痛经者为子宫肌层深部病变。PGF2α 合成增加刺激子宫的兴奋性也可引起痛经。

2.月经过多

月经过多占 40％～50％，其发生可能与病变使子宫内膜面积增加、子宫肌层收缩不良、合并子宫内膜增生症、前列腺素的作用使肌肉松弛、血管扩张、抑制血小板的聚集等有关。一般病灶深者出血较多。

3.其他症状

性欲减退占 7％，子宫腺肌病不伴有其他不孕疾病时，一般对生育无影响，伴有子宫肌瘤时可出现肌瘤的各种症状。

4.体征

双合诊或三合诊检查可发现子宫呈球形增大，质硬，一般为一致性增大，如孕 2～3 个月大小，个别病灶局限者可有硬性突起，易与子宫肌瘤相混淆。子宫在经前期开始充血增大，随之痛经出现，月经结束后随痛经的缓解，子宫亦有所缩小，因此，对比经前及经后子宫大小及质地变化有助于诊断。

（二）辅助检查

1.B超检查

子宫腺肌病的B超图像特点为子宫增大,肌层增厚,后壁更明显,致内膜线前移。与正常子宫肌层相比,病变部位常为等回声或稍强回声,有时其间可见点状低回声,病灶与周围组织无明显界限。阴道B超检查可提高诊断的阳性率和准确性。

2.磁共振

正常子宫的MRI图像分为内带(子宫内膜及黏液)、结合带(子宫肌层的内 1/3)、外带(子宫肌层的外 2/3)。腺肌病的MRI图像特点:子宫增大,边缘光滑;T_2WI 显示带状解剖形态迂曲或消失;T_1WI 显示子宫前壁或后壁有一类似结合带的低信号肿物。有学者认为,诊断腺肌病,结合带的变化非常重要,结合带越宽,腺肌病的可能性越大。

3.子宫腔造影

以往行碘油造影,可见碘油进入子宫肌层,阳性率为 20%,现采用过氧化氢声学造影,可提高阳性率。

4.内镜检查

宫腔镜检查子宫腔增大,有时可见异常腺体开口,若用电刀切除子宫内膜及其下方的可疑组织送病理学检查,有时可以明确诊断。腹腔镜检查见子宫均匀增大,前后径更明显,子宫较硬,外观灰白或暗紫色,表面可见一些浆液性小泡。有时浆膜面突出紫蓝色结节。有条件时可行多点粗针穿刺活检或腹腔镜下取活检明确诊断。

5.血 CA125

CA125 来源于子宫内膜,体外试验发现内膜细胞可以释放 CA125,且在子宫内膜的浸出液内有高浓度的 CA125,有学者在子宫腺肌病的内膜中测出 CA125,且浓度高于正常内膜的腺上皮细胞。其诊断标准为高于 35 U/mL。CA125 在监测疗效上有一定的价值。

子宫腺肌病一般通过临床表现及辅助检查可做出初步诊断,主要须与子宫肌瘤相鉴别,最后确诊有赖于组织学检查。

四、治疗

治疗方案应根据患者的症状、年龄及生育情况而定。

(一)手术治疗

1.子宫切除术

子宫切除术是主要治疗方法,可以根治痛经和(或)月经过多,适用于年龄较大,无生育要求者。

2.子宫腺肌瘤挖除术

适用于年轻、要求保留生育功能的子宫腺肌瘤的患者。弥散性子宫腺肌病做病灶大部分切除术后妊娠率较低,但仍有一定价值。术前可使用 GnRH-a 治疗 3 个月,以缩小病灶利于手术。

3.子宫内膜去除术

近年来,有学者对伴有月经过多的轻度子宫腺肌病患者于宫腔镜下行子宫内膜去除术,术后患者月经明显减少,甚至闭经,痛经好转或消失。但对浸润肌层较深的严重病例有术后子宫大出血需急症切除子宫的报道。

4.子宫动脉栓塞术

目前国内外均有报道应用子宫动脉栓塞术治疗子宫腺肌病,观察例数不多,近期效果较好,有少数复发,远期效果尚在观察。此疗法目前尚在探索阶段,有一定并发症,只用于其他疗法无效又不愿切除子宫者。

(二)药物治疗

对于症状轻,给予吲哚美辛、萘普生或布洛芬对症治疗后症状可缓解者,可采用对症保守治疗。对年轻有生育要求者或已近绝经期者,可试用达那唑、内美通或促性腺激素释放激素类似物(GnRH-a)等,用药剂量及注意事项同子宫内膜异位症。高效孕激素及假孕疗法对此病无效。近年来,有报道应用米非司酮治疗子宫腺肌病取得良好效果,米非司酮是一种孕激素拮抗药,对垂体促性腺激素有抑制作用,具有抑制排卵、诱发黄体溶解、干扰宫内膜完整性的功能。用法:米非司酮 12.5～25.0 mg/d,3～6 个月为一疗程,一般除轻度潮热外无明显不良反应,但要注意肝功能变化。

第五章　生殖器肿瘤

第一节　外阴上皮内瘤变

一、概述

外阴上皮内瘤变(VIN)是外阴癌的癌前病变,包括外阴上皮不典型增生及原位癌。外阴上皮内瘤变分为三级:①Ⅰ级为轻度外阴上皮不典型增生(异型上皮局限在外阴上皮下1/3);②Ⅱ级为中度外阴上皮不典型增生(异型上皮局限在外阴上皮下2/3);③Ⅲ级为重度外阴上皮不典型增生(异型上皮占外阴上皮下2/3以上,但未达全层)及原位癌(癌灶局限在上皮层内,未突破表皮基底膜)。

二、临床表现

(1)曾有外阴瘙痒、皮肤破损、溃疡等反复发作病史。

(2)外阴瘙痒、皮肤破损、溃疡形成等。

(3)妇科检查。①外阴上皮不典型增生:常见灰白色丘疹、斑点,单个或多个,分散或融合。有时见苔藓样或角化不全的斑块。黏膜病灶常为粉红色或红色斑点,有时见深棕色或赤褐色略高出表面的色素沉着。②外阴原位癌:常为单一病灶,呈暗红色、斑片状,边界清晰但不规则,有时可见斑块中间结痂,其下面有颗粒状渗血面,向周围缓慢扩散,中间不愈合。

三、诊断要点

VIN在临床上无法用肉眼诊断,根据临床表现怀疑本病时,应在外阴可疑部位多点取活组织送病理检查确诊。可在甲苯胺蓝染色阳性部位取材,以提高活检阳性率。甲苯胺蓝局部染色法:外阴表面涂以1%甲苯胺蓝液,3 min后用1%醋酸洗去外阴上被染的蓝色,若在外阴表面无溃疡部位仍保持蓝色,可能为角化不全或不典型增生,称为甲苯胺蓝染色阳性。

四、治疗方案及原则

1.药物治疗

1%氟尿嘧啶(5-Fu)溶液局部湿敷,每日3次。

2.物理治疗

电灼、激光、冷冻治疗均可选用,效果肯定,但是治疗后局部皮肤的坏死溃疡愈合较慢。

3.手术治疗

手术原则是既要尽量切除病灶,但又要尽量少毁损外阴,以免影响性功能。

(1)手术切除病灶:凡是甲苯胺蓝染色阳性部位均应切除,根据病灶范围行广泛局部切除术(即在病灶外1 cm处切除外阴皮肤),或同时行外阴修复术。

(2)阴蒂病灶的处理:年轻患者应尽量保留阴蒂。可用刀片刮净病灶或用CO_2激光气化。

如行手术,应仅切除阴蒂皮肤,保留皮下脂肪。

(3)外阴切除术:老年患者宜行外阴切除术。

第二节 外阴鳞状细胞癌

一、概述

外阴鳞状细胞癌简称为外阴癌,占外阴恶性肿瘤的 85%~95%。常见于绝经后妇女。

二、临床表现

1.病史

有外阴瘙痒、外阴白色病变、性病、外阴溃疡经久不愈等病史。

2.症状

(1)外阴瘙痒、灼热感。

(2)初起时外阴局部小结节、溃疡形成,排液增多,呈血脓性排液。

(3)病灶进一步发展则呈菜花样或较明显的溃疡,基底部坚硬,并有疼痛或压痛。

(4)妇科检查:①外阴任何部位如大、小阴唇,阴蒂,会阴体等处见乳头状赘生物,或为溃疡型、浸润型病灶。②若伴继发感染,局部可有味臭、脓血样分泌物。③晚期患者有腹股沟淋巴结肿大单侧或双侧、单个或多个、固定或活动、有时有破溃等。④癌灶也可波及肛门、直肠、尿道、膀胱等。

三、诊断要点

外阴癌于体表,根据上述病史、症状和体征可初步诊断,可结合辅助检查进一步确诊。辅助检查包括以下内容。

1.细胞学涂片检查

在癌灶处刮取细胞做涂片,巴氏染色后检查找癌细胞。

2.阴道镜检查

观察外阴皮肤及病灶处,有助于做定位活检。

3.氩激光固有荧光诊断仪检查

用其检查外阴局部,病灶呈紫红色。有助于做定位活检。

4.影像学检查

行 B 超、X 线电子计算机断层扫描(CT)或磁共振成像(MRI)等检查,以了解盆、腹腔、腹膜后淋巴结、病灶与周围器官、组织的关系等,以便为制定治疗方案提供依据。

5.活检

外阴病灶做多点活检,活组织送病理检查,即可明确诊断。

6.其他检查

必要时做直肠镜和膀胱镜检查。

四、治疗方案及原则

1.手术治疗

外阴癌以手术治疗为主。手术范围趋向个体化,根据病灶大小、浸润深度、有无转移灶等决定。

(1)Ⅰ期微小浸润癌(浸润深度小于5 mm):行外阴病灶广泛切除术,手术切缘应距病灶边缘1 cm以上。切除标本应即刻进行快速冰冻切片检查,以明确病灶基底的浸润深度。

(2)Ⅰ期、Ⅱ期病例:应行外阴根治术及腹股沟淋巴结清扫术。外阴的切缘应距病灶边缘2～3 cm。一般先行双侧腹股沟浅淋巴结清扫术,继之行外阴根治术。切除的腹股沟淋巴结进行快速冰冻切片检查,如果淋巴结已有转移,目前多不主张同时行盆腔淋巴结清扫术,或建议术后加用放射治疗。

2.放射治疗

晚期病例无法手术、或年老体弱、或合并严重内科疾病不能耐受手术者,可行放射治疗。

3.化学药物

治疗晚明或复发病例,根据病情可加用或单用化学药物治疗。

(1)动脉化疗常见方案。①PAB方案:顺铂、多柔比星、平阳霉素组成。②MF方案:由氮芥、氟尿嘧啶组成。

(2)静脉化疗。CAP方案:由环磷酰胺(CTX)、多柔比星、顺铂组成。

第三节　外阴湿疹样癌

一、概述

外阴湿疹样癌又称外阴帕杰病(Paget′sdisease),是一种少见的具有特征的发展缓慢的外阴恶性肿瘤,为上皮内癌,可见典型的、有空泡形成的Paget′s细胞。

二、临床表现

(1)外阴瘙痒、烧灼感、慢性溃疡或外阴部肿块。

(2)病程长、发展慢,如合并腺癌,病情较重,易发生淋巴结及远处转移。

(3)妇科检查病灶表面充血,结节状隆起,皮肤增厚或局部硬结,中心形成溃疡,底部发红,边界清晰,边缘卷曲,呈侵蚀样。有时表面有脱屑,皮肤色素减退;一般病灶浸润比较表浅。病灶最多见于大阴唇,也见于小阴唇和阴蒂。

三、诊断要点

确诊及与其他外阴病变的鉴别,需依靠活组织病理检查。

1.局部活组织病理检查

活检时取材应有足够的深度和宽度,如果组织取得太少,易造成漏诊和误诊。

2.病理检查

其特征是在上皮内有 Paget's 细胞浸润。为大圆细胞,胞浆黑灰色,透亮或颗粒状,细胞核呈囊泡状,分裂象少。细胞内含黏多糖,用过碘酸雪夫(PAS)、黏蛋白卡红、品红醛试剂等染色均为阳性,可与外阴上皮内癌的大细胞相鉴别。

四、治疗方案及原则

1.手术治疗

手术应根据病灶范围以及是否合并腺癌而决定其范围。

(1)真性上皮内癌不伴腺癌者应行较广泛的局部切除,切除标本的边缘应进行快速冰冻切片检查,以明确手术范围是否足够。

(2)局部复发病灶较局限者可再行局部切除。

(3)合并腺癌者应行外阴根治术及腹股沟淋巴结清扫术,如淋巴结阴性,则预后较好。

2.化学药物治疗

1%5-Fu 溶液或霜剂局部涂敷。

3.物理治疗

CO_2 激光治疗局灶型病例有效。

第四节　外阴恶性黑色素瘤

一、概述

外阴恶性黑色素瘤较少见,占外阴恶性肿瘤的 2%～3%,多数由色素痣恶变所致,是一种恶性度极高、转移倾向较早而广泛的肿瘤。其转移途径除直接蔓延或淋巴系统转移外,也可经血行扩散达全身各部位,发展迅速,预后不佳。

二、临床表现

发病年龄多在 50 岁以上,多有色素痣史。好发于阴唇,尤以小阴唇及阴蒂多见。病灶常有色素沉着、稍隆起,结节或表面有溃疡,外阴瘙痒、出血、色素部位增大。

三、诊断要点

病理检查可确诊。因本病受激惹后易有迅速而广泛的扩散倾向,对病变组织切忌在病灶局部取活组织检查。疑为本病时,只能先做一较大范围的局部病灶切除,切缘距病灶应在 2～3 cm。待病理检查确诊后再进一步行手术及其他治疗。

四、治疗方案及原则

(1)外阴广泛切除及腹股沟淋巴结清扫术。

(2)免疫治疗。

(3)放射治疗、化疗及姑息治疗。

第五节　阴道良性肿瘤

一、概述

阴道组织主要由鳞状上皮、结缔组织和平滑肌所组成。

阴道良性肿瘤在临床上十分少见,常见的包括乳头状瘤、平滑肌瘤、纤维瘤、神经纤维瘤等。

二、临床表现

(1)肿瘤小者无症状。

(2)肿瘤较大者出现阴道下坠、性交不适或性交困难。

(3)合并感染时有阴道分泌物增多或阴道流血。

(4)妇科检查阴道壁上见小的、大小不一、带或不带蒂、单个或多个肿瘤。

三、诊断要点

根据病理组织学检查可明确诊断。

1.乳头状瘤

乳头状瘤主要表现为肿瘤表面为鳞状上皮,乳头向外生长。中心由结缔组织构成。

2.纤维瘤

纤维瘤主要表现为肿瘤切面呈白色或淡红色,主要成分为成纤维细胞和胶原纤维组织。

3.平滑肌瘤

平滑肌瘤主要表现为肿瘤为实性球形结节,表面光滑,与周围肌组织有明显界限。肌瘤由皱纹状排列的平滑肌纤维相互交叉而组成,呈漩涡状,掺有不等量纤维结缔组织。细胞大小均匀,呈卵圆形或杆状,核染色较深。

4.神经纤维瘤

神经纤维瘤主要表现为肿瘤切面呈白色,半透明,镜检主要成分为神经鞘细胞和胶原纤维。

四、治疗方案及原则

1.随访观察

肿瘤较小、无症状时可以随访观察。

2.手术切除

(1)肿瘤较大,症状明显者,可予手术切除。

(2)肿瘤合并感染有破溃者,应先控制感染再手术切除。

(3)阴道神经纤维瘤易复发。手术切除后应定期随访。

第六节　阴道上皮内瘤变

一、概述

阴道上皮内瘤变(VAIN)是阴道癌的癌前病变,包括阴道鳞状上皮不典型增生和阴道鳞状上皮原位癌。

根据阴道鳞状上皮异常细胞侵犯上皮的程度,VAIN可分为三级:①Ⅰ级为阴道上皮轻度不典型增生,即细胞异形性局限于上皮下1/3;②Ⅱ级为阴道上皮中度不典型增生,即细胞异形性侵犯上皮下2/3;③Ⅲ级为阴道上皮重度不典型增生及原位癌,异常变化的细胞可达上皮全层,仅表面细胞成熟,上皮表面有一层扁平的细胞。阴道原位癌是指异常细胞已侵犯上皮全层。

二、临床表现

(1)常无症状。

(2)白带增多,偶尔性交后见血性白带或极少量阴道流血。

(3)妇科检查阴道壁未见异常或有炎症表现。

三、诊断要点

可疑本病时做以下辅助检查以进一步确诊。

(1)阴道脱落细胞涂片可疑阳性或阳性。

(2)阴道镜检查能识别孤立病灶,表现为白色上皮,镶嵌、点状、轻微粒状结构。阴道镜检查阳性部位应做定位活组织检查。

(3)碘试验阳性部位应做活组织检查。

(4)活组织标本应送病理检查以明确诊断。

四、治疗方案及原则

1.局部治疗

(1)电凝及CO_2激光治疗:治疗时需注意局部组织破坏的深度。

(2)局部应用5-Fu软膏:将5%5-Fu软膏放在阴道内,2周后做阴道镜复查,观察阴道病灶愈合情况。

2.手术切除

根据病灶的部位、范围、子宫存在与否可以采取不同的手术范围,如局部病灶切除、部分阴道切除及全阴道切除术,年轻患者需行阴道重建术。

3.综合治疗

CO_2激光气化及手术切除的综合治疗常用于VAIN合并CIN的病例,当病灶位于颈管内时,可用CO_2激光气化阴道及宫颈阴道部的病灶,然后行宫颈锥形切除或全子宫切除治疗颈管内的病灶。

第七节　原发性阴道癌

一、概述

原发性阴道癌少见,仅占女性生殖道恶性肿瘤的 1%~2%。多见于 60 岁以上的妇女。

二、临床表现

1.早期

可无症状。

2.不规则阴道流血

特别是绝经后阴道流血,流血时间长短不一,量或多或少,多为接触性出血。

3.阴道排液

当肿瘤表面坏死组织感染时阴道排液增多,排液可为水样、米汤样或混有血液。

4.晚期

晚期可出现压迫症状,当肿瘤压迫或侵犯膀胱及尿道时,可引起尿频、尿急及血尿,压迫直肠可引起排便困难、里急后重、便血等。由于长期出血、全身耗损可表现为消瘦、恶病质严重贫血等。

5.妇科检查

在阴道内看到或扪及肿瘤,外生型肿瘤向阴道内生长,呈菜花状或形成溃疡,触之易出血。结节型则向内生长,阴道黏膜仍光滑,看不见赘生物。此时需应用触诊,仔细扪摸才可发现。

三、诊断要点

确诊本病可行以下辅助检查。

1.细胞学检查

病灶局部做细胞学检查,可找到癌细胞。

2.阴道镜检查

在可疑部位行活组织检查,可提高早期病变的诊断率,最后确诊需根据病理检查。

3.符合以下标准

临床上继发性阴道癌多于原发性。要诊断原发性阴道癌必须符合下列标准。

(1)癌灶在阴道内。

(2)子宫颈完整,活检证实无癌灶存在。

(3)其他全身各部位无原发性癌的依据。

4.临床分期

采用国际妇产科联盟(FIGO 1992)分期法。

四、治疗方案及原则

1.放射治疗

腔内加体外照射,腔内照射主要针对阴道原发肿瘤区进行照射,剂量约 60 Gy。体外照射主要针对阴道旁组织、盆壁及其所属淋巴区进行照射,采用四野垂直照射,组织剂量可达

40 Gy。除阴道早期癌外均应配合体外照射。

2.手术治疗

(1)阴道上段早期癌行子宫根治术和阴道部分切除(阴道的切缘距癌灶边缘至少 3 cm)及盆腔淋巴结清除术。

(2)阴道下段早期癌行外阴阴道癌根治术及腹股沟淋巴结和盆腔淋巴结清扫术。

3.化疗

作为综合治疗的方法之一。按肿瘤类型选择用药,一般采用顺铂、多柔比星、5-Fu 等行介入化疗。若对阴道内较大癌灶可先行介入化疗,待肿瘤缩小后再行手术配合放疗。

第八节 卵巢瘤样病变

一、概述

这是一类卵巢非肿瘤性囊肿或增生性病变,可为生理性,亦可为病理性。可发生于任何年龄,以育龄妇女多见。

1.卵巢非赘生性囊肿

(1)卵泡来源的囊性变:囊状卵泡、卵泡囊肿、卵泡血肿。

(2)黄体的囊性变:囊状黄体、黄体囊肿。

(3)白体的囊性变:囊状白体、白体囊肿。

(4)黄素囊肿。

(5)生发上皮包涵囊肿。

(6)妊娠黄体瘤。

2.卵巢增生性病变

(1)多囊卵巢综合征。

(2)卵泡膜细胞增生症。

(3)卵巢皮质间质增生。

(4)卵巢重度水肿。

二、诊断要点

1.临床表现

(1)多囊卵巢综合征患者常有月经失调、不排卵、不孕、毛发增多等。

(2)多数患者常无临床症状,仅在妇科检查或 B 超检查时才发现。较大囊肿可出现下腹坠胀或不适感,甚至腰骶部酸痛、性交痛。

(3)妇科检查:可发现子宫一侧或双侧肿块,囊性为主,表面光滑,直径通常不超过 6 cm。

2.辅助检查

(1)B 超检查提示一侧或双侧卵巢囊性增大。

(2)实验室内分泌测定有助于诊断。

(3)腹腔镜检查有助于诊断,必要时做活组织检查以明确诊断。

三、治疗方案及原则

1.复查

一般需观察2~3个月再复查,多数可自行消失。当发生扭转、破裂引起急腹症时,需及时诊断,及时处理。多数卵巢非赘生性囊肿破裂不需手术,但腹腔内出血多者应立即剖腹探查,行修补缝合术。

2.有以下情况者应行剖腹探查

(1)囊肿直径超过6 cm。

(2)出现急腹症症状。

(3)观察3~6个月,囊肿持续存在。

(4)绝经后妇女。

(5)不能排除阑尾炎、异位妊娠、真性卵巢肿瘤。

第九节　卵巢非特异性间质肿瘤

一、概述

卵巢非特异性间质肿瘤是指卵巢间质区非特殊支持组织所产生的一类肿瘤,较少见,可为良性或恶性。其分类为以下内容。

1.良性肿瘤

良性肿瘤包括纤维瘤、类脂细胞瘤、血管瘤、良性中胚叶混合瘤、黏液瘤、神经纤维瘤、淋巴管瘤。

2.恶性肿瘤

恶性肿瘤包括各种卵巢肉瘤(如纤维肉瘤、平滑肌肉瘤、横纹肌肉瘤、血管肉瘤、恶性中胚叶混合瘤、神经纤维肉瘤等)、原发性恶性淋巴肉瘤。

二、诊断要点

1.临床表现

(1)早期无特殊症状,常在B超检查或剖腹探查时发现。而恶性者则因恶性程度较高,可较早出现广泛转移。

(2)腹痛:肿瘤刺激腹膜及瘤蒂扭转可引起腹痛。

(3)压迫症状:肿瘤嵌顿于盆腔内压迫膀胱、直肠,引起排尿不畅、大便困难及下腹部隐痛等。

(4)腹部包块:肿块较大的患者常可自己扪及腹部包块,恶性者生长迅速。

(5)麦格综合征:出现胸腔积液、腹腔积液。

(6)类脂细胞瘤常有男性化表现。

(7)恶性者常有腹腔积液、压迫症状、转移灶症状等。

(8)腹部检查可扪及肿块,腹腔积液征可呈阳性;妇科检查可扪及子宫一侧肿块,良性者多可活动,恶性者常浸润周围组织而固定。

2.辅助检查

(1)B超检查可显示肿块来源、大小及性质、腹腔积液。

(2)病理组织学检查可明确诊断。

三、治疗方案及原则

良性肿瘤行患侧附件切除术。恶性者行全子宫及双侧附件切除术及肿瘤细胞减灭术,术后辅以化疗及放疗,因恶性程度高,患者常很快广泛转移或复发,预后极差。

第十节 卵巢性索间质肿瘤

一、概述

卵巢性索间质肿瘤来源于原始性腺中的性索组织及特殊性间叶组织。其特征是:①多数有内分泌功能,产生类固醇类激素;②肿瘤多为中等大小、实质性,组织形态多样化;③为良性或低度恶性。

二、诊断要点

1.临床表现

(1)下腹部肿块,实质性。

(2)内分泌紊乱:根据肿瘤产生的激素不同而表现不一。支持间质细胞瘤患者常表现为去女性化:月经稀少,闭经,乳房和子宫萎缩,此后发生男性化,表现为毛发增生,出现胡须、阴蒂肥大、声音低沉。颗粒—卵泡膜细胞瘤因产生雌激素而为女性化表现。青春期表现为性早熟,乳房增大,阴毛及腋毛出现,内、外生殖器发育,无排卵月经;生育期妇女表现为不规则阴道流血、或短期闭经后有大量阴道流血;绝经后妇女则出现绝经后阴道流血。

(3)腹胀、腹痛:巨大肿瘤可使腹部膨胀,腹部包块或腹腔积液可引起腹胀。较大肿瘤可引起下腹隐痛或产生压迫症状。肿瘤包膜破裂、蒂扭转则出现急腹痛。

(4)其他症状:有的患者可伴麦格综合征,有胸腔积液、腹腔积液。伴环状小管的性索瘤常合并口唇黏膜黑色素沉着、胃肠道息肉综合征。

(5)妇科检查:发现子宫一侧肿块。实性或囊实性,大小不一,多为中等大小。

2.辅助检查

(1)B超检查:显示肿块的来源、大小、性质。

(2)激素测定:有助于诊断,颗粒—卵泡膜细胞瘤患者血、尿雌激素水平升高,支持间质细胞瘤患者血睾酮(T)、尿17-酮类固醇升高。

(3)阴道涂片:颗粒—卵泡膜细胞瘤患者阴道涂片显示雌激素的影响,成熟指数右移。

（4）诊断性刮宫：了解雌激素对于宫内膜的影响，并可除外子宫内膜增生及子宫内膜癌。

（5）病理组织学检查：可明确诊断。

三、治疗方案及原则

1.手术治疗

手术是基本的治疗方法，手术范围则按肿瘤性质、患者年龄及对生育的要求考虑。

（1）颗粒细胞瘤：治疗原则是手术为主，放疗及化疗为辅。基本手术方式为全子宫及双侧附件切除术。复发或转移者可行肿瘤细胞减灭术。要求保留生育功能的年轻患者，无卵巢外扩散、包膜完整的Ⅰa期，可行患侧附件切除术，术中仔细检查对侧卵巢并做活检行快速冰冻切片检查。

（2）卵泡膜细胞瘤：基本手术方式为患侧附件切除，但有5%～10%可发生恶变，故近绝经期或绝经后患者、恶变者，应行全子宫及双侧附件切除术。

（3）支持间质细胞瘤：基本属良性，但有22%～34%显示恶性行为，故年轻、肿瘤局限于一侧卵巢可行患侧附件切除术。近更年期患者或恶变者可行全子宫及双侧附件切除术。

（4）两性母细胞瘤：切除患侧附件或兼全子宫切除。

（5）伴环状小管的性索瘤：以切除患侧附件为主。

2.化学治疗

凡为恶性肿瘤，术后均需化疗。常用化疗方案如下。

（1）VAC方案、PVB方案和BEP方案。

（2）可酌情选用上述方案，疗程间隔4周。

3.随访

定期随访，恶性者的随访同上皮性卵巢癌。颗粒细胞瘤有远期复发倾向，需长期随访。

第十一节　卵巢生殖细胞肿瘤

一、概述

卵巢生殖细胞瘤性肿瘤来源于原始性腺中的生殖细胞，包括无性细胞瘤、畸胎瘤、内胚窦瘤、胚胎癌和卵巢原发绒癌。其特征是：①好发于年轻妇女；②除成熟性畸胎瘤外均为恶性，且恶性程度较高；③肿瘤常混合存在；④对化疗敏感。

二、诊断要点

1.临床表现

（1）因肿瘤性质而异，成熟性畸胎瘤常无症状，仅在妇科检查或B超检查时发现。

（2）腹胀、腹块：随肿瘤生长出现腹胀、腹块，肿块生长迅速，短期内增大，可伴腹腔积液。

（3）内分泌紊乱：可有月经紊乱、性早熟、闭经、不育、多毛等。

（4）腹痛：畸胎瘤发生蒂扭转时可产生剧烈腹痛。肿瘤穿破包膜时可引起腹痛。

（5）压迫症状：肿瘤增大压迫邻近器官可引起尿潴留、排便困难等。

（6）胸、腹腔积液：患者常伴有胸、腹腔积液，严重者可出现腹胀和呼吸困难。

（7）恶病质：晚期恶性肿瘤患者出现消瘦、贫血、发热及转移灶症状。病情发展快。

（8）腹部检查：可扪及肿块，大小不一，多为中等大小，多呈实性。腹腔积液征可为阳性。

（9）妇科检查：子宫一侧可扪及肿块，偶为双侧性，中等大小，实性或呈不均质。

2.辅助检查

（1）影像学检查：盆、腹腔 X 线可显示畸胎瘤内有骨骼及牙齿阴影，CT 和 MRI 均可发现盆、腹腔包块。

（2）B 超检查：提示肿瘤的部位、大小、性质、有无腹腔积液。若为畸胎瘤，可显示囊内骨骼、牙齿、实质性光团等特有图像。

（3）腹腔积液细胞学检查：查找癌细胞。

（4）血、尿 HCG 测定：胚胎性癌、绒毛膜癌、混合性生殖细胞瘤的 HCG 常呈阳性。

（5）血清甲胎蛋白（AFP）测定：胚胎性癌、未成熟性畸胎瘤、内胚窦瘤的 AFP 常呈阳性。

（6）病理组织学检查：是诊断的依据。

三、治疗方案及原则

治疗原则：手术加化疗，辅以放射治疗。

1.手术治疗

（1）手术目的：①切除肿瘤；②明确分期。

（2）手术时首先详细探查，包括腹腔冲洗液找肿瘤细胞；盆、腹腔脏器及腹膜淋巴结探查，横膈、腹膜及大网膜多点活检，以准确地做出分期。

（3）基本术式为患侧附件切除术加大网膜切除和腹膜后淋巴结清扫术。无论期别如何，只要对侧卵巢和子宫没有受累，均应考虑保留生育功能。

2.化学治疗

卵巢生殖细胞恶性肿瘤对化疗很敏感。通过化疗可取得令人满意的治疗效果。常用化疗方案如下。

（1）BEP 方案：依托泊苷（VP 16）：100 mg/m²，静脉滴注，第 1～5 d；博来霉素或平阳霉素：15 mg/m²，静脉滴注，第 1～2 d；顺铂：30 mg/m²，静脉滴注，第 1～5 d。

（2）BVP 方案：顺铂 30 mg/m²静脉滴注，第 1～5 d；长春新碱 1～1.5 mg/m²，静脉注射，第 1～2 d；博来霉素或平阳霉素 15 mg/m²，静脉注射，第 1～2 d。

（3）VAC 方案：长春新碱 1.5 mg/m²，静脉注射，第 1 d；放线菌素 D 5～7 μg/kg，静脉滴注，第 1～5 d＋环磷酰胺 5～7 mg/kg，静脉滴注，第 1～5 d。

以上方案酌情选用，疗程间隔 3 周。化疗的疗程数应根据患者的具体情况决定，原则上在患者的肿瘤标志物下降至正常后，再巩固化疗 2 个疗程。总疗程一般为 6 个。博来霉素及平阳霉素可引起肺纤维化，成人终生剂量为 360 mg，当其用量达总剂量后，BEP 和 BVP 方案可改用 EP 方案（依托泊苷、顺铂）和 PV 方案（顺铂、长春新碱）。用法同 BEP 和 BVP 方案。

3.放射治疗

对晚期、复发或有远处转移的无性细胞瘤，除手术和化疗外，还可加用放射治疗。腹部 25 Gy/3 周，盆腔加腹主动脉旁淋巴结 16 Gy。

4.随访

(1)定期随访,尤其是最初 2 年。

(2)HCG、AFP 和乳酸脱氢酶测定,有助于预测肿瘤复发。

第十二节　卵巢上皮性肿瘤

一、概述

卵巢上皮性肿瘤是最常见的一组卵巢肿瘤,来源于卵巢的生发上皮。有向中肾管方向分化的特性。肿瘤体积往往较大,多呈囊性,单房或多房。其组织学分类如下。

(1)卵巢浆液性肿瘤。

(2)卵巢黏液性肿瘤。

(3)卵巢内膜样肿瘤。

(4)卵巢纤维上皮瘤或勃勒纳瘤。

(5)混合性上皮性肿瘤。

(6)不能分类的上皮性肿瘤。

(7)未分化癌。

各类肿瘤又有良性、交界性和恶性之分。

二、临床表现

1.症状

(1)良性肿瘤和早期癌常无症状。

(2)胃肠道症状:肿瘤较大或晚期癌可有消化不良、便秘、恶心、腹泻及腹部不适,渐渐出现腹胀。

(3)下腹包块:以囊肿为主,中等大小,也有较大者,单侧或双侧。良性者表面常较光滑,恶性者表面高低不平,固定。

(4)压迫症状:较大肿瘤压迫可引起下肢浮肿、尿潴留、排尿困难,并发腹腔积液时可产生相应的压迫症状,如呼吸困难、心悸、上腹饱胀。

(5)腹痛:当肿瘤内出血、坏死、破裂、感染时可致腹痛。发生扭转时可产生急腹痛。恶性肿瘤侵犯盆壁、累及神经时,可出现疼痛并向下肢放射。

(6)月经异常:部分患者可有月经异常,表现为月经紊乱、不规则阴道流血、闭经、绝经后阴道流血等。

(7)胸、腹腔积液:常见于卵巢上皮性恶性肿瘤,表现为腹张或呼吸困难。

(8)恶病质:晚期恶性肿瘤患者有贫血、消瘦等恶病质表现,甚至出现肠梗阻。

2.体征

(1)腹部可扪及肿块,囊性或实性,表面光滑或高低不平。有腹腔积液者腹部移动性浊音阳性。

(2)妇科检查:子宫一侧或双侧肿块,囊性或实性,表面光滑或高低不平。若肿块实性,双侧性,表面不规则,则常为恶性。

三、诊断要点

1.临床表现

如上所述。

2.B超检查

了解肿块的来源、性质、大小,肿瘤壁是否光滑。囊肿内有无乳头或实质性部分,有无腹腔积液。

3.细胞学检查

胸腔、腹腔穿刺抽取胸腔积液、腹腔积液找肿瘤细胞,有助于诊断。

4.细针穿刺

固定于盆底的实质性肿块,可经阴道细针穿刺抽吸组织,进行涂片或病理切片检查。也可在B超指引下,经腹或经阴道用细针直接穿刺肿瘤,取活体组织检查。

5.腹腔镜检查

用于肿块的鉴别,在直视下行盆、腹腔包块活体组织检查,以明确诊断;还可正确估计病变范围,明确期别。

6.影像学检查

钡灌肠检查、胃肠道钡餐造影、静脉肾盂造影,可了解肿瘤与胃肠道、泌尿道的关系。CT和MRI检查有助于诊断。淋巴造影可用来观察有无淋巴结转移。正电子发射计算机断层显像(PET)检查可发现早期复发。

7.肿瘤标记物检测

CA125、CEA、CA190、胎盘碱性磷酸酶、半乳糖转移酶测定有助于诊断,但为非特异性。

8.病理组织学检查

手术标本的病理检查可明确诊断。

9.临床分期

卵巢恶性肿瘤应采用FIGO制订的手术病理分期。

四、治疗方案及原则

原则上卵巢肿物一经确诊或直径5 cm以上,疑为卵巢肿瘤者,均需手术治疗。其剖腹探查指征为:①绝经后妇女发现盆腔肿块;②附件肿块直径为5 cm以下,观察2个月仍持续存在者;③附件实性肿块;④附件肿块直径5 cm以上者;⑤盆腔肿块诊断不明者。

(一)良性肿瘤

采取手术治疗,手术范围根据患者年龄而定。

(1)年轻患者可行肿瘤剥出术或患侧附件切除术。

(2)45岁以上患者可行患侧附件切除术或同时切除子宫。

(3)50岁以上或绝经后患者行全子宫及双侧附件切除术。

(4)切除的肿瘤标本需即刻剖视,有疑问者或有条件者即行快速冰冻切片病理检查。

(5)手术注意点:①尽量完整取下肿瘤,以防囊内容物流出,污染腹腔;②巨大卵巢囊肿可行穿刺抽吸液体使肿瘤体积缩小后取出,但须保护周围组织以防囊液污染种植;③抽吸液体的速度宜缓慢,以免腹压骤降影响心脏负荷而致休克。

(二)交界性肿瘤

若快速冰冻切片病理报告为交界性肿瘤,手术范围也应根据患者的年龄、对生育的要求及病变的临床期别而定。

(1)原则上行全子宫及双侧附件切除术。

(2)年轻未生育要求保留生育功能者,在除外对侧卵巢病变及其他部位转移情况后,可行患侧附件切除术。但术后必须定期随访。

(3)若肿瘤破裂,术毕应冲洗腹腔(若为黏液性肿瘤,可用5%葡萄糖溶液或高分子右旋糖酐冲洗)。术后是否化疗应根据患者的具体情况决定。

(三)恶性肿瘤

以手术为主,辅以化疗等综合治疗。

1.手术治疗

(1)一经怀疑为卵巢恶性肿瘤应尽早行剖腹探查术,术时取腹腔积液或腹腔冲洗液做细胞学检查,然后行全腹、盆腔探查及可疑病灶活检,初步分期,并评价手术的可能性。

(2)根据分期、患者的全身情况决定手术范围:①早期病例应行全面分期探查术,包括全子宫及双侧附件切除加大网膜切除、阑尾切除,同时行腹膜后淋巴结清扫及腹主动脉旁淋巴结清扫术;②Ⅱ期以上晚期病例行肿瘤细胞减灭术,使肿瘤残留病灶直径缩小到 1.5～2 cm 或以下,包括全子宫及双侧附件切除、大网膜及阑尾切除。盆腔及腹主动脉旁淋巴结清扫、转移灶切除,以及膀胱、肠及肝脏转移灶的切除。

(3)保留生育功能的保守性手术:仅用于符合下列条件者:①临床Ⅰa期;②分化好的浆液性、黏液性、内膜样肿瘤;③对侧卵巢楔形切除,快速冰冻切片检查未发现异常;④大网膜活检未发现异常;⑤年轻要求生育者;⑥有条件随访者,在完成生育后再切除子宫及对侧卵巢。

2.化疗

卵巢癌的化疗包括术前及术后化疗,术前化疗适用于晚期卵巢癌、大量腹腔积液、估计手术切除有困难者,先行 1～2 个疗程的治疗。而卵巢癌术后不论期别均需辅助化疗,包括腹腔和静脉化疗。化疗疗程视病情而定,一般需 6～12 个疗程。常用化疗方案如下。

(1)TC 案:紫杉醇 135～175 mg/m²,卡铂(C)AUC 4～7,静脉滴注或腹腔注射,均为 1 d,间隔 3 周。

(2)CAP 方案:顺铂 75 mg/m²,静脉滴注或腹腔注射,1 d;多柔比星(盐酸表柔比星或吡柔比星)50 mg/m²,静脉注射,1 d;环磷酰胺 750 mg/m²,静脉滴注,1 d,或仅用顺铂和环磷酰胺(PC 方案),用法同上。间隔 3 周。

(3)注意事项:①顺铂有肾毒性,化疗前需水化,补液 3 000 mL 左右,保证尿量≥2 500 mL/d;②平阳霉素可引起肺纤维化,终生剂量为 360 mg,化疗期间注意肺功能;③紫杉醇可引起过敏反应,化疗前应用抗过敏药,化疗期间行心电监护。

第十三节 宫颈上皮内瘤样病变

宫颈上皮内瘤样病变(cervical intraepithelial neoplasia ,CIN)是一组与浸润性宫颈癌密切相关的癌前病变的统称。其反映子宫颈癌发生发展的连续过程,即由宫颈非典型增生(轻→中→重)→原位癌→早期浸润癌→浸润癌的一系列病理变化。根据细胞异常的程度及上皮累积范围将 CIN 分为三级,即 CIN Ⅰ、Ⅱ和Ⅲ级,分别相当子宫颈鳞状上皮轻、中、重度非典型增生和原位癌,用 CIN 分级来反映宫颈上皮异常的程度。CIN 常发生于 25~35 岁的妇女,宫颈癌则多见于 40 岁以上的妇女。

一、病因

宫颈上皮内瘤样病变多见于育龄妇女。大量流行病学资料表明,初次性生活年龄过早、多个性伙伴、多产、有口服避孕药史及某些病毒感染等是宫颈上皮内瘤样病变的高危因素,其中与宫颈上皮内瘤样病变有关的病毒感染包括单纯疱疹病Ⅱ(HSV-Ⅱ)、HPV 及 HIV 等,特别是 HPV 感染,是宫颈癌前病变及宫颈癌发生及发展的主要原因。CIN Ⅰ主要与 6,11,31,35有关,常为多亚型 HPV 的混合感染,病变由多克隆细胞增生而成,病灶常局限在宫颈阴道部,若为高危型 HPV 感染,则病变由单克隆细胞增所致。CIN Ⅱ和 CIN Ⅲ主要与 HPV16,18,33,58 有关,常为单一亚型 HPV 感染,病变由单克隆细胞增生而成,可扩展至宫颈管内。

二、病理

CIN 并非是单向的病理生理学过程,而是具有 2 种不同的结结局。一种是病变常自然消退,很少发展为浸润癌;另一种是病变具有癌变潜能,可能发展为浸润癌。

宫颈组织学的特殊性:宫颈阴道壁鳞状上皮与柱状上皮交界部,称为鳞柱交接部。原始鳞柱交接部和生理性鳞柱交接部之间的区域称移行带区,宫颈腺囊肿可做为辨认转化区的一个标志。

宫颈上皮不典型增生主要来源于宫颈柱状上皮下的储备细胞,由于受各种外界不良因素的影响,储备细胞出现不典型增生。根据不典型增生的程度及范围,可将宫颈上皮内瘤样病变分成 CIN Ⅰ级(轻度不典型增生),CIN Ⅱ级(中度不典型增生),CIN Ⅲ级(重度不典型增生及原位癌)。其中 CIN Ⅰ级是指核异质细胞(即细胞出现核染色质增粗、核质比率失常、有丝分裂指数增加等改变)累及鳞状上皮层下 1/3;CIN Ⅱ级是指核异质细胞累及鳞状上皮层下 2/3;CIN Ⅲ级是指上皮分层结构消失,细胞排列紊乱,极向消失,核异质细胞累及鳞状上皮层下超过 2/3,但未达上皮全层;CIN Ⅲ(原位癌)是指核异质细胞累及鳞状上皮全层,但基底膜仍保持完整。

三、临床表现

宫颈鳞状上皮内瘤变无特殊症状,偶有阴道排液增多,伴或不伴臭味。也可有接触性出血,发生在性生活或妇科检查后出血。

体征可无明显病灶,宫颈可光滑或仅见局部红斑、白色上皮、或宫颈糜烂表现。

四、辅助检查及诊断

CIN 诊断应遵循"三阶梯式"诊断程序—细胞学、阴道镜及组织病理学检查。

宫颈细胞学检查为最简单的 CIN 辅助检查方法,可发现早期病变,存在一定的漏诊及误诊率。婚后或性生活过早的青年应常规作宫颈细胞学检查,并定期复查(每 1~3 年 1 次)。

细胞学检查发现异常细胞应作阴道镜检查进一步明确诊断。可了解病变区血管情况。注意宫颈移行带区醋酸白色上皮、毛细血管形成的极细红点、异行血管、由血管网围绕的镶嵌白色或黄色的上皮块,在上述病变区域活检可以提高诊断的准确性。阴道镜下不能了解宫颈管的病变情况,应刮取宫颈管内组织(ECC)或用宫颈管刷取材作病理学检查。阴道镜检查也可能会漏诊重要病变,若未发现 CIN Ⅱ、Ⅲ,则应随访。

宫颈活组织检查为诊断 CIN 的最可靠方法,任何肉眼可见病灶均应作单点或多点活检;如无明显病灶,可选择移行带 3、6、9、12 点处活检;或阴道镜指引下在碘试验不染色区取材,提高确诊率。

以下情况需行诊断性宫颈锥形切除术:①阴道镜检查无法看到病变的边界或未见到鳞柱交界部位;②主要病灶位于宫颈管内;③宫颈细胞学检查为 HSIL,而在阴道镜下活检为阴性或 CIN Ⅰ;④ECC 病理报告为异常或不能肯定;⑤疑为宫颈腺癌高危型 HPV 筛查可做为宫颈细胞学检查异常分流,及宫颈病变治疗后病灶残留、复发判定、疗效评估与随诊。

21~29 岁女性应行细胞学检查,每 3 年筛查一次。30 岁以下女性不必行联合检查。30~65 岁,推荐每 5 年行细胞学和 HPV 联合检查一次。每 3 年单独行细胞学检查也是可行的。用传统或液基细胞方法筛查均可。上述筛查建议不针对宫颈癌患者、HIV 感染者、免疫抑制者以及宫内已烯雌酚暴露者。

五、治疗

CIN 处置应做到个体化,综合考虑疾病情况(CIN 级别、部位、范围、HPV DNA 检测)、患者情况(年龄婚育情况、随访条件)及技术因素。

1. 高危型 HPV 感染,但宫颈细胞学阴性

6 个月后复查细胞学;1 年后复查细胞学和高危型 HPV DNA。随访期间可用中成药阴道栓剂(如保妇康栓剂)治疗

2. ASC-US,ASC-H 及 AGC

进一步作阴道镜或宫颈活组织检查或≥35 岁的 AGC 需行子宫内膜活检。若阴道镜及病检结果排除其他病变,可在半年或年后复查

3. CIN Ⅰ

60%~85%CIN Ⅰ会自然消退,目前 CIN Ⅰ的治疗趋于保守。

(1)先前细胞学结果为 ASC-US,ASC-H 或 LSIL 的 CIN Ⅰ的,建议每 12 个月检测 HPV DNA 或每 6~12 个月复查宫颈细胞学。

(2)先前细胞学结果为 HSIL 而组织学诊断 CIN Ⅰ为者,如果阴道镜检查满意而且宫颈管取材阴性者可选择行诊断性切除术,也可选择每隔 6 个月行阴道镜检查和细胞学检查进行观察。若 CIN Ⅰ持续至少 2 年,可以继续随访,亦可治疗。若选择治疗,并且阴道镜检查满意,可以采取切除术或消融疗法。若阴道镜检查不满意,累及宫颈管或者患者以前接受过治疗,建议做诊断性锥形切除术。

4. CIN Ⅱ,CIN Ⅲ

CIN Ⅱ病变比 CIN Ⅲ更具异质性,长期随访发现,其消退的可能性更大,但 CIN Ⅱ和 CIN

Ⅲ的组织学区分极为困难。因此,为提高安全性,故采用CINⅡ作为开始治疗的起端。

阴道镜检查满意,组织学诊断的CINⅡ,CINⅢ者可以采取切除或者物理疗法。复发的CINⅡ,CINⅢ者建议行诊断性锥形切除术。阴道镜检查不满意者,不可以实施物理疗法,建议行诊断性切除术。除了特殊情况(妊娠),对妇女,不应采用定期细胞学和阴道镜检查进行观察。不宜将全子宫切除术作为CINⅡ、CINⅢ的首要的或初始的治疗方法。

5.保守性治疗方法

(1)局部药物治疗:可给予20%～40%硝酸银或50%三氯醋度或5%重铬酸钾或爱宝疗等栓剂局部治疗。但所需反复治疗,疗程较长。

(2)物理治疗:物理治疗是临床最常应用的方法。常用物理治疗包括电凝治疗、冷冻治疗、激光治疗、微波治疗、超声治疗、射频治疗等。

在物理治疗后1～2周内,因子宫颈水肿,阴道可排出大量水样白带,并伴有轻度腰腹坠痛。子宫颈新生上皮生长修复一般需要1～3个月。在此期间内应禁性生活及盆浴,并用抗生素预防感染。一般每月应复查一次。

6.宫颈锥形切除

有传统的冷刀和环形电刀切除(LEEP)。

锥切的宽度和深度:宫颈锥切最初通过解剖刀进行(即冷刀锥切),优点是切缘清晰,利于病理检查。近年子宫颈环行电切(LEEP)广泛开展,优点是简便易行,但切割深度是否足够颇受质疑,且LEEP本身没有宫颈成型作用。由于先前顾虑电流破坏切缘,故一直不提倡电刀锥切。近年认为,电刀锥切的效果与冷刀锥切相当,但出血少。在采取宫颈黏膜下注射稀释肾上腺素盐水、控制电刀功率,垂直切割和迅速切割等技巧后,电刀不影响切缘观察。一般认为宫颈锥切的宽度为取碘不着色区域外侧0.5 cm做环行切口,锥切深度(锥高)需要达到2～3 cm。实际上,未孕子宫的宫颈管长度约2 cm,受雌激素影响年轻妇女宫颈移行带更靠近宫颈外口。因此,对于CINⅢ/CIS的年轻患者,锥切作为治疗目的,锥高达到2 cm理论上已经足够,甚至有研究认为锥高超过1.5 cm即可。对于怀疑早期浸润癌者,锥切主要是为后续处理提供信息,一般不通过锥切完成治疗,不必切入过深;对于需保留生育功能患者,锥高过大还会增加术后宫颈机能不全、流产和早产等风险。

宫颈锥切的后续处理:全面考虑锥切病理是选择后续处理的主要依据,并要结合患者年龄、生育要求、随诊条件、切缘情况:①对于CINⅡ及以下病变患者,随诊即可。②对于CINⅢ和原位癌,如果患者年龄大,随诊条件差,无生育要求者可行筋膜外全子宫切除;如果患者有生育要求,且切缘阴性,则随诊观察。③对于宫颈 I_{A1} 期浸润癌,如果患者年轻或有生育要求,且切缘干净,可随诊并促进生育。若切缘不干净,可重复锥切后促进生育;如果患者年龄大无生育要求,可行全子宫切除。①对于宫颈浸润癌 I_{A2}、I_{A1} 期患者,除非患者有极强烈的生育愿望可尝试根治性子宫颈切除,应行广泛子宫切除及盆腔淋巴结切除或者行放化疗。

六、预后及随访

CINⅡ,CINⅢ治疗后,可以间隔6～12个月检测HPV DNA。也可以单独采用细胞学或者联合使用细胞学和阴道镜检查进行随访,每两次间隔6个月。大多数复发和持续性CIN见于治疗后1～5年,治疗后一年内病变持续或复发的风险最高,建议每12个月的常规筛查应坚持至少20年。

第十四节　宫颈癌

宫颈癌是发生于子宫颈上皮的恶性肿瘤。宫颈癌是全球妇女恶性肿瘤中仅次于乳腺癌的常见恶性肿瘤。

一、病因

宫颈癌是目前唯一一个病因明确的妇科恶性肿瘤,与高危型人乳头瘤病毒(human papilloma viruses,HPV)的持续感染相关。HPV病毒是一种双链DNA病毒,具有球形外壳,直径55 nm,主要感染皮肤黏膜上皮,导致不同病变。目前已经鉴定的HPV病毒超过200种,至少30种与生殖道黏膜感染相关。HPV妇女一生中有80%可能感染HPV,通常在8~10个月内感染被自然清除,只有少数(5%)妇女呈持续感染状态。根据HPV病毒与宫颈癌的关系分为高危型和低危型,高危型与宫颈癌相关,常见的亚型有:16、18、26、31、33、35、39、45、51、52、56、58、59、66、67、68、73、82,宫颈鳞状细胞癌中HPV16型最多见,其次是18、45、31和33型;宫颈腺癌中HPV18和45亚型较常见。低危型与生殖道疣相关,常见的亚型有:6、11、40、42、43、44、53、54、57、61、62、70、72、81、83、CP6108、MM4、MM7、MM9等。

与宫颈癌相关的其他高危因素有:①性行为。过早开始性生活,多个性伴侣。②月经及分娩因素。经期卫生不良,经期延长,早婚,早育,多产等。③性传播疾病导致的宫颈炎症对宫颈的长期刺激。④吸烟。摄入尼古丁降低机体的免疫力,影响对HPV感染的清除,导致宫颈癌特别是鳞癌的风险增加。⑤长期服用口服避孕药:服用口服避孕药8年以上宫颈癌特别是腺癌的风险增加两倍。⑥免疫缺陷与抑制。HIV感染导致免疫缺陷和器官移植术后长期服用免疫抑制药物导致宫颈癌的发生率升高。⑦其他病毒感染。疱疹病毒Ⅱ型(HSV-Ⅱ)与宫颈癌病因的联系不能排除。

二、组织及病理学

(一)正常子宫颈上皮生理变化

子宫颈上皮包括阴道部的鳞状上皮(即扁平上皮)和子宫颈管的柱状上皮。二者交界部即鳞-柱交接(squamou-columnar junction,SCJ),又称转化区或移行带,此区细胞增生活跃,是宫颈癌的好发部位。鳞-柱交接又分为原始鳞-柱交接和生理性鳞-柱交接。原始鳞-柱交接指胎儿期来源于泌尿生殖窦的鳞状上皮向上生长,到子宫颈外口与子宫颈管柱状上皮相邻所形成。原始鳞-柱交接随体内雌激素水平变化发生移位,称为生理性鳞-柱交接。

(二)子宫颈移行带柱状上皮被鳞状上皮替代的机制

1.鳞状上皮化

生鳞状上皮化生指暴露在子宫颈阴道部的柱状上皮受阴道酸性环境的影响,柱状上皮下未分化的储备细胞增生转化为绝大多数不成熟的鳞状上皮,上皮无表、中、底层之分,且代谢活跃,易受外界刺激发生细胞分化不良、排列紊乱、核异常、有丝分裂增加,或发生子宫颈上皮内瘤样病变,甚至癌变。

2.鳞状上皮化

鳞状上皮化指宫颈阴道部的鳞状上皮直接长入柱状上皮与其基膜间并最终替代

柱状上皮。

（三）子宫颈上皮内瘤样病变及转归

子宫颈上皮内瘤样病变（cervical intraepithelial neoplasia,CIN)分 3 级。

1. CIN Ⅰ

CIN Ⅰ 即轻度非典型增生，指上皮下 1/3 层细胞核增大，核浆比例稍增大、细胞核染色稍加深、分裂象少，细胞极性正常。60%～85% 能自然消退，但应该检测 HPV 状态，并进行随访，若病灶持续 2 年，应采用激光或冷冻治疗。

2. CIN Ⅱ

CIN Ⅱ 即中度非典型增生，指上皮下 1/3～2/3 层细胞核明显增大，核浆比例增大，细胞核深染、分裂象较多，细胞数量明显增加，细胞极性存在。约 20% 发展为原位癌，5% 发展为浸润癌。

3. CIN Ⅲ

CIN Ⅲ 包括重度不典型增生及原位癌（carcinoma in situ,CIS)，指病变细胞几乎或全部侵及上皮全层，细胞核异常增大，核浆比例显著增大，细胞核染色深、分裂象多、形状不规则，细胞拥挤、排列紊乱、极性消失。

4. 浸润癌

CIN 病变突破上皮下基膜，浸润间质，即形成浸润癌。

（四）组织学分类

常采用 WHO 子宫颈恶性肿瘤组织学分类。

1. 上皮肿瘤

(1)鳞状肿瘤和前体：①鳞状细胞癌，非特异型：角化；非角化；基底样；疣状；湿疣性；淋巴上皮瘤样；鳞状移行性。②早期浸润（微灶浸润）；③鳞状细胞癌；④原位鳞状细胞癌。

(2)腺性肿瘤和前体：①腺癌：黏液腺癌；宫颈内膜癌；肠型；印戒细胞型；微偏型；绒毛膜性；②子宫内膜样腺癌；③透明细胞腺癌；④浆液性腺癌；⑤中肾性腺癌；⑥早期浸润腺癌；⑦原位腺癌。

(3)其他上皮肿瘤：①瘤腺鳞癌；②毛玻璃状细胞癌型；③腺样囊性癌；④腺样基底细胞癌。

(4)神经内分泌肿瘤：①类癌；②非典型类癌；③小细胞癌；④大细胞神经内分泌癌。

(5)未分化癌。

2. 间叶肿瘤

(1)平滑肌肉瘤。

(2)子宫内膜间质肉瘤，低度恶性。

(3)未分化宫颈内膜肉瘤。

(4)葡萄状肉瘤。

(5)软组织腺泡状肉瘤。

(6)血管肉瘤。

(7)恶性周围神经鞘瘤。

3. 上皮和间叶混合性肿瘤

(1)癌肉瘤（恶性苗勒混合瘤、化生癌）。

(2)腺肉瘤。

(3)恶性黑色素瘤。

4.杂类肿瘤

(1)干细胞型肿瘤。

(2)卵黄囊瘤。

(3)恶性淋巴瘤(特定型)。

(4)白血病(特定型)。

5.继发肿瘤

(五)巨检

1.鳞状细胞癌

鳞状细胞癌是最常见的,占子宫颈癌的80％～85％,分为外生型、内生型、宫颈管型和溃疡型4种类型。

(1)外生型:最多见,肿瘤向外生长呈菜花状或乳头状,组织脆,易有接触出血,肿瘤多累及阴道。

(2)内生型:肿瘤浸润宫颈深部组织,多有宫颈肥大、变硬,呈桶状,肿瘤多累及宫旁组织。

(3)宫颈管型:肿瘤发生于子宫颈管,多有脉管浸润和盆腔淋巴结转移。

(4)溃疡型:在外生型和内生型的基础上继续发展并合并感染、坏死,组织脱落后形成溃疡、空洞,形成火山口样宫颈。

2.腺癌

腺癌占子宫颈癌的15％～20％,其中黏液性腺癌最多见。微偏腺癌(宫颈恶性腺瘤)约占1％,是一种少见的子宫颈腺癌;腺鳞癌占3％～5％,含腺癌和鳞癌两种成分。

(六)转移途径

子宫颈癌主要以直接蔓延及淋巴转移为主,晚期可有血行播散。

1.直接蔓延

子宫颈癌的转移途径以直接蔓延最多见。

(1)向上:浸润子宫体。

(2)向下:浸润阴道。

(3)两侧:浸润宫旁组织,甚至累及盆腔侧壁,压迫输尿管,导致输尿管扩张和肾盂积水。

(4)前后:晚期可浸润膀胱或直肠(少见),形成膀胱阴道瘘或直肠阴道瘘。

2.淋巴转移

研究报道,子宫颈癌盆腔淋巴结转移率与FIGO分期呈正相关,Ⅰ期～Ⅳ期子宫颈癌盆腔淋巴结转移率分别为15％、30％、50％、60％。Henrlken将盆腔淋巴结区域分为两级,即初级(1级:Ⅰstation)和次级(2级:Ⅱstation)。初级盆腔淋巴结包括:宫旁淋巴结、宫颈旁淋巴结、闭孔淋巴结、髂内淋巴结、髂外淋巴结、髂总淋巴结、骶前淋巴结;次级盆腔淋巴结包括:腹股沟淋巴结和腹主动脉旁淋巴结。

3.血行播散

子宫颈癌血行播散少见,约占5％,远处受累器官常见于肺、骨、肝、肾等。

三、宫颈癌的筛查

宫颈癌是完全可以早期发现和诊治的癌症,防治的关键在于早诊断、早治疗。因此,寻找到质量和效果都满意的筛查方法,制订规范、有效的筛查计划,让更多的妇女接受最有效的宫颈癌的筛查十分重要。

(一)肉眼观察

对于经济欠发达地区的宫颈癌筛查方法,各国都在进行探索和研究。在发展中国家,特别是在经济条件较差、卫生资源有限的地区必须寻找到一种有一定的敏感性和特异性而又费用低廉的筛查方法,简单的肉眼观察法能够满足这种需求。世界卫生组织(WHO)极力推荐在经济不发达地区应用肉眼观察作为宫颈癌的筛查方法。肉眼观察法主要包括直接肉眼观察法、醋酸肉眼观察法(VIA)、放大的醋酸肉眼观察(VIAM)和碘肉眼观察。

1.肉眼筛查

(1)直接肉眼观察法:检查时阴道窥器暴露宫颈,直视下观察发现宫颈疾病。其灵敏度和特异度低,特别在观察癌前病变中,不太准确。因此,已经不推荐用于宫颈癌的初级筛查。

(2)肉眼醋酸试验(VIA):是研究最多的肉眼观察法。检查前用沾取5‰醋酸溶液的棉球涂于宫颈表面,1 min后在普通光源下肉眼观察宫颈上皮的反应。采用Sellors的描述性诊断标准记录VIA结果:VIA阳性为看到容易辨认的厚醋白上皮和(或)不规则凸起,怀疑为宫颈癌的增生物;VIA阴性为未看到醋白上皮或者仅看到很薄并且迅速消退的醋白上皮。在其醋酸反应阳性区取活检。Ottaviano最早开展VIA的临床研究,他认为宫颈不典型鳞状细胞、不典型增生细胞等由于细胞核浆比例大,含有较丰富的染色质,在醋酸作用后细胞浆内和表层的细胞发生凝结,影响细胞层透明度,出现肉眼所见的醋白上皮,持续时间相对较长;柱状上皮在醋酸作用下也可出现一过性的醋白上皮,主要是细胞肿胀,使得血管收缩,同样减弱了细胞的透光效果,但这种变化迅速消退。VIA方法简单,操作容易掌握,价格低廉,能够立即做出诊断报告,提高了患者的依从性,所以,近年来较多用于多个发展中国家经济条件、卫生资源较差的地区宫颈癌的筛查。事实证明其安全可行。在印度的宫颈癌筛查中还应用了辅助4倍普通放大镜的VIA检查,称VIAM。

(3)碘试验(VILI):在进行宫颈癌的肉眼筛查时,VIA后常进行VILI检查。擦去醋酸及宫颈表面黏液,用5‰卢戈碘溶液均匀地涂于宫颈表面,观察着色情况,寻找转化区芥黄色的病变,能及时获得结果。正常鳞状上皮区含糖原丰富,被碘染为棕色或深赤褐色,即碘末着色为阴性;柱状上皮、瘢痕、囊肿、宫颈炎或宫颈癌等上皮因缺乏糖原而涂碘后不着色,表现为芥末黄或橙黄色改变,为碘着色阳性表现。主要是用于识别子宫颈病变的危险区域,提供活检的取材部位,提高诊断率。本试验对癌无特异性,常不单独用于筛查。

2.肉眼观察法的应用

VIA、VILI检查方案主要在发展中国家的一些地区应用于宫颈癌的筛查。Sankaranarayanan在印度56 939例筛查中VIA的灵敏度为76.8%,特异度为85.5%,VILI的灵敏度为91.7%,特异度为85.4%。Megevand等在南非前瞻性研究2 426例妇女,用醋酸擦拭后肉眼观察宫颈,同时作细胞学涂片,以组织学检查论证,31例细胞学和组织学均为HSIL的妇女中醋酸反应检出者为20例,结论认为,VIA可作为一种宫颈癌筛查的辅助性检查方法。Denny等应用VIA对2 754名妇女进行了观察,发现其对宫颈高度病变诊断的敏感性为70%,特异性为79%。Belinson的研究认为,VIA对于CIN II以上癌变的诊断特异性接近阴道镜检查。我国山西省对1997例的宫颈癌筛查也运用了VIA、VILI检查方法,以病理组织学诊断为金标准进行研究,VIA的灵敏度70.9%,特异度74.3%。VILI灵敏度53.1%,特异度82.2%。对于微小病变VIA、VILI灵敏度在60%左右。有学者研究,VIA方法对宫颈异常上皮细胞诊断的灵敏度和特异度分别为33%和75%。Catterina和Syrjanen分别筛查了8 551例和12 107例妇女,VIA联合HPV检测灵敏度提高至85.3%和88.2%。在Sankaranarayanan的多中心研究中,肉眼观察法的初筛效果要好于以往的巴氏涂片法。研究表明肉眼观察法的初筛效果明显不如HPV DNA检测和薄层液基细胞学,但筛查成本远远低于上述方法。由于其价廉及易于培训,因此,在缺乏细胞学检查和HPV DNA检测的基层医院,VIA可作为一项有临床价值的宫颈癌筛检手段。肉眼观察与HPV DNA检测或薄层液基细胞学联合运用于筛查可提高灵敏度;与阴道镜检查联合应用可提高微小病变的检出率。

VIA、VILI检查中,以肉眼观察的诊断完全依赖诊断者的主观判断,并依赖诊断者的医疗背景和经验,有经验的医生和从未操作过的医生筛查效果是不同的。但是肉眼观察技术易于培训,容易为基层医生所掌握,经过有经验的医生现场短期培训,无诊断经验的医生也能达到较好水平。一项研究评估了印度、肯尼亚、秘鲁、南非和泰国开展的不同宫颈癌筛查策略的成本效益,结果显示,妇女在35岁前接受过1~2次包括VIA在内的筛查,一生中宫颈癌发生的危险性减少25%~36%,为此在延长的寿命里,每年花费最多500美元。而在35~40岁接受过2次筛查者,危险性减少40%,其后,每年为此的花费小于各国人均GDP。

同时,也应认识到肉眼观察法受检查者主观判断的影响很大,其灵敏度不高,特别是对于微小病变容易漏诊。有条件的地区要与一种实验室检查联合运用,或与阴道镜联合应用以提高检出微小病变的灵敏度。2003年,国家卫生部、中国癌症基金会讨论通过了对于经济欠发达地区的宫颈癌筛查采用VIA、VILI初筛,阳性者再行阴道镜检查的筛查方案。VIA、VILI的应用必将对经济落后地区宫颈癌筛查做出有益的尝试。

(二)宫颈/阴道细胞学诊断

细胞学诊断方法是以细胞学为基础,在阴道宫颈细胞涂片中辨认各种正常和病理性细胞,综合分析其病变性质,达到诊断疾病的目的。宫颈细胞学检查已被证明是有效的且性价比高的筛查措施,是目前国内外宫颈癌筛查最有效的检查方法。以宫颈阴道涂片辅助诊断女性生殖道癌瘤十分简便、有效、患者又无痛苦。阴道细胞学在妇科临床的应用已有50多年,对女性生殖道癌瘤的防治有重要意义。最近20年子宫颈癌防治的细胞学诊断有了非常大的革命性的变化,第一个就是液基细胞学代替了传统的巴氏细胞学,第二个就是用新的TBS分类代替了传统的巴氏5级分类。

1. 报告形式

阴道细胞学诊断的报告形式主要为分级诊断及描述性诊断两种。过去主要采用巴氏5级分类法,近年多用TBS分类法及描述性诊断。目前,TBS分类法为细胞学最佳诊断报告方式。

(1)巴氏5级分类法。传统的巴氏5级分类法是阴道细胞学早期的诊断方法,对宫颈癌瘤的诊断十分有用。1943年巴巴拉尼古拉首先提出巴氏分类法,受到重视,从此,妇科细胞学家采用巴氏分类法进行阴道涂片诊断。我国杨大望教授1951年首先引进妇科细胞学采用巴氏分级诊断法对我国宫颈癌进行大面积普查。

1943年提出的原始巴氏5级分类主要包括:①巴氏Ⅰ级,未见异型细胞或不正常细胞;②巴氏Ⅱ级,细胞有异型性,但无恶性特征;③巴氏Ⅲ级,怀疑恶性,但证据不足;④巴氏Ⅳ级,高度提示恶性;⑤巴氏Ⅴ级,肯定恶性。1978年7月全国召开宫颈癌防治研究协作会议,杨大望教授主张在巴氏5级分类法基础上提出改良的宫颈细胞学诊断标准:①巴氏Ⅰ级,未见异常细胞,基本正常;②巴氏Ⅱ级,见有异常细胞,均为良性。轻度(炎症):变形细胞,核异质细胞。重度(癌前):重度核异质细胞,但仍属良性,需定期复查;③巴氏Ⅲ级,发现可疑恶性细胞,性质不明的细胞;④巴氏Ⅳ级,发现有待证实的癌细胞;⑤巴氏Ⅴ级,发现癌细胞。

巴氏分类法对全世界,包括对我国宫颈癌的防治做出了巨大贡献,世界各国沿用50余年,使宫颈癌发病率大大降低,自应用以来宫颈癌的病死率降低了46%。巴氏分级的缺点是,应用时间长,各国诊断系统上已不统一;描述简练已不适应现代细胞学的发展,各级之间的区别无严格的客观标准,主观因素多,易造成假象。其核异质术语与组织病理学不一致,不能很好地反应癌前病变及可疑癌的状况。与临床联系不够。

(2)WHO 分类法。随着细胞病理学的发展,20 世纪 70 年代以来,细胞学家对炎症增生、化生、癌前病变也进行了诊断。1967 年,Richart 提出"以宫颈上皮内瘤变(CIN)"这个词汇作为宫颈癌前病变的统一名称,来描述除浸润性癌变以外的所有的宫颈上皮细胞异常及结构不良,其观点着意于细胞学与组织病理学的结合,得到细胞学、组织学、病理学等各方面的支持,"CIN"这个诊断在细胞病理学诊断方面开始广泛使用。1973 年,这一观点很快被 WHO 采用、推广并称之为 WHO 分类法。

WHO 分类法主要包括:①正常细胞涂片;②不典型细胞:鳞状上皮细胞良性增生或炎症所致;③CINⅠ级:相当于病理学的轻度不典型增生;④CINⅡ级:相当于病理学的中度不典型增生;⑤CINⅢ级:相当于病理学的重度不典型增生及原位癌;⑥浸润性鳞癌及腺癌:癌细胞特征明显,伴有癌性背景。

(3)TBS(The Bethesda System)分类法。1988 年,美国 50 名细胞病理学家在美国的 Bethesda 城就宫颈细胞学诊断报告方式进行探讨,建议不再应用巴氏 5 级分类法,并提出两个癌前病变的术语:LSIL 和 HSIL,这种描述性诊断简称 TBS 诊断系统。TBS 诊断系统是对宫颈/阴道细胞学诊断的重大进步,它是对细胞学的认识和处理,也是对宫颈病变更科学、更实用的诊断方法。1991 国际癌症协会对宫颈/阴道细胞学的诊断报告正式采用了 TBS 分类法。为了提高细胞学诊断的准确性,便于细胞学家与临床医生之间的交流,TBS 分类法改良了以下三方面:将涂片制作质量作为细胞学检查报告的一部分;对病变的必要描述,引进了 SIL 的概念;给以细胞病理学诊断并提出建议。主要包括以下内容:良性细胞学改变;鳞状上皮细胞异常;腺上皮细胞改变;其他恶性肿瘤。其中最重要的是对异常细胞的出现指出了可能的原因。

TBS 诊断系统包括三部分:①总诊断范围,在正常范围或其他范围;②对取材标本评估,满意、基本满意和不满意;③具体描述镜下所见,感染、反应性细胞改变、上皮细胞异常(ASCUS、LSIL、HSIL、SCC、轻度 AGC、中度 AGC、重度 AGC、腺癌、子宫内膜腺癌等)。

TBS 系统将异常鳞状上皮分为低度鳞状上皮内病变(LSIL)、高度鳞状上皮内病变(HSIL)和鳞状上皮癌。LSIL 包括轻度异型、挖空细胞和 CINⅠ,HSIL 包括 CINⅡ和 CINⅢ,另外还出现了未明确的不典型鳞状细胞(ASC)的定义,这个定义用于描述那些未达到 LSIL 诊断标准的病变,其评估标准将进一步阐明。

TBS 报告系统自 1988 年提出以来,经过 1991 年及 2001 年两次 TBS 会议的重新评估、修正及完善,经历了临床应用的考验,目前为许多国家所采用。我国 1990 年开始引进 TBS 报告方式并逐步推广。TBS 系统的问世及临床应用极大地提高了宫颈细胞学涂片的准确性,因其采用统一的术语,有利于相互沟通、世界交流,这种分类法使细胞学诊断和组织学诊断保持一致,已逐渐取代巴氏5级分类法。至此,近代宫颈阴道细胞学的病理诊断已不限于癌的诊断,而对妇科多种疾病,不同性质的上皮变异、上皮增生及癌前病变均进行诊断。

2.宫颈/阴道细胞学检查方法

(1)巴氏涂片。传统巴氏涂片是一种广泛用于宫颈癌及癌前病变筛查的有效方法,目前在许多国家仍作为常规筛查项目。

传统巴氏涂片需在妇科检查前获得。检查前24 h应避免润滑剂及冲洗,无阴道出血及明显阴道炎。必须在宫颈移行带区刮片检查。将宫颈刮板插入子宫颈鳞—柱状上皮交界处,以宫颈为圆心,围绕子宫颈旋转一周,将刮出物涂在玻片上。用95%的酒精固定15～20 min,巴氏染色后在光镜下人工阅片,可应用巴氏分级法或TBS分级法。

巴氏涂片细胞学检查,临床实践证明简单易行、经济有效,为宫颈癌首选和不可缺少的检查方法,目前仍在延用。传统的巴氏涂片法尽管在宫颈癌筛查中发挥了重要作用,但也逐渐显示出一些不足,其中最重要的是有较高的假阴性和较高的不满意涂片率。巴氏涂片对高级别鳞状上皮内损害和宫颈癌鉴别有很高的特异性,对低级别鳞状上皮内损害则特异性较低。人们发现巴氏涂片检测宫颈癌及癌前病变的敏感性只有51%～85%,假阴性为10%～20%。Sprenger等的研究结果表明,传统巴氏涂片的假阴性率,有宫颈管内膜细胞时为9.4%,无时为16.7%。巴氏细胞学检查还不适应宫颈腺癌的诊断。究其原因,是涂片中没有能诊断的细胞,产生的原因除病变细胞没有被取到外,主要有以下原因:①取材器上的病变细胞没有被转移到载玻片上,有研究发现常规涂片有80%以上细胞随取材器被丢弃;②涂片质量差,不均匀、过厚、过多的黏液、血液或炎症细胞过度重叠遮盖了不正常细胞,有40%的涂片因涂片质量影响正确诊断。假阴性涂片一半以上是标本的错误,其次是筛查和准备过程的错误。

(2)液基细胞学。为了解决传统涂片所存在的问题,一种新的细胞学制片技术诞生,即液基细胞学检测技术。这是制片技术的重大革新,即通过技术处理去掉涂片上的杂质,直接制成观察清晰的薄层涂片,使阅片者更容易观察,其诊断准确性比传统法高。目前广泛使用的液基细胞学技术有两种,即新柏氏液基薄层细胞学检测(thin prep cytology test,TCT)和自动细胞学检测(autocyte prep cytology test,又称液基细胞学检测系统 liqiud-based cytology test,LCT)。1991年Hutchinson等首次报道其在宫颈细胞学中的应用,TCT于1996年获得美国食品与药物管理局(FDA)通过,其应用占美国医疗市场的50%。1999年LCT获得美国食品与药物管理局通过。上述两者是细胞采集、玻片制备的重大革命。液基细胞学在发达国家已作为一种宫颈细胞学的常规筛查手段,目前也已在国内大中城市中普遍开展。

液基细胞学技术都是用专门的宫颈取材刷在宫颈取样,采集到了几乎所有的宫颈细胞样本,包括宫颈管内膜细胞。然后将标本转移至保存液中,尽可能将取到的细胞全部收集起来。TCT和LCT的制片原理略有不同。TCT每次运转只处理一份标本,是通过高速旋转将收集到的细胞打散,然后吸附到具有数万个小孔的过滤膜上过滤,去除杂质,利用静电吸附原理将细胞制成直径20 mm的薄层涂片,95%酒精固定,人工染色;LCT可批量制片,每次处理48份标本,且采用自动染色,染液也是专门生产配制的,不受人为因素影响。其原理是利用不同类型细胞的比重差异,将分层液加入到保存液中,离心,将有诊断价值的细胞、病原体和其他东西分离,最后将筛选出来的细胞制成直径13 mm的薄层涂片。同时阅片最低时间减少到2.5 min(TCT需5.5 min,传统法则需7 min)。最后报告内容的标准采用TBS(The Bethesds System)分级系统。

液基细胞学比传统的巴氏涂片技术采集到宫颈内膜的比率更大。Pajtler 等也认为宫颈管内膜细胞的存在和宫颈癌的发生呈强相关。有学者对多篇相关文献综合分析,和传统涂片相比,TCT 的灵敏度和特异性都有显著提高。据国内外资料总结,液基超薄宫颈细胞学检查比传统的巴氏涂片法阳性率提高了 70%以上,漏诊率也降低到 1%以下,有学者研究发现,对中重度不典型增生的诊断巴氏涂片的符合率仅 50%,而 TCT 符合率明显提高达 88.23%。非典型异常细胞的敏感度为 89.26%,高度病变的特异度为 82.3%,证实了液基薄层细胞检测可减少漏诊,明显提高细胞学检查的质量。Thin prep 液基细胞学检出 LSIL、HSIL、SCC 与阴道镜活检阳性符合率分别为 81.82%、90.91%、100%。传统宫颈巴氏涂片法检出 LSIL、HSIL、SCC 与阴道镜活检阳性符合率分别为 55.17%、55.56%、100%。两种方法比较差异有显著性意义($P<0.05$)。可见液基细胞学的应用使上皮细胞内病变 LSIL、HSIL 的检出大幅度提高,这对预防宫颈癌的发病和降低宫颈癌的病死率有重要意义。但也有学者认为,液基细胞学虽然诊断 CIN I 敏感度高,但对高级别 CIN 的诊断敏感性不优于巴氏涂片。

液基细胞学对细胞采集、玻片制备、阅片的辅助诊断和报告方式进行了改革,更适应 21 世纪的科学发展:因细胞是均匀分散于样本中,与常规制样方法相比较,可减少细胞变形,更多地使组织细胞转移到玻片上,改善了样本的收集率,提高了发现低度和高度病变的敏感度。液基细胞学涂片的优点如下。①涂片范围小,细胞分布均匀、集中、薄层,几乎所有的涂片都含有宫颈管鳞柱状上皮"移行区"的柱状上皮细胞。②涂片着色鲜艳,退变细胞少或无。③涂片背景清晰,杂质少。④应用液基细胞学技术,只需一次取材,就可以同时完成细胞学诊断及 HPV 等检测,方便、准确,适用于临床的筛查应用,具有较强的可行性。液基细胞学技术的问世,只是制片技术的重大革新,但不能改变阅读方式(阅片仍要靠细胞学专家用肉眼看显微镜读片去判断),其正确诊断率与人眼疲劳及阅片人的经验水平及责任心无不相关,此外,这种设备成本高,仅适用于有条件的大城市大医院开展此项新技术,在贫困地区难以推广。

(3)自动化细胞学筛查。计算机辅助细胞学检测系统(CCT)为细胞的识辨阅读系统,是读片程序的计算机化,电子计算机检测器为细胞学分析提供了持续的客观的评价。于 1998 年获美国食品及药物管理局(FDA)批准用于宫颈癌普查质量控制,其系统中储存了大量的正常与异常细胞信息,可对宫颈涂片进行自动扫描,将可疑细胞进行彩色图像处理,并以数字化形式储存到电脑磁盘中供病理专家重点筛查以检出异常细胞。最后按 TBS 方法进行报告,尤其适用于筛查涂片本身异常细胞分布少及体积小的异常细胞。适用于大样本的宫颈癌普查工作,避免肉眼观察的人为主观误差和大工作量时疲劳所引起的差错,做到准确、快速。国内有学者研究认为,其准确性高达 87.57%,而且能从微生物角度对炎症细胞及疱疹病毒、乳头状瘤病毒感染等做出诊断。目前美国食品和药物机构批准的试验有两种:Pap net 和 Auto pap 300QC。其作用是筛查以前人工筛查的巴氏涂片,以鉴别假阴性涂片。Auto pap 300QC 是一种质控再筛查工具。也有学者认为 CCT 对宫颈癌的检出率未能明显提高,反而使筛查成本大大增加。

液基细胞学检测技术和自动化细胞学筛查技术是分别对制片方法及阅片方式的改良,如果先用液基薄层细胞学技术制备超薄层涂片,再经 CCT 筛查,则达到更高水平的诊断。

(4)细胞 DNA 定量分析:在大多数子宫颈鳞状细胞癌及 HSIL(high-grade squamous intraepithelial lesion)病例中均可发现 DNA 倍体异常细胞。异倍体细胞的出现象征着染色体结构和数量出现异常变化,也是细胞恶变的早期特征。染色体检查有助于鉴别炎症或肿瘤。

近年来,有人主张对细胞学及组织学检查难以确诊的病例,进行病变上皮的染色体检查,有助于确定诊断。据文献报告,宫颈的炎症细胞染色体均为正常的二倍体,轻度间变细胞染色体核型也多属正常,重度不典型增生、原位癌和早期浸润癌时,大多可发现非整倍体及多倍体。随着从原位癌向浸润癌的发展,所有二倍体细胞可逐渐完全消失。有报道证实在 CIN Ⅱ、CIN Ⅲ/CIS 和浸润癌病例中分别有 59%、84% 和 87% 有异倍体细胞出现。DNA 倍体分析系统进行宫颈癌前病变的诊断及预测在国内外已有大量报道。在北美及欧洲,细胞 DNA 定量分析诊断方法已是一种常见临床检测方法之一。DNA 倍体分析与常规细胞学相结合可提高宫颈癌及癌前病变的检出率。细胞 DNA 定量分析用全自动 DNA 倍体分析系统做 DNA 定量测定。所有 Feulgen 染色片用 AcCell 全自动细胞图像分析系统进行扫描处理,一般情况下,AcCell 系统对每张玻片上 6 000 个以上的细胞核进行扫描测定。经扫描后的每个细胞核均有 128 个特征值,如果出现以下三种情况就诊断异常:①出现 5C(DNA 指数>2.5)非整倍细胞;②4C 细胞数超过被测细胞总数的 10%;③出现非整倍体细胞峰。

(三)阴道镜检查

1925 年德国的 Hinselmarm 设计了第一台阴道镜用于宫颈肿瘤的诊断。20 世纪 90 年代美国首推电子阴道镜,无须目镜,突破了光学阴道镜检查的局限,计算机系统可对观察的图像进行冻结、采集、储存、分析、打印等一体化管理,2001 年我国首次采用国产电子阴道镜进行宫颈癌的筛查,使电子阴道镜在宫颈癌筛查中的可行性和实用性得到验证。

阴道镜检查是一种诊断性检查,在宫颈癌及癌前病变的诊断、筛查及研究中具有举足轻重的作用。目前有三种阴道镜检查仪器:光学阴道镜、电子阴道镜和光—电一体阴道镜。阴道镜检查是一种在低倍镜(放大 6～40 倍)下检查宫颈和阴道上部的方法,同时还具有摄像系统和电脑图像显示,其利用阴道镜放大观察宫颈表面轮廓、上皮颜色构型以及基质血管的细微变化,判断是否存在宫颈病变,评估病变的性质与类型,确定病变的范围,最后指导选择活检的准确部位,取替盲目活检,提高活检的阳性率与诊断的准确率,减低漏诊率。是一种无创伤性的检查仪器,可以重复多次进行检查。阴道镜最主要的临床应用价值是被用在诊断细胞学异常或临床可疑恶性病变的患者,与细胞学合用,提高宫颈癌的早期诊断水平。有学者将阴道镜检查作对比研究,发现阴道镜作为诊断手段的准确性及可重复性高于作为筛查手段。美国一项研究显示,阴道镜、细胞学及两者联合筛查的敏感度分别为 48%、76%、91%。特异度分别为 100%、96%、96%。

阴道镜检查的指征是:①宫颈外观异常,或有可疑的临床症状或体征,如接触性出血、白斑、可疑癌等;②细胞学检查结果异常,巴氏分级 Ⅱ 级以上或 TBS 报告为 ASC/AGC 或以上;③高危型人乳头瘤病毒(HPV)感染;④肉眼观察醋酸试验阳性,复方碘试验不着色;⑤外阴或阴道可疑病变;⑥治疗后追踪观察宫颈、阴道、外阴病变的动态变化;⑦其他,如 CIN 及早期宫颈癌术前了解阴道壁受累情况。

最初的阴道镜诊断名目繁多、混乱。2003 年国际宫颈病理及阴道镜联盟推荐使用修订的阴道镜下图像命名系统。

Ⅰ.正常阴道镜下表现。

Ⅱ.异常阴道镜下表现。

Ⅲ.提示浸润癌的阴道镜特点。

Ⅳ.不满意阴道镜检查。

Ⅴ.其他表现。

通常被用作阴道镜检查异常区域的评分方法是改良 Reid 评分标准,评分为 1~2 分相当于 CIN Ⅰ。3~4 分相当于 CIN Ⅰ-Ⅱ。5~8 分相当于 CIN Ⅱ-Ⅲ。

阴道镜检查的优点主要在于:①能观察到肉眼所不能发现的宫颈病变;②定位活检命中率明显高于盲目活检,达 83.6%~99.5%;③阴道镜结合细胞学检查,提高宫颈癌早期诊断准确率,使其达 98%~99.4%;④用于治疗后随访及观察,与细胞学合用,复发转移的诊断率达 86.7%;⑤可用于孕期 CIN 随访观察。

阴道镜检查是一种直观技术,对图像的解释带有一定的主观性。阴道镜检查的准确性主要与能否看到整个转化区和全部病变及专业人员的经验有关。有经验的阴道镜专家可以立即判断宫颈病变部位。掌握阴道镜技术不仅需要专门经过培训,而且还需要足够的工作量来保持工作者的临床技能。因此常规应用及广泛用于普查受到限制。宫颈癌常发生在宫颈上皮的移行区,妇女绝经期前后,有 12%~15% 宫颈上皮鳞—柱交界上移至颈管内,而阴道镜难以观察到宫颈管内的病变,常造成假阴性,其假阴性率达 14%。也不易鉴别有无间质浸润,30%~50% 的微小浸润癌被漏诊。必要时做颈管诊刮术,可减少锥切术的协助诊断。研究表明,阴道镜检查对 CIN 的诊断准确性接近 80%,敏感性与阴性预测值高,但特异性较低,然而在诊断宫颈高度病变和宫颈癌时,其特异性明显升高。近年来,国际上公认对宫颈癌前病变筛查的程序应遵循"三阶梯"的步骤,阴道镜检查是筛查程序的第二步,承担着极其重要的"承前启后"的作用,对于诊断 CIN 和宫颈癌是一项很有价值的筛查方法。

(四)HPV 检查

1949 年,Strauss 在电镜下发现了人乳头瘤病毒。1974 年,德国人 Zur Hausen 首次提出人乳头瘤病毒感染与宫颈肿瘤密切相关,至 1983 年 Durse 和 Zur Hausen 发现了 HPV 16。1986 年有学者开始进行了第一个分类研究,对 100 名宫颈低度病变的妇女进行检查,发现 HPV 16 具有更强的促进宫颈病变发展的潜能。2004 年,国际癌症研究署发布一致性声明:HPV 感染是宫颈上皮内瘤变及子宫颈癌发生的必要因素。2008 年,楚尔·豪森由于发现了 HPV 是宫颈癌的致癌病毒,把某些高危的 HPV 感染和子宫颈癌联系起来而获得了诺贝尔生理学或医学奖。

生殖器型 HPV 中,与宫颈癌发生高风险相关的类型被归为"高危型"HPV(HPV16、18、31、33、35、39、45、51、52、56、58、59、66)。"高危型"HPV 感染被证实为是宫颈癌发生的必要先决条件。HPV 阴性者几乎没有子宫颈癌之忧。世界卫生组织已宣布 HPV16、18、31、33、35、39、45、51、52、56、58、59、66 为人类一级致癌因素。前瞻性流行病学已经证实,长时间持续感染高危 HPV 妇女发生 CIN 风险显著上升。HPV 感染 8~24 个月可发生 CIN Ⅰ、CIN Ⅱ、CIN Ⅲ,再经 8~12 年可发生浸润癌。正常妇女中,HPV 感染者不到 4%,而在 CIN Ⅰ级、CIN Ⅱ级、CIN Ⅲ级患者中的检出率分别是 30%、55% 和 65%。在型别分布上世界各国的研究报道均以 HPV16 和 18 型为主要类型,在全世界范围内 HPV 亚型的分布有地域差异。在中国某些区域,如上海、台湾,HPV58 和 52 型被发现仅次于 16 型;在广州、湖南的研究发现,HPV58 和 59 型是并列第三常见类型,仅次于 HPV16 和 18 型。

HPV 感染的致癌机制包括 E6 和 E7 这两个主要病毒癌基因表达,其产生的蛋白干扰了控制细胞中期的抑癌基因表达。HPV 感染从前期损害到宫颈癌的整个发展过程 10 年左右,这个过程可分为四个阶段,HPV 感染,低度的癌前病变(CIN Ⅰ),高度的癌前病变

(CIN Ⅱ/CIN Ⅲ)和宫颈癌。所以及早发现高危型 HPV 感染,及早治疗 CIN 患者,阻止病程发展有重要意义。

由于 HPV 不能在体外培养,且不能诱导易于检测的免疫反应,故无法用简便的血清学检测进行 HPV 的诊断和分型,可以从以下方法诊断:①直视观察;②显微技术和免疫组化技术;③各种分子技术检测 HPV 病毒基因组;如原位杂交、斑点印迹、杂交捕获(HC2)和 PCR 等,其中 PCR 敏感性最高。HC2 是目前唯一获得美国 FDA 认证的临床诊断方法。

HC2 的原理是利用化学发光对抗体捕获的信号加以放大,可检测 13 种关键的高危型 HPV 全长 DNA,检测高度病变的敏感性达 88%～100%,阴性预测值高达 99%,且有高度的重复性,实验室要求简单。一些研究发现,联合使用 HPV 检测和细胞学检查,灵敏度和阴性预测价值更高,后者甚至接近 100%。如此之高的阴性预测价值提示我们可以延长两次筛查的间隔时间,每 1～3 年甚至 3～5 年筛查一次。但联合检查使特异度下降,作为初筛方法使用,会有更多的人进入下一步的检查。HPV 在宫颈癌检查中的应用主要包括如下几点。

1. 宫颈癌的初筛

HPV 近年来逐渐用于宫颈癌的筛查。2001 年 9 月欧洲妇产科传染病协会将 HPV 检测列为子宫颈癌的普查项目,与宫颈涂片结合或替代宫颈涂片进行宫颈癌普查。美国癌症协会 2002 年 4 月推出了临床实践指南,将 HPV 检测与宫颈涂片相结合用于 30 岁以上的妇女的筛查:若两种检查均阴性,则每 3 年复查一次;若涂片阴性、HPV 阳性,则一年复查一次。2003 年 4 月,美国 FDA 批准对 30 岁以上的妇女使用 HC2 联合宫颈细胞学检查作为宫颈癌的复查初筛方法。2004 年 4 月国际癌症研究中心(IARC)的一致性声明中也指出,高危型 HPV 的检测用于筛查和患者的处理是合理的。全世界超过 4 万余例妇女的宫颈癌筛查研究表明,HPV 比单纯性细胞学检查更具敏感性,HPV 检测结合传统细胞学检查对于宫颈癌阴性的预测价值超过了 99%。因此,HPV 检测作为宫颈细胞学检查的辅助手段有助于筛选子宫颈癌的高危人群。最近一项对欧洲和北美 6 万名女性的研究发现,HPV 检测的灵敏度显著高于细胞学,两者分别为 96.1% 和 53%。提示 HPV 单独用于宫颈癌的初筛,再用细胞学对 HPV 阳性者进行二次筛查,是科学可信和可行的方法。

2. 用于宫颈轻微异常的再分类

对于意义未明的不典型鳞状细胞(ASCUS)或不典型腺细胞(AGUS)以及低度宫颈上皮内瘤变(LSIL)可以利用 HPV 筛查出高危病例。ASCUS 及 LSIL 的患者中,仅有 5%～20% 经活检证实为 CIN,且 CIN Ⅰ 可以自然转归为正常上皮,但如果 HPV 检测为高危型,则应进行阴道镜检查,必要时进行活检。如果 HPV 检测阴性,可以 1 年后重复细胞学检查。有研究表明,HPV 阳性的妇女在随访中诊断为 CIN Ⅰ 的可能性是 HPV 阴性的妇女的 3.8 倍,发展为 CIN Ⅱ 的可能性是 HPV 阴性的妇女的 12.7 倍。

3. 用于宫颈癌治疗后的随访

CIN 治疗后约 10% 复发,HPV 检测对诊断复发具有较高的敏感性,而特异性与细胞学相似。有研究表明,CIN Ⅲ 病例治疗后,HPV 阴性无病灶残留或复发,而 HPV 阳性复发危险明显增加。因此,如果治疗后复查宫颈涂片和 HPV 均阴性应回到常规普查中,如果 HPV 阳性,则应再次阴道镜检查。

4. 预测宫颈癌的预后

有研究表明,HPV DNA 阴性的宫颈癌,其累计无瘤生存率为 100%,HPV 阳性仅 56%。

HPV 是否阳性以及型别与盆腔淋巴结转移有关。HPV18 阳性可能是术后复发的高危因素。

相对于细胞学检测,HPV 检测筛查方法更加昂贵。目前,美国一些公司正在合作,在 HC2 技术的基础上研发一种能对致癌性 HPV 进行批量快速分析的检测方法,希望能提供更优惠的价格,同时使妇女能获得及时的诊治。HPV 检测技术在未来将会得到更大的提高和发展。随着 HPV 疫苗的问世,宫颈癌的预防将会发生重大变革。

(五)其他方法

其他方法如宫颈照相、宫颈荧光镜检、定量探针、吸烟数等。宫颈照相是美国阴道镜学家发明的一项技术,主要是为了弥补阴道镜携带的不便。由非专业人员摄取宫颈图,专门人员判读图片。该方法简单,不需培训,照片可永久保存。有研究报道,在宫颈癌的筛查中,宫颈照相是不可缺少的辅助手段。宫颈荧光镜检是利用医用内置荧光棒的内在化学反应产生特定波长的光线照在宫颈上,目测病灶组织与异常组织发出的不同颜色即可诊断。此方法无痛、无创、简单、快速,但敏感度高、特异度低,不适应单独用于筛查。吸烟和宫颈癌之间的关系已被流行病学专家论证。研究表明吸烟的量和年限与宫颈癌的发生密切相关,当每日吸烟多于 20 支,吸烟年限>5 年时,CIN 及宫颈浸润癌发生的风险度明显增加($P=0.02$)。Daly 等前瞻性研究 4 年以上有轻度宫颈涂片异常阴道镜检查的患者,评估社会人口统计学特征包括吸烟史。结果轻度宫颈涂片异常的妇女 173 例,吸烟数和高级 CIN 有明显相关性($P=0.007$),一旦每天超过 20 支,高级 CIN 增加 5 倍。这说明与剂量依赖性有关联的吸烟在有轻度宫颈涂片异常的妇女中增加了 CIN Ⅱ-Ⅲ级的危险。有学者研究配偶的吸烟量与妇女高度鳞状上皮内瘤变的发病风险成正比,说明被动吸烟同样可以增加 CIN 及宫颈癌的危险性。

任何一种单一的宫颈癌筛查方法都有其局限性。由于各国各地区经济条件不一,对于筛查的方案、间隔时间、年龄也各有差异。在社会广泛开展宫颈癌筛查应按照地区资源条件和人群风险度进行优化配置,理想的筛查方案应是多种筛查技术相结合。目前国际公认的子宫颈癌筛查和确诊方法遵循三阶梯步骤。

(1)以宫颈细胞学检查或细胞学结合 HPV DNA 检测作为初筛。

(2)可疑或阳性者作阴道镜检查,验证细胞学检查结果。

(3)镜下定位进行活体组织病理诊断。

不同的国家、不同的地区可能有不同的要求。2009 年 11 月 20 日,美国妇产科医师学会(ACOG)在线发布了第 109 号实践公告,对宫颈癌筛查指南进行了更新。考虑到经济、患者心理和未来生育需求等因素,ACOG 新指南建议,宫颈癌筛查的起始时间应为 21 岁;21~30 岁人群每 2 年筛查一次;>30 岁人群,若连续 3 次筛查结果为阴性,则可每 3 年筛查一次;65~70 岁人群,若连续 3 次筛查结果为阴性且近 10 年未获异常结果,则可停止筛查。需要增加筛查频率的人群,其危险因素包括 HIV 感染、免疫低下或抑制、子宫己烯雌酚暴露史、有Ⅱ或Ⅲ级宫颈上皮内瘤样病变(CIN)或宫颈癌接受治疗史。

四、诊断

1.症状

(1)早期:宫颈癌早期常无明显症状,偶于性交、妇科检查后产生接触性出血,与慢性宫颈炎无明显区别,有时甚至宫颈光滑,老年妇女宫颈已萎缩者尤其如此。某些颈管癌患者由于病灶位于颈管内,阴道部宫颈外观表现正常,易被忽略而漏诊或误诊。

（2）晚期。

1）阴道不规则出血：阴道不规则出血是宫颈癌患者的主要症状（80%～85%），尤其是绝经后的阴道不规则出血更应引起注意。

阴道出血量可多可少，阴道出血往往是肿瘤血管破裂所致，菜花型肿瘤出现流血症状较早，量也较多。如果出血频发、失血过多，可导致严重的贫血。晚期病例可出现阴道大量出血以致休克，多见于侵蚀性生长的肿瘤。

2）阴道分泌物增多：阴道分泌物增多是宫颈癌患者的主要症状，多发生在阴道出血之前。最初阴道分泌物可以没有任何气味，随着肿瘤的生长，癌瘤继发感染、坏死，则分泌物增多，如淘米水样或混杂血液并带有恶臭味。肿瘤向上蔓延累及子宫内膜时，分泌物被宫颈管病组织阻塞，不能排出，可以形成宫腔积液或宫腔积脓，患者可出现下腹不适，小腹疼痛、腰痛及发烧等症状。

3）疼痛：癌瘤向宫旁组织延伸，侵犯骨盆壁，压迫周围神经，临床表现为坐骨神经痛或一侧骶、髂部的持续性疼痛。肿瘤压迫或侵蚀输尿管，引起管道狭窄、阻塞而造成肾盂积水，表现为一侧腰痛，甚至剧痛，进一步可发展为肾衰竭、尿毒症。若淋巴系统受侵则导致淋巴管阻塞，回流受阻而出现下肢浮肿和疼痛等症状。

4）泌尿道症状：晚期宫颈癌压迫或侵犯膀胱，出现尿频、尿血、尿道炎的症状；压迫输尿管可引起肾盂积水，若为双侧，尚可出现尿毒症。

5）下消化道症状：晚期宫颈癌压迫或侵犯直肠，引起大便困难、梗阻、便血，乃至阴道直肠瘘。

6）全身症状：晚期患者因癌瘤组织的代谢、坏死组织的吸收或合并感染可引起发热；由于出血、消耗而出现贫血、消瘦甚至恶病质。

2.体征

镜下早期浸润癌及微小宫颈浸润癌，局部无明显病灶，宫颈光滑或仅为柱状上皮异位。随着宫颈浸润癌的生长发展，根据不同的类型，局部体征也不同。外生型见宫颈上有赘生物向外生长，呈息肉状或乳头状突起，继而向阴道突起形成菜花状赘生物，表面不规则，合并感染时表面有灰白色渗出物，触之易出血。内生型则见宫颈肥大质硬，宫颈管膨大如桶状，宫颈表面光滑或有浅表溃疡，晚期由于癌组织坏死脱落，形成凹陷性溃疡，整个宫颈有时被空洞替代，并覆盖有灰褐色坏死组织，有恶臭味。癌灶浸润阴道壁见阴道壁上有赘生物，向两侧旁组织侵犯，妇科检查可扪及两侧增厚，呈结节状，质地与癌组织相似，有时浸润达盆壁，形成"冰冻骨盆"。

3.辅助检查

（1）宫颈细胞学检查：为发现早期宫颈癌最有效的检查方法。由于早期患者大多数没有明显症状，因此很难被及时发现。目前在临床上对已婚妇女做妇科检查或防癌普查时，都常规进行阴道脱落细胞检查，作为筛查手段。目前临床上常用的为宫颈液基薄层细胞学（thin prep cytologic test，TCT）检查。

（2）碘试验：将浓度2%的碘溶液直接涂在子宫颈和阴道黏膜上，观察染色情况。正常宫颈和阴道鳞状上皮含丰富糖原，可被碘溶液染为棕色或深赤褐色，若不染色即为阳性，说明鳞状上皮不含糖原。瘢痕、囊肿、宫颈炎或宫颈癌等的鳞状上皮不含或缺乏糖原，也不能染色，故本试验对癌无特异性。然而碘试验用于检测CIN可识别宫颈病变的危险区，以便确定活检取材的部位，提高诊断率。

（3）阴道镜检查：阴道镜可选择活体组织检查部位，协助对于宫颈细胞刮片可疑者确定早期病变的部位、范围、性质和程度，但不能发现鳞—柱交界或延伸宫颈管内的病变，不能代替宫颈刮片或活检。

（4）宫颈和宫颈管活体组织检查：为确诊宫颈癌及宫颈癌前病变的金标准。

（5）宫颈锥切术：适用于宫颈细胞刮片检查多次为阳性，而多点活检及颈管刮术阴性，或已证明为原位癌，不能排除浸润癌时，可行宫颈锥切术并送病理。

此外，可视患者具体情况做 X 线检查、静脉肾盂造影、膀胱镜、直肠镜及放射性核素肾图或骨扫描、B 超检查、CT、MRI、PET 检查等。

五、鉴别诊断

1. 宫颈糜烂

宫颈糜烂是最常见的良性宫颈病变，临床可有月经间期出血，或接触性出血，阴道分泌物增多，检查时宫颈外口周围有鲜红色小颗粒，擦拭后也可以出血，大体所见与原位癌及早期浸润癌相似，肉眼不能区分，故难以与早期宫颈癌鉴别。可做宫颈细胞刮片检查或活体组织检查以明确诊新。

2. 宫颈息肉

宫颈息肉一般为宫颈口或宫颈管内炎性增生所致，常为小圆形肿物带蒂，但偶也无蒂，鲜红色或粉红色，可单发或为多发，易有接触出血，还可以有继发感染、坏死。

息肉癌变较为罕见，但宫颈之恶性病变有时呈息肉状，故凡有宫颈息肉均应切除，并送病理学检查以明确诊断。

3. 颈管黏膜下或肌瘤样息肉

颈管黏膜下或肌瘤样息肉颇似颈管内的癌瘤，尤其是并发坏死感染时，但一般宫颈口扩大，阴道指诊可触到瘤蒂，境界清晰，无癌瘤的侵蚀，但瘤蒂宽与宫颈贴接者易与宫颈癌混淆，需做活检以确诊。

4. 子宫颈外翻

外翻的黏膜过度增生，表面也可呈现高低不平，较易出血，但外翻的宫颈黏膜弹性好，边缘较整齐。阴道脱落细胞学检查或活检可鉴别。

5. 子宫颈结核

宫颈结核症状上除有不规则阴道出血和大量白带外，可有闭经史及结核体征，阴道镜检查外观上可见多个溃疡，甚至菜花样赘生物，与宫颈癌很相似，亦需活检进行鉴别。

6. 宫颈湿疣

表现为宫颈赘生物，表面多凹凸不平，有时融合成菜花状，可进行活检以鉴别。

7. 子宫内膜癌

有阴道不规则出血，阴道分泌物增多。子宫内膜癌累及宫颈，检查时颈管内可见到有癌组织堵塞，确诊须做分段刮宫送病理检查。

六、转移途径

1. 直接蔓延

向下侵犯阴道，向上可累及子宫下段及宫体，向两侧扩散到子宫颈旁和阴道旁组织，向前后可侵犯膀胱及直肠。

2.淋巴转移

淋巴转移是宫颈癌转移的主要途径,淋巴转移率与临床期别有关。最初受累的淋巴结有宫颈旁、闭孔、髂内、髂外淋巴结,称初程淋巴结转移组。继而受累的淋巴结有骶前、髂总、腹主动脉和腹股沟组淋巴结,称次程淋巴结转移组。晚期还可出现左锁骨上淋巴结转移。

3.血行转移

较少见,多发生在晚期。主要转移部位有肺、肝、骨等处。

七、临床分期

采用国际妇产科联盟(FIGO 2009)最新修订的临床分期。

Ⅰ期:癌灶局限于子宫颈(宫体是否受累不予考虑)

Ⅰ$_A$:镜下早期浸润癌,即肉眼未见病变,仅在显微镜下可见浸润癌。

Ⅰ$_{A1}$:间质浸润深度<3 mm,宽度<7 mm。

Ⅰ$_{A2}$:间质浸润深度3~5 mm,宽度<7 mm。

Ⅰ$_B$期:临床病变局限在宫颈,肉眼可见浅表的浸润癌,临床前病灶范围超过Ⅰa期。

Ⅰ$_{B1}$:临床可见病灶直径<4 cm。

Ⅰ$_{B2}$:临床可见病灶直径≥4 cm。

Ⅱ期:癌灶超过宫颈,但阴道浸润未达下1/3,宫旁浸润未达盆壁。

Ⅱ$_A$:癌累及阴道为主,无明显宫旁浸润。

Ⅱ$_{A1}$期:肉眼可见病灶最大径线<4 cm。

Ⅱ$_{A2}$期:肉眼可见病灶最大径线≥4 cm。

Ⅱ$_B$癌累官旁及为主,无明显阴道浸润。

Ⅲ期癌灶超越宫颈,阴道浸润已达下1/3,宫旁浸润已达盆壁,有肾盂积水或肾无功能者(非癌所致的肾盂积水或肾无功能者除外)。

Ⅲ$_A$癌累及阴道为主,已达阴道下1/3。

Ⅲ$_B$癌浸润宫旁为主,已达盆壁,癌瘤与盆壁间无空隙,或有肾盂积水或肾无功能者。

Ⅳ期癌灶超出真骨盆或扩散至邻近器官如浸润膀胱或直肠黏膜。

Ⅳ$_A$癌浸润膀胱和(或)直肠黏膜。

Ⅳ$_B$癌浸润超出真骨盆,有远处转移。

关于分期的说明。

(1)宫颈癌的分期依据是临床检查,因此,每个患者均应进行仔细的临床检查,要求经两个有经验的医生(其中至少一名为副高级以上职称)检查后确定分期,存在明显争议时可请第三名医师(副高以上职称)确定。

(2)必要时在全身麻醉下检查。

(3)临床检查确定的分期不得因以后的发现而更改,即使复发也不例外。

(4)对某一病例分期有争议时,应采用相对早期分期诊断。

(5)临床上出现症状或体征,怀疑膀胱或直肠病灶者,须经膀胱镜或直肠镜检查活检,并有组织学证实。

(6)可选择的检查包括动脉造影、静脉造影、超声、PET、CT、MRI等,这些检查发现的结果解释尚不能肯定,故不能作为改变期别的根据,但具有制订治疗计划价值。

（7）对扫描检查怀疑的淋巴结行细针穿刺，能帮助制订治疗计划。

（8）静脉和淋巴管等脉管区域受累、宫体扩散和淋巴结受累均不参与临床分期。

八、治疗

（一）手术治疗

1.治疗原则

手术仅限早期病例，$I_{B1} \sim II_{A1}$期（<4 cm），但近年来由于宫颈癌的年轻化、腺癌比例的增加及生活质量的要求，也有建议可对中青年局部晚期、大癌灶（$I_{B2} \sim II_B$，>4 cm）患者给予新辅助化疗后手术治疗。新辅助化疗是指对宫颈癌患者先行数个疗程化疗后再行手术或放疗，以增加手术满意率，提高疗效，但这种治疗方式仍存在争议。$I_{B2} \sim II_B$期宫颈癌患者在新辅助化疗缩小病灶后手术可以保留卵巢和阴道功能，对于阴道切除>3 cm时可酌情做阴道延长术。目前主要有两种方法延长阴道，即腹膜返折阴道延长术和乙状结肠阴道延长术，其术式主要来自于先天性无阴道治疗中以腹膜代阴道成形术的一些成功经验，前者较简单，后者复杂但效果较好。由于宫颈腺癌对放疗不敏感，因此，只要患者能耐受手术且估计病灶尚能切除者，无论期别如何，均应尽量争取手术。

2.手术范围

宫颈癌的临床分期是以宫颈原发癌灶宫旁主、骶韧带和阴道的侵犯而确定的，因此，宫颈癌广泛手术是以切除对宫旁主、骶韧带和阴道的宽度来确定的。手术范围包括子宫、宫颈及骶、主韧带，部分阴道和盆腔淋巴结，一般不包括输卵管和卵巢。盆腔淋巴结清扫手术范围包括双侧髂总、髂外、髂内、深腹股沟、闭孔深、浅组淋巴结，不包括腹主动脉旁淋巴结。如果髂总淋巴结阳性，应取样甚至清扫到腹主动脉旁淋巴结。

3.手术类型

手术类型共分为5种类型。I型：扩大的子宫切除即筋膜外子宫切除术；II型：次广泛子宫切除术，切除1/2骶、主韧带和部分阴道；III型：广泛性子宫切除术，靠盆壁起切除骶、主韧带和上1/3阴道；IV型：超广泛子宫切除术：从骶、主韧带的盆壁部切除全部骶、主韧带和阴道1/2～2/3；V型：盆腔脏器廓清术（可包括前盆、后盆、全盆）。

4.宫颈癌根治术的手术方式

（1）经腹的子宫颈癌根治术。最为经典，由 Werthiem 奠定。几十年来，在手术操作的某些环节做了改良，目的在于术时少出血，术野清晰、干净，减少副损伤和缩短手术时间，目前已成为早期子宫颈浸润癌的主要治疗手段之一。

（2）经阴道广泛全子宫切除术和经腹膜外盆腔淋巴结切除术。经阴道广泛全子宫切除术为 Schauta（1901）创立，可避免进腹腔对胃肠道的干扰，术后患者恢复快。但经阴道手术术野小，暴露困难，遇到宫颈癌灶较大时，切除主韧带和宫骶韧带的宽度受限，且还需改变体位行腹膜外盆腔淋巴切除，手术时间长，故仅建议在早期浸润癌不需行盆腔淋巴结切除者应用。

（3）腹腔镜下子宫颈癌根治术。尽管 CT 及 MRI 对淋巴结转移的诊断率仅有 60%左右，但仍推荐术前 CT 和（或）MRI 在每个病例中应用，如果提示有增大的淋巴结，应给予穿刺活检，活检显示有转移，行腹腔镜手术则无意义；活检阴性，可以行腹腔镜手术，但仍有可能术中发现明显转移的淋巴结。游离这样的淋巴结即使存在血管粘连，腹腔镜技术也是可行的，但应尽量限制这种尝试，因为淋巴结可能被剥离破裂，增加肿瘤扩散的风险。此时的明智选择是：

①细针穿刺,证明有转移后推荐患者进行放疗。②开腹行淋巴结大块切除术。2010 年 NCCN 指南中明确提出,对于不做手术仅行全量放化疗的患者,应在制订放疗计划前充分评估盆腔及腹主动脉旁淋巴结,以明确放射野范围。因此,腹腔镜手术的第一个优势即是在微创的前提下准确评估区域淋巴结,从而帮助决定治疗方案。腹腔镜手术的第二个优势是,对于较早期患者腹腔镜手术比经腹行宫颈癌根治术具有创伤小、术后恢复快的优点。

(4)保留神经功能的根治性子宫切除术:传统的根治性子宫切除术中因盆底支配膀胱、直肠的自主神经受损,影响其器官功能,如术后膀胱收缩功能降低、出现尿潴留,直肠功能降低、出现排便困难等,因此,近年来,保留神经功能的宫颈癌根治术(nerve sparing radical hysterectomy)受到重视。宫颈癌根治术时,保留盆腔内脏神经、盆腔神经丛以及膀胱背侧神经支,对术后膀胱功能的恢复至关重要。日本的小林隆最早在宫颈癌开腹手术中提出保留膀胱神经,可以减少术后尿潴留的发生,主要方法是在切除主韧带时识别并推开盆腔交感神经,此后他又提出了保护盆腔内脏神经丛的手术步骤,这种保留神经的术式称为"东京术式"。在未保留神经的患者中,37%术后 1 个月有尿潴留;而保留了一侧或双侧神经的患者,尿潴留率仅为 10%。德国学者 Hockel 等则提出宫颈癌广泛子宫切除术中利用吸脂术保护神经的建议。虽然手术中保留膀胱神经有许多优点,但对保留神经与广泛手术之间是否存在矛盾,是否同时保留了较多的宫旁组织而增加宫颈癌的复发机会,尚存争议。

(5)根治性子宫颈切除术:根治性宫颈切除术是近年来兴起的一种新的术式,作为治疗早期宫颈癌保留生育功能的手术,适用于有强烈生育要求的、临床分期为 Ⅰ$_A$ 期、病灶直径<2 cm,浸润深度<3 mm,无脉管浸润、行腹腔镜淋巴活检后无淋巴结受累的早期浸润性宫颈癌的年轻患者。

首先开创根治性宫颈切除术的是 Dangent D,他在 1987 年进行了经阴道切除宫颈和宫旁组织(经阴道根治性宫颈切除术,VRT)以及上段阴道切除,在宫颈子宫结合处放置环扎带,以及腹腔镜下盆腔淋巴结切除术(LPL)。Plante 等报道了 72 名应用 VRT+LPL 术治疗的患者,中位年龄为 32 岁,74%未产,术后 31 名妇女共妊娠 50 次,早期和中期流产率为 16%和40%,72%的妊娠达到了晚期,整体早产率为 16%～19%,总体复发率为 4%。Marchiole 等将病灶<2 cm 的患者分别行 VRT+LPL 与根治性经阴道子宫切除术+LPL 进行了比较,结果显示,术中并发症相似(2.5%∶5.8%),术后并发症(21.2%∶19.4%),复发率也相似,分别为5.2%∶8.5%。该术式的术前评估包括:①复核病理切片,明确浸润深度、宽度、组织类型及细胞分化程度;②必要时进行 CT 或 MRI 检查,充分估计宫颈管长度,确定宫颈内口至病变的距离,除外宫旁、宫体浸润或扩散以及淋巴结转移;③应在手术前麻醉下再次进行认真窥视及三合诊,进行临床分期核对,了解阴道宽度及显露情况,为手术实施提供依据。

(二)放射治疗

1.放疗的原则与指征

(1)放疗的原则:宫颈癌的放疗根据目的不同主要分为根治性放疗、术后辅助性放疗及局部姑息性放疗。放疗方式主要有体外照射及经阴道腔内后装近距离放疗。腔内放射的目的是控制局部病灶,体外放射则用以治疗盆腔淋巴结及宫颈旁组织等处的病灶。早期病例多以腔内放疗为主,体外放疗为辅;中期病例内外各半;晚期病例则以体外放疗为主,腔内放疗为辅。之所以这样分配内、外照射的比例,是因为早期患者病灶局限,盆腔转移的概率极小,将主要放疗剂量集中于腔内近距离,有利于最大限度地杀灭肿瘤细胞,而对周围正常组织的损伤最小;

对于晚期患者,整个盆腔甚至腹主动脉旁都可能有病灶累及,并且距离宫颈原发灶越远的转移灶其细胞活力可能越强,因此,加强外围照射,有效控制肿瘤的继续转移,可能要比控制宫颈原发灶的意义更大。目前标准的宫颈癌根治性放疗方案为盆腔体外照射加腔内近距离照射,同时应用铂类为基础的化疗。至于先体外后腔内、先腔内后体外还是二者同期进行应因人而异,临床上最常用的方法是体外、腔内同期进行。

目前宫颈癌根治性放疗的计划设计基本上还是基于妇科盆腔检查进行的,与其他部位肿瘤基于影像学表现有所区别。主要是因为:①目前的影像学技术(包括 PET-CT)还不能很好显示盆腔内妇科肿瘤病变;②靶区在盆腔,GTV(肿瘤区)、CTV(临床靶区)、PTV(计划靶区)难区分;③影像学表现至今未被作为分期依据。因此,妇科检查对制订根治性放疗计划仍很重要。

(2)放疗的适应证:放射治疗是宫颈癌治疗的重要手段,各期宫颈癌均可采用放射治疗,但 II_A 期以前多以手术治疗为主,II_B 期及以后则以放疗为主。早期患者根治术后如存在手术切缘不净、淋巴结转移、宫旁浸润等高危因素时需术后辅助同步放化疗;如有深层间质浸润、淋巴血管间隙受侵等应给予术后辅助性盆腔放疗。由于宫颈腺癌对放疗不敏感,只要患者能耐受手术且估计病灶尚能切除者,应尽量争取手术。

(3)放疗的禁忌证:骨髓抑制、周围血白细胞总数 $<3\times10^9/L$,血小板 $<70\times10^9/L$;肿瘤广泛转移、恶病质、尿毒症;急性或亚急性盆腔炎时;急性肝炎、精神病发作期、严重心血管疾病未获控制者;宫颈癌合并卵巢肿瘤,应先切除卵巢肿瘤后再行放疗。

(4)个性化放疗原则:患者的个体情况有所不同(如身体素质、以往病史、对射线的耐受性及解剖情况等),肿瘤的部位、形状、体积、放疗敏感性、瘤床情况及病理类型亦各异,因此设计治疗计划时必须具体考虑。在治疗过程中还要根据患者及肿瘤反应的具体情况调整治疗方案。多年来,在临床放疗实施个体化治疗过程中积累了不少经验,如:①早期浸润癌仅单纯腔内放疗即可,如需体外照射可依据宫旁情况及患者体型将放射野的长度、宽度及形状适当调整;②宫颈局部体积大可增加局部剂量或先给予消瘤量,小宫颈者可减少局部剂量;③阴道侵犯多、阴道狭窄、宫颈呈空洞、合并炎症的可从全盆照射开始,并可增加全盆照射剂量,相应减少腔内治疗剂量;④阴道浸润严重及孤立转移者可附加阴道塞子或模子进行腔内放疗;⑤晚期宫颈癌(如冷冻骨盆)可考虑采用以体外为主的治疗方式;⑥小宫体或宫颈残端癌可增加体外剂量或增加阴道剂量,因为残端短无法行颈管放疗;⑦子宫偏位者,应调节体外剂量,以弥补远离子宫侧的宫旁剂量不足。

2.放疗与手术联合

适用于早期宫颈癌($I_A\sim II_A$)病例,有 3 种方式。

(1)术前放疗:目的之一在于缩小肿瘤及减少手术时医源性播散,在广泛子宫切除术前给予部分剂量的放量,适用于:①I_{B2},II_{A2} 期宫颈癌有较大的外生型肿瘤;②II_A 期宫颈癌累及阴道较多;③病理细胞为差分化;④黏液腺癌、鳞腺癌;⑤桶状形宫颈癌。目的之二为不适合广泛性手术但全量放疗后子宫局部控制不佳而补充放疗后辅助性子宫切除术。

(2)术中放疗:由于技术原因和防护问题等已较少应用。

(3)术后放疗:术后给予补充体外照射或腔内后装治疗,继续消除可疑残存病灶,控制病情发展,提高治疗效果。适用于:①盆腔及(或)腹主动脉旁淋巴结阳性;②切缘距病灶 <3 mm;③深肌层浸润;④血管、淋巴管间隙受侵;⑤不良病理类型或癌组织分化差等。需要特别注意:

常规放疗中,盆腔外照射总量 40～50 Gy;腔内照射用单独阴道施源器,每次源旁 5～10 mm 处 5～7 Gy,共 3～4 次,总量一般不超过 24 Gy。

辅助性术后盆腔放疗分为中危组(局部肿瘤大、间质浸润深、脉管浸润阳性)与高危组(盆腔淋巴结阳性、边缘靠近病灶或阳性、宫旁浸润)。回顾性和前瞻性分析显示,在完成根治性手术的中、高危组患者中,辅助性术后盆腔放疗明显改善骨盆控制率及无瘤生存率。在高风险的患者中加入化疗作用更明显。

3. 放疗与化疗联合

适用于治疗中、晚期宫颈癌(ⅡB～ⅢB)及盆腔复发的病例,在消除局部巨大肿瘤、控制肿瘤蔓延及晚期复发、转移中均有一定作用,可以改善患者的生存率,联合化疗比单纯放疗疗效好。

(1)放疗后化疗:以往常用此种方式作为晚期肿瘤放疗后的补充治疗或姑息治疗。目前认为由于放疗后盆腔纤维化,小血管闭塞,对盆腔肿瘤的作用有限,故多不主张放疗后化疗,除非对有盆外转移或可疑潜在转移的癌使用。

(2)放疗前化疗:理论上对缩小局部肿瘤体积及减少全身潜在性转移有利。但是由于宫颈癌病灶大多较为局限且宫颈癌对放疗较为敏感,加之一些临床试验未证实放疗前辅助化疗可以提高宫颈癌放疗的疗效,因而并不提倡辅助化疗常规用于宫颈癌的放疗之前。一项对局部晚期宫颈癌(主要是Ⅲ期和Ⅳ期)的随机试验显示,与单独放射治疗相比,放疗前化疗无论是在完全缓解率或生存率方面均无意义,先化疗再放疗组患者盆腔控制率差,甚至对生存率也有负面影响,并且还可出现严重并发症。其原因不清,有人认为可能化疗导致了细胞存活克隆加速再生,从而减弱了随后的放疗效果,也有认为可能是某些化疗药物和辐射之间产生了交叉耐药所致。一项涵盖了 18 个随机临床试验 2 074 名患者的 Meta 分析显示,先化疗再放疗与单独放疗相比,无论在无进展生存、局部无瘤生存、无转移生存、或整体存活率方面,都没有显示出其优势。故放疗前化疗治疗局部晚期宫颈癌的方法不推崇。

对手术后需补充放疗的患者,在放疗开始前的无保护期适当应用是可行的。2010 年 ASCO会议上(ABSTRACT 5005)介绍了一项 NOGGO AGO 关于对高危宫颈癌术后辅助治疗的对照研究,将ⅠB～ⅡB期宫颈癌行全子宫切除术＋/－盆腔、腹主动脉旁淋巴结清扫后伴有一个以上高危因素的患者,分别给予联合顺铂周疗的同步放化疗 6 周或先给予紫杉醇＋卡铂 21 d 1 次,重复 4 次后序贯体外放疗 6 周的治疗,结果虽然生存获益不明显,但紫杉醇＋卡铂序贯体外放疗组在耐受性方面明显优于同步放化疗治疗组。

也有人尝试在适量放化疗后给予根治性手术的方法治疗中晚期宫颈癌。Houvenaegherl 等报道了对 35 例局部晚期宫颈癌患者术前放化疗后行根治性手术的长期结果。术前接受顺铂、氟尿嘧啶化疗联合 A 点 45 Gy 的放疗,结果ⅠB～ⅡB 期的患者中有 12/20 例、Ⅲ～ⅣA 期的患者中有 4/15 例获得完全组织学反应,盆腔控制率为 88.6%,10 年无瘤生存率为66.4%,5 例患者术后出现严重并发症。

(3)同步放化疗:同步放化疗是指放疗的同时辅以化疗。一些化疗药物除具有化疗的作用外,同时还可以为放疗增敏,提高疗效,改善预后。同步化疗和放疗可分别作用于不同的细胞周期,化疗使肿瘤细胞与放疗敏感时期同步化并干扰肿瘤细胞亚致死损伤后的 DNA 修复,起到放疗增敏作用。同步放化疗较诱导化疗周期短,可最大限度地减少肿瘤细胞在放疗后期的加速再增生和产生对治疗的交叉耐药性。随机对照试验结果显示,以铂类为基础的同步放化疗较单纯放疗能明显提高无瘤生存率及总生存率,与单纯放疗相比宫颈癌复发及死亡风险分别下降了50%和40%,虽然急性不良反应较重,但常为一过性,并不增加远期不良反应。因此,美国国立癌症研究所及2010年NCCN指南均肯定了同步放化疗在治疗中、晚期宫颈癌中的疗效,并提出凡采用放射治疗的宫颈癌患者都应同时接受化疗,也是IB2期以上宫颈癌治疗的标准模式。目前同步放化疗的适应证为:I_{B2}(不宜手术)~IV_A期的局部晚期宫颈癌;IV_B和复发转移性宫颈癌。常用的化疗方案是单药顺铂(DDP)每周30~40 mg/m²;或以顺铂为主的联合方案,如PF(氟尿嘧啶600 mg/m²,DDP 60~70 mg/m²,间隔3~4周重复,共2~3个疗程)方案、PVB方案、PBM方案及BIP方案等。目前放化疗同时应用的最佳搭配方案还未确定,应尽量选用对放疗有增敏作用的化疗药物,注意给药时间及剂量的合理性。同步放化疗的毒性反应高于单纯放疗或化疗,故对这种治疗也有争议,主要是考虑到化疗增加了单纯放疗的毒性、降低了患者对按时放疗的耐受性,尤其在年老体弱者,因此认为,并不应强调所有病例均使用同步化放疗,可以只对那些体质较好、晚期、不良病理类型的病例实施同步化放疗,同时应加强支持治疗,减轻毒性反应,保证患者的生活质量。

(三)化学治疗

1.适应证

(1)宫颈癌晚期、全身广泛转移的病例。

(2)局部巨大肿瘤的术前化疗。

(3)中、晚期宫颈癌配合放疗增敏。

2.单药化疗

常用的有效药物有DDP、BLM、MMC、CTX、ADM、CBP、5-FU等,其中DDP是治疗宫颈癌有效的常用药。近年来试用于宫颈癌治疗,并初步取得较好效果的新药有IFO、TAX等。

3.新辅助化疗

对原发肿瘤直径>4 cm的I期或II期患者,手术或放疗前先化疗,肿块缩小后再行手术或放疗,化疗药物选用BVP、DDP、VCR等。

4.联合化疗

目前采用较多的是PVB和BIP方案(多用于宫颈癌期)。

5.盆腔动脉插管化疗

近年来随着肿瘤化疗的进展,我国自20世纪60年代以来开始应用盆腔动脉插管化疗治疗中、晚期宫颈癌,有的配合放疗,有的配合手术治疗,已取得一些成功的经验。过去常用单一药物治疗,如HN2、TSPA等,近年来则多选用包括DDP及PYM在内的联合化疗。这种治疗方法既可以使盆腔肿瘤直接接受较高剂量的药物浓度,又能降低化疗引起的全身反应。

九、预后

宫颈癌的预后与临床分期、组织学类型、淋巴结转移、治疗方法等有关。据FIGO资料,宫颈癌的5年存活率I期为75.7%、II期54.6%、III期30.6%、IV期7.2%。患者的死亡原因有肿瘤压迫双侧输尿管引起的尿毒症、癌灶侵犯大血管引起的出血、感染以及恶病质等。

第十五节 子宫肌瘤

子宫肌瘤(uterine myoma)是女性生殖器官最常见的良性肿瘤,也是人体中最常见的肿瘤之一。由平滑肌及结缔组织组成。常见于 30～50 岁妇女,其中 40～50 岁妇女发生率高达51.2%～60%,是导致子宫切除的主要原因之一。

一、病因

子宫肌瘤是一种多发的、病因复杂的良性肿瘤,病因尚在探索之中。子宫肌瘤的发生发展是多因素多环节的;同一子宫上的肌瘤起源并不一定相同,可能是染色体突变诱发细胞增生引起,也可能是子宫肌组织在各种激素、生长因子,各种微环境介导下促发而成。

二、分类

1.按肌瘤生长的部位分类

分为宫颈肌瘤和宫体肌瘤。

2.按肌瘤与子宫肌壁的关系分类

(1)肌壁间肌瘤:根据肌壁间肌瘤的位置特征可分为:Ⅰ型,突向子宫浆膜面;Ⅱ型,位于子宫肌壁间;Ⅲ型,突向子宫内膜面。

(2)浆膜下肌瘤:若肌瘤位于宫体侧壁向宫旁生长突出于阔韧带两叶之间,称为阔韧带肌瘤。

(3)黏膜下肌瘤:根据肌壁与子宫肌层的关系可分为两型。0 型,为有蒂黏膜下肌瘤,未向肌层扩展;Ⅰ型,无蒂,向肌层扩展<50%;Ⅱ型,无蒂,向肌层扩展>50%。

上述肌瘤可 2 种或 3 种同时发生于同一子宫上,称为多发性子宫肌瘤。

三、病理

1.大体

子宫肌瘤为圆形、边界清楚的、大小不一的结节状肿瘤,小的显微镜下才能看到,大的可充满整个盆腔。肌瘤组织质地较子宫为硬,若发生继发性变化,肌瘤质地可变软。肌瘤无包膜,但肌瘤压迫周围的肌壁纤维可形成假包膜。根据包膜的特性可分为两型。Ⅰ型,松散型:肌瘤完整、表面光滑,肌瘤与包膜间疏松相连,周边血管稀疏。Ⅱ型,黏着型:肌瘤表面呈桑葚状,结节不平,肌瘤与表面错综粘连,周边血管较丰富。

2.镜检

肌瘤组织主要由梭形平滑肌细胞和不等量纤维结缔组织组成。肌瘤中平滑肌细胞和纤维结缔组织含量多少与子宫肌瘤的硬度有关。平滑肌瘤是最常见的子宫肿瘤,按组织学图像和特殊生长方式分为普通、特殊组织图像和特殊生长方式三大类。

平滑肌瘤的组织学亚型:①核分裂活跃平滑肌瘤;②富细胞平滑肌瘤;③上皮样平滑肌瘤;④多形性平滑肌瘤;⑤黏液样平滑肌瘤;⑥脂肪平滑肌瘤。

平滑肌瘤生长方式亚型:①弥散性平滑肌瘤病;②分割状平滑肌瘤;③静脉内平滑肌瘤;④良性转移性平滑肌瘤。

肌瘤局部血液供应不足可发生各种退行性变:①玻璃样变性;②囊性变;③红色变性,多发生于妊娠或产后机制不清,腹痛和发热是主要的临床症状;④脂肪变性;⑤钙化;⑥感染或化脓;⑦恶性变。

四、临床表现

1.症状

子宫肌瘤有无症状及轻重,主要决定于肌瘤的部位、大小、数目以及并发症。子宫肌瘤常见的症状有子宫出血、腹部肿块、阴道溢液及压迫症状。

2.体征

小肌瘤从腹部扪不到肿块,大的肌瘤可在下腹部扪到实性不规则的肿块。妇科检查依子宫肌瘤类型不同表现不一:浆膜下肌瘤可扪及单个实质性球状肿块或肿块与子宫有蒂相连;肌壁间肌瘤可扪及子宫增大,表面不平;黏膜下肌瘤位于宫腔内者子宫均匀增大,脱出于宫颈外口者,窥器检查可看到子宫颈口处有肿物,粉红色,表面光滑,宫颈四周边缘清楚。若伴有感染可有坏死、出血及脓性分泌物。

五、诊断及鉴别诊断

根据病史、症状体征,诊断多无困难。但对症状不明显或囊性变的小肌瘤有时诊断困难。但可借助辅助检查如 B 超、CT、宫腔镜、子宫输卵管碘油造影。子宫肌瘤需与下列疾病相鉴别。

1.妊娠子宫

妊娠时有停经史,早孕反应,子宫随停经月份增大,质软等;查尿 hCG(+)。而子宫肌瘤无停经史,有月经改变,子宫增大,质硬,表面不规则有结节状突起,B 超、CT 可加以鉴别。

2.卵巢囊肿

多无月经变化,妇检时可触及偏于一侧的囊性肿块,能与子宫分开。注意实性卵巢肿瘤可误认为带蒂的浆膜下肌瘤;肌瘤囊性变易误诊为卵巢囊肿,有时也将阔韧带内肌瘤误诊为卵巢囊肿。仔细询问病史,作三合诊检查,了解肿块与子宫的关系,借助 B 超、腹腔镜或探查宫腔长度及方向等检查可协助诊断。

3.子宫腺肌病

子宫腺肌病也是子宫增大,月经过多,好发于中年妇女,与子宫肌瘤,从病史与阴道检查所见颇有类似之处。重要的鉴别点是子宫腺肌病的临床症状特点突出是进行性加重的痛经,并伴有肛门坠胀。阴道检查子宫呈一致性增大,很少超过妊娠 3 个月大小,经前与经后子宫大小有变化。B 超检查有助于诊断,但有时两者可以并存。

4.子宫肉瘤

子宫肉瘤与子宫肌瘤均有子宫增大,阴道出血,有其相似之处。临床往往将子宫肉瘤误诊为子宫肌瘤。子宫肌瘤发生于育龄妇女,生长缓慢,绝经后逐渐萎缩为其特点,而子宫肉瘤好发于老年妇女,生长迅速,若子宫肌瘤生长迅速,特别是绝经后妇女子宫增大首先应考虑子宫肉瘤。

5.子宫内膜癌

子宫内膜癌常见症状是不规则阴道出血,虽有子宫增大,从临床症状到体征与子宫肌瘤有相似之处,但两者的发病年龄不同,子宫内膜癌好发于老年妇女,以绝经后出血为多见,同时白带增多,而子宫肌瘤多见于中年妇女。通过对子宫内膜诊断性刮宫可鉴别。对更年期妇女应警惕子宫肌瘤合并有子宫内膜癌。

6. 子宫颈癌

宫颈癌症状有不规则阴道出血,白带增多或流恶臭阴道溢液而子宫黏膜下肌瘤脱出于宫颈口外或宫颈黏膜下肌瘤伴有感染均可产生同样的症状。窥器视阴道内肿物表面有溃烂、坏死,外观似菜花样宫颈癌。宫颈刮片和活组织检查可鉴别。

六、治疗

近年来,关于子宫肌瘤的研究主要集中在治疗方面。随着研究的不断深入和对子宫肌瘤认识的不断提高,有些传统的治疗观念正在改变。子宫肌瘤的临床表现各异,患者也有其各自不同的情况,因此,对子宫肌瘤的处理须因人而异。制定治疗方案时须根据患者年龄、婚姻、生育状况、肌瘤的部位、大小、数目,有无症状及其轻重以及患者的周身情况等全面考虑,使治疗个体化。

1. 期待治疗

期待治疗主要适用于无症状的子宫肌瘤,尤其是绝经期妇女,因绝经后肌瘤大多可自然萎缩或逐渐消失。应用期待疗法的患者应每 3～6 个月复查一次,随诊期间注意有无症状出现,子宫是否增大及增长的速度。每次随诊须做妇科检查,必要时辅以 B 超检查。在随诊过程中若出现月经增多、压迫症状或肌瘤增大速度较快者,须考虑手术治疗。

2. 非手术治疗

非手术治疗包括药物、射频、聚焦超声、子宫动脉栓塞等。

(1)药物治疗:子宫肌瘤药物治疗的目的主要是对症或姑息治疗,缓解或改善症状,并使肌瘤有一定程度的缩小。药物治疗的适应证如下:①月经量多、贫血严重但不愿手术的近绝经期患者,应用药物促进绝经进程、抑制肿瘤生长,改善临床症状;②因高危因素有手术危险或手术禁忌证者;③患者本身的某些原因希望暂时或坚决不手术者;④拟行肌瘤剔除术的术前准备;⑤拟行经阴道子宫切除或行宫腔镜、腹腔镜治疗者的术前准备。药物治疗的禁忌证有:①肌瘤生长较快不能排除恶变者;②浆膜下肌瘤发生蒂扭转者;③肌瘤发生嵌顿无法复位。

目前临床上常用的药物有以下几种:

1)促性腺激素释放激素激动剂(GnRH-a):用药 7～14 d 达到药物性垂体卵巢去势,类似人工绝经状态,从而抑制子宫肌瘤的生长。停用药物 2 周内垂体促性腺激素分泌可恢复,6～8 周后正常月经周期可重建。应用 GnRH-a 3～6 个月后可以使大多数增大的子宫肌瘤体积缩小 30%～70%,但也有个别患者对 GnRH-a 治疗无反应。对宫颈肌瘤、有蒂及变性子宫肌瘤效果较差。GnRH-a 的不良反应主要为低性激素所造成的一系列症状和体征。一般使用 3 个月以上,骨密度开始下降,使用 6 个月骨密度开始显著下降,且停药 3 个月仍可继续下降。目前提倡使用 GnRH-a 3 个月以上者宜采用反向添加疗法,即同时使用低剂量的雌激素。反向添加疗法目前尚无成熟的方案。通常使体内雌激素浓度保持在 20～50 pg/mL 的治疗窗口水平,既能使子宫肌瘤缩小而又无骨质疏松的发生。

2)米非司酮(Mifepristone):米非司酮治疗子宫肌瘤的剂量不尽相同,但目前多采用每天 10 mg,连服 3～6 个月。服药期间可出现闭经,个别患者服药期间可有少量阴道出血。米非司酮治疗子宫肌瘤疗效不稳定,停药后易发生阴道出血,出血难以控制。

(2)子宫动脉栓塞:子宫动脉栓塞是经一侧或两侧股动脉穿刺插管,选择性进入双侧子宫动脉、子宫肌瘤供血动脉进行栓塞,以阻断肌瘤的血供,使肌瘤发生缺血、萎缩。一般均于栓塞后 3~6 个月,月经量明显减少,月经周期恢复正常,贫血明显改善,包块所致压迫症状消失,临床缓解率达 90%~98%。其他类似的微创方法如射频消融术、高强度聚焦超声都有优缺点,疗效也不确切,每一种方法均有其适应证,仅对某些肌瘤适用,不能处理所有大小及类型的肌瘤。每一种方法都不能完全取代另一种方法,更不能取代传统的手术方法。

3.手术治疗

手术是目前最常用的治疗手段。其适应情况有以下几点:①有明显的症状,如月经过多,阴道不规则出血,以及因肌瘤压迫所引起的疼痛及尿潴留者;②肌瘤超过 3 个月大小,因不易萎缩但易发生退行性变;③肌瘤变性,生长迅速,有恶变可能;④黏膜下带蒂肌瘤,特别是已突出于宫颈口者;⑤宫颈肌瘤;⑥肌瘤有发生蒂扭转或者感染时;⑦年轻妇女尚未生育,准备妊娠时,如肌瘤大小超过 4 cm,应行肌瘤剔除,以免肌瘤影响妊娠;⑧诊断不明确,有卵巢肿瘤可能者。

手术途径可经腹、阴道、腹腔镜或宫腔镜下手术。手术方式包括肌瘤剔除术、全子宫切除、次全子宫切除术。

(1)肌瘤剔除术:肌瘤剔除术手术途径可经腹、阴道、腹腔镜或宫腔镜,一般来说,较大的和多发性子宫肌瘤宜采用开腹手术;较小的宫颈肌瘤或近子宫下端前后壁的浆膜下肌瘤可采取经阴道切除。

腹腔镜下子宫肌瘤剔除术的适应证:①术者应熟练掌握腹腔镜下缝合技巧;②单发或多发浆膜下肌瘤,肌瘤最大直径小于 10 cm;③单发或多发子宫肌壁间肌瘤,肌瘤最小直径大于 4 cm,最大直径小于 10 cm;④多发肌瘤者肌瘤数目少于 10 个;⑤术前已排除肌瘤恶性变可能。

腹腔镜下子宫肌瘤剔除术的禁忌证:①妊娠子宫;②子宫有恶性肿瘤之征兆;③多发性子宫肌瘤,肌瘤数目超过 10 个;④肌瘤过大,一般认为肌瘤体积超过 12 cm 不宜手术;⑤直径小于 3 cm 的肌壁间肌瘤,尤其是子宫肌肌壁间多发性"碎石样"小肌瘤,术中探查难以发现肌瘤位置,容易遗漏。

宫腔镜下黏膜下肌瘤切除术的适应证:①月经过多或异常阴道出血;②一般子宫限于 10 周妊娠大小,宫腔限于 12 cm;③黏膜下或内突壁间肌瘤一般限于 5 cm 以内;④子宫无癌变。

宫腔镜下黏膜下肌瘤切除术的禁忌证:①宫颈瘢痕,不能充分扩张者;②子宫屈度过大;③生殖道急性感染期;④心、肝、肾衰竭的急性期。

(2)全子宫切除术:适用于患者无生育要求,月经过多伴失血性贫血;肌瘤生长较快;保守治疗失败或肌瘤剔除后复发。术前除一般常规性准备外,还强调进行宫颈细胞学检查以了解宫颈有无病变,进行 B 超、诊断性刮宫或宫腔镜检查排除子宫内膜病变。

(3)次全子宫切除术:适应证同全子宫切除术,特别是较年轻的妇女。与全子宫切除术相比,手术操作相对简单,并发症较少。

第十六节 子宫内膜癌

子宫内膜癌（endometrial cancer）是指原发于子宫内膜腺上皮的恶性肿瘤，是发达国家最常见的妇科恶性肿瘤。据美国癌症协会报道，2008 年美国子宫内膜癌新发病例为 40 100 人，病死病例为 7 470 人；2014 年新发病例已达 52 630 人，病死病例为 8 590 人。发达国家由于子宫颈癌筛查的普及而致宫颈癌病死率明显下降，使得子宫内膜癌和卵巢癌成为女性生殖道恶性肿瘤发病的前两位。尽管 75％的内膜癌患者在诊断时处于早期，但其发病率和病死率呈逐年上升趋势。子宫内膜癌发病率在北美、南美及欧洲中部最高，在亚洲南部及东部和绝大多数非洲国家较低。国内尚缺乏大范围确切的流行病学调查资料，但根据北京协和医院、上海妇产科医院的统计，子宫内膜癌占妇科住院总数比 20 世纪 50～90 年代均有明显上升。根据病因学，组织学和生物学特征，子宫内膜癌可分为三大类：①雌激素依赖型（Ⅰ型）：多为低级别子宫内膜样癌，与内源性或外源性雌激素增高有关，占子宫内膜癌的 80％～85％，常分化好，对孕酮治疗有反应，预后较好，多见于绝经前妇女。②非雌激素依赖型（Ⅱ型）：浆液性癌，透明细胞癌，癌肉瘤及部分高级别的子宫内膜样腺癌，与雌激素不相关，占子宫内膜癌的 10％～15％，常分化差，侵袭性强，发病年龄偏大，预后差，多见于有色人种。Ⅱ型内膜癌的流行病学特征还不确定。③遗传性：约占 10％，其中 5％为 Lynch 综合征，可伴发遗传性非息肉型结直肠癌（hereditarynon-polyposis colorectal cancer，HNPCC）。

一、发病相关因素

1. 内源性雌激素相对过多

（1）不排卵：青春期下丘脑—垂体—卵巢（H-P-O）轴激素间的反馈调节尚不成熟，雌激素对大脑中枢的正反馈作用存在缺陷，无促排卵性 LH 高峰形成，导致不排卵；围绝经期，影响卵巢功能的各种因素（如精神紧张、营养不良、应激等）也影响 H-P-O 轴的正常调节，发生无排卵。无排卵则缺乏孕激素，导致子宫内膜持续受雌激素刺激，产生癌变。

（2）不孕不育：子宫内膜癌患者中 15％～20％有不育史。不排卵型的不孕者孕酮水平相对不足，子宫内膜过度增生，甚至患子宫内膜癌。有研究结果表明，没有生育过的妇女患内膜癌的风险是已经生育妇女的 2～3 倍，而患有不孕症的妇女患内膜癌的风险更高，是正常人群的 3～8 倍。妊娠和哺乳期可使子宫内膜免受雌激素刺激，而不孕患者无此保护作用。

（3）多囊卵巢综合征（PCOS）：不排卵导致孕激素缺乏，加上雄激素的升高使体内雌酮水平增加，血清性激素结合蛋白低下，游离雌二醇浓度增加，在雌激素长期刺激下使子宫内膜增生甚至癌变。40 岁以下的子宫内膜癌患者 19％～25％患有 PCOS，PCOS 患者以后发生子宫内膜癌的危险性约为同龄女青年的 4 倍。

（4）初潮早及绝经迟：初潮早及绝经迟，使子宫内膜接受雌激素刺激的机会增多。有报道，>52 岁绝经者发生子宫内膜癌的危险性是 45 岁以前绝经者的 1.5～2.5 倍。通常初潮早及绝经迟与排卵异常有关。

（5）卵巢激素分泌性肿瘤：分泌雌激素的卵巢肿瘤如卵泡膜细胞瘤、颗粒细胞瘤和部分浆液性卵巢肿瘤，可刺激子宫内膜增生致癌变。约 4％的卵巢肿瘤合并内膜癌、卵泡膜细胞瘤合并子宫内膜癌为颗粒细胞瘤的 4 倍。

2.外源性激素应用

(1)口服避孕药:口服避孕药可以降低内膜癌风险,用药妇女与未用药妇女比较,风险降低50%,且长期应用效果更明显。Kaufman等的研究发现,口服避孕药不但对用药期间妇女的内膜有保护作用,而且停药至少5年内仍有保护作用。避孕药中孕激素剂量越高,对内膜的保护作用越明显,能够明显降低肥胖、未生育妇女的内膜癌风险。但那些雌激素成分较多而孕激素成分较少的避孕药对子宫内膜的保护作用欠佳,可能增加内膜癌的风险。

(2)绝经后激素替代治疗:单一雌激素替代治疗增加子宫内膜癌的发生机会,其危险性与雌激素用量大小、持续时间、是否合用孕激素、中间停药及患者体质有关。研究表明,3年内单用雌激素替代治疗者内膜癌的风险并不增加,超过3年则明显增加,超过10年患内膜癌的相对风险增至20倍以上。雌孕激素序贯或联合应用将明显提高安全性。

(3)他莫昔芬(Tamoxifen,TAM):他莫昔芬是非甾体类抗雌激素药,但有微弱的雌激素样作用。Fisher等报道应用TAM 2年以上者,子宫内膜癌的发生风险较不用者增加2倍,应用5年者其危险性增加5倍。Cohen等报道164例绝经后妇女服用TAM后,20.7%发生子宫内膜病变(子宫内膜癌、内膜增生症、内膜息肉等),在激素受体阳性的乳腺癌患者术后常长期应用TAM,需严密随访子宫内膜变化。

3.体质因素

(1)肥胖:尤其是绝经后肥胖明显增加子宫内膜癌的危险性。绝经后卵巢功能衰退,肾上腺分泌的雄烯二酮在脂肪组织内经芳香化酶作用转化为雌酮,脂肪组织越多,转化力越强,血浆中雌酮水平也越高,子宫内膜长期受到无孕激素拮抗的雌酮影响,导致子宫内膜增生、癌变。肥胖导致子宫内膜癌的同时常伴有代谢异常,肥胖、高血糖、高血压是子宫内膜癌相关的三联征。糖尿病或糖耐量异常者患子宫内膜癌的概率是正常人的2.8倍,说明肥胖、高血压、糖尿病增加子宫内膜癌的风险。

(2)饮食与运动:食物中的营养元素可能影响体内的激素水平,过多摄取动物性脂肪将增加患子宫内膜癌的风险,膳食纤维、β胡萝卜素、维生素(A,C,E)可以降低子宫内膜癌的风险。体力活动可能通过影响体内类固醇激素、胰岛素、胰岛素样生长因子-1等水平影响子宫内膜癌的发病率。

(3)内外科疾病:中枢神经系统的疾病,如胶质细胞瘤、脑外伤等,可引起下丘脑、垂体器质性损害或功能异常,从而影响它们对雌激素合成和分泌的调节;内分泌腺疾病,如肾上腺皮质增生、甲状腺功能性障碍等,可促使体内雌激素合成增加;肝病变引起肝功能障碍可影响雌激素降解,致雌激素积聚,导致子宫内膜癌。

4.遗传因素

(1)家族史:子宫内膜癌是遗传性非息肉型结直肠癌(HNPCC)中最常见的肠外表现,约42%的HNPCC妇女发生子宫肿瘤,有卵巢癌、乳腺癌或子宫内膜癌家族史者,患子宫内膜癌的风险也增大。有报道遗传性子宫内膜癌属非激素依赖型,分化差,预后差。

(2)相关基因:目前发现癌基因K-ras,HER-2/neu,Cmye,人端粒酶反转录酶(hTERT)及Survivin等与子宫内膜癌的发生有关,有学者报道子宫内膜癌中19%~46%存在K-ras基因编码区12位点的突变,9%~30%存在HER-2/neu蛋白的过度表达,11%有C-mye基因的扩增。Lehner等研究发现,子宫内膜癌的hTERT mRNA和端粒酶活性显著高于正常子宫内膜,中低分化子宫内膜癌中survivin mRNA平均含量明显高于高分化子宫内膜癌。与子宫内膜癌相关的抑癌基因主要有 PTEN、p53、p16、p21 等,其中对 PTEN 与 p53 的研究最多。PTEN 有 9 个外显子,子宫内膜样腺癌中最常见的是第 5、6、7、8 外显子的突变。一些研究者报道,PTEN 突变在子宫内膜样腺癌中的作用可能与 DNA 错配修复、微卫星不稳定性(microsatellite instability,MSI)有关,PTEN 基因在 MSI(+)的子宫内膜样腺癌中突变率可高达 60% ~ 80%,而在 MSI(−)者中突变率为 24% ~ 35%。PTEN 突变可引起 PI3K/Akt/mTOR信号通路的激活,从而促进肿瘤血管生成、蛋白转录及细胞增生。为肿瘤细胞提供生存优势。研究发现,p53 蛋白的表达与子宫内膜癌的分化程度有关,肿瘤分化越低,p53 蛋白的表达越高。此外,还有一些与子宫内膜癌侵袭、转移密切相关的基因,如 β-环连蛋白基因、转录因子 Ets 差异基因 5(ETV5/ERM)、基质金属蛋白酶(MMPs)基因、血管内皮生长因子 VEGF 基因等。有人认为,环连蛋白核表达是子宫内膜样腺癌的分子特征,似乎也与 MSI 有关,在子宫内膜样腺癌中 MSI(+)的细胞核上 β-环连蛋白表达高于 MSI(−)者。

利用组织芯片技术发现,ETV5/ERM 在萎缩型子宫内膜、单纯增生内膜、复杂增生内膜和内膜癌组织中的表达逐渐增高,推测 ETV5/ERM 在子宫内膜癌发生的早期起作用,并与子宫内膜肌层浸润相关。MMP2、MMP7 及 MMP9 也能促进子宫内膜癌细胞的侵袭,其中 MMP7 被认为是引起子宫内膜癌细胞侵袭及转移的关键。

二、病理组织类型

根据 2014 年 WHO 分类,子宫内膜癌主要分为如下几种:子宫内膜样腺癌(包括有鳞状上皮分化的癌、绒毛腺癌及分泌型癌)、黏液腺癌、浆液性子宫内膜上皮内癌、浆液性癌、透明细胞癌、神经内分泌肿瘤、混合细胞腺癌、未分化癌及癌肉瘤(去分化癌)。目前主要分为雌激素依赖的 I 型癌和非雌激素依赖型的 II 型癌。有研究发现低级别的子宫内膜样腺癌主要以 PETN、PIK3CA、ARID1A、K-ras 突变为主,而高级别的子宫内膜样腺癌、浆液性癌及透明细胞癌则以 p53、PIK3CA、PPP2R1A 突变为主。

卵巢表面上皮、输卵管、子宫和阴道上 1/3 具有共同的胚胎学起源,都来自体腔上皮及其内陷形成的苗勒管,随着胚胎发育,这些器官仍保留着多向分化潜能的未分化细胞。因此,当子宫内膜发生肿瘤时,大多数形成与原子宫内膜相同类型的子宫内膜样腺癌,也可出现其他部位苗勒管上皮的分化,如这种分化成分为良性时称为化生,如纤毛细胞化生、鳞状化生、乳头状化生、黏液性化生等;如分化成分为恶性时,称为特殊类型的癌,如浆液性癌、透明细胞癌、癌肉瘤等,类似情况也可见于卵巢宫颈等。

在 2013 年《自然》杂志上,有研究者对 373 例子宫内膜癌(包括低级别、高级别子宫内膜腺癌以及浆液腺癌)进行了系统的基因组学和蛋白组学分析,发现约 25% 被认为属于高级别子宫内膜样腺癌的组织,实际上分子特征与子宫内膜浆液腺癌非常相似,包括 p53 基因频繁突变、p16 基因过度表达、广泛的基因拷贝数变化,而鲜有 DNA 甲基化改变,因此,建议此类子宫内膜腺癌的治疗方式参照浆液腺癌治疗可能获益。其余低级别子宫内膜癌的 p53 基因突变、拷贝数变化均很少,而 PTEN 和 K-ras 基因突变频繁。这种分子特征的不同,对临床进行分子分类、指导治疗、判断预后和靶向药物的发明均提供了依据。

此外,在基因特征上,子宫内膜癌与卵巢浆液性腺癌、基底样乳腺癌,甚至结直肠癌的特征相似,提示这些肿瘤的发病机制可能存在相关性。

三、诊断和分期

(一)诊断

1.病史及高危因素

子宫内膜癌虽可发生于任何年龄,但多发生于绝经之后,好发年龄比宫颈癌约晚10年,平均为 55 岁,但现有年轻化趋势,15% ~ 25% 发生在绝经前,其中 10% 年龄<45 岁,4%<40 岁。

对合并以下子宫内膜癌发病高危因素的妇女应注意密切随诊。①内源性雌激素增多:不育、绝经延迟、慢性不排卵(如多囊卵巢)、分泌雌激素的功能性卵巢肿瘤(如卵巢颗粒细胞瘤和卵泡膜细胞瘤)、肥胖、糖尿病、高血压等;②外源性雌激素增多:长期应用雌激素、乳腺癌患者术后长期服用 TAM;③有乳腺癌、子宫内膜癌、结直肠癌家族史。

2.症状和体征

约90%的患者均有不规则阴道出血,绝经后有不规则阴道出血的妇女患子宫内膜癌的可能性更大,对生育年龄出现不规则阴道出血并且存在上述高危因素者也应警惕。若伴有年龄≥70 岁、糖尿病、未生育 3 个高危因素时,约有 83% 为内膜不典型增生或内膜癌,而没有这些高危因素者仅为 3%。阴道排液和疼痛并不多见,多因肿瘤累及宫颈内口继发感染引起宫腔积脓时出现阴道排液,可有异味伴下腹疼痛,还可有子宫及附件区触痛,晚期癌灶浸润周围组织或压迫神经可引起下腹及腰骶部疼痛。妇科检查早期常无异常,可伴子宫轻度增大、宫体稍软,偶见脱出于阴道的癌组织,少数晚期者子宫明显增大,癌组织可穿透浆膜层,甚至出现盆腔及远处(如肺、骨骼等)转移的相应症状及体征。

3.辅助检查

(1)子宫内膜组织学检查:子宫内膜活检是确诊子宫内膜癌最简单有效的方法,但因取材不够全面容易漏诊或与术后病理不一致;诊断性刮宫则取材相对较全面,漏诊或与术后病理不一致率相对较低。一组来自 GOG 的数据显示,63% 的标本来自内膜活检,37% 来自分段诊刮,其病理与最终病理的吻合率前者为 91%,后者为 99%,说明分段诊刮明显优于内膜活检。内膜标本同时还可检测肿瘤分级和雌、孕激素受体,有助于判断预后及指导治疗。由于诊刮是盲刮,对较小的、长于宫角的早期病灶仍有可能漏诊,且诊刮不能判断肌层浸润和分期,术后病理分期也有约 20% 升级,因此,对诊刮阴性但临床高度怀疑存在内膜病变者应继续随访。

(2)细胞学检查:宫颈及阴道后穹窿涂片对子宫内膜癌辅助诊断的阳性率仅有50%~60%,可能与柱状上皮细胞不易脱落、脱落细胞通过宫颈管到达阴道时已溶解变性或颈管狭窄、脱落细胞难到达阴道等有关。近年来应用宫腔毛刷、宫腔冲洗、宫腔细胞吸取器等行细胞学检查,准确率提高至 90% 以上,但仍有漏诊,临床应慎重应用。

(3)宫腔镜检查:近年来,宫腔镜检查已广泛应用于子宫内膜病变的早期诊断,可在直视下行定位活检,诊断子宫内膜癌的准确性和特异性可达 90% 以上,特别适用于微小内膜病灶及诊刮漏诊病例,但仍无法了解肌层受累情况。至于膨宫液是否会造成癌细胞逆行扩散入腹腔,目前学术上仍存在争议。Bradley 等的研究表明,宫腔镜下内膜活检造成内膜癌患者腹腔冲洗液细胞学阳性的 OR 值为 3.88,Revel 等也认为,宫腔镜检查增加腹腔冲洗液细胞学阳性率,增加了辅助治疗的概率,但没有前瞻性研究说明腹腔细胞学阳性对患者的预后有影响,即便如此,仍建议对诊刮已明确诊断或高度怀疑子宫内膜癌的患者谨慎选用。

（4）阴道 B 超检查：超声检查可显示子宫增大、内膜增厚（绝经后 $\geqslant 5$ mm，绝经前 $\geqslant 10$ mm）或宫腔内有实质不均回声、盆腔积液等、肌层回声不均可提示肌层有否浸润，判断浸润深度的准确率可达 75%。彩色多普勒还可测定肿瘤内部血流阻力指数（RI），伴深肌层浸润或淋巴结转移的患者 RI$<$0.4，流速高、方向不定的混杂的斑点状或棒状血流信号也常见。

对怀疑内膜癌患者可先行 B 超检查，提示内膜增厚者行子宫内膜活检或诊刮，若诊刮阴性仍有反复阴道出血者，再选用宫腔镜检查。

（5）其他影像学检查：肌层浸润深度与淋巴结转移高度相关，因此，为术前能精确判断临床分期及手术范围，有必要进行 CT 和 MRI 检查。CT 对判断肌层浸润的敏感性及特异性均欠佳，采用增强 MRI 最佳，其敏感性为 84%～100%，特异性为 71%～100%，高于 B 超、CT 及 MRI，但对子宫外病灶检出率相对较低。弥散加权成像 MRI（DWI）结合 T_2 加权成像在精确判断肌层浸润时可能更有优势，同时可避免部分患者对增强 MRI 检查采用的造影剂产生过敏的现象。对于评价淋巴结转移，CT 及 MRI 均欠满意，敏感性 25%～65%，特异性 73%～99%，Lin 等建议结合淋巴结大小和相关表面弥散系数（ADC）值进行评价，可将 MRI 的敏感性从 25% 增加到 83%。PET/CT 对判断淋巴结转移同样欠敏感，因此，不能依此来代替淋巴结切除，但 PET/CT 对检测淋巴结有较高的特异性及阴性预测值，提示对手术范围不宜过大的患者可依此作为不做淋巴结切除的依据。

（6）肿瘤标志物：子宫内膜癌没有确切的血清肿瘤标志物，但晚期、有子宫外转移、浆液性癌或复发患者，其血清 CA125 水平可能升高。1984 年 Niloff 等首次报道在 IV 期子宫内膜癌患者中 78%（14/18 例）CA125$>$35 U/mL，而所有 I 期患者中（11 例）CA125 均低于 35 U/mL。Patsner 等报道，81 例内膜癌患者术前检查认定病灶局限于子宫，但在腹腔镜手术过程中发现，术前血清 CA125 升高者中 87%（20/23 例）存在隐匿的子宫外转移，CA125 正常的 58 例中仅 1 例有宫外转移。Hsieh 等研究了 141 例内膜癌患者的术前血清 CA125 能否预测淋巴结转移，结果显示，124 例进行了手术分期，其中 24 例（19%）有淋巴结转移，淋巴结阳性组中 CA125 平均值为 94 U/mL（17～363 U/mL），若以 40 U/mL 为临界值，则 CA125 预测淋巴结转移的敏感性和特异性分别为 78% 和 84%，因此，Hsich 建议将内膜癌患者术前 CA125 值超过 40 U/mL 作为术中切除盆腔和腹主动脉旁淋巴结的指征，说明术前常规检查血 CA125 水平具有一定意义。也有很多研究支持血清 CA125 的测定对分期晚、分化低、浆液性乳头状癌或透明细胞癌患者更有意义，可用于术后病情的监测及对化疗药物敏感性的判断。国内报道 CA125$>$35 U/mL 预测子宫外扩散的符合率为 87.5%，晚期子宫内膜癌远处转移的常见部位为肺、肝、骨等。若疑为其他器官受累时，可针对性地选用 CT 和结肠镜、膀胱镜、胃镜及骨扫描等检查。但 CA125 在有感染性或放疗性腹膜炎症时可能出现假阳性，在有孤立性阴道复发病灶时也可出现假阴性。

近年来发现 HE4（人附睾蛋白 4）对于检测子宫内膜癌而言是一个既精确又敏感的肿瘤标志物。Moore 等发现，HE4 在任何分期的子宫内膜癌中均增高，尤其在早期子宫内膜癌中；Angioli 等发现 HE4 以 70 pmol/L 为阈值时敏感性为 59.4%，特异性为 100%，且在良性疾病时不增高；HE4 不随细胞分化程度而变化，但随肌层浸润深度、淋巴结转移而增高。因此，联合检测 HE4 及 CA125 可能对排除良性疾病、发现早期患者、判断肿瘤浸润转移更有帮助。

2.分期

1988 年以前对子宫内膜癌通常采用临床分期，但由于临床分期和术后实际分期（特别是

Ⅰ期和Ⅱ期)有较大的出入,因此,国际妇产科联盟(FIGO)于1988年修改为手术病理分期。目前广泛采用的子宫内膜癌的分期是手术病理分期,此分期体系已经被国际妇产科联盟(FIGO)和美国抗癌联盟(AJCC)采纳为通用的分期标准。但对于无法手术、采用单纯放疗或首选放疗的子宫内膜癌患者仍可采用FIGO1971年的临床分期,同时说明分期体系。手术病理分期较临床分期的优点在于提供了较准确的子宫内膜癌预后信息,有利于指导临床治疗和判断预后。随着国际抗癌联盟(UICC)对TNM分期的不断完善和发展,FIGO也开始引入TNM分类法的概念,在2000年第16届FIGO会议上明确提出了TNM分期标准。

以T表示原发肿瘤的大小,判断标准与FIGO临床分期标准相同;N表示区域淋巴结状态,NX指无法评估区域淋巴结的转移,N0指没有区域淋巴结转移,N1指有区域淋巴结转移;M表示远处转移,MX指无法评估远处转移,M0指没有远处转移,M1指存在远处转移。

经过国际妇科肿瘤协会(IGCS),妇科癌症团体(GCIG),美国妇科肿瘤学会(SGO),美国癌症联合委员会(AJCC)和国际妇科病理学会(ISGP)等机构的共同努力,FIGO于2009年又进行了新的分期。

2009年子宫内膜癌的分期改动较多,首先删除原来肿瘤局限在子宫内膜的ⅠA期,将其与原ⅠB期合并为ⅠA期。有宫颈内膜腺体受累原分期是ⅡA,现应当认为是Ⅰ期。其次,腹腔积液或腹腔冲洗液细胞学阳性结果不改变分期,腹腔积液细胞学阳性和腹腔或淋巴结的转移不相关。目前还没有足够的证据说明腹腔积液细胞学阳性与复发风险和治疗效果有何关系。另外,在Ⅲc期中再细分Ⅲc1和Ⅲc2期,将盆腔淋巴结和主动脉旁淋巴结转移分开。

因此,以前使用的分段诊刮区分Ⅰ期或Ⅱ期的方法不再使用;肌层厚度应和癌浸润深度同时测量。有关病理分级的注意事项:细胞核呈明显的不典型性病理分级时应提高一级;对浆液性腺癌、透明细胞癌和鳞状细胞癌细胞核的分级更重要;伴有鳞状上皮化的腺癌,按腺体成分中细胞核的分级定级。

四、子宫内膜癌的治疗

子宫内膜癌的治疗与其FIGO分期密切相关。1988年出现手术病理分期以前,子宫内膜癌的治疗多以放疗或全子宫＋双附件切除为主;1988年以后,由于手术病理分期的出现,使手术的地位得到提升。如今,手术不仅仅是首选的治疗,还是正确分期、判断预后的重要手段。

2014年的NCCN指南中明确提出了分期性手术这一概念,结合2009年新版的FIGO分期,再次细化了盆腔及腹主动脉旁淋巴结阳性为不同期别的概念,足以说明手术作为首选治疗的重要性,只有在手术充分评价的基础上,才能避免盲目的治疗不足或过度治疗。由于约70%的子宫内膜癌诊断时是临床Ⅰ期,仅靠手术治疗就有较高的治愈率,因此,子宫内膜癌患者大多无需补充化疗,化疗主要用于晚期或复发患者及有高危因素的子宫内膜样腺癌、Ⅱ期子宫内膜癌手术后为预防盆腔外复发的辅助治疗。放疗主要用于控制局部复发、不能耐受手术或晚期患者的治疗,可同时应用化疗和(或)激素治疗。

(一)手术治疗

1.分期性手术

手术的目的是进行全面分期和切除肿瘤,为以后的治疗提供依据。推荐的程序是:经腹中线直切口或经腹腔镜进入腹腔后立即留取盆、腹腔冲洗液(尽管2009年版的FIGO分期已删除了腹腔积液细胞学这一项,但FIGO仍推荐留取腹腔积液细胞学并单独报告);仔细探查整个盆腹腔,包括大网膜、脏器表面腹膜和子宫直肠陷凹等,并于可疑处给予活检;仔细触摸主动脉旁和盆腔内可疑或增大的淋巴结。基本的手术方式为筋膜外全子宫切除及双附件切除术(TAH/BSO),附件外观即使正常亦提倡切除,因为可能会存在微小浸润癌。一般情况下没有必要切除阴道穹窿和宫旁组织,如果术前疑有或证实宫颈浸润,以根治性全子宫切除术为宜。切除子宫及双附件后应立即剖视子宫,了解癌灶大小、部位及范围、肌层浸润深度等,同时测量子宫肌层的厚度,并送冷冻检查。但依靠冷冻检查结果而决定术中是否进一步进行分期手术,临床至今仍有争议。

争议的焦点主要为:①冷冻结果与最终病理结果的符合率;②判断淋巴结转移风险的准确度。一项回顾性研究比较了冷冻切片与最终病理的情况,细胞分级的不一致率为34.8%,肌层浸润的不一致率为28%,淋巴血管间隙受累(LVSI)的不一致率为31.7%。因此,快速冷冻结果最好是作为临床参考,而不是指导。比如,对于一个有多种并发症(如过度肥胖、高血栓倾向等)的患者术前不考虑做淋巴结切除,但术中肉眼观察标本高度怀疑有高危因素存在,此时若冷冻切片支持临床怀疑,则冒风险切除淋巴结就值得,反之则不值得,因为手术创面大,增加了患者术后肺栓塞等急性致命性的风险。

是否常规做盆腔及主动脉旁淋巴结清除仍有争议。从分期的完整性考虑,应在所有的分期性手术中进行系统的盆腔及腹主动脉旁淋巴结切除术,但迄今为止,并没有前瞻性随机对照研究支持进行常规淋巴结切除能改善患者的预后。GOG33试验对621例患者进行分析,结果发现淋巴结转移与细胞分化和肌层浸润深度密切相关,高分化者淋巴结转移率仅3%,低分化者为18%,深肌层浸润者为34%,颈管浸润者为16%,浆液性乳头状癌或透明细胞癌即使没有肌层浸润,淋巴结转移率也高达30%～50%。鉴于ⅠA期高分化内膜样癌患者淋巴结转移率极低,2014年NCCN指南中为避免过度治疗,认为对于肌层浸润<50%、肿瘤<2 cm,中高分化的子宫内膜样腺癌者可不常规做盆腔及主动脉旁淋巴结清除,但在术中能精确评价这些因素十分困难,仅就肌层浸润深度而言,细胞分化越差,判断肌层浸润深度的准确率越低,有报道在高分化癌的准确率为87.3%,中分化癌为64.9%,而在差分化癌仅为30.8%。因此,2014年NCCN指南推荐在此类患者中可先行前哨淋巴结检查(sentinel lymph node mapping,SLN)以避免不必要的淋巴结切除术,有报道在宫内膜癌中切除阳性SLN能明显改善无疾病生存期。SLN检测在外阴癌、乳腺癌等的分期手术中已成为标准手术步骤,但对子宫内膜癌的分期还不够成熟,因为选择能够代表肿瘤淋巴引流部位的显示剂注射点有一定困难,NCCN指南推荐的宫颈注射仅能代表子宫淋巴引流的一部分,宫腔镜下靶向SLN技术可提高检出率达到82%且无假阴性,但费时、费钱,同时还有报道进行SLN检测在SLN阳性的宫颈癌、外阴癌、乳腺癌患者中可能增加复发的风险,故NCCN以2B类推荐此项检查。对过度肥胖、年纪较大或伴有内科并发症要综合考虑患者能否耐受。

对有深肌层浸润、低分化、Ⅱ期癌、术前影像学检查已提示或术中触及肿大淋巴结的高危患者应行淋巴结清除或淋巴结活检。主动脉旁淋巴结活检的指征是:可疑的腹主动脉旁淋巴结转移、髂总淋巴结阳性及盆腔淋巴结增大,淋巴结切除的水平以达到肾静脉水平为佳。术中子宫冷冻切片不能作为淋巴结清除的依据。一项前瞻性研究结果表明,冷冻切片判断肌层浸润深度与最后的病理结果吻合率仅有67%,28%的病例术后分期上升,因此,对有高危因素者淋巴结清除应直接实施。

近年来,腹腔镜技术已越来越多地应用于子宫内膜癌的手术治疗,与开腹手术比较,腹腔镜手术可减少手术并发症及抗生素的使用等,腹腔镜手术时间可能略长,但缩短了住院日,增加了患者生活质量。2006 年的 GOG-Lap II 临床试验显示,腹腔镜中转开腹率 26%,中转最常见的原因是视野差(15%),子宫外转移(4%)和出血(3%)及过胖。中转开腹患者的体重指数(body mass index,BMI)<20 时,腹腔镜成功率为 90%;BMI=35 时,成功率为 65%;BMI=50 时,腹腔镜成功率为 34%。腹腔镜组 8% 没能切除淋巴结,而开腹组仅 4% 没有切除,切除淋巴结的数量和阳性淋巴结数在开腹组和腹腔镜组间无差异,术中并发症的发生率(血管、泌尿系统、肠道、神经系统或其他)在开腹组为 7.6%,腹腔镜组为 9.5%。因此,认为腹腔镜分期手术可能是不过胖的早期内膜癌患者的更好的选择。

机器人手术(Robotic surgery)作为更先进的微创手术被认为有利于子宫内膜癌的分期性手术,尤其对肥胖者,但因费用相对昂贵,临床尚未普及。

若经严格的分期手术后证实确为无高危因素(指)年龄>60 岁,脉管受累、子宫下段或宫颈表面有病灶,肿瘤>2 cm)的 I_A 期 G_1 患者,其 5 年生存率可达 92.7%,故术后可不用辅助治疗,仅定期复查。其余各期的术后处理,2014 年 NCCN 指南的处理流程如下。

I 期:①无高危因素的 I_A 期 G_2/G_3 和 I_B 期 G_1/G_2 及有高危因素的 I_A 期 G_1:可行观察或阴道内放疗;②有高危因素的 I_A 期 G_2/G_3 及有高危因素的 I_B 期 G_1/G_2;可行观察或阴道内放疗和(或)盆腔放疗(盆腔放疗对有高危因素的 I_A 期 G_2 为 2B 类推荐,其余为 2A 类);③无高危因素的 I_B 期 G_3:阴道内放疗和(或)盆腔放疗或观察(观察为 2B 类推荐);④有高危因素的 I_B 期 G_3:盆腔放疗和(或)阴道内放疗±化疗(化疗为 2B 类推荐)。

II 期:G_1,阴道内放疗和(或)盆腔放疗;G_2,盆腔放疗+阴道内放疗;G_3,盆腔放疗+阴道内放疗±化疗(化疗为 2B 类推荐)。

III_A 期 $G_{1\sim3}$:化疗±放疗,或肿瘤直接照射±化疗,或盆腔放疗±阴道内放疗±激素治疗;III B 期 $G_{1\sim2}$,$III_{C1\sim2}$ 期 $G_{1\sim3}$:化疗和(或)肿瘤直接照射±激素治疗。

$IV_{A\sim B}$(减瘤满意,无肉眼残留):化疗±放疗±激素治疗。

对于未全面分期手术后的患者,若肿瘤局限于子宫且无子宫肌层浸润的 G_1/G_2 患者可仅予观察,无需治疗;若有浅肌层浸润的 G_1/G_2 患者可先行影像学检查,影像学阴性则可观察或补充阴道近距离放疗±盆腔放疗,若阳性则需再次手术分期。对有低分化,深肌层浸润或已达 II 期但手术未能完成分期的患者,应补充进行影像学检查,并行再分期手术(包括淋巴结切除)。

2.手术方式

根据子宫内膜癌的组织病理类型及 MRI 等术前评估,2014 年,NCCN 指南将子宫内膜样腺癌分为 3 种情况以利于治疗。①病灶局限于子宫:行 TAH/BSO,依照术前、术中提示行手术分期;②疑有子宫颈受累:因宫颈活检不一定准确,手术前有时很难区分是原发性宫颈腺癌还是子宫内膜样癌累及宫颈,故建议行根治性子宫及双附件切除(RH/BSO)及手术分期;③疑有子宫外扩散:如可切除,则行 TH/BSO 及减瘤,手术分期,如术前已明确子宫外扩散,可酌情先化疗;对不可手术者可选择放化疗。

对于 II 型癌的手术,因其生物学行为与卵巢上皮性癌极其相似,故手术方式基本采用卵巢癌的手术方式,主要包括 TH/BSO 及大网膜切除、盆腔和腹主动脉旁淋巴结切除,还应该包括腹腔积液或盆腔冲洗液的细胞学检查。若肿瘤明显超出子宫范围,应行类似于卵巢癌的肿瘤细胞减灭术。术后多数需要采用卵巢上皮性癌的方案进行化疗。对符合下列条件并坚决要求保留卵巢者可考虑保留一侧卵巢;≤45 岁;手术病理分期为 Ⅰ$_A$ 期 G$_1$ 的内膜样腺癌;腹腔细胞学阴性;术前或术中探查未发现可疑腹膜后淋巴结;雌、孕激素受体(ER,PR)均阳性;有较好的随访条件;术后可接受大剂量孕激素治疗。根据 SEER 的数据,在 3 269 例≤45 岁的患者中有 12% 进行了卵巢保留,多因素分析显示,并未造成癌相关性的生存影响。另一项对≤45 岁所有分期已切除了双附件的回顾性研究也提示,切除双附件似乎无进展生存期(PFS)有优势,但对总生存没有影响,尤其在 Ⅰ 期患者中。保留卵巢唯一潜在的风险是来源于未发现合并有隐匿型卵巢癌及微小转移灶,因为约 15% 的此类患者在手术中肉眼观察卵巢正常。保留卵巢不仅仅是保留了激素分泌,同时也保留了卵子,为日后代孕生育提供了机会。

对于晚期广泛转移或复发性癌的手术,可视患者的手术耐受状况及病灶的特点给予个体化治疗。阴道断端复发或盆腔孤立病灶的手术切除仍有治愈可能;放疗后,手术后中心性复发及大的病灶应予切除;条件允许时可行扩大或根治性手术,必要时行盆腔脏器廓清术;腹主动脉旁复发也可酌情切除;盆腹腔广泛复发或导致肠梗阻者只能保守姑息处理。Ⅰ~Ⅱ 期患者术后复发率约为 15%,其中 50%~70% 有症状,复发多发生在治疗后的 3 年内。局限于阴道或盆腔的复发经过治疗后仍有较好的效果。孤立的阴道复发经放疗后 5 年生存率可达50%~70%。超出阴道或盆腔淋巴结的复发则预后较差。复发后的治疗与复发的位置、是否接受过放疗有关。

对不能手术但有病理的广泛转移者,采用 MRI 对肌层浸润及淋巴结状况进行评估,如为Ⅰ$_A$G$_1$/G$_2$ 者行宫腔内放疗;Ⅰ$_A$G$_3$,Ⅰ$_B$,Ⅱ 者,给予宫腔内近距离放疗+盆腔外照射;≥Ⅲ$_A$ 期者,给予化疗±放疗+激素治疗;非子宫内膜样腺癌患者,给予化疗+姑息性放疗。

(二)放射治疗

放射治疗是仅次于手术治疗子宫内膜癌的重要治疗手段。目前放疗主要用于不适合手术的中、晚期患者、复发患者及早期复发高危患者。现应用较多的是术后辅助放疗,而全量放疗或术前放疗已很少应用。

1. 术后辅助放疗

鉴于 Ⅰ 期患者的生存率高,复发后仍可再次手术或用放疗缓解病情,故可慎重应用。子宫内膜癌术后放疗研究组(the postoperative radiation therapy in endometrial careinoma,PORTEC)对 714 例 Ⅰ$_B$ 期 G$_2$ 与 G$_3$ 或 Ⅰ$_C$ 期 G$_3$ 与 G$_2$(1988 年 FIGO 分期)患者进行随机分组(盆腔放疗 354 例,观察 360 例)放疗研究,结果显示,5 年局部复发率分别为 4% 和 14%,差异显著,但 5 年远处复发率及 5 年总生存时间(OS)差异无显著性;亚组分析显示,Ⅰ$_B$ 期 G$_2$或年龄<60 岁的患者复发率<5%,认为对于这两类患者无需术后放疗。10 年时局部复发率分别为 5%(放疗组)及 14%(观察组),OS 为 66% 及 73%($P=0.09$),仍无显著差异。大部分患者死于其他疾病,因子宫内膜癌的病死率分别为 11% 和 9%,认为术后放疗不能改善早期患者的生存率。综合近年一些大样本的临床研究,对子宫内膜癌术后辅助放疗的结论是:盆腔放疗可以显著降低阴道残端的复发及改善 PFS,但较单纯手术而言明显增加严重放疗并发症,并且不能明显改善长期生存率。因此,建议术后辅助放疗应根据子宫内膜癌术后复发的危险度来进行。低危组:肿瘤局限于子宫,侵犯肌层<50%,Ⅰ$_A$ 期 G$_{1~2}$;中危组:Ⅰ$_A$ 期 G$_3$,脉管阳性,侵犯肌层不少于 50%,Ⅱ 期;高危组:子宫外或淋巴结转移。低危者术后不需放疗,高危者需加辅助放疗,中危者是否必要? GOG 的 Ⅲ 期临床试验显示中危组行术后放疗复发率有所降低(12%:3%),但生存率差异不大。为进一步验证放疗对中危者的实际价值,GOG 将 3 个高

危因素(G_2 或 G_3,脉管浸润及外 1/3 肌层浸润)结合年龄把中危组分成 2 个亚组:高中危组(high intermediate risk,HIR)及低中危组(low intermediate risk,LIR)。HIR 的条件是:1 个高危因素,≥70 岁;2 个高危因素,50～69 岁;3 个高危因素,任何年龄。不具备 HIR 条件的属 LIR。中危组中约 1/3 属 HIR,复发的 2/3 是在 HIR 组中。结果 HIR 组中接受放疗与不接受放疗的 2 年复发率差异显著(6%vs26%),而 LIR 组的复发率及病死率都较低,放疗与不放疗的复发率和病死率无差异。因此,从疗效、并发症、生活质量及费用与效益等因素综合考虑,应将子宫内膜癌术后辅助放疗限于高危及高中危的患者,减少不必要的术后放疗及放疗并发症。

术后放疗方式的选择:术后放疗的目的主要是减少盆腔及阴道复发,主要分为全盆外照射和经阴道近距离照射,全盆外照射应用较多,剂量为 40～50 Gy(4～6)周,对有主动脉旁淋巴结转移或可疑转移者加用主动脉旁区域照射。20 世纪 70 年代～80 年代中期,放疗方式由阴道内近距离照射转向盆腔外照射加阴道内照射,80 年代末到 90 年代初趋向于单用盆腔外照射,近年来,随着手术病理分期的广泛应用,腹膜后淋巴结已被切除,故又趋向于单用阴道内照射预防局部复发。Aalders 等对 540 例 I_B～I_C(FIGO,1988)的内膜癌患者全部行 TAH/BSO,不做盆腔淋巴结清扫,术后加用阴道内照射,将这些患者随机分为观察组(n=277)和补充盆腔外照射(n=263),结果加盆腔外照射组的局部复发率明显要低于观察组(1.9%:6.9%,$P<0.01$),但两组 OS 无显著性差异。Greven 等分析了 270 例内膜癌患者术后采用两种放疗方式的结局,其中 173 例接受盆腔外照射,97 例采用盆腔外照射联合阴道内近距离照射,两组 5 年盆腔控制率分别为 96% 和 93%,无瘤生存率分别为 88% 和 83%,均无统计学意义。这些结果提示,加用阴道内近距离照射似乎没有必要。另外两项随机对照研究的结果说明,手术加术后辅助盆腔外照射局部复发率仅为 2%～4%。纽约 Memorial Sloan Kettering 肿瘤中心对 383 例中危子宫内膜癌用单纯子宫全切加术后高剂量阴道内放疗,结果患者的 5 年阴道及盆腔控制率达 95%,认为术后单纯阴道内近距离放疗可取得较好的治疗效果,而且并发症较少。Touboul 等将 358 例子宫内膜癌接受术后放疗者分为两组:196 例术后单纯腔内放疗,158 例外照射后再加腔内放疗,结果显示,外照射并不能改善局部肿瘤控制率,且明显增加放疗的远期并发症。尽管这些报道显示腔内放疗可以取得较好的阴道及盆腔肿瘤控制率,但它并不能完全取代外照射,特别是对那些有宫外转移者。

2.单纯放疗

适用于不适合手术的晚期癌或有严重内科并发症或年老体弱的患者。传统观念认为子宫内膜癌根治性放疗疗效差,5 年生存率达 30%～40%,随着放射源的微型化、后装腔内放射技术的进步和腔内放疗剂量分布的深入研究,子宫内膜癌单纯放疗的疗效明显提高,对早、中期癌患者能起到根治作用。20 世纪 80 年代后的子宫内膜癌单纯放疗,I 期 5 年生存率超过 70%,II 期也超过 50%,早、中期子宫内膜癌放疗的疗效已与手术治疗相接近。但由于采用单纯放疗的病例数较少、腔内放疗技术的复杂性及目前国内多数医疗单位对此缺乏经验等原因,其疗效似不如手术治疗。

(三)化疗

尽管术后放疗对局限于子宫的高危患者(深肌层,G_3)可能降低局部复发,但仍不能降低微小远处转移的风险,因此,2014 年 NCCN 指南中将 I_B/G_2/脉管阳性等高危因素存在的情况下加入了化疗(2B 类推荐),化疗在 I_B/G_3 中的益处 GOG249(PORTEC-3)也在进一步验证。在 II 期 G_3 中该版指南也给了 2B 类推荐,从 III_A 期到 IV_B 期,化疗则均为 2A 类首推。

GOG122 对 Ⅲ～Ⅳ 期的患者分别采用全盆腹腔照射及化疗（多柔比星 60 mg/m² ＋顺铂 50 mg/m²）的方法进行治疗，结果显示，化疗组明显改善 PFS 及 OS。由此可见，化疗用于手术及放疗顾及不到的已有或高度怀疑有广泛转移的患者是可获益的。顺铂或卡铂已初步显示出对晚期或复发子宫内膜癌患者的价值，单独应用效果肯定，有效率达 30％～40％；紫杉醇（Taxol）单药有效率达 36％。2014 年 NCCN 指南推荐的单药主要有顺铂（DDP）、卡铂（CBP）、多柔比星（ADM）、脂质体多柔比星、紫杉醇、托泊替康、贝伐单抗等。近年来文献报道联合化疗的疗效明显优于单一药物化疗，常用的联合化疗方案有：ADM＋DDP（或 CBP），CBP＋Taxol，ADM＋CTX（环磷酰胺）＋DDP（或 CBP）及 Taxol＋ADM＋DDP（或 CBP）等。AP 方案（ADM 60 mg/m² ＋DDP 60 mg/m²）治疗晚期及复发宫内膜癌患者获得 60％的缓解率 CR（完全缓解率）20％，PR（部分缓解率）40％。Pasmantier 等用 AP 方案治疗 16 例晚期内膜癌患者，有效率（CR＋PR）达到 81％。另一项研究同样显示对晚期和复发的子宫内膜癌，AP（ADM 60 mg/m² ＋DDP 50 mg/m²）方案优于 ADM（60 mg/m²）单药，有效率 43％：7％。GOG 也对 AP 及 ADM 在 281 例晚期和复发的子宫内膜癌患者中的疗效进行了比较，结果发现 AP 方案 CR 19％，PR 23％，ADM 单药 CR 8％，PR 17％，中位 PFS 为 5.7 个月：3.8 个月，说明联合化疗优于单药化疗。CTX＋ADM＋DDP 联合化疗方案同样具有较好的效果。Burke 对 87 例晚期及复发癌患者应用 CAP 方案化疗，缓解率为 45％，对具有高危因素的子宫内膜癌患者术后采用 CAP（CTX 500 mg/m² ＋ADM 50 mg/m² ＋DDP 50 mg/m²）治疗，3 年 OS 无宫外扩散者为 82％，有宫外扩散者 46％。Hancock 等用 CAP 方案治疗 18 例晚期和复发的内膜癌患者，缓解率达到 56％。有报道 TAP（Taxol＋ADM＋DDP）化疗方案治疗晚期及复发子宫内膜癌患者的疗效优于 CAP 方案，亦有报道与 AP 方案效果无明显区别，毒性反应（骨髓抑制、神经毒性等）大于 CAP 或 AP 方案，但对于子宫内膜浆液性乳头状癌、癌肉瘤等更适合应用含紫杉醇的方案，因此，可用于子宫内膜浆液性乳头状癌的治疗。

化疗时应充分考虑患者的年龄、体质、内科并发症、化疗药物的毒性等，必要时进行适当调整。有报道化疗联合孕激素治疗内膜癌患者，缓解率可达 17％～86％，但尚缺乏前瞻性报道支持其优越性。

(四)激素治疗

自 1961 年 Kelly 首先报道应用高效价孕酮治疗转移性子宫内膜癌成功以来，以孕激素治疗难以手术或放疗患者的报道陆续出现。子宫内膜癌组织中，ER 阳性者 61％～100％，PR 阳性者 49％～88％，ER 及 PR 均阳性者 41％～80％，这为激素治疗奠定了基础。通常认为，PR 阳性率越高，细胞分化越好，临床分期越早，对治疗的反应及治愈率也就越高；反之，则癌细胞分化差，对治疗的反应及治愈率也就较低。2014 年，NCCN 推荐的激素类药物主要有孕激素，选择性 ER 调节药（selective estrogen receptor modulator，SERM）、芳香化酶抑制药（aromatase inhibitor，AI）

1. 孕激素

孕激素治疗 Ⅰ 型子宫内膜癌的机制为对 ER 产生降调作用，增加 PR 亚型（PR-A 和 PR-B）mRNA 在子宫内膜间质细胞中的表达水平；提高 17β-羟甾脱氢酶和芳香硫基转移酶活性，通过受体水平及细胞内酶系统等拮抗雌激素作用；通过对性激素结合蛋白及生长因子等影响癌细胞代谢；通过一些由孕激素调节的基因可能抑制了由雌激素调节基因刺激生长的活性。

目前子宫内膜癌的孕激素治疗主要用于：①晚期、复发子宫内膜癌患者和（或）因严重并发症不适宜手术治疗者;②手术后激素受体阳性的辅助治疗,但对手术后常规孕激素治疗的必要性及有效性,目前还存在争议;③年轻、早期、需要保留生育能力的子宫内膜癌患者。孕激素是治疗子宫内膜癌主要采用的激素,大剂量用药效果好,但并非用药量越大疗效越好。有研究显示,口服甲羟孕酮 1 000 mg/d 与 200 mg/d 相比,有效率并没有提高,因此,GOG 推荐的孕激素剂量为口服甲羟孕酮 200 mg/d 或甲地孕酮 160~320 mg/d。给药途径除口服和肌内注射外,有学者建议对手术风险大的 IA 期高分化癌患者也可应用含孕酮的宫内节育器。也有学者以腺病毒为载体将孕激素受体基因导入实验小鼠体内,同时应用孕激素治疗,结果发现总生存率增加了 2.6 倍,这为以增强孕激素受体基因表达为目的治疗提供了新的思路。

2.抗雌激素类药

抗雌激素类药主要为 SERM 和 AI 两类。

(1)SERM:是一种非甾体类抗雌激素药物,通过与雄二醇竞争 ER 产生抗雌激素作用,同时上调肿瘤内的 PR,有利于孕激素治疗。第一代 SERM 是 TAM,1970 年以来主要用于乳腺癌的术后治疗,在子宫内膜癌的治疗中主要用于晚期和(或)转移者,可单用(孕激素治疗无效时)或与孕激素、化疗药物联合应用。TAM 在孕激素治疗无效的患者中仍有 20% 的有效率,但部分患者在联合治疗时会出现重度血栓栓塞,临床应用时应谨慎。对需保留生育能力而行孕激素治疗失败的患者,采用 GnRHa 联合 TAM 治疗也可达到完全缓解,但复发率高,也应谨慎应用。一些体外实验显示,TAM 可降低肿瘤细胞对化疗药物的耐药性,增强疗效,故可与化疗药物联合使用,其缺点为 TAM 本身具有弱雌激素样作用。第二代 SERM 为雷诺昔芬(Raloxifene),目前仅用于绝经后骨质疏松妇女的预防与治疗,无治疗子宫内膜癌的报道。第三代 SERM 为阿佐昔芬(Arzoxifene),是一种新型的具有选择性雌激素受体调节活性的苯丙噻吩类似物,可使 ER 表达下调,其程度与雷诺昔芬相同。动物实验研究显示,阿佐昔芬可以抑制裸鼠体内的 ECC-1 人型子宫内膜肿瘤。Burke 等在乳腺癌患者中进行了阿佐昔芬的 I 期临床研究,在转移、复发的子宫内膜癌患者中进行了阿佐昔芬的 II 期临床研究。结果发现,在单剂量的 I 期试验中,用药期间患者病情稳定,除 2 例因肺转移而加用其他药物外,毒性反应温和,主要不良反应是潮热。其临床应用价值还有待于进一步研究。

(2)AI:芳香化酶即细胞色素 P450,是雌激素合成最后一步的限速酶,它由 CYP 19 基因编码,能催化 C19 雄激素转化为雌激素。近年来发现在许多雌激素依赖性疾病如子宫内膜癌、子宫内膜异位症等组织中芳香化酶异常表达,其表达量和活性直接决定了这些组织中雌激素的水平,从而影响雌激素依赖性疾病的发生发展和预后。绝经后妇女体内雌激素主要来源于肾上腺分泌的雄烯二酮,经芳香化酶作用后转变为雌二醇及雌酮,在局部起雌激素作用,AI 能抑制芳香化酶的活性,从而降低雌激素水平,阻断雌激素对肿瘤细胞的刺激生长作用,达到治疗目的。目前 AI 已成功用于乳腺癌的治疗,研究显示,AI 对乳腺癌的治疗作用优于 TAM,但关于子宫内膜癌的报道较少,AI 单独使用或联合孕激素治疗子宫内膜癌具有潜力,能够干扰内源性外周组织中雌激素的产生,避免大剂量孕激素的不良反应,可能更适合于肥胖妇女的激素治疗。Rose 等认为,AI 对高分化、受体阳性的子宫内膜癌患者治疗效果好;Sasano 等发现,AI 能降低体外培养的内膜癌细胞的 Ki-67 及增生能力;加拿大的一项使用来曲唑的研究显示,总有效率为 9.4%;有学者发现第二代 AI 兰他隆可明显抑制雄激素诱发的细胞增生和细胞内芳香化酶 mRNA 水平的升高,认为兰他隆是一种较具潜力的治疗雌激素依赖性肿瘤的药物,有望用于子宫内膜癌的治疗。AI 也被认为是未来临终关怀医学中治疗雌激素依赖性疾病的最佳药物。

3.抗孕激素类药物

米非司酮(Mifepristone)是由法国 Rossel-Uclaf 公司 1982 年首先研制成功的一种抗孕激素的新型抗生育药物,简称 RU486,为孕激素和糖皮质激素受体拮抗药。临床上除用于紧急避孕、终止早孕和引产外,米非司酮还用于治疗妇科性激素依赖性疾病,如子宫肌瘤,但对抗子宫内膜癌作用的分子生物学研究相对较少。有学者的实验研究发现,米非司酮在体内可调节动物移植瘤细胞增生周期的分布,阻滞细胞于 G 期,抑制瘤细胞增生,并且通过增强 Fas 和降低 bcl-2 的表达诱导瘤细胞凋亡。但米非司酮应用于子宫内膜癌的临床还有待于进一步研究。

4.促性腺激素释放激素激动药(GnRH-a)

研究发现,约 80% 的子宫内膜癌有 GnRH 受体表达,子宫内膜癌的自分泌作用很有可能依赖于 GnRH。GnRH-a 可通过 GnRH 受体直接作用于子宫内膜癌,同时还可通过性腺轴对垂体产生降调作用,使垂体分泌的促性腺激素、卵巢分泌的雌激素均下降。对于保留卵巢及保留生育能力的患者可以尝试使用。

激素治疗是一种不良反应轻、易于接受的辅助治疗,但在治疗过程中应警惕血栓或栓塞的风险;尽管子宫内膜癌的激素治疗已广泛使用,但用药剂量、方案、给药途径、临床疗效及如何达到最佳治疗效果仍有待于进一步研究。

(五)其他治疗

1.坦西莫司(Temsirolimus)

坦西莫司是一种 mTOR 抑制药。2011 年,NCIC 报道了坦西莫司治疗复发及转移子宫内膜癌的 II 期临床试验结果。尽管没有证实 PI3L/AKT/mTOR 通路如 p-mTOR,p-AKT 及 p-S6 与子宫内膜癌的临床结局相关,但临床研究已显示出其单药活性,尤其是对化疗不敏感患者仍可出现 14% 有效,69% 疾病稳定。有关坦西莫司联合贝伐单抗、二甲双胍以及常规化疗方案的临床研究也正在进行中。

2.二甲双胍(Metformin)

二甲双胍原本是一种物美价廉的抗糖尿病药物。基于其具有降低肿瘤刺激的胰岛素水平和抑制 mTOR 通路的作用,同时不具有化疗毒性,目前有关其抗癌活性的研究也不断涌现。因此,GOG 已着手进行临床试验,在晚期子宫内膜癌中将其加入紫杉醇、卡铂方案中期待阳性结果出现。

(六)生育功能保留及激素替代治疗

1.保留生育功能

年轻女性患子宫内膜癌常倾向于早期、高分化的子宫内膜样癌,故预后相对较好,5 年的 PFS 为 99.2%,10 年 PFS 为 98%,这为保留生育功能奠定了基础,因此,对于年轻迫切要求生育的,宫内膜活检及 MRI 证实为早期低危(I$_A$ 期 G$_1$)的子宫内膜样腺癌患者可考虑保留生育功能,但因:①没有进行手术分期,仍有 10.5%~29.5% 的"早期"患者实际已达 III~IV 期;②年轻女性子宫内膜癌合并有卵巢癌的概率可高达 5%~29%。因此,选择适合的患者应十分慎重。为安全起见,有学者建议,对于此类患者应在实施保留生育功能治疗之前先进行诊断性腹腔镜检查,以排除附件及盆腹腔内的微小病灶及合并卵集癌,同时也应排除 Lynch 综合征。标准的保留生育功能治疗模式至今未见共识。目前的治疗主要有孕激素治疗、光动力治疗(photodynamic therapy,PDT)及反复刮宫、宫腔镜局部切除治疗。

(1)孕激素治疗：至今仍没有关于孕激素应用的种类、剂量、治疗时间的共识问世。最常用的是口服醋酸甲地孕酮(MA)，醋酸甲羟孕酮(MPA)及左炔诺孕酮宫内缓释系统(曼月乐环，LNG IUD)。有报道称，MA 与 MPA 治疗的有效率基本相似，也有报道称 MPA 比 MA 的有效率更高，但用 MA 者的复发风险相对较高。药物剂量从 MA 10～400 mg，MPA 2.5～800 mg不等，一篇含 9 例患者的报道中仅用 MPA 10～20 mg/d，竟也获得了 88.9% 的完全有效率，并且无晚期复发。因此药物的剂量可因人而异，但若采用大剂量时需注意对有乳腺癌、脑梗死、心肌梗死、肺栓塞、深静脉血栓及吸烟者应禁用，并应告知患者可能出现的不良反应，如栓塞性疾病、体重增加、头痛、睡眠障碍及肝肾功能损害等。为降低大剂量孕激素的风险，LNG-IUD 也可应用。有报道称对绝经前 I_A/G_1 患者应用 LNG-IUD 的有效率可达 40%～100%，期间随访宫内膜时可用宫腔吸管进行，不会影响 LNG-IUD。治疗期间应严密随访，每 3～6 个月诊刮 1 次，如内膜有逆转，再治疗 6～12 个月，同时监测 CA125 和子宫超声检查。经治疗后约有 50% 的患者出现完全缓解期，可期待自然妊娠。推荐借助辅助生育技术(assisted reproductive technology,ART)尽快怀孕，可获得更高的妊娠率及活胎率(39.4%∶14.9%)，没有证据表明应用 ART 增加复发风险，但为避免 ART 促卵泡发育时引起的雌激素对子宫内膜的刺激，可事先放置含孕酮 IUD，或用来曲唑＋GnRH-a 促排卵。经过治疗后，约有 34.8% 的患者可能妊娠，但复发率也高达 35.4%，复发多发生在保留生育功能治疗后的头 3 年内，但也有早至 2 个月，晚至 30 年，5 年无复发生存率为 68%。还有约 25.4% 的患者疾病持续或进展，因此，建议在如下情况下进行 TAH＋BSO 及分期手术：分娩后；孕酮治疗 6 个月后病变持续存在；刮宫证实疾病进展。Niwa 等报道 12 例 I_A 期子宫内膜癌患者，采用醋酸甲羟孕酮治疗6～10 个月，每 5 周刮宫 1 次，直至病理活检转阴后再持续用药 2 个月以上。结果 12 例患者均获缓解，10 例有生育要求者中 7 例受孕，5 例足月分娩，9 例长期随访 30～138 个月，8 例复发，其中 4 例子宫切除，其余重复保留生育功能治疗，其中 1 例 3 次复发者最终受孕并足月分娩，除 1 例一侧卵巢转移外，无远处转移或死于子宫内膜癌者。Ramirez 等综述了1966～2003 年日本有关子宫内膜癌应用孕激素治疗的文献，27 篇中共 81 例早期子宫内膜癌患者，复发率为 24%，平均复发时间为 19 个月(6～44 个月)。另一篇综述了 13 例子宫内膜癌患者，6 例复发，中位复发时间为 40 个月(19～358 个月)。我们曾治疗 1 例早期子宫内膜癌患者，保留生育功能治疗成功，但于分娩后 6 个月复发。因此，保留生育功能治疗仅适用于那些要求保留生育能力而严格筛选过的患者，治疗期间及治疗后要严密随访、监测，一旦完成生育后立即切除子宫以减少复发。对于暂时不想生育者，在疾病完全缓解后可给予周期性、小剂量孕酮维持或放置 LNG-IUD，并严密随访，尽快怀孕。对于复发后仍不愿意切除子宫者，尽管报道的文献不多，但仍有再次成功治疗的案例。2013 年，Park 等报道了 33 例局限于子宫的复发患者再次应用孕激素治疗仍出现了 85% 的有效率，这说明对于早期复发患者再次激素治疗可能是可行的。部分孕激素治疗反应不佳的患者，文献分析可能与体重指数≥25有关，因此，应鼓励此类患者减重。尽快妊娠及孕激素维持治疗有利于预防复发。

(2)光动力治疗(PDT)：是近年来兴起的对早期子宫内膜癌治疗的新方法，以往主要用于食管、支气管、膀胱、外阴、阴道及宫颈的癌及癌前病变的治疗。其原理是用一种无毒的光敏剂暴露于特定波长的光线下通过产生活性氧毒杀周围的癌细胞。2013 年 Choi 等报道了 16 例(其中11 例为初始治疗、5 例为激素治疗失败的患者)采用 PDT 进行保留生育功能治疗的情况,初始反应率为 75%(12/16),复发率为 33%(4/12),妊娠率为 57%,唯一的不良反应是有 25%的患者出现轻度面部血管性水肿。认为 PDT 可能是一种有效的保留生育功能治疗方法。

(3)手术治疗:反复刮宫属于激素治疗定期监测的手段之一,前已介绍。在此主要介绍宫腔镜手术治疗。2009 年 Mazzon 等报道了 6 例 I$_A$ 期的子宫内膜癌患者行宫腔镜保留生育功能治疗的情况,采用三步法切除病灶:切除肿瘤;切除肿瘤周围的内膜组织;切除肿瘤下方的肌层。6 例均无手术并发症,3 个月随访时病灶均完全退化,随访 50.5 个月无一例复发,4 例自发妊娠。2011 年 Laurelli 等也报道了 14 例相同的治疗,除 1 例宫腔镜切除后 5 个月复发行全子宫切除外,其余均与 Mazzon 的报道结果相似。因此有理由认为,先行宫腔镜手术切除肿瘤及其周围组织的方法治疗此类患者可能更准确并缩短激素治疗时间,值得进行大样本的临床试验。

2. 激求替代治疗(hormone replacement therapy,HRT)

因为 I 型癌为雌激素相关型,因此,在这类患者中是否给予 HRT 至今仍有争议。在目前得到的回顾性研究中确实没有发现 HRT 增加子宫及双附件切除后早期患者的复发及死亡,但有报道显示,在绝经后妇女中应用 HRT,乳腺癌的风险明显增加。因此如果准备应用,一定要在充分告知利弊的前提下,选择在 I 期分化好,ER 及 PR 均阳性,无复发高危因素的患者中慎重应用。近年来也有应用莉芙敏(黑升麻)进行 HRT 的报道,认为即可改善低雌激素的不适症状,又相对安全,但还需长时间、大样本的验证。

(七)特殊类型癌的治疗

主要指子宫浆液性癌、子宫透明细胞癌及癌肉瘤。此类肿瘤的子宫外转移率较高。癌肉瘤作为高度恶性的上皮性肿瘤被认为是化生癌而不属于肉瘤范畴。此类肿瘤即便是早期也常常难免有远处转移,因此多不主张保留生育功能。除不规则阴道出血外,此类肿瘤还常伴有盆腔包块、宫颈细胞学异常及腹腔积液症状。CA125 常增高,CT,MRI 及 PET 常能发现子宫外病灶,临床表现及手术方式、化疗方案与卵巢上皮性癌相似。手术后确为 I$_A$/G 者可观察,其余则建议化疗±肿瘤直接照射,而化疗比放疗效果更佳。对子宫浆液性癌、子宫透明细胞癌推荐应用铂类＋紫杉类化疗,而对癌肉瘤则更推荐异环磷酰胺＋紫杉醇(2014 年 NCCN 指南一类推荐)。有研究显示,对癌肉瘤手术后给予化疗比给予放疗能明显改善 PFS,故现已不再推荐全盆腹腔照射±阴道内照射作为此类癌的初始治疗。但也有研究显示对晚期、复发的浆液性癌可实行三明治疗法(化疗—放疗—化疗),能改善生存且不良反应可耐受。

五、预后

子宫内膜癌患者的预后与年龄、期别、组织学类型、细胞分级、肌层浸润深度、淋巴结转移、淋巴血管间隙受累(lymphovascular space invasion,LVSI)、肿瘤体积、癌周围子宫内膜增生、性激素受体表达及治疗方案等因素有关,病理学上可将预后影响因素分为子宫内及子宫外因素。

子宫内因素包括组织学类型、细胞分级、肌层浸润深度、宫颈受累、宫腔病灶范围、LVSI和肿瘤新生血管等;子宫外因素包括附件转移、盆腔及腹主动脉旁淋巴结转移,腹腔内种植转移灶及远处转移等。对于腹腔细胞学阳性的预后价值目前尚有争议,一般认为,腹腔细胞学阳性率与其他高危因素密切相关,若单纯腹腔细胞学阳性而无其他高危因素存在,则其对生存及复发无影响。

1. 年龄

子宫内膜癌患者的 5 年生存率在 50 岁以下为 96.3%,51~60 岁为 87.3%,61~70 岁为 78%,71~80 岁为 70.7%,80 岁以上为 53.6%。随着年龄的增长,子宫内膜癌患者的 5 年生存率逐渐下降,可能与肿瘤低分化、高危组织学类型等因素有关,但年龄是独立的预后因素,年龄>60 岁提示预后不良。

2. 期别

手术病理分期在判断预后方面具有优越性。早期子宫内膜癌术后复发率 10%~15%,5 年生存率 I 期 81%~91%,II 期 67%~77%,晚期子宫内膜癌虽占比例不高,但预后明显差于早期患者,I 期的 5 年生存率为 32%~60%,IV 期仅为 5%~20%。有淋巴结转移与无淋巴结转移的患者比较,预后明显要差,FIGO 的数据显示,5 年生存率在 IIIc 期患者为 57%,而在淋巴结阴性的 I~II 期患者 5 年生存率为 74%~91%。淋巴结转移是子宫内膜癌的重要预后因素,有淋巴结转移者的复发风险是无淋巴结转移者的 6 倍。

3. 组织学类型

组织学类型是子宫内膜癌的重要预后因素,Wilson 等对 388 例子宫内膜癌回顾性分析发现,子宫内膜样腺癌预后较好,5 年生存率为 92%;非子宫内膜样腺癌(如浆液性乳头状癌、透明细胞癌和未分化癌等)患者手术时有 62%已有子宫外扩散,5 年生存率为 33%。Creasman 等分析了 FIGO 数据,I 期浆液性乳头状腺癌与 I 期 G_3 的内膜样腺癌比较,前者 I_B 与 I_C 的 5 年生存率为 81%、55%,后者则为 84%、66%。

4. 细胞分级、肌层浸润

子宫内膜癌的细胞分化程度与肌层浸润、宫颈受累、淋巴结转移及局部和远处复发密切相关。G_3 肿瘤较 G_1 及 G_2 肿瘤的复发风险增加 5 倍,I 期子宫内膜癌,G_1,G_2 和 G_3 的 5 年生存率分为 94%、84%和 72%。

子宫内膜癌浸润肌层越深,越容易侵及淋巴系统,因而更容易发生子宫外扩散和复发,无肌层浸润者淋巴结转移率不足 1%;有深肌层浸润者,盆腔和腹主动脉旁淋巴结转移率分别为 25%和 17%;5 年生存率无肌层浸润者为 94%,浸润肌层内 1/3 者为 91%,浸润中 1/3 肌层者为 84%,浸润肌层外 1/3 者为 59%。

5. LVSI

不论是子宫内膜样腺癌,还是特殊类型子宫内膜癌,LVSI 都是复发和死亡的独立预后因素。LVSI 与肿瘤分化程度及肌层浸润深度密切相关,随着肿瘤组织学分级升高和肌层浸润深度增加,LVSI 发生率显著增加。G_1 浅表浸润时,LVSI 发生率为 5%,而 G_3 深肌层浸润时 LVSI 发生率为 70%。LVSI(+)的 I 期子宫内膜癌患者的病死率较 LVSI(−)者增加 2 倍。有报道显示,无 LVSI 的 I 期子宫内膜癌患者的病死率为 9.1%,而 LVSI(+)的 I 期子宫内膜癌患者的病死率为 26.7%。另有报道显示,无 LVSI 者 5 年生存率为 83%,而 LVSI(+)者 5 年生存率为 64.5%。

6. 肿瘤体积

肿瘤体积与生存率有关,随着肿瘤体积增大,淋巴转移率增高,生存率下降。对临床 I 期子宫内膜癌的研究显示,肿瘤体积≤2 cm 者,淋巴转移率为 4%;肿瘤体积>2 cm 者,淋巴结转移率为 15%;肿瘤累及整个宫腔者,淋巴结转移率为 35%;5 年生存率分别为 98%、84%和 64%。

7.治疗方法

虽然子宫内膜癌症状出现较早,容易早期发现,预后相对较好,早期低危患者单纯手术即可达到较好疗效,但对高危及晚期患者,合理的辅助治疗方法有助于改善预后。早期子宫内膜癌的基本手术方式为筋膜外子宫切除及双侧附件切除。Arndt Miercke 等的多因素分析显示,肿瘤细胞低分化及未切除阴道穹是Ⅰ期子宫内膜癌的独立预后因素。腹膜后淋巴结切除对分期及指导术后辅助治疗有重要意义,但其本身的治疗价值仍存争议。Fujimoto 等报道,两处以上盆腔淋巴结阳性者,腹主动脉旁淋巴结切除有助于改善患者生存率。术后辅助放疗有助于降低局部复发,术后辅助化疗对控制病灶、延长生存期有一定意义。

8.其他

除上述经典的组织学预后因素以外,ER 及 PR(特别是 PR-B)阴性,DNA 非整倍体、S 期细胞比例增高,K-ras 基因突变,HER-2/neu 基因过表达,p53 基因突变等也可能与子宫内膜癌的不良预后有关。

第十七节 子宫肉瘤

一、概述

子宫肉瘤(uterine sarcomas)是一类不常见的来源于间叶组织的恶性肿瘤,部分可出现异源性组织分化或混合有上皮成分。子宫肉瘤约占女性生殖系统恶性肿瘤的 1%,占子宫恶性肿瘤的 3%左右,人群年发病率为(0.5～3.3)/100 000,总的 5 年生存率为 20%～38%。子宫肉瘤的病因迄今不明,文献报道有盆腔放疗史及黑色人种可能是发病的危险因素,组织发生学上认为,可能与胚胎细胞残留和间质细胞化生有关,2004 年,Leath 等发现子宫肉瘤中均有 ckit 基因表达,但是因是果仍不清楚。低度恶性的子宫内膜间质肉瘤常表达 ER 及 PR,故推测其发病可能与性激素有关,该类患者可能对激素治疗有效,预后相对较好;而高度恶性子宫内膜间质肉瘤等不表达 ER 及 PR,对激素治疗无反应,预后差。

二、分类

广义的子宫肉瘤可分为无上皮性成分肉瘤及混合有上皮成分的肉瘤,前者包括子宫平滑肌肉瘤(leiomyosarcoma,LMS)、子宫内膜间质肉瘤(endometrial stromal sarcoma,ESS)及非特异性的横纹肌肉瘤、血管周上皮样细胞肉瘤等,后者包括腺肉瘤及癌肉瘤。腺肉瘤是指肉瘤内有非癌性的腺体存在,癌肉瘤则指肉瘤内的上皮成分也是恶性,即有癌也有肉瘤(以往也称之为恶性混合性苗勒管肿瘤)。腺肉瘤的肉瘤成分可以是上述肉瘤中的任何成分,故其临床表现、治疗及预后也基本同相应的肉瘤;癌肉瘤从理论上讲,其肉瘤成分也可以是上述肉瘤的任何成分,但近年来的研究显示,癌肉瘤主要起源于上皮组织,其免疫组化染色、转移方式、对铂类化疗敏感性及复发行为等均与差分化腺癌相似,其肉瘤部分被认为是癌去分化的结果,因此,被认为是未分化的伴有肉瘤化生的上皮性子宫体癌而被归入子宫体癌,临床处理基本同癌。在子宫肉瘤中 LMS 最常见,约占子宫肉瘤的 60%,其次为 ESS,好发于绝经前后的女性,腺肉瘤最少见，仅占子宫肉瘤的 6%，主要发生在较年轻女性中。目前采用的 2003 年 WHO 分类，主要分为：LMS，ESS(包括子宫内膜间质结节、低级别 ESS 及未分化子宫内膜肉瘤)，其他间叶性肉瘤(包括横纹肌肉瘤、血管周上皮样细胞肉瘤等)。

2009 年的 NCCN 指南中也基本采用了该分类方法。但在最新的 2014 年 WHO 的分类中做了一定修改，具体如下。

2014 年 WHO 子宫间叶肿瘤(mesenchymal tumors)分类如下。

1.子宫平滑肌肿瘤(分为 3 类)

(1)子宫平滑肌瘤(leiomyoma)：是良性肿瘤。

(2)恶性潜能未定的子宫平滑肌肿瘤(smooth muscle tumor of uncertain malignant potential)：是具有可能恶性的肿瘤。

(3)LMS：是恶性平滑肌肿瘤，细胞常为纺锤样，偶见上皮样或黏液样特征。

2.子宫内膜间质及相关肿瘤(分为 5 类)

(1)子宫内膜间质结节：是由增生期子宫内膜间质细胞样细胞构成的良性子宫内膜间质肿瘤，肿瘤境界清楚，可见指状突起(<3 mm)，无脉管浸润。

(2)低级别 ESS：是由增生期子宫内膜间质细胞样细胞构成的恶性子宫内膜间质肿瘤，伴有子宫肌层及血管淋巴管间隙浸润，核分裂指数常<5/10 HPF。

(3)高级别 ESS：是由圆形细胞或伴有低级别纺锤样细胞构成的子宫内膜间质演变而来的高级别恶性肿瘤，核分裂指数常>10/10 HPF。

(4)未分化子宫肉瘤：肿瘤起源于子宫内膜或子宫肌层，不像子宫内膜的间质细胞，也没有特殊的分化类型，伴有高度恶性的细胞特征。

(5)卵巢性索肿瘤样子宫肿瘤：是与卵巢性索肿瘤相似，但没有子宫内膜间质成分，有潜在恶性的肿瘤。以往将其归为杂类肿瘤，应不属于严格意义上的子宫内膜间质肿瘤。

3.杂类间叶肿瘤

杂类间叶肿瘤包括横纹肌肉瘤、血管周上皮样细胞肿瘤等。

三、分期

因子宫肉瘤相对少见，2009 年之前 FIGO 并没有建立单独的子宫肉瘤分期系统，而是借用国际抗癌协会及美国癌症联合委员会(UICC-AJCC，1994 年)及 FIGO(1988 年)子宫内膜癌的手术病理分期系统，但这两个分期系统并不适合子宫肉瘤的分期。癌与肉瘤的组织学起源明显不同，其生物学特性、转移方式预后因素均存在明显差异，故 2009 年 FIGO 对子宫肉瘤做出了新的分类。此次对 LMS 及 ESS 的分期，在Ⅰ期中强调了肿瘤大小的意义，研究表明，若肿瘤超过 5 cm，出现淋巴结转移的概率明显增加，5 年生存率则明显下降；Ⅰ期患者也不以子宫颈被累及作为分期标准，而是以盆腔扩散作为Ⅱ期。因为子宫肉瘤不像子宫内膜癌是沿内膜表面蔓延生长，而是通过肌层或间质向深部扩散浸润的，因此，出现宫颈累及并不反映肿瘤处于更高级别了。

四、各论

(一)子宫平滑肌肉瘤(leiomyosarcoma，LMS)

子宫平滑肌肉瘤是最常见的子宫肉瘤，占子宫恶性肿瘤的 1%～2%，妇女年发病率为

(0.3～0.4)/100 000,有因乳腺癌应用他莫昔芬治疗史的妇女发病率可能更高,多数患者发病年龄超过50岁。临床主要表现为阴道出血、子宫肿块及疼痛,"肌瘤"快速生长,若发生在更年期没用激素补充治疗的妇女应特别重视。多数复发发生在2年内,Ⅰ～Ⅱ期患者的复发率达70%,因主要为血行转移,复发多在肺、肝等部位。LMS总的5年生存率为15%～25%,Ⅰ～Ⅱ期患者的5年生存率为40%～70%,绝经前妇女的预后可能相对好于绝经后妇女,原发性LMS较子宫肌瘤肉瘤变者预后更差。

1. 病理特点

来源于子宫肌层或子宫血管的平滑肌细胞,可单独存在或与平滑肌瘤并存,多为单个,体积较大(平均直径达10 cm,仅25%<5 cm),肌壁间多见,仅5%起源于宫颈,与子宫肌层界线不清,切面质软,呈鱼肉样,典型的肌瘤螺旋结构消失,可伴有灶性出血及坏死。显微镜下可见瘤细胞中、重度核异性,核分裂象>10/10 HPF,坏死明显,当组织学特点不足以将其划分为良性或恶性时,可诊断为恶性潜能不明确的平滑肌肿瘤。血行播散是平滑肌肉瘤的主要转移途径。免疫组化可见与平滑肌相关的标志物如h-caldesmon,SMA等阳性。

2. 诊断

对更年期及绝经后原有子宫肌瘤生长较快或短时间新长出子宫肌瘤者,应高度怀疑LMS。LMS的诊断主要依赖于病理检测,但因LMS多无特异性症状且子宫肌瘤很难也很少做活检,故术前诊断较困难,多在子宫切除后被诊断。无论肿瘤是良性还是恶性,术中应在子宫切除后立即切开标本检查。若发现肌瘤与肌层界线不清,旋涡状结构消失,切面呈鱼肉状,质地不均匀,组织糟脆,有出血、坏死,无假包膜,则应送快速病理检查。但最后诊新仍依靠术后石蜡病理确诊。有报道显示,在因子宫肌瘤切除子宫的患者中,0.1%～0.3%是LMS。为明确肿瘤分期,无论是在初诊还是复发时,胸腹部及盆腔的CT或MRI应作为常规影像学检查。值得提醒的是,因黏膜下子宫肌瘤常有不规则阴道出血,为排除子宫内膜病变,手术前有些医院会常规诊刮,但如何看懂诊刮病理报告很有讲究。通常的报告内容是关于子宫内膜层的,但若报告"见到梭形细胞",则高度提示可能为LMS,说明诊刮的组织已超出子宫内膜,只有恶性间叶肿瘤才容易长穿子宫内膜,容易被刮出,此时不宜行宫腔镜手术,以免肿瘤扩散。

3. 治疗

手术是治疗的主要手段,术后辅助化疗有一定作用,但LMS对放疗欠敏感,对Ⅰ～Ⅱ期LMS患者的术后放疗研究显示,无论是PFS、OS,还是对局部盆腔肿瘤的控制,放疗均无明显优势,反而增加组织纤维化,影响以后的化疗,故不推荐术后放疗。最新的靶向治疗似显示出一定作用。

全子宫+双附件切除及子宫外病灶切除是主要的手术方式。约有60%的LMS被诊断时肿瘤基本局限于子宫体,文献报道治愈率为20%～60%,主要取决于初次手术切除的满意度。需要提醒的是,当今行微创子宫肌瘤切除术或子宫切除术者极多,切除的标本常需在腹腔内粉碎后才能取出,被粉碎的瘤块难免掉入腹腔,此时若肿瘤为LMS,则使原本可能是Ⅰ期的肿瘤患者人为扩展分期,因此,近年来美国FDA已对病理不明确的子宫肿瘤限制实行碎瘤术。盆腔及腹主动脉旁淋巴结切除尚有争议,研究显示,淋巴结切除与否对生存期无明显影响。早期LMS患者的淋巴转移率仅为3%左右,若进行盆腔及腹主动脉旁淋巴结切除,可以将其作为是分期性手术的一部分,但晚期患者淋巴结转移常见是否切除淋巴结应取决于是否所有肿瘤能被完全切除。若为宫颈部位的LMS,则建议行广泛性子宫切除术及双侧盆腔淋巴结切除术和腹主动脉旁淋巴结切除术。关于卵巢的保留,多数专家持不赞成观点,但也有人认为对早期、无浸润、肿瘤为局部恶变的年轻患者可以保留卵巢,其预后与切除卵巢者无明显区别,但因子宫肌瘤也可受雌激素影响,故保留时应慎重。

因 LMS 具有血行转移的特点,文献报道临床Ⅰ期、Ⅱ期的 LMS 术后 3 年内肺转移率高达 40.7%,鉴于手术或放疗均为局部治疗,在出现多灶性转移时,化疗更具有治疗优势,因此若 LMS 对化疗敏感,应是术后辅助治疗的最佳方法。以往认为化疗的作用不确定,1985 年的一项针对局部 LMS 进行的随机临床试验,采用多柔比星 60 mg/m²,每 3 周重复,连续 8 个疗程。结果显示,差异并不显著,仅在复发率上似有优势(44%∶61%)。但最近的资料显示,联合化疗可改善预后,有报道多西他赛联合异环磷酰胺能改善软组织肉瘤的预后,但对 LMS 是否有效还不能确定。一项在Ⅰ~Ⅱ期 LMS 患者中采用吉西他滨、多西他赛及多柔比星联合化疗的Ⅱ期临床试验结果显示效果显著,2 年的 PFS 达到 78%;采用卡铂+脂质体多柔比星的Ⅱ期临床试验也显示出有效。另一项采用放化疗联合(试验组采用多柔比星、异环磷酰胺、顺铂化疗后给予局部放疗,对照组仅用放疗)治疗局限的 LMS 的Ⅰ~Ⅱ期临床试验显示,联合化疗组能显著改善 3 年 PFS(51%vs40%),但 OS 无改善,且该方案不良反应较大,应慎重应用。综上所述,目前对 LMS 建议术后适当辅助化疗。主要的化疗单药有:多柔比星、表柔比星、氮烯咪胺(DTIC)、吉西他滨、异环磷酰胺(IFO)、脂质体多柔比星、帕唑帕尼、替莫唑胺、多西他赛等。目前尚缺乏理想的化疗方案,2015 年 NCCN 首推的方案为多西他赛(75 mg/m²,第8 d)+吉西他滨(900 mg/m²,第1、8 d),每21 d 重复,总有效率达 36%,其次还有多柔比星+IFO,多柔比星+DTIC,吉西他滨+DTIC 等。

对于复发性 LMS,若肿瘤相对局限,手术切除仍应考虑。化疗也是治疗复发性 LMS 的重要部分,目前尚缺乏针对复发性 LMS 的临床试验,可参考的临床试验多是针对复发或转移性子宫肉瘤的。一项针对软组织肉瘤的Ⅱ期临床研究显示:联合应用吉西他滨及多西他赛的疗效明显优于单用吉西他滨,中位 PFS:6.2 个月∶3.0 个月,$P \approx 0.02$;中位 OS:17.9 个月∶11.5 个月,$P=0.03$。但该方案有超过 40% 的患者不能耐受化疗毒性而中途停药。卡铂联合脂质体多柔比星在治疗晚期及复发患者上,不论在毒性、安全性、有效性方面均显示有优越性,中位 PFS:8.6 个月,中位 OS:29.5 个月,77% 的患者 OS 达到 12 个月。另一项含有 32 例 LMS 患者的Ⅱ期临床试验显示,达卡巴嗪联合吉西他滨比单药吉西他滨疗效更佳,中位 PFS:4.2 个月∶2.0 个月,$P \approx 0.005$;中位 OS:16.8 个月∶88.2 个月,$P=0.014$。

一项采用帕唑帕尼单药治疗转移及复发的软组织肉瘤患者(除外胃肠间质肉瘤)的Ⅲ期临床试验显示,与安慰剂组比较,中位 PFS:4.6 个月∶1.6 个月,$P < 0.0001$;OS:12.5 个月∶10.7 个月,$P=0.25$,认为帕唑帕尼是化疗后复发患者的另一种选择。Ridaforolimus 是一种 mTOR 的抑制药,一项将 Ridaforolimus 用于晚期骨及软组织肉瘤的Ⅱ期临床试验显示临床获益明显,尤其对 LMS 患者,临床获益率达到了 33.3%。Eeribulin 也被报道对晚期或复发的 LMS 出现良好效果。

(二)子宫内膜间质肉瘤(endometrial stromal sarcoma,ESS)

ESS 好发于更年期妇女,占子宫肉瘤的 7%~15%,占子宫恶性肿瘤的 0.2%~1%,是由子宫内膜间质细胞发展成的恶性肿瘤。肿瘤常向宫腔突起,呈子宫内膜息肉状或子宫黏膜下平滑肌瘤状,有时可在宫颈口看到软脆、易出血的息肉样肿物。早期一般无特殊症状,常见阴道不规则出血、子宫增大、下腹疼痛、下坠、阴道分泌物增多等。低级别 ESS 是一种生长迟缓的低度恶性肿瘤,局部复发及远处转移甚至能发生在初次诊断 20 年后。Ⅰ 期患者 5 年 OS 为 98%,10 年 OS 为 89%,中位复发时间为 65 个月,Ⅲ～Ⅳ 期患者的复发率达 76%,中位复发时间为 9 个月,但总生存率仍可达 66%。高级别 ESS 及未分化子宫肉瘤相对少见,对较低级别 ESS 而言,肿瘤恶性度更高,体积更大,出血坏死更明显,有的病灶类似子宫内膜癌和子宫中胚叶混合瘤,肉眼可见肌层浸润。5 年 OS 为 25%～55%,大多数患者在最初治疗后 6 个月内复发及远处转移,2 年内死亡。

1. 病理特点

低级别 ESS 来源于子宫内膜间质细胞,多数 5～10 cm 大小,切面呈鱼肉样淡黄色,子宫肌层和子宫周围血管内可见到有蚯蚓样瘤栓。转移多位于子宫旁及肺,也可见局部浸润和淋巴转移。显微镜下可见瘤细胞象增生期子宫内膜间质细胞,由小卵圆或梭形细胞组成,细胞轻微异形,核分裂象<5/10 HPF,肿瘤内血管较多,肿瘤沿扩张的血管、淋巴管生长,呈舌状浸润周围平滑肌组织。高级别 ESS 及未分化子宫肉瘤瘤体常>10 cm,切面除鱼肉样外还可见坏死、出血,瘤细胞可排列成上皮样细胞巢,常有深肌层浸润及破坏性生长,较易发生淋巴、血行转移,如肺、肝、脾、脑、肾、骨髓等。显微镜下细胞异形明显,核分裂象活跃,常>10/10 HPF,出血坏死常见。ESS 标志性的免疫组化染色是 CD10 阳性,低级别 ESS 的 ER 及 PR 常阳性,而高级别 ESS 的 ER 及 PR 常阴性并伴有细胞核 p53 积聚。

2. 诊断

绝经期前后不规则阴道出血伴子宫内肿物或子宫内肿物突然增大者应高度警惕此病。经阴道彩色多普勒超声检查对鉴别子宫肉瘤和子宫肌瘤有一定帮助;已知或怀疑子宫外病变时可行 MRI 或 CT 检查;可疑的宫颈赘生物活检或子宫内膜诊刮有助于鉴别诊断,但病理阴性并不能排除此病,因为无子宫肌层组织时低级别 ESS 与子宫内膜间质结节的病理形态极其相似,术前难以区分。宫腔镜检查极易误诊为子宫内膜息肉及黏膜下肌瘤而行宫腔镜电切术,建议对怀疑 ESS 者应避免此操作。应在手术切除子宫或肿块后立即剖视检查,若发现有可疑者送快速病理切片检查,但仍要注意无子宫肌层组织时低级别 ESS 与子宫内膜间质结节的病理形态极其相似,临床医生要懂得结合临床来判断。

3. 治疗与病理

类型不同的 ESS,其生物学行为及转移方式也不同,对治疗选择及反应也不同。原则上 ESS 以手术治疗为主,术后根据个体情况辅以内分泌治疗、放射治疗、化学治疗等。对于 ESS 而言快速冷冻切片有时难以确诊,故手术医生的临床经验、术中判断也很重要。对于已不能手术者可视具体情况行局部放疗同时辅以化疗或激素治疗。

对于低级别 ESS,手术是第一选择,除可去除肿瘤外,还可进行临床分期,获得病理信息,以决定下一步治疗方案。手术的基本方式倾向于全子宫＋双附件切除。因有可能仅通过手术而达到治愈低级别 ESS 的效果,故也有学者建议,行广泛性子宫＋双附件切除,甚至可行淋巴结切除,以减少局部复发和不确定性放化疗的概率。因为 ESS 易出现宫旁直接蔓延及血管内瘤栓并且肿瘤易受雌激素刺激而导致复发,故通常不建议保留卵巢,但对于绝经前的早期低级别 ESS,若患者强烈要求保留卵巢者可酌情保留,但有报道认为,卵巢保留是 ESS 复发的主要因素之一。

对早期低级别 ESS 患者强烈要求保留生育功能者,有散在的成功生育的个案报道可借鉴,但分娩后复发率较高,推荐的保留方法为:不要做宫腔镜下肿瘤电切术,采用开腹方式,切开子宫,完整切除肿瘤及肿瘤周围 2~3 cm 的子宫壁组织,仔细修复缝合后,避孕 2 年,严密随访并应用激素治疗,一旦分娩后将子宫切除。对于盆腔淋巴结是否切除仍存在争议,一部分人认为,ESS 早期即可有淋巴结转移,故主张行盆腔及主动脉旁淋巴结切除,同时可以准确分期;但另一部分人认为,淋巴结切除无助于改善预后,对生存影响不大,尤其是在低级别 ESS 者淋巴结转移较少见,故认为可以不切除,仅建议在术中发现有增大的淋巴结或疑有淋巴结转移时进行摘除。对于早期低级别 ESS,手术后仅推荐严密随访,但也有术后补充孕激素治疗降低复发率的报道。

对于晚期或复发的低级别 ESS,若有手术机会仍首选减瘤术,减瘤应尽量彻底,必要时可一并切除被转移的脏器。若 ER 及 PR 阳性,手术后首选内分泌治疗,有证据表明辅助内分泌治疗能减少复发的风险。主要药物包括高效孕激素:醋酸甲地孕酮、甲羟孕酮;芳香化酶抑制药:来曲唑、阿那曲唑、依西美坦等;GnRH-a:亮丙瑞林、戈舍瑞林、曲普瑞林等。激素治疗的效果与其受体状态相关,有受体表达则相应激素治疗的反应可能就好。孕激素类药对低度恶性 ESS 及部分 PR 阳性的高度恶性 ESS 有较好的反应,但用量较大,一般主张剂量不小于醋酸甲羟孕酮 200 mg/d,持续不短于 1 年,故有血液高凝状态或肝功能异常者慎用,必要时加用阿司匹林,同时监测肝功能,以防药物性肝损。尽管他莫昔芬为抗雌激素药物,但因其长期应用时仍有弱的刺激子宫内膜间质细胞作用,故应慎重应用,雌激素替代治疗更应避免。低度恶性 ESS 复发时若相应受体阳性,仍优先考虑激素治疗,即使以往用过激素治疗,也可试行应用其他的激素类治疗。但若在激素治疗期间即复发或进展,则应放弃激素治疗选用化疗,推荐以多柔比星为基础的联合方案化疗。

化疗对低级别 ESS 的作用不确定,但也有报道认为,化疗可改善早期低级别 ESS 的预后。放疗的作用不确定,一项由欧洲癌症研究治疗机构(EORTC)对 222 例手术后早期子宫肉瘤(LMS=103,癌肉瘤=91,ESS=28)患者进行的Ⅲ期临床试验显示放疗对降低癌肉瘤的复发率可能有益,但对 LMS 及 ESS 无益,故不推荐。总的来说,子宫肉瘤对放射线敏感性较低,但 ESS 对放疗相对敏感,癌肉瘤次之,LMS 最差。有文献报道单用放疗很少有 5 年生存者。2015NCCN 指南中仍推荐对Ⅲ~ⅣA 期 ESS 术后补充激素治疗+肿瘤照射,但我们的经验认为,放疗尽量滞后可能更好,原因如下:①对于手术中无肉眼癌灶残留者术后放疗是否有作用意见尚不一致,多数人认为,放疗可降低局部复发率、延长无瘤生存期,但对长期生存意义不大;②放疗后极易导致局部组织纤维化,而 ESS 是个极易反复复发并通过再次手术或激素+化疗可能缓解的肿瘤,而放疗后再次手术,不但增加了手术难度及手术并发症,也因组织纤维化使得化疗效果也不好。

对于高度恶性 ESS(高级别 ESS、未分化子宫肉瘤),无论是初治还是复发,手术均是首选的治疗方法,可考虑行最大程度的减瘤术,必要时可切除膀胱、直肠、肺叶、部分肝及脾等,淋巴结的切除应作为满意减瘤的一部分。因缺乏激素受体,激素治疗多不考虑。化疗对高度恶性 ESS 及 ESS 复发(尤其是在激素治疗后复发)患者有一定作用。推荐的药物有异环磷酰胺(IFO)、多柔比星、吉西他滨、多西他赛、脂质体多柔比星、紫杉醇等。IFO(1.5 g/m²),第 1~5 d,3 周重复,对转移、复发的 ESS 总反应率为 33%(GOG,1996);多柔比星的总有效率可达 50%。推荐的联合治疗方案为多柔比星+IFO,放疗作为局部控制或姑息治疗的一部分,可酌情应用。甲磺酸伊马替尼(格列卫)作为一个酪氨酸激酶抑制药,具有调节细胞增生、分化的作用。有报道 ESS 表达其相应靶点,认为甲磺酸伊马替尼有可能成为 ESS 的潜在治疗药物,但也有文献报道 ESS 几乎不表达相应靶点,故用此类药无效。将贝伐单抗加入多西他赛＋吉西他滨方案,也无生存优势。靶向药物是否有作用,还需大样本的临床研究证实。

(三)腺肉瘤(adenosarcoma)

腺肉瘤是一种混合了良性上皮成分及恶性间叶成分的肿瘤,主要有以下两种类型。

1.低度恶性

含有良性或不典型上皮成分及低度恶性间叶成分的肿瘤,通常呈息肉样生长,平均直径可达 6.5 cm,切面实性为主,可有水样或黏液样小囊腔,显微镜下见间质细胞丰富,细胞核异形轻微,核分裂不活跃。免疫组化染色很像 ESS,有 76％表达 ER,35％表达 PR,超过 70％表达 CD10 和 WT1,通常为低度恶性,预后较好。

2.高度恶性(也称之为伴有肉瘤样过度生长的腺肉瘤)

肿瘤含有高级别肉瘤样成分超过 25％且肿瘤较大,切面鱼肉样并伴有出血坏死,有深肌层浸润或间质成分过度生长,显微镜下可见间质细胞过度生长,高度异形,核分裂活跃,可见异源性成分,可伴有肌层、血管浸润,免疫组化多不表达 CD10,WT1,ER,PR,但高表达 Ki-67 及 p53,多为高度恶性,预后可能较差。腺肉瘤多发生在绝经后妇女,但也有近 30％发生在绝经前甚至青春期,症状与 ESS 相似。可能与以往有盆腔放疗史及长期单用雌激素有关,尤其是长期应用他莫昔芬者。腺肉瘤的治疗与其相应的肉瘤治疗基本一致。

(四)癌肉瘤(carcinosarcoma)

约占子宫恶性肿瘤的比例＜5％,已被重新分类至特殊类型子宫体癌范畴,在此简述。多见于绝经后妇女,约有 1/3 的患者在诊断时已有子宫外播散,约有 1/2 的患者可见肿瘤从宫颈口脱出。与同期别低分化的子宫内膜样腺癌相比,其预后可能更差,5 年生存率约为 36.5％,通常在 2 年内复发,年龄大、深肌层浸润者预后更差。癌肉瘤被认为与应用他莫昔芬或长期无对抗的雌激素应用有关,也有报道认为,与曾经盆腔放疗有关,距离放疗平均间隔时间为 10～20 年,子宫内膜癌的易感因素也同样适用于癌肉瘤。病理检查巨检示:肿瘤较大呈息肉状或多发性分叶状向宫腔突出,质软可有囊性变,切面呈灰白或灰黄色,可见充满黏液的小囊腔,常伴有坏死和出血,常见肌层、淋巴血管浸润及宫颈累及,如有异源成分,可有沙砾感或骨样坚硬区。镜下见癌和肉瘤样两种成分,并可见过渡形态,癌的成分主要有腺癌和鳞癌,而绝大多数是腺癌(95％),可以是子宫内膜腺癌、透明细胞癌、浆液性腺癌、黏液性腺癌,极少数为鳞癌(5％);肉瘤成分分为同源性和异源性,同源性肉瘤主要为梭形细胞形成的平滑肌肉瘤,异源性肉瘤除梭形细胞肉瘤外,还含有横纹肌肉瘤、成骨肉瘤、软骨肉瘤或脂肪肉瘤,也可有神经胶质成分,上述各种成分可混合存在,有异源成分时预后更差。体癌子宫肉瘤可沿盆腹腔脏器转移,常侵犯大网膜、腹膜、肠管表面、直肠和膀胱,类似于子宫内膜浆液性乳头状腺癌,晚期浸润周围组织,易发生淋巴结转移,初次手术时盆腔淋巴结转移率达 1/3,腹主动脉旁淋巴结转移率达 1/6。对化疗药物如紫杉醇、铂类等敏感,此点也更接近癌,而不像肉瘤。对癌肉瘤而言,手术应按卵巢上皮性癌的方式进行,早期行分期性手术,晚期则行肿瘤细胞减灭术＋大网膜切除术＋盆腹腔淋巴结切除术,术中应留取腹腔液送细胞学检查,探查盆腹腔脏器及淋巴结情况,术后均建议补充化疗,有报道术后补充盆腔放疗较单独手术而言,可明显减少局部复发率,故也有学者建议,在病灶相对局限者术后补充放疗。癌肉瘤对化疗有一定敏感性,2007年,Homesley 等的研究显示,IFO 是最有效的单药化疗药,IFO＋紫杉醇对于晚期癌肉瘤比 DDP＋IFO 方案的有效率更高且毒性更低。对于有腹腔积液及盆、腹腔转移病灶者可行静脉联合腹腔化疗,化疗方案以能照顾到癌及肉瘤两方面为佳,具体可用:IFO+紫杉醇、DDP+IFO、DDP+VP16+IFO、DDP+DTIC 等方案。内分泌治疗并非常规推荐,但该肿瘤有约30%表达雌孕激素受体,故也有试行激素治疗的报道。

第十八节　输卵管肿瘤

输卵管肿瘤有良性和恶性两类。输卵管良性肿瘤极少见,输卵管恶性肿瘤有原发和继发两种,绝大多数为继发性癌,占输卵管恶性肿瘤的 80%～90%,多数来自卵巢癌和子宫内膜癌,少数来自宫颈癌、胃肠道癌和乳腺癌。转移途径主要为直接蔓延和淋巴转移。继发性癌首先侵犯输卵管浆膜层,组织形态与原发灶相同。症状、体征和治疗取决于原发灶,预后不良。原发性输卵管癌是少见的女性生殖道恶性肿瘤,其发病率仅占妇科恶性肿瘤的 0.5%。以40～65 岁居多,平均年龄为 52 岁,多发生于绝经后期妇女。

一、病因

病因不明。70%患者有慢性输卵管炎,50%有不孕史。多发生于单侧输卵管。患者的对侧输卵管经病理检查多有炎性改变,推断慢性炎症刺激可能是发病诱因。慢性输卵管炎多见,输卵管癌却罕见,炎症并非是唯一诱因。

二、病理

单侧居多,好发于输卵管壶腹部,病灶始于黏膜层。早期呈结节状增大,病程逐渐进展,输卵管增粗形似腊肠。切面见输卵管管腔扩大且壁薄,有乳头状或菜花状赘生物。伞端有时封闭,内有血性液体外观类似输卵管积水。镜下为腺癌,根据癌细胞分化程变及组织结构分为3 级:Ⅰ级为乳头状癌,恶性程度低,细胞呈柱状,无纤毛,核分裂象少见,细胞形成乳头,基本不侵犯周围组织;Ⅱ级为乳头状腺泡癌,细胞分化高,核分裂象少到中等,癌细胞形成乳头状,也形成腺泡型,常侵犯输卵管浅层,恶性程度高;Ⅲ级为腺泡髓样癌,核分裂象多,形成腺泡和实质性片状,乳头很少,侵犯广泛,恶性程度最高。

三、转移途径

转移途径如下。①局部扩散:脱落的癌细胞经开放的输卵管伞端转移至腹腔,种植在腹膜、大网膜、肠表面,也可直接侵入输卵管壁肌层然后蔓延至邻近器官。②淋巴转移:子宫、卵巢与输卵管间有丰富的淋巴管沟通,常被累及。经淋巴管转移至腹主动脉旁淋巴结或盆腔淋巴结。③血行转移:经血循环转移至肺、肝、脑及阴道等器官。

四、临床分期

采用 FIGO 制订的标准,输卵管癌分期是根据肿瘤减灭术前与病理所见。

0 期:原位癌(浸润前期)。

Ⅰ期:癌局限于输卵管。

Ⅰ~A~期:癌局限于一侧输卵管,未穿破浆膜;无腹腔积液。

Ⅰ~B~期:癌局限于双侧输卵管,未穿破浆膜;无腹腔积液。

Ⅰ~C~期:ⅠA或ⅠB伴癌达到或穿破浆膜面;腹腔积液或腹腔冲洗液含癌细胞。

Ⅱ期:一侧或双侧输卵管癌伴盆腔内扩散。

Ⅱ~A~期:癌扩散和(或)转移至子宫和(或)卵巢。

Ⅱ~B~期:癌扩散至盆腔其他组织。

Ⅱ~C~期:盆腔内扩散(ⅡA或ⅡB)伴腹腔积液或腹腔冲洗液伴癌细胞。

Ⅲ期:一侧或双侧输卵管癌伴盆腔外转移和(或)区域转移;或癌局限于盆腔。镜下见小肠或大网膜转移(肝表面转移与腹股沟淋巴结转移均为Ⅲ期)。

Ⅲ~A~期:显微镜下见腹腔转移。

Ⅲ~B~期:肉眼可见腹腔转移病灶,最大直径≤2 cm。

Ⅲ~C~期:腹腔癌灶直径>2 cm和(或)淋巴结转移。

Ⅳ期:远处转移。不包括腹腔转移。

五、临床表现

输卵管癌早期无症状,体征多不典型,易被忽视或延误诊断。临床上常表现为阴道排液、腹痛及盆腔肿块,称为输卵管病"三联症"。

1.阴道排液

阴道排液最常见。排液为浆液性黄水,量可多可少,常呈间歇性,有时为血性,通常无臭味。当癌灶坏死或浸润血管时,可出现阴道流血。

2.腹痛

腹痛多发生于患侧,为钝痛,以后逐渐加剧呈痉挛性绞痛。疼痛与肿瘤体积、分泌物积聚使输卵管承受压力加大有关,当阴道排出水样或血样液体后,疼痛常随之缓解。

3.盆腔肿块

部分患者扪及下腹肿块,大小不一,表面光滑。妇科检查可扪及肿块,位于子宫一侧或后方,活动受限或固定不动。肿块因液体自阴道排除缩小,液体积聚后可再增大。

4.腹腔积液

腹腔积液较少见,呈淡黄色,有时呈血性。

六、辅助检查及诊断

因少见易被忽视,输卵管位于盆腔内不易扪及,检查不易准确,症状不明显,术前诊断率极低而常误诊。辅助检查有助于提高术前诊断率,常用方法如下。

1.B超检查

B超检查能确定肿块部位、大小、性状及有无腹腔积液等。

2.阴道细胞学检查

宫颈和宫腔细胞学检查阴性,而涂片见不典型腺上皮纤毛细胞,提示有输卵管癌可能。

3.分段刮宫

细胞学检查为腺癌细胞,排除宫颈癌和子宫内膜癌后应高度怀疑为输卵管癌。

4.腹腔镜检查

见输卵管增粗,外观似输卵管积水,呈茄子形态,有时可见到赘生物。

5.CT、MRI

CT 和 MRI 比超声检查更清晰,对分期、腹膜后淋巴结是否增大以及治疗的判断更有价值。

七、鉴别诊断

输卵管癌与卵巢肿瘤及输卵管卵巢囊肿不易鉴别。有阴道排液需与子宫内膜癌鉴别。若不能排除输卵管癌,应尽早剖腹探查确诊。

八、治疗

治疗原则以手术为主,辅以化疗、放疗的综合治疗。应强调首次治疗的彻底性和计划性。手术范围应包括全子宫、双侧附件及大网膜切除术。癌肿已扩散至盆腔或腹腔,应按卵巢上皮性癌进行处理,应尽可能大块切除肿瘤,行肿瘤减灭术及盆腔淋巴结切除术。术后辅以化疗和放疗。

九、预后和随访

输卵管癌的组织学类型、预后相关因素以及预后均与卵巢癌相似。早期输卵管癌的预后比早期的卵巢癌差;输卵管癌淋巴转移率显著升高。随着本病术前诊断率的逐步提高与恰当的治疗,输卵管癌的预后较前改善,5 年存活率约为 40%。预后与临床期别密切相关。早期及输卵管伞端闭锁的病例预后良好。治疗后的第 1 年,每 3 个月复查 1 次;随访间隔可逐渐延长,到 5 年后每 4~6 个月复查 1 次。

第六章 内分泌疾病

第一节 功能失调性子宫出血

一、定义

女性生殖内分泌疾病是妇科常见病,通常由下丘脑—垂体—卵巢轴功能异常或靶细胞效应异常所致,部分还涉及遗传因素、女性生殖器官发育异常等。正常月经的周期为 21~35 d,平均为 28 d,经期持续 2~7 d,一般失血量为 20~60 mL。凡不符合上述标准的均属异常子宫出血。功能失调性子宫出血是由于生殖内分泌轴功能紊乱造成的异常子宫出血,分为无排卵性和有排卵性两大类。

(一)无排卵性功能失调性子宫出血

1.病因病机

正常月经的发生是基于排卵后黄体生命期结束,雌激素和孕激素撤退,使子宫内膜功能层皱缩坏死而脱落出血。正常月经的周期、持续时间和血量,表现为明显的规律性和自限性。当机体受内部和外界各种因素,如精神紧张、营养不良、代谢紊乱、慢性疾病、环境及气候骤变、饮食紊乱、过度运动、酗酒以及其他药物等影响时,可通过大脑皮层和中枢神经系统,引起下丘脑—垂体—卵巢轴功能调节或靶细胞效应异常而导致月经失调。

无排卵性功血好发于青春期和绝经过渡期,但也可以发生于生育年龄。在青春期,下丘脑—垂体—卵巢轴激素间的反馈调节尚未成熟,大脑中枢对雌激素的正反馈作用存在缺陷,FSH 呈持续低水平,无促排卵性 LH 陡直高峰形成而不能排卵;在绝经过渡期,卵巢功能不断衰退,卵巢对垂体促性腺激素的反应性低下,卵泡发育受阻而不能排卵;生育年龄妇女有时因应激等因素干扰,也可发生无排卵。各种原因引起的无排卵均可导致子宫内膜受单一雌激素刺激而无孕酮对抗,引起雌激素突破性出血或撤退性出血。

雌激素突破性出血有两种类型:低水平雌激素维持在阈值水平,可发生间断性少量出血,内膜修复慢,出血时间延长;高水平雌激素维持在有效浓度,引起长时间闭经,因无孕激素参与,内膜增厚但不牢固,容易发生急性突破性出血,血量汹涌。雌激素撤退性出血是子宫内膜在单一雌激素的刺激下持续增生,此时因多数生长卵泡退化闭锁,导致雌激素水平突然急剧下降,内膜失去激素支持而剥脱出血。

无排卵性功血时,异常子宫出血还与子宫内膜出血自限机制缺陷有关。主要表现为:①组织脆性增加:子宫内膜受单一雌激素刺激腺体持续增生,间质缺乏孕激素作用反应不足,致使子宫内膜组织脆弱,容易自发破溃出血。②子宫内膜脱落不完全致修复困难:无排卵性功血由于雌激素波动,子宫内膜脱落不规则和不完整。子宫内膜某一区域在雌激素作用下修复,而另一区域发生脱落和出血,这种持续性增生子宫内膜的局灶性脱落缺乏足够的组织丢失量,使内膜的再生和修复困难。③血管结构与功能异常:无排卵性功血时,破裂的毛细血管密度增加,小血管多处断裂,加之缺乏螺旋化,收缩不力造成流血时间延长、流血量增多。④凝血与纤溶异常:多次组织破损活化纤维蛋白溶酶,引起更多的纤维蛋白裂解,子宫内膜纤溶亢进,凝血功能缺陷。⑤血管舒张因子异常:增生期子宫内膜含血管舒张因子前列腺素 E2(PGE2),在无排卵性功能出血时 PGE2 含量和敏感性更高,血管易于扩张,出血增加。

2.无排卵型功血子宫内膜病理改变

无排卵型功血患者的子宫内膜受雌激素的持续作用而无孕激素拮抗,可发生不同程度的增生性改变,少数可呈萎缩性改变。

(1)增生型子宫内膜:多见。组织像同正常增生期改变,但一直持续存在于经前期。

(2)腺囊型内膜增生过长:也称瑞士干酪型内膜增生过长。内膜肥厚呈息肉状增生,腺体数目增多,腺腔扩大,但形态不一,呈瑞士干酪状(Swiss cheese)结构。腺上皮呈高柱状并增生呈复层或假复层。间质水肿,螺旋小动脉发育不良,内膜表层微血管迂曲、淤血、坏死或局灶性出血。

(3)腺瘤型内膜增生过长:腺体数目明显增多,大小不一,排列紧密呈背靠背现象。腺上皮显著增生呈假复层或乳头状突入腺腔,细胞核大居中、深染,核浆界限清楚,偶可见有丝分裂。

(4)非典型内膜增生过长:即在腺瘤型增生的基础上,腺上皮高度增生并出现活跃的有丝分裂,核异质,核大小不一、深染,核浆界限不清,比例失调。不典型增生不属于功血范畴。

(5)萎缩性子宫内膜:子宫内膜菲薄萎缩,腺体少而小,腺管狭而直,腺上皮为单层立方形或低柱状细胞,间质少而密,胶原纤维相对较多。

不同类型增生型内膜占无排卵功血 90%以上,占所有功血的 30.8%~39.4%。

(二)临床表现

无排卵性功能失调性子宫出血患者可有各种不同的临床表现。临床上最常见的症状是子宫不规则出血,表现为月经周期紊乱,经期长短不一,经量不定或增多,甚至大量出血。出血期间一般无腹痛或其他不适,出血量多或时间长时常继发贫血,大量出血可导致休克。根据出血的特点,异常子宫出血包括以下内容。

1.月经过多

周期规则,经期延长(>7 d)或经量过多(>80 mL)。

2.子宫不规则出血过多

周期不规则,经期延长,经量过多。

3.子宫不规则出血

周期不规则,经期延长而经量正常。

4.月经过频

月经频发,周期缩短,<21 d。

(三)诊断

鉴于功血的定义,功血的诊断应采用排除法。需要排除的情况或疾病有:妊娠相关出血、生殖器官肿瘤、感染、血液系统及肝肾重要脏器疾病,甲状腺疾病、生殖系统发育畸形、外源性激素及异物引起的不规则出血等。主要依据病史、体格检查及辅助检查做出诊断。

1.病史

详细了解异常子宫出血的类型、发病时间、病程经过、出血前有无停经史及以往治疗经过。注意患者的年龄、月经史、婚育史和避孕措施,近期有无服用干扰排卵的药物或抗凝药物等,是否存在引起月经失调的全身或生殖系统相关疾病,如肝病、血液病、糖尿病、甲状腺功能亢进症或减退症等。

2.体格检查

检查有无贫血、甲减、甲亢、多囊卵巢综合征及出血性疾病的阳性体征。

妇科检查应该排除阴道、宫颈及子宫器质性病变;注意出血来自宫颈表面还是来自宫颈管内。

3.辅助检查

根据病史及临床表现常可做出功血初步诊断。辅助检查的目的是鉴别诊断和确定病情严重程度及是否有并发症。

(1)全血细胞计数:确定有无贫血及血小板减少。

(2)凝血功能检查:凝血酶原时间、部分促凝血酶原激酶时间、血小板计数、出凝血时间等,排除凝血和出血功能障碍性疾病。

(3)尿妊娠试验或血 hCG 检测:有性生活史者,应除外妊娠及妊娠相关疾病。

(4)盆腔 B 超检查:了解子宫内膜厚度及回声,以明确有无宫腔占位病变及其他生殖器官器质性病变等。

(5)基础体温测定:不仅有助于判断有无排卵,还可提示黄体功能不足(体温升高日数≤11 d)、子宫内膜不规则脱落(高相期体温下降缓慢伴经前出血)。当基础体温双相,经间期出现不规则出血时,可了解出血是在卵泡期、排卵期或黄体期。基础体温呈单相型,提示无排卵。

(6)血清性激素测定:适时测定孕酮水平可确定有无排卵及黄体功能,但常因出血频繁,难以选择测定孕激素的时间。测定血睾酮、催乳素水平及甲状腺功能以排除其他内分泌疾病。

(7)子宫内膜取样:①诊断性刮宫简称诊刮。其目的是止血和明确子宫内膜病理诊断。年龄>35 岁、药物治疗无效或存在子宫内膜癌高危因素的异常子宫出血患者,应行诊刮明确子宫内膜病变。为确定卵巢排卵和黄体功能,应在经前期或月经来潮 6 h 内刮宫。不规则阴道流血或大量出血时,可随时刮宫。诊刮时必须搔刮整个宫腔,尤其是两宫角,并注意宫腔大小形态,宫壁是否平滑,刮出物性质和数量。疑有子宫内膜癌时,应行分段诊刮。无性生活史患者,若激素治疗失败或疑有器质性病变,应经患者或其家属知情同意后行诊刮术。②子宫内膜活组织检查目前国外推荐使用 Karmar 套管或小刮匙等的内膜活检,其优点是创伤小,能获得足够组织标本用于诊断。

(8)宫腔镜检查:在宫腔镜直视下,选择病变区进行活检,可诊断各种宫腔内病变,如子宫内膜息肉、子宫黏膜下肌瘤、子宫内膜癌等。

(四)鉴别诊断

诊断功血前须排除生殖器官病变或全身性疾病所致的生殖器官出血,注意鉴别如下。

1.异常妊娠或妊娠并发症

如流产、异位妊娠、葡萄胎、子宫复旧不良、胎盘残留、胎盘息肉等。

2.生殖器官肿瘤

如子宫内膜癌、子宫颈癌、滋养细胞肿瘤、子宫肿瘤、卵巢肿瘤等。

3.生殖器官感染

如急性或慢性子宫内膜炎、子宫颈炎等生殖道炎症。

4.子宫不规则出血

激素类药物使用不当及宫内节育器或异物引起的子宫不规则出血。

5.全身性疾病

如血液病、肝肾衰竭、甲状腺功能亢进症或减退症等。

(五)治疗

功血的一线治疗是药物治疗。青春期及生育年龄无排卵性功血以止血、调整周期、促排卵为主;绝经过渡期功血以止血、调整周期减少经量、防止子宫内膜病变为治疗原则。常采用性激素止血和调整月经周期。

1.止血

需根据出血量选择合适的制剂和使用方法。对少量出血患者,使用最低有效量激素,减少药物不良反应。对大量出血患者,要求性激素治疗 8 h 内见效,24～48 h 内出血基本停止。96 h 以上仍不止血,应考虑更改功血诊断。

(1)孕激素:无排卵性功血由单一雌激素刺激所致,补充孕激素使处于增生期或增生过长的子宫内膜转化为分泌期,停药后内膜脱落,出现撤药性出血。由于此种内膜脱落较彻底,故又称"药物性刮宫"。适用于体内已有一定水平雌激素的患者。合成孕激素分为两类,常用的为 17-羟孕酮衍生物(甲羟孕酮、甲地孕酮)和 19-去甲基睾酮衍生物(炔诺酮、双醋炔诺酮等)。可选用对内膜作用效价高的炔诺酮(妇康片)5～7.5 mg 口服,每 6 h 1 次,一般用药 4 次后出血量明显减少或停止,改为 8 h 1 次,再逐渐减量,每 3 d 递减 1/3 量,直至维持量每日 5 mg,持续用到血止后 20 d 左右停药,停药后 3～7 d 发生撤药性出血。

(2)雌激素:应用大剂量雌激素可迅速提高血内雌激素浓度,促使子宫内膜生长,短期内修复创面而止血。适用于内源性雌激素不足者,主要用于青春期功血。目前多选用妊马雌酮 1.25～2.5 mg,每 6 h 1 次,血止后每 3 d 递减 1/3 量直至维持量 1.25 mg;也可用戊酸雌二醇片 6～8 mg,每 6～8 h 1 次,血止后每 3 d 递减 1/3 量,维持量每日 1 mg。不论应用何种雌激素,血止后 2 周开始加用孕激素,使子宫内膜转化,可用甲羟孕酮 10 mg 口服,每日 1 次,共 10 d 停药。雌、孕激素的同时撤退,有利于子宫内膜同步脱落,一般在停药后 3～7 d 发生撤药性出血。

(3)雄激素:雄激素能减少出血量。但大出血时雄激素不能立即改变内膜脱落过程,也不能使其迅速修复,单独应用效果不佳。

(4)联合用药:由于性激素联合用药的止血效果优于单一药物,因此:①青春期功血在孕激素止血时,同时配伍小剂量雌激素,以克服单一孕激素治疗的不足,可减少孕激素用量,并防止突破性出血。具体采用孕激素占优势的口服避孕药 1 片,每 6 h 1 次,血止后按上法递减至维持量,每日 1 片,共 20 d 停药。②围绝经期功血则在孕激素止血基础上配伍雌、雄激素,具体用三合激素(黄体酮 12.5 mg,雌二醇 1.25 mg,睾酮 25 mg)2 mL 肌内注射,每 12 h 1 次,血止后递减至每 3 d 1 次,其 20 d 停药。

(5)抗前列腺素药物:出血期间服用前列腺素合成酶抑制剂如氟芬那酸 200 mg,每日 3 次,可使子宫内膜剥脱时出血减少。主要通过改变血栓素 A_2 和前列环素之间的平衡而起作用。血栓素 A_2 为血小板凝聚前体和合成平滑肌收缩物质,而前列环素是一种有力的平滑肌松弛剂和抗血小板凝聚物。

(6)其他止血药:安络血和止血敏可减少微血管通透性,氨基己酸、氨甲苯酸、氨甲环酸等可抑制纤维蛋白溶酶,有减少出血量的辅助作用,但不能赖以止血。

(7)宫内孕激素释放系统:常用于治疗严重月经过多。在宫腔内放置含孕酮或左炔诺孕酮的宫内节育器,使孕激素在宫内直接作用于子宫内膜,能减少月经量 $80\%\sim90\%$,有时甚至出现闭经。

上述用性激素止血效果一般良好,若骤然停药所造成的撤药性出血,必将使流血已久的患者增添困扰,故在止血后应继续用药以控制周期,使无流血期延长至 20 d 左右。为此,宜将止血时所用较高剂量的激素,于血止后逐渐减量,减量不能过速,否则子宫内膜可再次发生局部性脱落出血,此时再欲止血,则所需药量较出血前更大,且效果也差。使用性激素人为地控制流血量并形成周期是治疗中的一项过渡措施,其目的为一方面暂时抑制患者本身的下丘脑—垂体—卵巢轴,使能恢复正常月经的分泌调节,另一方面直接作用于生殖器官,使子宫内膜发生周期性变化,并按预期时间脱落,所伴出血量不致太多。一般连续用药 3 个周期。在此过程中务必积极纠正贫血,加强营养,以改善体质。

2.调整月经周期

应用性激素止血后,必须调整月经周期。青春期及生育年龄无排卵性功血患者,需恢复正常的内分泌功能,以建立正常月经周期;绝经过渡期患者需控制出血及预防子宫内膜增生症的发生,防止功血再次发生。常用的调整月经周期方法有以下几点。

(1)雌、孕激素序贯疗法:即人工周期,为模拟自然月经周期中卵巢的内分泌变化,将雌孕激素序贯应用,使子宫内膜发生相应变化,引起周期性脱落。适用于青春期功血或育龄期功血内源性雌激素水平较低者。戊酸雌二醇片 $1\sim3$ mg,于出血第 5 d 起,每晚 1 次,连服 21 d,至服药第 11 d,每日加用黄体酮注射液 10 mg,肌内注射(或甲羟孕酮 $8\sim10$ mg 口服),两药同时用完,停药后 $3\sim7$ d 出血。于出血第 5 d 重复用药,一般连续使用 3 个周期。用药 $2\sim3$ 个周期后,患者常能自发排卵。

(2)雌、孕激素合并应用:雌激素使子宫内膜再生修复,孕激素用以限制雌激素引起的内膜增生程度。适用于育龄期功血内源性雌激素水平较高者。可用复方炔诺酮片(口服避孕药 1 号)全量或半量,于出血第 5 d 起,每晚一片,连服 20 d,撤药后出现出血,血量较少。连用 3 个周期。

(3)后半周期疗法:适用于更年期功血。于月经周期后半期服用甲羟孕酮 $8\sim10$ mg/d,连服 10 d 以调节周期,共 3 个周期为 1 个疗程。若疗效不满意,可配伍雌激素或雄激素(甲睾酮 5 mg/d)。

3.促进排卵

促进排卵适用于青春期功血和育龄期功血尤其不孕患者。

(1)氯米芬(CC):为非甾体化合物,有微弱雌激素作用。它在下丘脑竞争性结合雌激素受体产生抗雌激素作用。通过抑制内源性雌激素对下丘脑的负反馈,诱导促性腺激素释放激素的释放而诱发排卵。适用于体内有一定雌激素水平的功血患者。于出血第 5 d 起,每晚服 50 mg,连续 5 d。若排卵失败,可重复用药,CC 剂量逐渐增至 $100\sim200$ mg/d。若内源性雌激素不足,可配伍少量雌激素。一般连用 3 个月,不宜长期应用,以免发生卵巢过度刺激综合征或引起多胎妊娠。排卵率为 80%,妊娠率仅其半数。

(2)绒毛膜促性腺激素(hCG):具有类似 LH 作用而诱发排卵,适用于体内 FSH 有一定水平、雌激素中等水平者。一般与其他促排卵药联用,B 超监测卵泡发育接近成熟时,可肌内注射 hCG 5 000～10 000 U 以诱发排卵。

(3)尿促性素(HMG):每安瓿含 FSH 及 LH 各 75 U。FSH 刺激卵泡发育成熟,所产生的雌激素通过正反馈使垂体分泌足量 LH 而诱发排卵。出血干净后每日肌内注射 HMG 1～2 支,直至卵泡发育成熟,停用 HMG,加用 hCG 5 000～10 000 U,肌内注射,以提高排卵率。应注意应用 HMG 时易并发卵巢过度刺激综合征,故仅用于对氯米芬效果不佳、要求生育的功血患者。

(4)促性腺激素释放激素激动剂(GnRH-a):过去应用 GnRH-a 小剂量脉冲式给药起增量调节作用,促使卵泡发育诱发排卵,现多主张先用 GnRH-a 做预治疗,约需 8 周达到垂体去敏感状态,导致促性腺激素呈低水平,继之性腺功能低下,此时再给予 GnRH-α 脉冲治疗或应用 HMG 及 hCG,可达到 90% 的排卵率。

4.手术治疗

对于药物治疗疗效不佳或不宜用药、无生育要求的患者,尤其是不易随访的年龄较大患者,应考虑手术治疗。

(1)子宫内膜切除术:利用宫腔镜下电切割或激光切除子宫内膜、或采用滚动球电凝或热疗等方法,直接破坏大部分或全部子宫内膜和浅肌层,使月经减少甚至闭经。适用于药物治疗无效、不愿或不适合子宫切除术的患者。术前 1 个月口服达那唑 600 mg,每日 1 次;或孕三烯酮 2.5 mg,2 次/周,4～12 周;或用 GnRH-α 3.75 mg,每 28 d 1 次,1～3 次,可使子宫内膜萎缩,子宫体积缩小,减少血管再生,使手术时间缩短,出血减少,易于施术,增加手术安全性,且可在月经周期任何时期进行。治疗优点是微创、有效,可减少月经量 80%～90%,部分患者可达到闭经。但术前必须有明确的病理学诊断,以避免误诊和误切子宫内膜癌。

(2)子宫切除术:因功血而行子宫切除术,约占子宫切除术的 20%。患者经各种治疗效果不佳,并了解所有治疗功血的可行方法后,由患者和家属知情选择后接受子宫切除。

二、排卵性月经失调

多发生在生育年龄的妇女,也有时出现在更年期。可分为黄体功能不全和黄体萎缩不全两种。

1.黄体功能不全

可因排卵前雌激素分泌不足,致黄体发育不良而过早萎缩。若黄体发育不全时,则分泌功能欠佳,使孕酮分泌量不足。临床表现有规律的月经周期,但周期缩短或经前数日即有少量出血,经血量可无变化。经前期子宫内膜活检可见腺体分泌不良或不均。间质水肿不明显。基础体温双相型,但上升缓慢,黄体期较正常短,一般为 10 d 左右。由于孕期不足,往往形成不孕或早期流产。

2.黄体萎缩不全

黄体发育多良好,功能可因黄体未能及时全面萎缩而持续过久。孕酮量分泌不足,但分泌时间延长,此时子宫内膜不规则脱落,出血时间延长,经血量增加,但月经间隔时间仍多正常,在经期第 2 d、第 3 d 量多,以后淋漓不净可长达十余日。如在月经第 5 d、第 6 d 取内膜,仍见有分泌反应,可为诊断依据之一。基础体温双相型,常在排卵后缓慢上升,上升幅度偏低,且升高后维持时间不长,以后缓慢下降。

三、病理改变

1.不规则成熟型子宫内膜

检出率为 21%。系黄体功能不健,孕酮分泌不足所致。临床呈现黄体期缩短,月经频发。月经前内膜检查呈现分泌化和分泌化不完全内膜并存现象。特点是血管周围内膜分泌化正常,而远离血管内膜分泌化不完全,腺体发育不良,轻度弯曲,腺上皮分泌少,细胞核呈长椭圆形。间质无蜕膜反应。

2.子宫内膜不规则脱落

检出率为 11%。系黄体萎缩不全,孕酮持续分泌量不足,致经期延长、淋漓不止。若于流血 5 d 后内膜检查,可见一种退化分泌相内膜和新增生内膜混合或并存组织像。分泌反应之腺体呈梅花状或星状。腺上皮胞浆丰富、透明、核固缩,间质致密,螺旋小动脉退化,某些区域仍有出血。该图像也见于子宫肌瘤和内膜息肉时。

四、治疗

1.促进卵泡发育

黄体功能不足的治疗方法较多,首先应针对其发生原因,调整性腺轴功能,促使卵泡发育和排卵,以利于正常黄体的形成。首选药物是 CC,适用黄体功能不足卵泡期过长者。CC 疗效不佳尤其不孕者考虑用 HMG-hCG 疗法,以加强卵泡发育和诱发排卵,促使正常黄体形成。黄体功能不足催乳激素水平升高者,宜用溴隐亭治疗。随着催乳激素水平下降,可调节垂体分泌促性腺激素及卵巢分泌雌、孕激素增加,从而改善黄体功能。

2.黄体功能刺激疗法

通常应用 hCG 以促进及支持黄体功能。于基础体温上升后开始,隔日肌内注射 hCG 2 000～3 000 U,共 5 次,可使血浆孕酮明显上升,随之正常月经周期恢复。

3.黄体功能替代疗法

一般选用天然黄体酮制剂,因合成孕激素多数具有溶黄体作用,孕期服用还可能使女胎男性化。自排卵后开始每日肌内注射黄体酮 10 mg(或每日口服黄体酮胶囊 200 mg),共 10～14 d,用以补充黄体分泌孕酮的不足。用药后可使月经周期正常,出血量减少。

第二节　闭　经

临床意义上的闭经定义为:14 岁无月经和无第二性征发育,或 16 岁虽有第二性征发育,但无月经,或以前有月经来潮,而现在停经时间超过 3 个以往月经周期或超过 6 个月。闭经还分为原发性闭经和继发性闭经。当然,首先要排除妊娠,其次对于部分特殊女性,如先天性无阴道或特纳综合征的女性,则不应延误治疗。

一、分类和病因

根据月经功能的生理学基本原理,下丘脑—垂体—卵巢—子宫轴的结构和功能的完整性是维持正常月经功能的重要基础。闭经的分类和病因划分为 4 个区域:第一区,下生殖道和子宫病变;第二区,卵巢病变;第三区,垂体前叶病变;第四区,中枢神经系统(下丘脑)病变。

(一)第一区——下生殖道和子宫病变

1. Asherman 综合征

Asherman 综合征是由于子宫内膜破坏引起的继发性闭经,宫腔粘连是完全性或部分性刮除子宫腔内膜、子宫颈内口与子宫颈管内膜或全部内膜的后果。除闭经外,还呈现流产,痛经经量过少等症状。

2. 苗勒管发育不全综合征(M-R-H 综合征)

指原发性闭经伴无阴道,通常无子宫和输卵管,但卵巢发育和功能正常,生长发育亦正常。

3. 雄激素不敏感综合征

雄激素不敏感综合征也即睾丸女性化,指有阴道盲端而无子宫的男性假两性畸形,患者有睾丸,染色体核型为 46,XY,血清促黄体生成素升高。

(二)第二区——卵巢病变

1. 特纳(Turner)综合征

特纳综合征存在一条 X 染色体缺失或异常,临床表现为身材矮小、蹼颈、盾状胸、肘外翻、高促性腺激素血症和低雌激素血症。

2. 卵巢早衰

女性于 40 岁以前出现绝经,有典型的绝经综合征症状,伴促性腺激素升高。常见原因包括:染色体异常、遗传因素、手术和或放化疗,免疫性因素。

3. XY 性腺发育不全

XY 性腺发育不全也称为 Swyer's 综合征,此类患者染色体核型为 46′XY,存在女性苗勒管结构,正常女性睾酮水平,缺乏女性第二性征,乳房不发育,无卵巢或条索状间质卵巢,无卵泡,生长智力正常。

(三)第三区——垂体前叶病变

1. 垂体高泌乳素腺瘤

垂体高泌乳素腺瘤是女性生殖内分泌最常见的垂体肿瘤,表现为闭经、泌乳与高泌乳素血症。

2. 空泡蝶鞍综合征

空泡蝶鞍综合征是先天性鞍隔缺陷使蛛网膜下隙脱垂入垂体窝内,挤压垂体并与下丘脑分离的现象,也可继发于手术、放疗或垂体肿瘤梗死后。一般为良性病变,可并存垂体肿瘤。

3. 席汉(Sheehan)综合征

产后出血和休克引起的急性垂体梗死和坏死,主要表现为促性腺激素分泌不足,促肾上腺皮质激素分泌不足,促甲状腺激素分泌不足、泌乳素分泌不足、生长激素分泌不足。临床表现为:产后无乳汁、闭经,第二性征减退,生殖器和乳房萎缩,怕冷乏力,沉默寡言,记忆力减退,精神抑郁,心率缓慢,代谢率低,抵抗力低,易感染,全身色素减退等。

(四)第四区——中枢神经系统(下丘脑)病变

(1)凯尔曼(Kallmann)综合征:特征表现为原发性闭经、性幼稚,促性腺激素水平低,正常女性染色体核型、无嗅觉,多有家族遗传史。

(2)体重减轻、神经性厌食:神经性厌食主要是改变 GnRH 脉冲性分泌,进而导致 FSH、LH 降低,引起闭经。

(3)剧烈运动:运动性闭经,女性体内脂肪减少和能量负平衡通过降低血清瘦素浓度,增加大脑—肾上腺功能活性,抑制生殖生理和甲状腺功能。剧烈运动降低促性腺激素分泌,引起泌乳素、生长激素、睾酮、肾上腺皮质激素和内啡肽升高。

(4)药物性闭经:抗精神病药物、避孕药、棉酚以及雷公藤之类的药物均影响中枢进而导致闭经。

(5)颅咽管瘤:颅咽管瘤不属于下丘脑肿瘤,但因增大的瘤体可以压迫下丘脑和垂体柄引起闭经、生殖器萎缩、肥胖、颅内压增高、视力障碍等症状,也称为肥胖生殖无能营养不良症。

二、诊断

主要是寻找病因,明确类型,以便对症治疗。

(一)病史采集

除一般病史外,要注意特殊病史的询问,如:月经初潮年龄、闭经期限、闭经前月经状况;基础疾病史,有无服用药物及手术史;孕产史;体重变化、精神刺激和环境改变等。

(二)体格检查

1.全身检查

注意全身发育、营养状况、精神智力、身高体重等,第二性征发育情况,有无泌乳及多毛等。

2.妇科检查

外阴、阴道发育及阴毛分布,有生殖器畸形,有无子宫和卵巢,大小如何。

(三)辅助检查

1.一般检查

血、尿常规检查,肝肾功能及其他必要的血生化检查。

2.放射检查

胸片用于排除肺结核,垂体 MRI 或 CT 断层扫描以便发现有无垂体肿瘤。

3.卵巢功能检查

治疗前检查有利于了解卵巢基础状况,治疗期间检查有利于评估治疗效果。

(1)基础体温测定:双相型体温说明有排卵,多见于子宫性闭经。

(2)子宫内膜活检:一方面用于了解有无排卵,呈分泌相多说明有排卵,另一方面在于排除子宫器质性病变,如粘连、结核以及肿瘤等。

(3)性激素测定:雌激素水平低主要见于卵巢功能不足;孕激素水平可以判断有无排卵及黄体功能状态;雄激素增高需要排除分泌雄激素的肾上腺和卵巢肿瘤,另外肾上腺其他疾病也会导致雄激素增高,当然多囊卵巢综合征的患者雄激素也增高。

4.功能试验

(1)孕激素撤退试验:用于评价内源性雌激素水平和生殖道完整性。阳性说明下生殖道通畅,有功能性子宫内膜,且已充分接受雌激素准备,即Ⅰ度闭经,可能是下丘脑垂体功能异常造成的闭经。

(2)雌激素撤退试验:相当于建立人工周期,阳性说明体内雌激素不足,即Ⅱ度闭经,阴性说明病变在子宫。

5.垂体功能检查

用于评价内源性雌激素缺乏是原发于卵巢还是继发于下丘脑垂体。

(1)促性腺激素测定:FSH升高是卵巢功能减退的表现,尤其是当FSH>40 U/L,伴有雌激素水平下降,提示卵巢功能衰竭。LH升高,尤其是LH/FSH>3,多提示多囊卵巢综合征。而FSH、LH均低,提示垂体或下丘脑异常。

(2)血清泌乳素测定:高泌乳素血症是继发性闭经常见的原因,对于泌乳素水平过高患者需要警惕垂体泌乳素瘤。

(3)垂体兴奋试验:也即LHRH试验,用于检测垂体LH储备量。阳性且LH基础值正常或升高,可排除垂体功能异常;阳性且LH基础值低说明垂体或下丘脑性腺功能不全;阴性且LH基础值低说明垂体功能障碍。

(4)氯米芬试验:用药后雌二醇和LH均升高为阳性表明下丘脑垂体轴功能完整,若无LH升高则表明下丘脑和垂体功能障碍,若LH增高而雌二醇不增高表明卵巢无反应。

(5)人绝经期促性腺激素(HMG)试验:雌二醇升高伴有卵泡发育为阳性,说明闭经原因在垂体或以上部位,阴性说明闭经原因在卵巢。

6.染色体检查

对于原发闭经以及30岁以前出现高促性腺激素血症患者均建议常规检查染色体。

7.其他内分泌功能检查

必要时可做甲状腺和或肾上腺功能检查。

三、治疗

(一)全身治疗

积极治疗全身性疾病,提高机体体质,适量运动和健康饮食,保持标准体重。予以心理辅导,消除抑郁和焦虑。

(二)内分泌治疗

1.性激素替代治疗

性激素替代治疗目的在于维持女性全身健康和生殖建康,维持和促进第二性征。

(1)雌激素替代治疗:适用于无子宫患者,不会有月经,但有利于骨骼和骨代谢、心血管系统。

(2)雌孕激素人工周期治疗:适用于有子宫患者。

(3)孕激素治疗:适用于有一定内源性雌激素的患者,即Ⅰ度闭经患者。

2.促排卵治疗

促排卵治疗适用于有生育要求患者。

(1)氯米芬:适用于有一定内源性雌激素的患者。其诱发排卵效果取决于:卵泡能否发育到一定程度;下丘脑—垂体—卵巢轴功能的完整程度;下丘脑对雌激素的正反馈作用。

(2)促性腺激素:适用于低促性腺激素闭经和氯米芬促排失败者,主要制剂有:HMG,尿源性FSH、重组FSH等。

(3)GnRH:下丘脑脉冲式GnRH分泌是卵巢功能正常的前提;适用于下丘脑性闭经。

3.抑制泌乳治疗

溴隐亭为多巴胺受体激动剂,适用于高泌乳素血症和垂体泌乳素微腺瘤患者。

4.其他激素治疗

(1)肾上腺皮质激素：用于针对先天性肾上腺皮质增生引起闭经的治疗。

(2)甲状腺激素调节剂：用于针对甲减或甲亢的治疗。

(三)手术治疗

(1)生殖器畸形：手术校正畸形。两性畸形者，需警惕盆腔未发育完全生殖器恶变可能，必要时切除。

(2)Asherman 综合征：宫腔镜下粘连分离，必要时宫腔内放置宫内节育器，人工周期疗法。

(3)肿瘤：手术切除肿瘤或放射治疗肿瘤。

第三节　多囊卵巢综合征

多囊卵巢综合征(polycystic ovarian syndrome,PCOS)是育龄妇女常见的内分泌紊乱综合征。

多囊卵巢综合征临床表现多样，典型表现为月经异常、雄激素过多，卵巢多囊样改变，可伴有肥胖，胰岛素抵抗等代谢异常。其病因目前尚未阐明。其内分泌特征有：雄激素过多，黄体生成激素/卵泡刺激素(LH/FSH)比值增大；高胰岛素血症等。

一、病理

典型的卵巢可见卵巢增大，切面见卵巢白膜均匀性增厚，其下可见数个大小不等的囊性卵泡，直径多<1 cm。无成熟卵泡和排卵征象。子宫内膜因长期受雌激素影响，呈不同程度增生期改变，有子宫内膜癌风险。

二、临床表现

主要表现为月经异常，月经稀发多见，也可表现为闭经、不规则子宫出血。高雄激素症状，如痤疮、性毛过多。生育期妇女因排卵障碍导致不孕。其他表现如肥胖和黑棘皮症。

三、辅助检查

1.基础体温测定

典型表现为单相体温曲线。

2.血清生殖激素浓度测定

血清生殖激素浓度测定包括 FSH、LH、PRL、E、P、T。雄激素临床常规检查项目为血清总睾酮水平，与临床高雄症状的程度无正相关关系。血 LH 水平升高，LH/FSH 比值>2，多见于无肥胖的 PCOS 患者。部分 PCOS 患者可出现 PRL 轻度升高。

3.盆腔超声检查

一般选择在月经周期第 3～5 d 检查，典型超声表现为多囊卵巢(polyceystic overy,PCO)，单侧或双侧卵巢直径 2～9 mm 的卵泡≥12 个。PCO 并非 PCOS 患者所特有。

4.筛查代谢并发症

筛查代谢并发症包括空腹胰岛素、空腹血糖和餐后 2 h 血糖、血脂等。

四、诊断

(1)疑似 PCOS:月经稀发或闭经或不规则出血。另外,再符合 2 项中的一项,可诊断,即:①高雄激素的表现或高雄激素血症;②超声表现为多囊卵巢。

(2)确定诊断:具备上述疑似 PCOS 诊断条件后还必须逐一排除其他可能引起高雄激素的疾病和引起排卵异常的疾病。

五、鉴别诊断

1.排卵异常疾病

原发性卵巢功能减低或卵巢早衰、功能性下丘脑性闭经等,结合病史的同时,需行生殖激素检查鉴别。

2.引起高雄激素的疾病

先天性肾上腺皮质增生、库欣综合征,分泌雄激素的肿瘤等,可检查血 17-α 羟孕酮、ACTH 兴奋试验、B 超检查等。药物性高雄激素血症、特发性多毛应详细询问病史及家族史。

六、治疗

目前治疗以药物治疗为主,手术治疗已较少应用。

1.改善生活方式

对于肥胖和胰岛素抵抗患者,应合理安排膳食,加强运动,从而降低体重。因体重减轻可增加胰岛素敏感性,使血中胰岛素和睾酮水平下降,恢复排卵和促进生育。同时控制体重可预防 PCOS 的远期并发症,如糖尿病、心血管疾病等。

2.恢复正常激素水平,调节月经周期

可用口服避孕药或孕激素后半周期疗法。避孕药为短效避孕药,疗程 3~6 个月,目前常用的有达英-35、妈富隆等,对雄激素高的患者,以使用达英-35 为宜。单用孕激素可于月经周期的第 15 d 左右开始口服醋酸甲羟孕酮 10 mg,共 10 d,可抑制过高的 LH,保护内膜,同时也能恢复排卵。

3.改善胰岛素抵抗

对肥胖和胰岛素抵抗患者应用胰岛素增敏剂,血中胰岛素水平下降能改善高雄激素状态,有利于恢复排卵。目前常用二甲双胍,每次 500 mg,每日 2~3 次。

4.诱发排卵治疗

对有生育要求患者行诱发排卵治疗,克罗米芬是一线促排卵药物,对于克罗米芬抵抗的患者可选用外源性促性腺激素。对用诱发排卵疗效不好,或者促性腺激素治疗 3~6 个周期仍未妊娠的患者可采用辅助生殖技术助孕。

第四节　高催乳素血症

高催乳素血症（hyperprolactinemia，HPRL）指血清催乳素（prolactin，PRL）浓度≥25 ng/mL(1.14nmol/L,530mIU/L)、闭经、溢乳、无排卵和不孕为临床特征的综合征。随着多巴胺受体激动药,包括溴隐亭（Bromocriptine）、卡麦角林（Cabergoline）、喹高利特（CV205-502,Norprolac,诺果宁）、特麦角脲（Terg-uride）、甲麦角林（Metergoline）和麦角乙脲(Lysuride)问世,蝶窦微创手术和立体聚焦放疗术的广泛应用,高催乳素血症和垂体腺瘤的诊治进展巨大。

高催乳素血症在育龄妇女中发生率为 0.4％～1％,平均发病年龄为 29 岁。高催乳素血症占所有妇科疾病的 2.29％,占妇科内分泌疾病的 29.8％。高催乳素血症的发生率,在垂体肿瘤中为 75％、闭经溢乳综合征中为 69.4％、溢乳症中为 63％、闭经中为 26.4％、无排卵性不孕中为 22.9％、黄体功能不全中为 12.5％。垂体催乳素腺瘤发生率女性高于男性。非肿瘤性高催乳素血症发生率女性和男性比为 10∶1。

一、病因

1.生理性

在应激状况下 PRL 分泌显著增加,高蛋白饮食、运动、紧张等可导致血清 PRL 升高。

2.药物性

凡是干扰多巴胺代谢的药物都可导致 PRL 升高,如长期服用抗精神病药物。

3.病理性

(1)下丘脑病变:下丘脑功能失调、下丘脑炎症、下丘脑或邻近部位的肿瘤等影响 PRL 抑制因子的分泌,导致 PRL 的升高。

(2)垂体疾病:是引起高 PRL 最常见原因。垂体腺瘤和空蝶鞍综合征均可导致 PRL 升高,其中垂体催乳激素微腺瘤常见。

(3)系统性疾病:原发性甲状腺功能减退、肾功能不全、严重肝病可影响 PRL 的合成与代谢,导致 PRL 的升高。

(4)特发性高催乳素血症:血清 PRL 升高,通常＜4.55 nmol/L,无任何增加血 PRL 水平的其他原因而伴有泌乳、月经紊乱等症状。发病可能与 PRL 分子存在异型结构相关。

(5)其他:部分多囊卵巢综合征患者伴有高 PRL。

二、临床表现

1.泌乳

患者在非妊娠期、非哺乳期出现泌乳,多见于垂体微腺瘤患者。

2.月经紊乱

月经紊乱的表现因疾病发生的时间而不同。生育年龄患者以闭经多见,也可表现为月经量少、月经稀发等,无排卵可导致不育。青春期前或青春期早期妇女可出现原发性闭经。

3.神经症状

当垂体肿瘤长大产生压迫,患者可有头痛、视力模糊或视野缺失等。

三、诊断

1.临床表现

对月经紊乱、闭经、青春期延迟者,应检测血清 PRL,同时应询问有无服用抗精神病药物等服药史、激素测定采血时有无应激状态(如饮食、运动、精神情绪波动等)。查体时常规检查乳房泌乳情况。

2.实验室检查

血清 PRL>1.14 nmol/L 可确诊高催乳素血症。采血时应禁食,上午 9~12 时进行。

3.垂体影像学检查

当 PRL>4.55 nmol/L 时,应行垂体磁共振成像(MRI)检查。有垂体巨腺瘤出现压迫症状时进行视野检查。

四、治疗

目前治疗以药物为主,手术治疗、放射治疗为辅,根据个体化原则进行治疗。

1.药物治疗

溴隐亭目前是临床上最有效的药物,它是选择性多巴胺受体激动剂,能有效抑制 PRL 分泌,缩小催乳素瘤的体积。常用方法为 2.5 mg,每天一次,用药期间需要监测症状和血清 PRL 水平的变化。若 PRL 水平不能降至正常,可增加剂量至每天 7.5 mg。

主要不良反应为恶心、头晕、便秘,最严重的为体位性低血压。预防或缓解不良反应,可从小剂量用药开始,逐渐递增,或每晚睡前服药、餐中口服。对于溴隐亭不良反应无法耐受时,可改用喹高利特。

2.手术治疗

手术治疗主要针对药物控制不理想,垂体肿瘤出现明显压迫症状患者,手术方式多采用经蝶窦方法。手术可损伤正常垂体组织,术后可能发生垂体功能低下。

3.放射治疗

放射治疗用于药物治疗不能耐受或坚持、不愿手术或因有手术禁忌证不宜手术患者,其缺点是显效慢,还能引发一定并发症如垂体功能低下、视神经损伤等。

第五节　经前期综合征

经前期综合征是指在月经前 14 d 出现躯体、精神症状为特征的综合征,这种症状不能用其他疾病来解释,月经来潮后症状自然消失。

一、病因

目前其病因和机制不明,可能与以下因素有关。

1.精神因素

精神因素与疾病的严重程度有关。

2.神经递质异常

循环中阿片肽随月经周期发生变化,在黄体后期其浓度异常降低,导致症状发生。

3.卵巢激素失调

可能与黄体后期雌、孕激素撤退有关。

二、临床表现

临床表现多样,可有某一方面症状,也可兼有多种症状。精神症状表现为情绪不稳定、容易受外界环境影响、易激动、记忆力减退、注意力不易集中等。躯体症状为头痛、乳房胀痛、腹部胀满、便秘、水肿等。此综合征多见于 25～45 岁,周期性反复发作,月经前 1～2 周出现症状,月经来潮后减轻甚至消失。

三、诊断和鉴别诊断

根据此综合征经前期反复发作的特点可诊断,但应排除其他功能性或器质性病变。精神症状应除外精神病,水肿应与心、肝、肾等疾病引起的水肿鉴别,乳房胀痛应与乳腺肿瘤鉴别。

四、治疗

1.支持治疗

经前期注意合理的饮食及营养,劳逸结合,适当的身体锻炼,戒烟,限制钠盐和咖啡的摄入。帮助患者调整心理状态,给予心理安慰与疏导,让精神放松,有助于减轻症状。

2.药物治疗

(1)抗焦虑药:适用于有明显焦虑的患者。阿普唑仑经前用药,0.4 mg,每日 3 次口服,最大剂量为每日 4 mg,用至月经来潮第 2～3 d。

(2)抗忧郁症药:适用于有明显忧郁的患者。氟西汀(Fluoxe tine)能选择性抑制中枢神经系统 5-羟色胺的再摄取。黄体期用药,20 mg,每日 1 次口服,能明显缓解精神症状及行为改变,但对躯体症状疗效不佳。

(3)醛固酮受体的竞争性抑制剂:螺内酯 20 mg,每日 2 次口服,可拮抗醛固酮而利尿,减轻水潴留,对改善精神症状也有效。

(4)维生素 B_6:可调节自主神经系统与下丘脑—垂体—卵巢轴的关系,还可抑制催乳激素合成。10 mg,每日 3 次口服,可改善症状。

(5)性激素治疗:抑制排卵口服避孕药能缓解症状,并可减轻水钠潴留症状,避孕药疗法也是一种抑制循环和内源性激素波动的方法。另外,可用孕激素,经前 2 周起每晚服用醋酸甲羟孕酮 10 mg,每天 1 次,连用 10 d。

第六节 绝经综合征

绝经综合征是指妇女绝经前后出现性激素波动或减少所致的一系列躯体及精神心理症状。绝经分为自然绝经和人工绝经。自然绝经指卵巢内卵泡生理性耗竭所致的绝经;人工绝经指两侧卵巢经手术切除或受放射治疗所致的绝经。人工绝经患者更易发生绝经综合征。

一、病理生理

绝经前后最明显变化是卵巢功能衰退,随后表现为下丘脑—垂体功能退化。

1.雌激素

卵巢功能衰退的最早征象是卵泡对 FSH 敏感性降低,FSH 水平升高。绝经过渡早期雌激素水平波动很大,甚至高于正常卵泡期水平。只是在卵泡停止生长发育时,雌激素水平才急速下降。绝经后卵巢不再分泌雌激素,妇女循环中仍有低水平雌激素,主要来自肾上腺皮质和来自卵巢的雄烯二酮经周围组织中芳香化酶转化的雌酮。

2.促性腺激素

绝经过渡期 FSH 水平升高,呈波动型。绝经后雌激素水平降低,诱导下丘脑释放促性腺激素释放激素增加,刺激垂体释放 FSH 和 LH 增加,其中 FSH 升高较 LH 更显著。卵泡闭锁导致雌激素水平降低以及 FSH 水平升高,是绝经的主要信号。

3.神经血管功能不稳定的综合征群

主要与性激素水平下降有关,但发生机制尚未完全阐明。

二、临床表现

1.血管舒缩症状

血管舒缩症状主要表现为潮热,其特点是反复出现短暂的面部、颈部及胸部皮肤阵阵发红,伴有烘热,继之出汗。

症状轻者每日发作数次,严重者十余次或更多。潮热发作严重影响妇女的工作、生活和睡眠,是绝经后期妇女需要性激素治疗的主要原因。

2.自主神经失调症状

常出现如心悸、眩晕、头痛、失眠、耳鸣等自主神经失调症状。

3.精神神经症状

围绝经期妇女往往感觉注意力不易集中,并且情绪波动大。表现为激动易怒、焦虑不安或情绪低落、抑郁、不能自我控制等情绪症状。记忆力减退也较常见。

4.月经紊乱

月经紊乱是绝经过渡期的常见症状,表现为月经周期不规则、经期持续时间长及经量增多或减少。

5.泌尿生殖道症状

泌尿生殖道症状主要表现为泌尿生殖道萎缩症状,出现阴道干燥、性交困难。尿痛、尿急等反复发生的尿路感染或尿失禁。

6.骨质疏松

绝经后妇女雌激素缺乏使骨质吸收增加,导致骨量快速丢失而出现骨质疏松。

7.心血管病变

绝经后妇女动脉硬化、冠心病较绝经前明显增加,可能与雌激素低下和雄激素活性增强有关,胆固醇、抗动脉粥样硬化脂蛋白降低等也是可能因素。

三、辅助检查

1. 血清 FSH 值及 E_2 值测定

应检查血清 FSH 值及 E_2 值了解卵巢功能。绝经过渡期血清 FSH>10 U/L,提示卵巢储备功能下降。闭经、FSH>40 U/L 且 E_2<10～20 pg/mL,提示卵巢功能衰竭。

2. 氯米芬兴奋试验

月经第 5 d 起口服氯米芬,每日 50 mg,共 5 d,停药第 1 d 测血清 FSH>12 U/L,提示卵巢储备功能降低。

3. X 线检查

脊椎、股骨及掌骨可发现骨质疏松。

四、诊断及鉴别诊断

根据病史及临床表现可诊断。需注意除外相关症状的器质性病变、甲状腺疾病及精神疾病,卵巢功能评价等实验室检查有助于诊断。

五、治疗

治疗目的应能缓解近期症状,并能早期发现、有效预防骨质疏松症、动脉硬化等老年性疾病。

1. 一般治疗

轻症者不必服药治疗,必要时选用适量镇静药以助睡眠,如睡前服用艾司唑仑 2.5 mg。谷维素有助于调节自主神经功能,口服 20 mg,每日 3 次。老年妇女应坚持身体锻炼,增加日晒时间,摄入足量蛋白质及含钙丰富食物,预防骨质硫松。

2. 性激素治疗(hormone therapy,HT)

有适应证且无禁忌证时选用。

(1)适应证:主要用于缓解绝经症状(血管舒缩症状及泌尿生殖道萎缩症状),也是预防骨质疏松的有效方法。

(2)禁忌证:①绝对禁忌证包括已有或可疑乳腺癌、子宫内膜癌、生殖道异常出血、6 个月内活动性血栓病、重症肝脏疾病等,脑膜瘤禁用孕激素。②相对禁忌证有心脏病、偏头痛、肝胆疾病史、子宫内膜癌病史、血栓性疾病史、乳腺良性疾病和乳腺癌家族史等。

(3)制剂及剂量选择:主要药物为雌激素,可辅以孕激素。单用雌激素治疗仅适用于子宫已切除者,单用孕激素适用于绝经过渡期功能失调性子宫出血。剂量和用药方案应个体化,以最小剂量且有效为佳。

1)雌激素制剂:应用雌激素原则上应选择天然制剂。常用雌激素有戊酸雌二醇,每日口服 1 mg。

2)组织选择性雌激素活性调节剂:替勃龙,根据靶组织不同,其在体内的 3 种代谢物分别表现出雌激素、孕激素及弱雄激素活性。每日口服 1.25～2.5 mg。还用于预防和治疗骨质疏松。

3)孕激素制剂:常用醋酸甲羟孕酮,每日口服 2～6 mg。

(4)用药途径及方案。

1)口服:主要优点是血药浓度稳定,但对肝脏有一定损害,还可刺激产生肾素底物及凝血因子。口服法的方案有:①雌激素+周期性孕激素:雌激素每周期应用 21 d,后 10 d 加用孕激素,每周期停用 6～8 d。适用于年龄较轻的绝经早期妇女。②雌激素+连续性孕激素:每日同时口服雌激素及孕激素。不发生撤药性出血,但可发生不规则淋漓出血,常发生在用药 6 个月以内。适用于绝经多年妇女。③单用雌激素治疗:适用于子宫已切除妇女。

2)经阴道给药:能避免肝脏首过效应,对血脂影响较小。常用药物有雌三醇软膏,主要用于治疗下泌尿生殖道局部低雌激素症状。

(5)用药时间:选择最小剂量且有效的短时间用药。在卵巢功能开始减退并出现相关绝经症状后即可开始应用,治疗期间以 3～5 年为宜,需定期评估,明确受益大于风险方可继续应用。停止雌激素治疗时,一般主张应缓慢减量或间歇用药,逐步停药,防止症状复发。

(6)不良反应及危险性。

1)子宫出血:性激素替代治疗时的子宫异常出血,多为突破性出血,必须高度重视查明原因,必要时行诊断性刮宫,排除子宫内膜病变。

2)性激素不良反应。①雌激素:剂量过大可引起乳房胀、白带多、头痛、水肿、色素沉着等,应酌情减量,或改用雌三醇。②孕激素:不良反应包括抑郁、易怒、乳房痛和浮肿,患者常不易耐受。③雄激素:有发生高血脂、动脉粥样硬化、血栓栓塞性疾病危险,大量应用出现体重增加,多毛及痤疮,口服时影响肝功能。

3)子宫内膜癌:长期单用雌激素,可使子宫内膜异常增生和子宫内膜癌危险性增加,此种危险性依赖于用药持续时间长短及用药剂量大小。目前对有子宫者强调雌孕激素联合使用能够降低风险。

4)乳腺癌:有资料表明,雌孕激素联合治疗超过 5 年,有增加乳腺癌危险。

3.非激素类药物

(1)钙剂:可减缓骨质丢失。

(2)维生素 D:适用于围绝经期妇女缺少户外活动者,每日口服 400～500 U,与钙剂合用有利于钙的吸收完全。

第七节 性早熟

一、定义

女性性早熟(premature puberty, precocious puberty)指在 8 岁以前出现女性青春期发育者,表现为过早乳房发育、生长加速、阴毛初现和月经来潮等现象。性早熟症状和体征可为全身性或局部性,其中多数患儿为全身性过早发育,少数表现为单纯性乳房过早发育或阴毛过早发育现象。

二、病因

人类青春期过早发育或性早熟是下丘脑—垂体—性腺轴(HPGA)和肾上腺轴(HPAA)功能过早发育的结果。另外,遗传、环境、代谢等因素也可引起性早熟。

1.遗传学因素

遗传学因素包括:①Kiss-1 基因多态性和 Kiss-1R 基因激活性突变通过促进 GnRH、LH、FSH 过早和过多分泌而引起中枢性性早熟;②FSH-R 基因激活性突变引起女性性早熟和多囊卵巢;③细胞色素 CYP-21 和 CYP-11B-1 基因突变分别引起 21-羟化酶和 11β-羟化酶缺陷,导致女性异性性早熟,即男性化型和失盐型先天性肾上腺皮质增生症;④3β-羟基类固醇脱氢酶-Ⅱ(3β-HSD-Ⅱ)基因突变引起 3β-HSD-Ⅱ 功能缺陷和内源性雄激素增多而导致先天性肾上腺皮质增生症-Ⅱ型,表现为女性异性早熟征象;⑤ER-α 基因激活性突变可引起女性性早熟和异常性征发育;⑥性激素结合球蛋白(SHBG)基因突变引起 SHBG 生成减少,血浆游离型雄激素浓度增加,导致多囊卵巢和异性性早熟。

2.中枢性因素

(1)下丘脑—垂体轴功能过早发育:即真性性早熟、原发性早熟或特发性早熟(IPP),约占全部性早熟的 90%,是由下丘脑—垂体—卵巢轴 GnRH-Gn 脉冲性释放节律过早建立和分泌,引起卵巢卵泡发育、性激素分泌、月经初潮和第二性征过早发育。患者青春期发育按照正常程序和顺序进行,几乎全部为同性早熟。

(2)下丘脑—垂体系统疾病:包括脑炎、结核、脑膜炎、损伤、血管畸形、大脑发育不全、脑积水、肿瘤(间脑错构瘤、神经胶质细胞瘤、颅咽管瘤、畸胎瘤)、松果体肿瘤、多发性骨纤维发育不良。以上疾病破坏下丘脑性中枢,阻断下丘脑对垂体的抑制性调节功能,引起垂体促性腺激素分泌和性早熟。

3.外周性因素

外周性因素约占 10%,多由卵巢和肾上腺肿瘤引起。卵巢颗粒细胞瘤、畸胎瘤、卵泡膜细胞瘤和原发性绒癌可引起同性性早熟,而支持间质细胞瘤、门细胞瘤和黄体瘤则引起异性性早熟。

先天性肾上腺皮质增生和腺瘤分泌过多雄激素引起异性性早熟,表现为多毛、喉结发育、阴蒂肥大等男性化征象。

4.其他因素

其他因素包括人文环境、社会因素、内分泌药物和催熟激素污染的食物和蔬菜等。

三、分类

1.真性性早熟

真性性早熟为 GnRH 依赖性(GnRH-dependent)性早熟,即中枢性(central precocious puberty,CPP)或体质性性早熟(constitutional precocious puberty),是下丘脑—垂体—卵巢轴功能过早发育引起的同性性早熟。

2.假性性早熟

假性性早熟为非 GnRH 依赖性(GnRH-independent)性早熟,即外周性性早熟(peripheral precocious puberty)或假性性早熟(pseudo-precocious puberty),为非下丘脑—垂体—卵巢轴(HPO)功能过早发育引起的同性性早熟,而是由外源性性激素引起的同性性早熟或异性性早熟。

3.同性性早熟

同性性早熟是指第二性征发育与遗传学和解剖学性别表型相一致者,多为真性性早熟。

4.异性性早熟

异性性早熟是指第二性征发育与遗传学和解剖学性别表型不一致者,多为外周性性早熟。

四、临床表现

1.初潮

提前性早熟幼女多于7~8岁出现月经初潮(menarche)。性发育越早,初潮越早。初潮一般出现于第二性征发育前,同时出现生长加速,体重增加和骨龄发育高于同龄儿。

2.乳房过早初现(precocious thelarche)

乳房过早初现即单纯性乳房过早发育,多发生在1~3岁。乳房过早初现后部分患儿乳房可停止发育,而多数患儿乳房继续增大,甚至形成巨大乳房(macromastia)。

3.阴毛过早初现(precocious pubarche)

阴毛过早初现即阴毛过早发育,多于4~9岁出现阴毛和腋毛,其与肾上腺脱氢表雄酮(DHEA)和硫酸脱氢表雄酮(DHEAS)分泌增加相关。

4.生长加速

性早熟幼女青春期前生长加速,身高和体重明显高于同龄儿。青春期后,由于性激素促进骨骺中心关闭,长骨发育过早停止,则成年后身高反而低于同龄儿。

5.内外生殖器官过早发育

性早熟内外生殖器也提前发育,患儿精神性心理和性行为也出现早熟性变化,包括性敏感、早恋行为、过早性行为,甚至妊娠。

比较而言,真性早熟(中枢性)或同性早熟最多见,躯体发育按照正常青春期发育程序和顺序进行。真性早熟也可表现为单纯性乳房过早发育、阴毛过早发育或过早生长加速。假性早熟或异性早熟多为外周器质性病变所引起,青春期过早发育并不按照正常青春期发育程序或顺序进行,病程进展和严重程度与原发性疾病相关。

五、诊断

1.病史

病史包括家族史、分娩史、哺乳、喂养史和婴幼儿期发育情况。

2.查体

查体包括全身和妇科检查。注意乳房、阴毛、体态、精神和智力检查。根据性征发育和Tanner分期确定发育分期和骨龄。腹部和妇科检查注意内生殖器结构和发育情况并注意排查腹部和盆腔内肿瘤。神经系统检查应包括眼底、视野、视力和颅脑检查。

3.实验室检查

(1)下丘脑—垂体—卵巢功能检查:包括FSH、LH、E_2、P、T、PRL和排卵功能测定。如LH<0.1 U/L提示尚未进入青春期发育,而LH>3.0~5.0 U/L多提示已开始青春期发育。

(2)促性腺激素释放激素(GnRH)兴奋试验:目的是检测下丘脑—垂体系统发育和成熟度。方法是GnRH 2.5~3.0 $\mu g/kg$(50~100 μg)皮下或静脉注射,于注射0、30、60和90 min分别测定血清LH和FSH浓度。如注药后30~60 min,LH>3.3~5.0 U/L和LH/FSH>0.6为中枢性性早熟界限值。如仅FSH升高,而LH/FSH比值降低,则为外周性性早熟,包括单纯性乳房早发育或阴毛发育,或为早期中枢性性早熟,必要时随访或定期复查。

(3)甲状腺轴功能检查:包括 TT_3、TT_4、FT_3、FT_4、TSH 测定。

(4)肾上腺轴功能检查:包括皮质醇、ACTH、DHEA、DHEAS 测定。

(5)骨龄检查:腕骨正位 X 线片判断骨龄。

(6)医学影像学检查:妇科超声检查,如子宫长度 3.4～4 cm、单侧卵巢容积 1～3 mL 或出现多个直径≥4 mm 的卵泡,多提示卵巢开始发育。拟诊颅内肿瘤者进行颅脑磁共振检查。

(7)内镜检查:拟诊盆腹腔肿瘤者可进行腹腔镜检查。

(8)阴道细胞学涂片检查:包括排卵、性激素反应和癌细胞检查。

(9)细胞遗传学检查:包括染色体核型和带型分析。

(10)肿瘤标志物测定:拟诊盆腹腔肿瘤者,测定血浆肿瘤标志物 AFP、β-hCG、CEA 和 CA125。

六、治疗

治疗原则包括祛除病因,控制第一、第二性征发育和躯体生长,以达与同龄儿同步发育的目的。中枢性性早熟以抑制 HPOU 轴功能和激素分泌为主,外周性性早熟则应对因治疗(包括停用性激素和切除内分泌性肿瘤)。

1.适应证

(1)适应证:①患儿骨龄≥同龄儿 2 岁,但女孩骨龄≤11.5 岁,男孩骨龄≤12.5 岁者;②预测成年后身高:女孩<150 cm,男孩<160 cm 者;③以骨龄判断的身高 SD<－2SD(按正常人群参照值预测身高);④发育进程迅速,骨龄增长/年龄增长>1。

(2)暂缓治疗的指征:①性成熟发育进展速度缓慢(骨龄不超越年龄进展),估计对成年期身高影响不大者;②骨龄提前,但身高生长速度也加快,预测成年期身高不受影响者。

2.中枢性性早熟的治疗

(1)促性腺激素释放激素激动药(GnRH-a):通过降调 GnRH 受体功能和垂体脱敏作用而抑制内源性 GnRH-Gn 分泌、第一及第二性征发育和体格生长,以达与同龄儿同步性生长发育的目的。

按照国家卫生部制定的性早熟诊疗指南(2010 试行),治疗性早熟的 GnRH-a 药物和剂量如下。

1)亮丙瑞林-GnRH,20～50 $\mu g/(kg \cdot d)$,皮下注射,或 140～300 $\mu g/kg$,肌内注射,每月1 次。

2)布舍瑞林 NEt-GnRH,20～40 $\mu g/(kg \cdot d)$,或 1 200～1 800 $\mu g/d$,鼻腔喷雾。

3)曲普瑞林,20～40 $\mu g/(kg \cdot d)$ 或 60 $\mu g/kg$,每月 1 次,皮下注射。

4)组氨瑞林-GnRH,8～10 $\mu g/(kg \cdot d)$,肌内注射。

5)GnRHa-重组人生长激素(rhGH):联合治疗可改善生长速率或成年身高,但尚缺乏大样本、随机对照研究资料证实,因此不推荐常规联合应用,特别是女孩骨龄>12 岁,和男孩骨龄>14 岁者。

(2)GnRH 拮抗药:如西曲瑞克(Cetrorelix)已试用于治疗中枢性性早熟。

GnRHa 治疗期间应加强临床监测,包括:①每 3～6 个月观测身高、性征、骨龄和生殖激素变化;②首次注射 GnRHa 后 3～6 个月复查 GnRH 兴奋试验,以控制 LH 峰值处于青春前期水平为宜;③阴道细胞学检查,以维持雌激素影响处于轻度和中度低落水平为宜;④GnRHa

治疗应于 11 岁或骨龄 13 岁时停药,以期达到最大成年人身高和躯体发育。需要指出的是,大剂量长效 GnRHa 治疗应该慎重。对于已有月经来潮、体重≥30 kg 者,首次曲普瑞林剂量为 80~100μg/kg,最大剂量 3.75 mg,肌内注射,每 4 周注射 1 次。GnRHa 维持剂量应根据性腺轴功能抑制情况(包括第二性征、性激素水平和骨龄进展)而定,以上治疗应维持至正常青春期发育年龄。停止 GnRHa 治疗后 6~12 个月月经恢复,身高增长速度在治疗 1 年内增加,而后逐渐降低,骨骼生长于治疗 18 个月内加速,以后稳定至正常年龄身高。

(3)孕激素:通过负反馈作用,抑制 GnRH-Gn 分泌。常用药物为,①醋酸甲羟孕酮,口服剂量为 10~20 mg/d,以维持阴道上皮雌激素影响为轻~中度低落为度调整剂量。临床观察发现,甲羟孕酮除通过负反馈作用抑制下丘脑—垂体 GnRH-Gn 分泌外,也抑制 3β-羟基类固醇脱氢酶-Ⅱ(3β-HSD-Ⅱ)活性,减少卵巢性激素生成和延缓第二性征发育。②长效甲羟孕酮 100~150 mg,1~2 周肌内注射 1 次。

(4)芳香化酶抑制药:①睾内酯(Testolactone),用于治疗女性假性性早熟。睾内酯阻断雄激素向雌激素转化和生成,引起卵巢缩小和闭经,减缓生长和骨骼发育速度,但不影响乳房和阴毛发育。剂量为 20 mg/(kg·d),3 周后增加到 40 mg/(kg·d)。部分患者用药后 1~3 年可出现耐药现象、卵巢囊肿和频发月经。②来曲唑(Letrozole)减少内源性雌激素生成,抑制雌激素促进骨骼生长作用,改善日后的骨骼生长和身高,但其安全性和有效性有待临床观察。常用剂量为 1.25~2.5 mg/d,口服。

(5)低剂量雌、孕激素联合型口服避孕药(COC):适用于围青春期多囊卵巢和月经失调患者。COC 具有抑制促性腺激素分泌、调节月经周期和避免意外妊娠作用。药物包括妈富隆(Marvelon)、美欣乐(Mercilon)、达英-35(Diane-35)、优思明(Yasmin)等,周期或连续服用。

(6)抗雄激素(anti-androgens):适用于治疗女性男性化征象。包括醋酸环丙孕酮(Cyproterone Acetate)、螺内酯(Spironolactone,安体舒通)、非那雄胺(Finasteride)和氟他胺(Flutamide)等。

(7)抗催乳素(anti-prolactins):适用于治疗高催乳素血症引起的乳房过早发育和良性乳腺疾病。包括溴隐亭(Bromocriptine)、卡麦角林(Cabergoline)和喹高利特(Qinagolide)等。

(8)甲状腺激素:适用于甲状腺功能减退者。

(9)肾上腺皮质激素:适用于治疗先天性肾上腺皮质增生伴有女性男性化征象者。

3.外周性性早熟的治疗

切除引起性早熟的卵巢、肾上腺和垂体肿瘤。停用引起性早熟的药物。

第八节　性发育延迟

一、定义

性发育延迟(delayed sexual maturation)或青春期延缓(delayed puberty)指 13 岁乳房仍未发育,16 岁仍未月经来潮,青春期发育年龄大于正常青春期年龄 2.5 标准差者。

二、病因

1.中枢神经系统—下丘脑疾病

(1)Kallmann综合征、特发性低促性腺激素性性腺功能减退。

(2)肿瘤和损伤,包括颅咽管瘤、生殖细胞肿瘤、组织细胞增生症和颅脑损伤。

(3)神经性厌食(anorexia nervosa)。

(4)精神和神经性药物治疗。

2.垂体性疾病

(1)促性腺激素基因性疾病。

(2)肿瘤,包括PRL腺瘤、GH腺瘤、ACTH腺瘤、TSH腺瘤和β内啡肽腺瘤。

(3)垂体细胞性或解剖性异常:包括希恩病(Sheehan disease)、空泡蝶鞍综合征。

(4)淋巴细胞性垂体腺炎和肉瘤样病(sarcoidosis)。

3.卵巢性疾病

(1)Sywer综合征(46,XX;46,XY)。

(2)Turner综合征(45,XO),和(或)XX/XO。

(3)自身免疫性卵巢炎。

(4)多囊卵巢综合征(polycystic ovary syndrome)。

(5)男性化肿瘤,包括门细胞瘤、黄体瘤、支持—间质细胞瘤。

(6)卵巢功能早衰(premature ovarian failure,POF)。

(7)抵抗卵巢综合征(resisitant ovary syndrome),

(8)卵泡膜细胞增生症(hyperthecosis)。

4.子宫和下生殖道性疾病

(1)子宫畸形、无宫颈和先天性无子宫内膜。

(2)宫颈闭锁、阴道横隔、先天性无阴道和无孔处女膜。

(3)睾丸女性化综合征。

(4)子宫腔粘连、血吸虫病、念珠菌感染和子宫内膜结核。

5.全身性疾病

(1)先天性肾上腺皮质增生(congenital adrenal hyperplasia,CAH)。

(2)库欣综合征(Cushing syndrome)、肾上腺肿瘤、肾上腺皮质激素和ACTH治疗。

(3)甲状腺功能亢进症、甲状腺功能减低症、自身免疫性甲状腺炎(hashimoto thyroiditis)。

(4)糖尿病、风湿病和克罗恩病。

三、临床分类

1.高促性腺激素性性腺功能减退型

①卵巢功能衰退—染色体核型异常型;②卵巢功能衰退—染色体核型正常(女性46,XX;男性46,XY)型。

2.低促性腺激素性性腺功能减退型

①可逆性,包括体质性性发育延迟、神经性厌食症和催乳素腺瘤;②不可逆性,包括中枢神经系统发育不良、GnRH功能缺陷、HPO轴反馈功能失调、垂体功能减退、下生殖道发育不

良、雄激素不敏感综合征(睾丸女性化)和性分化异常。

3.肾上腺疾病

肾上腺疾病包括先天性肾上腺皮质增生、肾上腺肿瘤和库欣综合征。

4.甲状腺疾病

甲状腺疾病包括甲状腺功能亢进、甲状腺功能减退和自身免疫性甲状腺炎。

5.全身性疾病

全身性疾病包括结核、贫血和糖尿病等。

四、临床表现

正常青春期(≥16岁)仍无月经初潮、乳房发育不良、无阴毛和生长发育迟缓。若为高促性腺激素血症性青春期发育迟缓,多为性腺发育不全或卵巢早衰;若为低促性腺激素血症性青春期发育迟缓,多为下丘脑—垂体病变。

五、诊断

1.病史

病史包括家族史、分娩史、哺乳、喂养史和婴幼儿期发育情况。

2.查体

查体包括全身和妇科检查。注意乳房、阴毛、体态、精神和智力检查。根据性征发育和Tanner分期确定发育分期和骨龄。腹部和妇科检查注意内生殖器结构和发育情况。神经系统检查应包括眼底、视野和脑电图检查。

3.实验室检查

(1)下丘脑—垂体—卵巢轴检查:包括 FSH、LH、E_2、P、T、PRL 和排卵功能测定。

(2)甲状腺轴功能检查:包括 TT_3、TT_4、FT_3、FT_4 和 TSH 测定。

(3)肾上腺轴功能检查:包括皮质醇、ACTH、DHEA 和 DHEAS 测定。

(4)骨龄检查:腕骨正位 X 线片判断骨龄。

(5)医学影像学检查:包括颅部摄片、气脑/脑室造影,超声和 MRI 等。

(6)内镜检查:包括腹腔镜和宫腔镜检查。

(7)阴道细胞学检查:包括排卵、性激素反应和癌细胞检查。

(8)细胞遗传学检查:包括染色体核型和带型分析。

六、治疗

1.高促性腺激素性性发育延迟治疗

(1)单一雌激素治疗:适用于特纳综合征(Turner syndrome,45,XO)和单纯性性腺发育不全(46,XX)。治疗方法是,结合型雌激素(倍美力)0.625 mg/d,或 17β-雌二醇 0.5 mg/d,或戊酸雌二醇(Estradiol Valerate)1 mg/d,连续治疗 3～6 个月,而后改为雌、孕激素序贯周期治疗,促进女性性征发育。

(2)雌、孕激素序贯周期治疗:①克龄蒙(Climen)序贯周期治疗;②芬吗通(Femoston)连续序贯周期治疗;③雌孕激素序贯周期治疗,如戊酸雌二醇 1 mg/d(或倍美力 0.625 mg/d 或17β-雌二醇 1 mg/d)连用 21 d,后 10 d 加服甲羟孕酮 4～6 mg/d(或地屈孕酮 20 mg/d,或微粒化黄体酮 200 mg/d),序贯周期治疗。

2.低促性腺激素性性发育延迟治疗

（1）促排卵治疗，适用于下丘脑—垂体疾病引起的低促性腺激素性性腺功能减退、卵巢存在卵泡者。治疗方法包括 GnRH-a 脉冲治疗和促性腺激素疗法。

（2）雌、孕激素序贯周期治疗。

3.生长激素治疗

生长激素治疗适用于生长发育迟缓和身材矮小者。

4.甲状腺和肾上腺疾病

甲状腺和肾上腺疾病对因和对症治疗。

第七章　产科疾病

第一节　流　产

妊娠不足 28 周、胎儿体重不足 1 000 g 而终止者,称为流产。妊娠 12 周前终止者,称为早期流产;妊娠 12 周至不足 28 周终止者,称为晚期流产。根据引起流产原因不同可将流产分为自然流产和人工流产。自然因素导致的流产称为自然流产,机械或药物等人为因素终止妊娠者,称为人工流产。本节内容仅涉及自然流产。自然流产占妊娠总数的 10%～15%,其中80% 以上为早期流产。

一、病因

(一)胚胎因素

胚胎染色体异常是自然流产常见的原因,在自然流产中,胚胎检查 50%～60% 有染色体异常。夫妻中如一方染色体异常可传至后代或导致流产。染色体异常包括数目异常和结构异常。数目异常以三体最常见,其次是单体 X(monosomy X,45X),如能存活,足月分娩以后即形成特纳综合征。三倍体及四倍体少见,活婴极少,绝大多数极早期流产。结构异常主要是染色体异位、缺失、嵌合体等染色体异常。

(二)母体因素

1.全身疾病

(1)全身感染时高热可促进子宫收缩引起流产,弓形虫、单纯疱疹病毒、巨细胞病毒、流感病毒、支原体、衣原体、梅毒螺旋体等感染可导致流产。

(2)结核和恶性肿瘤不仅导致流产,并可威胁孕妇生命。

(3)严重贫血、心脏病可引起胎儿胎盘单位缺氧,慢性肾炎、高血压可使胎盘发生梗死,亦可导致流产。

2.内分泌异常

(1)黄体功能不足:可引起妊娠蜕膜反应不良,影响孕卵着床和发育,导致流产。

(2)多囊卵巢综合征:认为多囊卵巢高浓度的 LH 可能导致卵细胞第二次减数分裂过早完成,从而影响受精和着床过程出现流产。

(3)高泌乳素血症:高水平的泌乳素可直接抑制黄体颗粒细胞增生及功能。

(4)糖尿病:妊娠早期高血糖可能是造成胚胎畸形的危险因素。

(5)甲状腺功能低下亦可导致流产。

3.生殖器异常

(1)子宫畸形:如单角子宫、双角子宫、双子宫、子宫纵隔等,可影响子宫血供和宫腔内环境造成流产。

(2)宫腔粘连、子宫内膜不足可影响胚胎种植,导致流产。

（3）宫颈功能不全：在解剖上表现为宫颈管过短或宫颈内口松弛，多引发胎膜早破及晚期流产。

4. 免疫功能异常

免疫功能异常可以是自身免疫引起，由于体内产生过多抗磷脂抗体，其不仅是一种强烈的凝血活性物质，导致血栓形成；同时可直接造成血管内皮细胞损伤，加剧血栓形成，影响胎盘循环，死胎，导致流产。也可以是同种免疫引起，妊娠是半同种移植过程，孕妇免疫系统产生一系列的适应性变化，如产生封闭因子、组织兼容性抗原（HLA），从而对宫内胚胎移植物产生免疫耐受。当免疫抑制因子或封闭因子不足，使胚胎遭受免疫损伤，导致流产。另外，正常妊娠是子宫蜕膜局部出现明显的适应性反应，NK 细胞亚群发生表型转换，如果子宫局部生理性免疫反应不足 NK 细胞仍然以杀伤型为主，这可能直接与流产发生有关。

5. 不良习惯

过量吸烟、酗酒，使用吗啡、海洛因等毒品，均可导致流产。

6. 创伤刺激

焦虑、紧张、恐惧、忧伤等严重精神刺激，均可导致流产；子宫创伤（手术、直接撞击），性交过度亦可引起流产。

（三）环境因素

过多接触放射线、砷、铅、甲醛、苯、氯丁二烯、氧化乙烯等化学物质，均可引起流产。

二、病理

流产的过程为妊娠物逐渐与子宫剥离直至排出子宫的过程。妊娠 8 周以前的流产，胚胎多已死亡，此时绒毛发育不全，着床还不牢固，妊娠物多可完全排出，标本常是囊胚包于蜕膜内，切开可在胚囊中仅见少量羊水而不见胚胎，有时可见结节状胚、圆柱状胚、发育阻滞胚、肢体畸形及神经营缺陷的胚胎。妊娠 8～12 周时绒毛发育茂盛，与底蜕膜关系较牢固，流产时妊娠物不易完全排出，部分滞留在宫腔内，排出后的妊娠物大体上可分为血肿样或肉样胎块、结节性胎块及微囊型胎盘。妊娠 12 周后，晚期流产的胎儿变化，可见以下几种病理状态：压缩胎儿、纸样胎儿及浸软胎儿，也可以形成肉样胎块，或胎儿钙化后形成石胎。脐带病变则有脐带扭曲、脐带缠绕、脐带打结、过短、过长。

三、临床表现

（一）停经

多数自然流产患者均有停经史。但是，如果妊娠早期发生流产，往往没有明显的停经史。有报道，大约 50％流产是妇女未知已妊娠就发生受精卵死亡和流产。

（二）阴道流血

早期流产患者，由于绒毛和胎膜分离，血窦开放，出现阴道出血；妊娠 8 周以前的流产，阴道出血不多；妊娠 8～12 周时，阴道出血量多，而且持续时间长。妊娠 12 周以后，胎盘已完全形成，流产时如胎盘剥离不全，残留组织影响子宫收缩，血窦开放，可引起大量阴道出血、休克，甚至死亡。胎盘残留过久，可形成胎盘息肉，引起反复阴道出血、贫血及继发感染。

（三）腹痛

剥离的胚胎及血液如同异物刺激子宫收缩，排出胚胎，产生阵发性下腹痛。

早期流产时,首先胚胎绒毛与底蜕膜剥离,导致剥离面出血,已分离的胚胎组织如同异物,刺激子宫收缩。因此,表现为先出现阴道出血,后出现腹痛;晚期流产的临床过程与足月产相似,经过阵发性子宫收缩,排出胎儿和胎盘,因此,表现为先出现腹痛,而后阴道流血。

四、临床分型

临床上根据流产发展的不同阶段,分为以下类型。

(一)先兆流产

出现少量阴道出血,常为暗红色或血性白带,无妊娠物排出,继而出现阵发性下腹痛或腰背痛。妇科检查宫颈口未开,胎膜未破,子宫大小与停经周数相符合。经休息及治疗,症状消失,可继续妊娠。如症状加重,可发展为难免流产。

(二)难免流产

难免流产指流产将不可避免,在先兆流产的基础上,阴道出血量增多,似月经量或超月经量,阵发性下腹痛加重,可伴有阴道流液,妇科检查宫颈口已扩张,有时可见妊娠物堵塞于宫颈口内,子宫大小与停经周数相符或略小。B超检查仅见妊娠囊,无胚胎或无胚胎心管搏动。

(三)不全流产

部分妊娠物排出宫腔,部分仍残留在宫腔内或嵌顿于宫颈口内,或胎儿排出后胎盘滞留宫腔或嵌顿于宫颈口内。由于宫内残留物影响子宫收缩,故阴道出血量多,甚至休克。妇科检查可见宫颈口已扩张,有妊娠物嵌顿和持续的血液流出,子宫小于停经周数。

(四)完全流产

妊娠物已经完全从宫腔排出,阴道出血明显减少并逐渐停止,腹痛缓解。常常发生于妊娠8周以前。妇科检查宫颈口已关闭,子宫大小接近正常。

此外流产有以下3种特殊情况。

1. 稽留流产

稽留流产指胚胎或胎儿已死亡,未及时排出,而滞留于宫腔。临床表现:早孕反应消失,有先兆流产症状或无任何症状;子宫不再增大反而缩小。若已到妊娠中期,孕妇腹部不继续增大,胎动消失。妇科检查宫颈口未开,子宫质地不软,未闻及胎心。

2. 习惯性流产

习惯性流产指连续自然流产3次或3次以上者。其特点为每次流产多发生于同一妊娠月份,临床经过与一般流产相同。引起早期流产的原因,多是胚胎染色体异常、孕妇免疫功能异常、黄体功能不足、甲状腺异常等。引起晚期流产的常见原因,有子宫畸形或发育不良、宫颈内口松弛、子宫肌瘤等。宫颈内口松弛引起的流产常发生在妊娠中期,随着胎儿长大,羊水增多,宫腔内压力增加,羊膜囊突到宫颈内口,宫颈管逐渐扩张、缩短。多数患者无自觉症状,一旦胎膜破裂,胎儿随即娩出。

3. 感染性流产

流产过程中,阴道出血时间过长或者宫腔有胚胎组织残留,引起宫腔内感染,严重时扩展到盆腔、腹腔,甚至全身,引起盆腔炎、腹膜炎、败血症以及感染性休克。

五、诊断

根据病史、临床表现及妇科检查做出初步诊断,然后通过辅助检查确诊流产的临床类型。

（一）病史

详细询问患者有无停经及早孕反应以及出现的时间，阴道出血的量及持续时间，有无阴道排液和妊娠物排出；有无腹痛，腹痛的部位、性质、程度；了解有无发热、阴道分泌物有无臭味，有无流产史。

（二）体格检查

测量体温、脉搏、呼吸、血压。有无贫血及感染征象。消毒外阴后行妇科检查，了解宫颈有无糜烂及息肉，出血来自糜烂面、息肉还是宫腔，注意宫颈口是否扩张，有无羊膜囊膨出，有无妊娠物堵塞，子宫大小是否与停经周数相符，有无压痛；双附件有无压痛、增厚或包块。疑为先兆流产患者操作应轻柔。

（三）辅助检查

1. B 超检查

测定妊娠囊的大小、形态，有无胎芽、胎心搏动，可辅助诊断流产类型。若妊娠囊形态异常或位置下移，提示预后不良。附件的检查有助于异位妊娠的鉴别诊断。同时 B 超的连续检测也有很大的意义，如仅见胎囊，而迟迟不见胎芽，或仅见胎芽，而迟迟不见胎心出现，均提示预后不良。

2. 妊娠试验

早孕试纸法，可判断是否妊娠。连续进行血 β-hCG 定量检测，观察其动态变化，有助于流产的诊断和预后判断。

妊娠 6～8 周时，血 β-hCG 是以每日 66% 速度增加，如果 48 h 增加不到 66%，则提示妊娠预后不良。

3. 其他

测定血孕酮水平，人胎盘泌乳素有益于判断妊娠预后。习惯性流产的患者如有条件，可行妊娠物的染色体检查。

六、鉴别诊断

首先，鉴别流产的类型。早期自然流产应与异位妊娠、葡萄胎、功能性子宫出血及子宫肌瘤等疾病相鉴别。

七、处理

应根据流产类型的不同进行相应处理。

（一）先兆流产

处理原则：保胎治疗，可辅以 B 超和动态血 β-hCG、孕酮监测，以便了解胚胎发育情况，避免盲目保胎造成稽留流产。若 B 超提示胚胎发育不良，血 β-hCG 持续不升或下降，表明流产不可避免，应终止妊娠。

1. 休息镇静

应卧床休息，禁止性生活，对精神紧张者可给予少量对胎儿无害的镇静剂。

2. 激素治疗

对黄体功能不全引起的先兆流产者，可予黄体酮 10～20 mg，每日或隔日肌内注射一次。或绒毛膜促性腺激素（hCG）2 000～3 000 U，隔日肌内注射一次。症状缓解后 5～7 d 停药。

3.其他药物治疗

维生素 E 为抗氧化剂,有利于胚胎发育,每日 100 mg 口服。基础代谢率低者可口服甲状腺素片,每日一次,每次 40 mg。

4.晚期先兆流产的治疗

晚期先兆流产可给予硫酸舒喘灵 2.4～4.8 mg 口服,每日 4 次;前列腺素合成酶抑制剂,吲哚美辛25 mg 口服,每日 3 次。

(二)难免流产

处理原则:确诊后尽早使妊娠物排出。

(1)妊娠子宫小于 8 周,可直接行刮宫术。

(2)妊娠子宫超过 8 周,可用缩宫素 10～20 U 加于 5% 葡萄糖注射液 500 mL 中静脉滴注,或使用米非司酮和米索前列醇,促进子宫收缩,使胚胎组织排出。出血多者可行刮宫术。

(3)出血多,伴休克者,应在纠正休克同时行清宫术。

(4)清宫后要对刮出物仔细检查,注意胚胎组织是否完整,并送病理检查,必要时做胚胎染色体检查。术后可行 B 超检查。

(5)术后应用抗生素预防感染,出血多者可使用缩宫素肌内注射以减少出血。

(三)不全流产

处理原则:一旦确诊,立即清宫。

(1)出血多合并休克者,应抗休克同时行清宫术。

(2)刮宫标本应送病理检查;术后常规使用抗生素、行 B 超检查。

(四)完全流产

行 B 超检查,若宫腔无残留物而且没有感染,可不予特殊处理。

(五)稽留流产

处理原则:凝血功能检查,预处理后清宫。

(1)死亡的胚胎及胎盘组织在宫腔内稽留过久,可导致凝血功能障碍,可能发生弥散性血管内凝血(disseminated intravascular coagulation,DIC)。因此,应首先检查血常规、出凝血时间、血纤维蛋白原、凝血酶原时间、血浆鱼精蛋白副凝试验(3P 试验)等。

(2)若凝血功能正常,在备血、输液条件下行刮宫术;若凝血功能异常,可用肝素、纤维蛋白原、新鲜血、血小板等纠正后再行刮宫术。

(3)稽留流产时,妊娠物及胎盘组织与子宫壁粘连较紧,清宫困难,为提高子宫肌层对缩宫素的敏感性,刮宫前可口服己烯雌酚 5 mg,每日 3 次,服用 3～5 d,或倍美力 2.5～5.0 mg,每日 3 次,服用 3～5 d 后行清宫术。

(4)术后常规使用抗生素、行 B 超复查。

(六)习惯性流产

处理原则:针对病因进行治疗。

(1)染色体异常的夫妇孕前进行咨询,确定可否妊娠;明确女方有无生殖道畸形、肿瘤、宫腔粘连等,妊娠前施行矫正手术,还可行丈夫精液检查。

(2)黄体功能不全者,妊娠后给黄体酮 10～20 mg,每日一次肌内注射,或绒毛膜促性腺激素(hCG)3 000 U,隔日一次肌内注射。

（3）宫颈口松弛者应在妊娠 12～18 周时行宫颈环扎术,术后定期随诊,待分娩前拆除缝线。若环扎术后有流产征象,治疗失败时,及时拆除缝线,避免造成宫颈裂伤。

（4）免疫治疗:对不明原因的习惯性流产患者行主动免疫治疗,将丈夫或他人的淋巴细胞在女方前臂内侧或臀部做多点皮内注射,妊娠前注射 2～4 次,妊娠早期加强免疫 1～3 次,妊娠成功率达 86% 以上。

（七）感染性流产

处理原则:迅速控制感染,尽快清除宫内残留物。

（1）轻度感染或阴道出血多,可在静脉滴注有效抗生素的同时进行刮宫,以达到止血的目的。

（2）感染较严重但出血不多时,可用广谱抗生素控制感染后再行刮宫术。刮宫时可用卵圆钳夹出残留组织,忌用刮匙全面搔刮,以免感染扩散。术后继续用广谱抗生素,待感染控制后再行彻底刮宫。

（3）对已合并感染性休克者,应积极进行抗休克治疗,待病情稳定后再行彻底刮宫;感染严重或盆腔脓肿形成,应行引流手术,必要时切除子宫。

第二节　早　产

一、定义

妊娠 28 周至不满 37 周之间(196～258 d)终止者,称为早产。此时娩出的新生儿称早产儿。早产占分娩总数的 5%～15%,目前,全世界的早产率正在逐渐降低。早产儿中有 15% 于新生儿期死亡,75% 以上的围生儿死亡与早产有关。

二、几个不同的概念

（一）根据出生时体重不同划分

低体重儿:出生时体重<2 500 g 的新生儿。

极低体重儿:出生时体重<1 500 g 的新生儿。

超低体重儿:出生时体重<1 000 g 的新生儿,又称微小儿。

低体重儿和早产儿一样需要重视,都是新生儿死亡的原因之一,但二者概念不同且新生儿病死率和低体重儿发生率成正比。

（二）根据胎龄不同划分

胎儿/新生儿可分为:早产儿(<37 周)、足月产儿(37～42 周)和过期产儿(≥42 周)。

（三）根据胎儿大小不同划分

适于胎龄儿(AGA)。

小于胎龄儿(SGA):体重在胎龄的第十百分位以下。

大于胎龄儿(LGA):体重在胎龄的第九十百分位以上。

因此,早产儿根据胎龄的不同,可能为大于胎龄儿或小于胎龄儿。早产的含义不仅包括不足月出生,而且宫内发育常低于正常状态,即早产儿可伴有宫内发育迟缓。

目前对早产的主要研究目的,一为早产的处理,二为提高早产儿的存活率。此外,还包括对过低体重儿、未成熟儿如何提高其生活质量,胎儿的胎龄到多少周可以进行产科的干预等问题。研究表明,出生体重在 1 000 g 以上的早产儿的生存率可大大提高,但新生儿的存活率主要取决于胎龄和胎儿的成熟度,而不仅仅是出生体重,即过低体重儿如比较成熟也可能存活。

三、早产的原因

(一)母体方面

1. 内科和外科合并症

内科和外科合并症如病毒性肝炎、严重贫血、急性肾盂肾炎、慢性肾炎、心脏病、急性阑尾炎、重度营养不良等。

2. 妇科合并症

妇科合并症如子宫畸形(双角子宫、双子宫、纵隔子宫)、子宫肌瘤、宫颈功能不全等,细菌性阴道病与早产、早产早破膜、绒毛膜和羊膜感染和羊水感染有关。

3. 产科合并症

产科合并症如重度妊高征、先兆子痫等以及内、外科合并症,因病情需要,需提前终止妊娠者。

4. 生活习惯

生活习惯如吸烟、酗酒、用药史(可卡因)和药物中毒等。

5. 其他

创伤/手术、年龄过小、身材矮小、职业因素、心理压力、贫困等。

(二)胎儿、胎盘因素

(1)胎儿异常、双胎、羊水过多、胎膜早破、宫内感染等。

(2)胎盘功能不全、前置胎盘、胎盘早剥等。

四、羊水感染致早产的发病机制和诊断

一些病原体所致的绒毛膜、羊膜和羊水感染是许多无诱因胎膜早破和(或)早产的可能原因。近年来研究结果表明,细菌的内毒素可进入羊水,刺激蜕膜细胞、单核细胞/巨噬细胞产生细胞因子,包括:白介素-1 和 6(IL-1、IL-6)、肿瘤坏死因子(TNF);细胞因子刺激花生四烯酸生成,致前列腺素(PG)E_2 和 F2α 的合成;最终 PG 刺激子宫肌层收缩。此外,羊水中的血小板激活因子(PAF)与细胞因子的激活有关,而 PAF 可在胎肺和胎肾中产生,因此胎儿本身在细菌感染所致的早产发生中起协同作用,有利于胎儿尽早脱离感染的环境。

羊水穿刺有助于宫内感染的快速诊断,但据报告,并未能够改善妊娠的结局。

Romero 对 120 例早产而未破膜的孕妇进行羊水穿刺。羊水细菌培养结果阳性者提示有羊水感染。在这些孕妇的羊水中,白细胞计数和 IL-6 水平升高,葡萄糖水平降低,革兰染色阳性。革兰染色阴性可除外羊水细菌感染,其特异性为 99%。IL-6 水平升高对诊断羊水细菌感染很敏感,其敏感性为 82%。另有研究认为,超声诊断的羊水过少与绒毛膜、羊膜炎有关。未足月的孕妇的破膜处有强烈的炎性反应。细菌感染可降低胎膜破裂的压力阈值,即微生物侵

入胎膜可致胎膜早破和早产。

五、容易发生早产的高危孕妇的判定

人们自 20 世纪 70 年代开始强调对容易发生早产的高危孕妇的早期发现。

（一）高危的评分系统

20 世纪 80 年代，美国部分地区尝试根据一系列与妊娠相关的因素（如社会经济状态、生育史、生活习惯、妊娠合并症等）进行评分，以评定易发生早产的高危孕妇。虽然这一尝试并未成功，但是其中一部分因素与早产还是有关的。

（二）既往早产的病史

既往早产史与本次早产有密切关系。

相关研究统计发现，第一胎为早产者的第二胎早产发生率比第一胎为足月产者增加 3 倍；而第一、二胎均为早产的妇女中有 1/3 第三胎为早产。又有研究发现，早产有家族聚集性，即早产的危险可以遗传给下一代。

（三）宫颈扩张

近年来研究结果表明，妊娠中期以后的无症状的宫颈扩张是发生早产的危险因素。但是产前对宫颈扩张情况的检查并未能影响妊娠的结局，即未降低早产率；同时，宫颈检查与胎膜早破无关，没有害处。

六、早产的诊断

在宫颈消失和扩张前诊断早产临产是困难的。妊娠 28～37 周前，发生不规律宫缩，以后转为规律宫缩，即宫缩间隔 5～6 min，持续 30 s 以上，同时伴有宫颈管缩短至消失以及进行性宫颈扩张，诊断为早产临产。早产的胎膜早破的发生较足月产多。

七、早产的治疗原则

对胎膜未破者，若胎儿存活，无宫内窘迫，应抑制宫缩，尽可能维持妊娠。

对胎膜早破者，若无产兆，无感染征象，应保持外阴清洁，严密观察（有无产兆、感染和宫内窘迫征象），以适当延长孕周。若已临产，应设法提高早产儿的存活率。

八、早产的产前处理

（一）糖皮质激素的应用

已证实在早产者，应用糖皮质激素，可以降低早产儿肺透明膜病的发生率和病死率。其作用目前认为是增加胎肺的肺泡表面活性物质、肺的顺应性和最大肺容量。其对胎儿/新生儿的不良反应尚未发现；对母体，在近期有致肺水肿和感染的可能，还未发现远期的不良反应。

用法：地塞米松 4～5 mg，2～3 次/天，连用 3 d，肌内注射；倍他米松 6～12 mg，1 次/天，连用 2 d，肌内注射；地塞米松 10 mg，羊膜腔内注入。

（二）卧床休息

左侧卧位为最常用的抑制宫缩的方法，以提高子宫的血流灌注，改善胎盘功能，增加新生儿的氧供和营养。

（三）镇静剂

仅在孕妇紧张时应用，不能抑制宫缩，可以抑制新生儿呼吸，故临产后禁用。

(四)抑制宫缩的药物

1.β-肾上腺素能受体兴奋剂

这类药物通过激动子宫平滑肌中的 β_2 受体,抑制子宫收缩。不良反应包括心率加快、低血压,恶心呕吐、头晕、出汗,血糖升高等。

常用药物:羟苄麻黄碱 150 mg＋5％ GS 500 mL 静脉滴注,0.15～0.35 mg/min,宫缩抑制后,至少维持 12 h;硫酸舒喘灵 2.4～4.8 mg/4 h,口服;间羟舒喘宁/博利康尼。

2.硫酸镁

镁离子拮抗钙离子对子宫收缩的作用,从而抑制宫缩。用法:25％ MgSO₄ 16 mL＋5％ GS 20 mL 静推(慢),负荷剂量为 4 g,25％ MgSO₄ 20～30 mL＋ 5％ GS 500 mL 静脉滴注,1～2 g/h,直至宫缩消失,用药期间观察:呼吸≥16 次/分钟,膝腱反射存在,尿量≥25 mL/h。

3.前列腺素抑制剂

前列腺素(PG)有刺激子宫收缩和软化宫颈的作用;前列腺素抑制剂,如阿司匹林、消炎痛,可以抑制前列腺素合成酶,减少 PG 的合成和释放,抑制宫缩;其不良反应在于可以通过胎盘抑制胎儿 PG 的合成和释放,使胎儿体内的 PG 减少,而有维持胎儿动脉导管开放的作用,PG 缺乏时动脉导管可能过早地关闭,致胎儿血液循环障碍。因为此类药物对胎儿有影响,故已很少应用,必要时仅能短期服用(<1 周)。

九、早产的产间处理

通常,胎儿愈不成熟,在产程中发生的危险愈大。若为臀位或横位已临产,须行刮宫产终止妊娠。在临产后,应对胎心率和孕妇的子宫收缩情况做持续监护,应尽量避免孕妇发生低血压、胎儿的缺氧和酸中毒,以减少新生儿并发症的发生。产程中应吸氧,慎用吗啡、哌替啶等抑制新生儿呼吸中枢的药物。分娩时可做会阴切开以预防早产儿颅内出血的发生。在产程中,若胎心率过快,尤其在早破水者,应警惕有无败血症存在,必要时予抗生素(如氨苄青霉素 2 g/6 h)直至分娩。

第三节　妊娠剧吐

妊娠剧吐是指在妊娠早期出现的、以呕吐为主要症状的综合征。约 50％ 的妊娠妇女有不同程度的择食、食欲缺乏、呕吐等,妊娠 4 个月左右可自然消失,称之为早孕反应。因为症状多出现于清晨,故又称晨吐。若早孕反应严重,呕吐频繁,不能进食,造成饥饿、脱水、酸中毒,以致代谢紊乱,影响健康,甚至威胁生命,则为妊娠剧吐,其发生率为 0.3％～1％。

一、病因

病因至今尚无确切学说,与如下因素有关,常常并非单一因素。

(一)内分泌因素

(1)早孕期,绒毛膜促性腺激素(hCG)急剧上升,水平越高,反应越重,如双胎、葡萄胎等,故一般认为妊娠剧吐与 hCG 水平急剧增高有关,但个体差异大,不一定与 hCG 成正比。

(2)有人提出妊娠剧吐与血浆雌二醇水平迅速上升有关。

(3)部分患者有原发性或继发性促肾上腺皮质激素或肾上腺皮质激素功能低下,如 Addison 病,妊娠剧吐多见。

(4)妊娠合并甲状腺功能亢进,妊娠剧吐常见。

(二)精神社会因素

精神过度紧张、丘脑下部自主神经功能紊乱;某些对妊娠有顾虑的孕妇,妊娠反应往往加重;生活不安定、社会地位低、经济条件差的孕妇好发妊娠剧吐。

(三)来自胃肠道的传入刺激

早孕期胃酸的分泌减少,胃排空时间延长,胃内压力增高,刺激呕吐中枢。

二、病理生理

病理生理变化主要是继发于脱水及饥饿。

(1)频繁呕吐导致脱水、血容量不足、血液浓缩、细胞外液减少,胃液严重丢失,出现低血钾、低血钠、低血氯等电解质紊乱及碱中毒。

(2)在饥饿状态下,糖供给不足,肝糖原储备减少,脂肪分解加速。以供给热量,脂肪氧化不全,其中间产物——丙酮、乙酰乙酸及羟丁酸增多,故出现酮血症、酸中毒。

(3)由于营养摄入不足,蛋白质分解加速,发生负氮平衡,体重下降,贫血、血清尿素氮及尿酸升高。

(4)由于脱水,血容量减少,血液浓缩、肾小球血流量减少、尿量减少。肾小球通透性增加,导致血浆蛋白漏出,尿中出现蛋白或管型;肾小管可发生退行性变,排泄功能减退,肾功能受损,故尿素氮及血尿酸升高,血钾升高。

(5)因脱水、肝糖原减少,肝小叶中心部位发生细胞坏死、出血、脂肪变性,导致肝功能受损,肝功能异常(GPT 及碱性磷酸酶升高)、血胆红素升高及出血倾向。

(6)多发性神经炎,由于维生素缺乏及酮体的毒性作用,使神经轴突有不同程度变性,髓鞘变性,表现为肢体远端对称性感觉障碍和迟缓性瘫痪。严重者可出现中毒性脑病。

三、诊断

(一)症状

停经 6 周后出现食欲缺乏、恶心、剧烈呕吐,出现疲乏无力、明显消瘦。

(二)体征

血压降低,脉搏细微,体温轻度升高,体重减轻,皮肤弹性差,皮肤可见黄疸及出血点,尿量减少,严重者意识模糊,甚至昏睡状态。

(三)辅助检查

1.血液检查

血液检查测定血红细胞计数、血红蛋白、血细胞比容、全血及血浆黏度,以了解有无血液浓缩。测定二氧化碳结合力或做血气分析,以了解血液 pH、碱储备及酸碱平衡情况。测定血钾、钠、氯,以了解有无电解质紊乱。血酮体定量检测以了解有无酮血症。测定血胆红素、肝肾功能、尿素氮、血尿酸等,必要时测肾上腺皮质功能及甲状腺功能。

2.尿液检查

计算每日尿量,测定尿比重,做尿三胆试验、尿酮体检测。

3.心电图检查

心电图检查以及时发现有无低血钾或高血钾影响,并了解心肌情况。

4.眼底检查

眼底检查以了解有无视网膜出血。

四、鉴别诊断

(1)行 B 超检查,排除葡萄胎而肯定是宫内妊娠。

(2)应与引起呕吐的消化系统疾病相鉴别,如传染性肝炎、胃肠炎、十二指肠溃疡、胰腺炎、胆管疾病、胃癌等。

(3)应与引起呕吐的神经系统疾病相鉴别,如脑膜炎、脑瘤等。

(4)应与糖尿病酮症酸中毒相鉴别。

(5)应与肾盂肾炎、尿毒症等相鉴别。

五、并发症

(1)低钾血症或高钾血症如未能及时发现和及时治疗,可引起心脏停搏,危及生命。

(2)食管黏膜裂伤或出血严重时甚至可使食管穿孔,表现为胸痛、剧吐、呕血,需急症手术治疗。

(3)Wernicke-Korsakoff 综合征。

六、治疗

(一)轻度妊娠呕吐

可给予精神劝慰、休息,避免辛辣食物,少量多次进食,服用镇静、止吐药物。

(二)中、重度妊娠呕吐需住院治疗

(1)禁食,先禁食 2～3 d,待呕吐停止后,可试进流质饮食,以后逐渐增加进食量,调整静脉输液量。

(2)输液量依脱水程度而定,一般每日需补液 2 000～3 000 mL,使尿量达到每日 1 000 mL。输液中加入维生素 B_6 及维生素 C,肌内注射维生素,根据血钾、血钠、血氯及二氧化碳结合力(或血气分析结果)情况,决定补充剂量。营养不良者,可静脉滴注氨基酸、脂肪乳剂等营养液。

(3)糖皮质激素的应用。若治疗数日后,效果不显著,加用肾上腺皮质激素,如氢化可的松 200～300 mg 加入 5% 葡萄糖液 500 mL 内静脉滴注,可能有益。

(三)终止妊娠的指征

经上述积极治疗后,若病情不见好转,反而出现下列情况,应从速终止妊娠:①持续黄疸;②持续蛋白尿;③体温升高,持续在 38 ℃以上;④心率超过 120 次/分钟;⑤多发性神经炎及神经性体征;⑥并发 Wernicke-Korsakoff 综合征。

第四节　胎死宫内

胎死宫内在围生死亡中占一定的比例,任何孕龄的胎儿,因内在或外在因素,使胎儿生命征象消失称胎死宫内。妊娠早期胚胎死亡表现胚胎停育,先兆流产或流产。而妊娠 20 周后胎儿在宫腔内死亡,称为死胎。胎儿在分娩过程中死亡称死产,也属死胎的一种。对于死胎的处理应积极,不可停留时间过长,若死胎超过 3 周未娩出可能出现纤维蛋白原减少,造成孕妇明显低纤维蛋白血症,分娩前有出血倾向,产时产后出血甚至危及生命。

一、病因

病因主要分为两大类:其一为任何外界因素造成胎儿宫内缺氧,占 50%,由于母亲各种疾病和外来创伤中断胎儿母体营养交换;其二为染色体结构异常和遗传基因畸变,影响胚胎早期的发育。

(一)母体方面

(1)妊娠期高血压疾病、肾炎、心血管疾病使全身小动脉痉挛,引起子宫—胎盘血流量减少,绒毛缺血缺氧,胎儿因供血不足而发生胎死宫内。

(2)晚期产前出血,如前置胎盘,胎盘早剥,导致胎儿缺氧,严重可发生死胎或死产。

(3)妊期糖尿病:血糖增高,因为葡萄糖容易透过胎盘,而胰岛素不易透过胎盘,高血糖胎儿的胰岛素反应性增生分泌,胰岛素增多,使胎儿血糖降低。所以,糖尿病产妇多有不明原因的胎死宫内,多发生在 36 周以后,38 周后更易发生。

(4)母亲遗传基因的畸变:产前感染,特别在妊早期(前 3 个月)TORCH 宫内感染使胎儿发育异常,形成流产或胚胎停育。

(二)胎盘因素

胎盘是母体供胎儿营养及氧气的重要器官,胎盘形态与功能异常都会导致胎儿死亡。

1.胎盘形态异常

如轮状胎盘、膜状胎盘、帆状胎盘等都会引起母体与胎儿营养交换面积减少,导致胎死宫内。

2.胎盘肿瘤

胎盘实质内血管瘤,良性毛细血管瘤,使得进入胎体内血流量减少,胎儿宫内缺氧死亡。

3.胎盘感染

胎盘羊膜、脐带感染,统称脐带炎,多见于上行感染,胎盘炎症渗出增多、水肿,减少母体与胎儿之间营养交换,造成胎死宫内。

(三)脐带因素

(1)脐带过长易打结、扭转、脱垂、绕颈、绕体、尤其是胎盘端或脐轮处的扭转可致血管部分或完全阻塞而致胎儿死亡。

(2)脐血管异常:如单脐动脉,多伴胎儿严重畸形。

(3)脐带血肿:曲张的脐静脉破裂,形成血肿,压迫脐血管,使得血流受阻,致胎儿死亡。

(四)胎儿因素

胎儿严重畸形或胎儿发育异常,胚胎早期宫内感染尤其是 TORCH 感染所致胎儿严重畸形或流产。

二、诊断

根据妊周及临床表现的不同,做出胚胎停育、胎死宫内的诊断。

(一)早期胚胎停育的临床表现

(1)妊娠反应自觉消失。

(2)乳房发胀感觉消失。

(3)阴道不规则出血或流出棕褐色黏液。

(4)盆检子宫不再继续增大,子宫大小与停经月份不相符合,无胎心,胎芽与月份不符。

(5)血或尿人绒毛膜促性腺激素(hCG)由阳性转为阴性。

(二)妊中晚期胎死宫内临床表现

胎动是自我监护一种简单可靠的方法,每小时小于 4 次为警告征象,通常胎动减少在胎儿心率消失以前,特别是胎儿畸形,羊水过多或过少,Rh 溶血及宫内发育迟缓。

(1)自觉胎动停止。

(2)子宫大小与月份不相符,子宫停止增长,听不到胎心。

(3)乳房肿胀消失且逐渐缩小。

(4)超声检查无胎心胎动,胎死宫内时间过长,可见颅骨重叠,颅板塌陷,颅内结构不清,胎儿轮廓不清,胎盘肿胀,孕妇感觉全身无力,腹部下坠,死后 4 周不娩出可发生凝血功能障碍。

(5)羊水 AFP(甲胎蛋白)显著增高。

(6)24 h 尿雌三醇(E_3)小于 3 mg。

三、处理

多数死胎 2～3 周自行娩出。如胎死宫内 3 周以上未娩出会引起凝血功能障碍,造成产后不易控制的出血,对产妇危害极大,及时诊断处理死胎非常必要。

(一)引产前准备

做好全面检查,包括血尿常规,血小板,出凝血时间,纤维蛋白原及凝血酶原时间,做好输血准备。

(二)如凝血功能不良

纤维蛋白原小于 1.5 g/L,血小板小于 100×10^9/L 时应给肝素,0.5 mg/kg(一次量),6 h 给一次,待血小板恢复正常后再引产。

(三)根据不同孕周选择引产方法

(1)早期胚胎停育,子宫小于 12 周行吸宫式刮宫。

(2)子宫小于 16 周行宫颈扩张后钳刮。

(3)子宫大于 16 周可行羊膜腔利凡诺引产。安全剂量 100 mg,反应量 120 mg,中毒量为 500 mg,安全范围广,应用时利凡诺用注射用水稀释,而不能用生理盐水稀释,以免引起药物沉淀,引产成功率为 90%～100%。

(4)PGE_2 阴道栓,用于 28 周之内胎死宫内比较安全,不良反应小,阴道内放置 20 mg PGE_2 栓剂 2～6 h 即可引产,90% 可将死胎排出。

(5)子宫大小 28 周,胎死宫内,用催产素点滴引产及人工破膜引产,宫颈成熟可行营养饮食引产(蓖麻油 50 mL＋鸡蛋 2 个)混合搅匀,放在热锅炒熟,成功率 90％以上,此法目前广泛用于产科引产,宫颈不成熟可静推蒂洛安 100～200 mg 每日一次用 3 d,如阴道拭子培养无致病菌,可行小水囊引产放置宫颈内口,打水 20 mL,12 h 取出再行营养饮食引产,效果较好。

(6)以上方法均失败,可反复连续用催产素点滴引产,催产素 1～5 U＋5％葡萄糖溶液 500 mL 滴注。因已胎死宫内,宫缩只要有间隔即可,以利死胎排出。任何方法使死胎排出后,均应用乙菧酚退奶,用法为乙菧酚 4 mg,每日 2 次,连服 3 d。对于发生胎死宫内的产妇,在下次妊娠前,应全面检查,除外有关因素后再妊娠是非常必要的。

第五节　前置胎盘

妊娠 28 周后,胎盘附着于子宫下段,甚至胎盘下缘达到或覆盖宫颈内口处,其位置低于胎先露部,称为前置胎盘。前置胎盘是妊娠晚期阴道流血最常见的原因,严重威胁母子生命安全。

一、类型及临床表现

(一)类型

前置胎盘根据胎盘下缘与宫颈内口的关系,可分为 3 种类型。

1.完全性(中央性)前置胎盘

宫颈内口全部被胎盘组织覆盖。

2.部分性前置胎盘

宫颈内口部分被胎盘组织覆盖。

3.边缘性前置胎盘

胎盘附着于子宫下段,其边缘达到但未覆盖宫颈内口。

前置胎盘的类型可因诊断时期不同而改变,故目前均以处理前最后 1 次检查来决定其分类。

(二)临床表现

1.症状

前置胎盘的典型症状是妊娠晚期或临产时突然发生的无诱因、无痛性反复阴道流血。一般初次出血量少,多能自然停止。随着孕周增加,出血常反复发生,出血量也逐渐增多。阴道流血发生时间早晚、出血量的多少、反复发生的次数、间隔时间与前置胎盘类型关系密切。完全性前置胎盘初次出血时间早,多在妊娠 28 周左右,称"警戒性出血",且反复出血的次数频繁,量较多,有时 1 次大量出血使患者陷入休克状态。边缘性前置胎盘初次出血发生晚,多在妊娠晚期或临产后,出血量较少。部分性前置胎盘初次出血时间和出血量介于上述两者之间。

2.体征

患者一般状况与出血量密切相关。反复出血者可出现贫血貌,贫血程度与失血量成正比。大量出血者呈现面色苍白、血压下降、脉搏细速等休克征象。腹部检查:子宫大小与妊娠周数相符,较软,无压痛。胎儿先露部高浮,易并发胎位异常。胎心音听诊清楚,若出血量多,可使胎儿宫内缺氧甚至胎死宫内。当胎盘附着于子宫前壁时,可在耻骨联合上方听到胎盘杂音。

二、病因

前置胎盘的发病可能与下述因素有关。

(一)子宫内膜病变或损伤

多见于多次刮宫、分娩、子宫手术史、剖宫产等情况。

(二)胎盘异常

若胎盘面积过大,存在副胎盘或膜状胎盘等均可发生前置胎盘。

(三)受精卵发育迟缓

受精卵到达子宫腔后,滋养层尚未具有着床能力,继续下行到达子宫下段,在该处着床发育即形成前置胎盘。

另外,高龄初产妇、经产妇及多产妇、吸烟及吸毒妇女是前置胎盘的高危人群。

三、诊断与鉴别诊断

(一)诊断

根据上述临床表现,可对前置胎盘及其类型做出初步判断。诊断有困难者,可采用下列辅助检查协助诊断。

1. 阴道检查

阴道检查仅适用于终止妊娠前为明确诊断并决定分娩方式时。必须在有输液、输血及有手术条件的情况下方可进行。若诊断已明确或流血过多不应再做阴道检查。前置胎盘患者严禁肛查。

2. B超检查

B超检查是辅助诊断前置胎盘的重要方法,可清楚显示子宫壁、胎先露部、胎盘及宫颈的位置,并根据胎盘边缘与宫颈内口的关系明确前置胎盘的类型。B超诊断前置胎盘时须注意妊娠周数,不宜过早诊断前置胎盘。若妊娠中期 B 超检查即发现胎盘前置者,可称为胎盘前置状态。

3. 产后检查胎盘及胎膜

产后应仔细检查胎盘胎儿面边缘有无血管断裂,可提示有无副胎盘。若前置部位的胎盘母体面有黑紫色陈旧性血块附着或胎膜破口距胎盘边缘小于 7 cm,即可诊断前置胎盘。若行剖宫产,术中能直接了解胎盘位置,胎膜破口失去诊断意义。

(二)鉴别诊断

前置胎盘主要应与胎盘早剥、前置血管破裂、胎盘边缘血窦破裂及宫颈病变等相鉴别。

四、对母儿的影响

前置胎盘的患者可发生产后出血、植入性胎盘、产褥感染以及羊水栓塞等,同时早产及围生儿病死率增高。

五、处理

处理原则是抑制宫缩、止血、纠正贫血以及预防感染。应综合考虑患者前置胎盘类型、阴道流血量、有无休克、发病时间、产次、胎位、胎儿是否存活、是否临产等情况,做出相应的处理。

（一）期待疗法

适用于妊娠不到 34 周、胎儿体重低于 2 000 g、阴道流血不多、患者一般情况良好、胎儿存活者。目的是在保证孕妇安全的前提下尽可能延长孕周,提高围生儿存活率。期待不同于等待,期待是积极主动地做转化工作,即减少母亲出血、促进胎儿存活、适时分娩 3 个方面。应住院治疗,绝对卧床休息,定时间断吸氧,保持心态平静,并密切观察阴道流血量,监护胎儿宫内情况,积极纠正贫血及预防感染。必要时给予宫缩抑制药,如硫酸镁、硫酸沙丁胺醇等。需终止妊娠者,若胎龄不到 34 周,可用地塞米松促胎肺成熟。

（二）终止妊娠

孕妇发生大出血或反复多量出血甚至休克者,无论胎儿是否成熟,应终止妊娠;胎龄达36 周以上;胎儿成熟度检查提示胎儿肺成熟者;胎龄未达36 周,出现胎儿窘迫征象或胎儿电子监护发现胎心音异常者,均可终止妊娠。

1. 剖宫产术

剖宫产术是目前处理前置胎盘最安全有效的方法,也是处理前置胎盘的主要手段,能迅速将胎儿娩出,结束分娩,达到止血目的,对母儿相对安全。术前应积极纠正贫血,预防感染等,在输液备血条件下做好抢救母儿准备。子宫切口的选择应根据前置胎盘类型与附着部位,尽量避开胎盘附着处以减少术中出血。胎儿娩出后立即子宫肌壁注射缩宫药,并在按摩子宫的同时,迅速徒手剥离胎盘。胎盘剥离面出血的止血最简便方法是:在明胶海绵上放凝血酶或巴曲酶,迅速置于出血部位,再加湿热纱布垫压迫,持续 10 min;或用可吸收线"8"字缝合开放血窦;或宫腔及子宫下段填纱条 24 h 后经阴道取出。以上方法无效时,可结扎子宫动脉、髂内动脉,甚至行子宫切除术。

2. 阴道分娩

阴道分娩仅适用于边缘性前置胎盘、枕先露、阴道流血不多、无头盆不称或胎位异常,短时间内能结束分娩者。应先行人工胎膜破裂,胎膜破裂后胎头下降压迫胎盘而止血,并可促进子宫收缩加速产程进展。若胎膜破裂后胎先露下降不理想,仍有出血或产程进展不顺利,应立即改行剖宫产术。

（三）转诊

患者大量阴道流血而当地无医疗条件处理时,应先输血、输液,补充血容量,在消毒条件下用无菌纱布行阴道填塞、腹部加压包扎以暂时止血,然后迅速转送到上级医院治疗。

（四）预防

做好计划生育,避免多产、多次刮宫及引产,严格执行人工流产术或分娩等手术时的无菌操作技术,防止产后感染,以减少前置胎盘的发生;要做好产前检查和孕期卫生指导工作,告之孕妇一旦出现妊娠晚期无痛性阴道流血时,应及时就诊。

第六节　胎盘早剥

妊娠 20 周后或分娩期,正常位置的胎盘在胎儿娩出前部分或全部从子宫壁剥离,称为胎盘早期剥离,简称胎盘早剥。国内报道的患病率为 1：47～1：217,国外报道的患病率为 1：55～1：150。实际的患病率应高于此值,常有轻型的病例未划到胎盘早剥内。

胎盘早剥对母儿威胁极大,据报道围产病死率为 19％～87％。胎盘早剥往往起病急,进展快,若诊断处理不及时,会发生严重并发症如 DIC、肾衰、产后大出血等,直接危及母儿生命。发生胎盘早剥时剖宫产及子宫切除的机会亦增加。

一、病因

(一)血管病变

血管病变是胎盘早剥的诱因。任何疾患如引起底蜕膜螺旋小动脉发生急性动脉粥样硬化或痉挛,使末梢毛细血管缺血缺氧、坏死以致破裂出血形成底蜕膜血肿,分离胎盘与子宫壁使胎盘从子宫壁上剥离。慢性高血压、慢性肾炎、糖尿病患者怀孕后易发生胎盘早剥的原因就是由于血管病变。

(二)机械性因素

孕期来自外界的某些因素如羊膜腔穿刺、腹部撞击、外伤、外倒转术等,可直接引起胎盘早剥。分娩过程中由于过度牵拉脐带、脐带过短、或破膜时羊水骤然流出使宫腔内压力减小或多胎妊娠时第一个胎儿娩出过快等均可发生胎盘早剥。

(三)仰卧位低血压综合征

妊娠晚期或临产后产妇较长时间取仰卧位,增大的子宫压迫下腔静脉,静脉回流受阻,致使子宫静脉压升高,蜕膜层静脉淤血或破裂,形成蜕膜层血肿,分离胎盘与子宫壁。

(四)其他危险因素

其他危险因素如吸烟、吸毒、先天脐血管异常等。

二、临床分类

目前临床分类的标准仍是经验性的、尚无一个统一的量的分类方法。主要有以下几种:以剥离面积的大小分类:剥离的面积的大小不超过 1/3 为轻型胎盘早剥,超过 2/3 为重型胎盘早剥。但实际中很难确切计算早剥的面积大小。以临床出血不同表现分类:分为显性出血、隐性出血及两者兼有的混合型,显性出血因为临床症状明显处理及时,预后较好。而隐性出血常常因为临床表现隐匿,以内出血为主,血液易向子宫肌层浸润,发生子宫胎盘卒中,预后较差。以有无严重的并发症分为轻型胎盘早剥和重度的胎盘早剥,分类主要依据有无 DIC、产后大出血、子宫胎盘卒中、肾功能衰竭等并发症。

三、临床表现

(一)症状

1.阴道出血

胎盘早剥的患者有不同程度的阴道出血,出血量可多可少。

2.腰腹痛

临产后可以有规律的宫缩,但宫缩间隙子宫不能完全放松,表现为轻微腹痛,严重时可有持续性的剧烈的腰腹痛,子宫不能放松呈板状。

3.并发症

随病情的加重还可以有贫血、失血性休克等并发症的表现。

(二)体征

(1)轻型胎盘早剥子宫触诊可扪及规律宫缩,子宫大小符合月份,宫底无升高,子宫软,无明显压痛。重度胎盘早剥子宫不放松,宫缩无间歇或呈高张力状态,硬如板状,压痛明显,子宫底进行性升高,子宫大于相应月份。

(2)轻型胎盘早剥对胎儿影响较小,胎位清楚,胎心反应良好。而重度胎盘早剥病情急,胎位扪诊不清,早期胎心可加快,监护提示胎儿宫内窘迫。病情仍继续发展,胎儿因缺血缺氧发生胎死宫内。

(3)根据不同程度可有贫血及休克的体征,如血压下降、苍白、意识丧失等。

四、诊断与鉴别诊断

(一)胎盘早剥的征兆及特点

1.产前出血

产前出血是胎盘早剥的临床症状之一。产前出血通常会引起孕妇或产科医师的注意,一般不会延误诊断。但是,如果发生隐性产前出血则易被延误诊断和治疗。产前显性出血的多少差异很大。但对于阴道出血量大于月经量应引起注意,结合病史及其他临床特点确诊或除外胎盘早剥。

2.疼痛

疼痛是胎盘早剥的主要临床表现,表现为腰骶痛及腹痛。一般说来,附着于子宫前壁位置的胎盘早剥多表现为腹痛,尤其是剥离部位的疼痛。如附着于子宫后壁的胎盘发生早剥,常常是腰痛或深部盆腔的疼痛。临床上应注意患者的主诉,及早发现胎盘早剥。文献统计胎盘早剥的患者均有不同程度的疼痛。

3.血性羊水

胎盘早剥时,如果出血穿过羊膜流入羊水可形成血性羊水,加之出现子宫敏感,松弛性差,即应怀疑胎盘早剥。

4.无原因的胎心改变

无原因的胎心改变可表现为胎心加速(大于 160 次/分钟),更多为胎心减慢。少数为胎心突然消失,胎死宫内。胎心加速表示胎儿处于缺血缺氧的代偿阶段,胎心减速,尤其是胎心监护时出现迟发性胎心减速表示胎儿宫内窘迫。有时胎盘早剥的临床表现并不明显,甚至很小,但是胎心很快消失,这是因为胎盘早剥的起始部位恰恰在脐带附着的附近或根部,影响或阻断了血液供应。因此胎心的突然消失应想到胎盘早剥的可能。

5.无原因的早产

当胎盘边缘部位剥离时,影响了羊膜及绒毛膜的营养供应,使蜕膜坏死,激活并释放前列腺素,诱发宫缩,营养不良的羊膜易破裂而引发早产,因此,早产后应常规检查胎盘以除外胎盘早剥。

6.子宫敏感或高张状态

如有宫缩在间歇期也不放松,而是处于高张状态。难以触诊清楚胎方位,这是胎盘后血肿或血液刺激宫壁收缩所致。

总之,当出现典型的临床症状和体征时,胎盘早剥的诊断并不困难,但此时往往病情已严重到直接威胁母儿生命安全。因此如何早期识别胎盘早剥的征象,抓住蛛丝马迹做进一步检查确诊,对降低围产儿病死率和患病率十分有意义。

(二)辅助检查

1.B超检查和胎心监护的联合应用

B超检查的诊断图像为:胎盘实质与子宫壁间出现一个或多个液性暗区,暗区内均布光点或光斑;子宫内回声反射增多,可能因羊水混浊或血性羊水所致;子宫后壁胎盘早剥时,胎儿多靠近子宫前壁;胎动及胎心搏动检查有助于了解胎儿宫内的状况。

但是B超检查未显示阳性体征时,也不能除外胎盘早剥,应注重临床特点严密观察。B超检查同时联合应用胎心监护不仅可以观察到胎盘早剥时胎儿在宫内的安危,为临床治疗提供依据,还可以利用胎心变化作为发现胎盘早剥的线索。

2.实验室检查

监测胎盘早剥的生化指标:Barthal 等研究表明,血中甲胎蛋白(A-FP)的水平在早产和胎盘早剥的患者升高。他认为该项检查可以作为胎盘早剥的生化指标。

其他有关的生化指标还有:患者血中高半胱氨酸升高与胎盘早剥有关。也有学者表明胎盘早剥患者血中 CA125 水平明显高于对照组,但这后两项指标难以作为胎盘早剥的特异性诊断依据。

其他的实验室检查主要了解患者的贫血程度、凝血功能状态及肾脏情况。

3.胎盘的病理检查

检查早剥娩出的胎盘可发现胎盘母体面有粘连的血块,取下血块可见胎盘压迹,是胎盘早剥的有力证据。但对于以外出血为主的胎盘早剥,可能没有胎盘后血肿或胎盘梗死区。这时可借助于胎盘镜检:胎盘镜检的特点为合体细胞结节增多,这是绒毛对胎盘缺血缺氧的一种反应性变化;绒毛滋养细胞基底膜增厚;绒毛纤维素性坏死,早剥发生与血肿形成时间越长,程度越严重;绒毛断面无血管;绒毛间质纤维化;绒毛干内血管内膜炎;胎盘毛细血管瘤。胎盘的病理检查变化说明了发生胎盘早剥前,由于某种诱因,胎盘已具备某些组织学上的特征,在一定条件下可发生胎盘早剥。

(三)鉴别诊断

轻型胎盘早剥临床表现不典型,有时难以与先兆早产、临产或胎盘边缘窦破裂相鉴别。在晚期妊娠阴道出血中,胎盘早剥占 31.7%,前置胎盘占 12%,宫颈病变占 7%,脐带因素占 1%,无原因可寻的尚有 40% 左右,其中还包括部分在分娩后检查胎盘才发现的胎盘早剥病例。由此可见胎盘早剥在晚期妊娠出血中占有相当大的比例,应引起重视。胎盘边缘血窦的破裂与胎盘早剥的鉴别在于产后检查胎盘发现血块附着于胎盘边缘且与血窦的血栓相连。

重度胎盘早剥主要应与前置胎盘和子宫破裂相鉴别。胎盘早剥与前置胎盘均为晚期妊娠出血,临床症状及体征典型的病例鉴别并不困难。B超检查和分娩后胎盘检查可作为主要鉴别点,当膀胱适度充盈下行 B 超检查时,如果发现胎盘部分或全部附着于子宫下段或覆盖于子宫颈内口,可确认为前置胎盘。分娩后检查胎盘无凝血块压迹,胎膜破口距胎盘边缘在

7 cm之内为前置胎盘。

产程进展中发生的胎盘早剥往往与子宫破裂易混淆,分娩中突然发生剧烈绞痛,胎心消失及肉眼血尿时,应全面分析病史及病程进展情况,如果有头盆不称,产程停滞或阻塞性难产时应首先考虑子宫破裂。如果存在妊娠期高血压疾病或其他易发生胎盘早剥的诱因时,应立即进行 B 超检查或人工破水以协助诊断。

六、治疗

胎盘早剥的处理原则是诊断一经确立立即终止妊娠,同时积极纠正休克和防治并发症。

(一)产科处理

产科处理是否及时和母儿预后密切相关。终止妊娠所采取的方式取决于病情的早晚、疾病严重的程度、胎儿的安危及胎龄、胎儿成熟情况及宫颈条件等等。

1.经阴道分娩

胎盘发生轻度早剥时,显性出血为主,孕产妇一般情况良好,无贫血及休克状况。检查如宫口已开大,宫缩规律,子宫局部压痛不明显,估计胎儿在短期内可娩出,应立即行人工破膜以减少宫腔内压力,阻止胎盘进一步剥离,同时应用催产素静脉点滴以加强宫缩,严密观察产程进展,除常规检查项目外,要特别注意以下几点。

(1)密切注意产妇的脉搏及血压变化,尤其是脉压的变化,如产妇烦躁不安、口渴、四肢发凉或神志恍惚应想到是休克早期的表现,如果血压的下降与出血不符,应想到是内出血的可能。

(2)密切观察宫底是否升高及升高的程度。怀疑胎盘早剥的孕妇应在宫底做一标记,以观察宫底有无动态升高的趋向。如果宫底升高明显,说明胎盘后血肿增大,胎盘继续剥离而且有宫腔内积血。这种情况下,除宫口已开大、胎头已暴露或胎儿已死亡可经阴道迅速娩出胎儿胎盘外,应立即剖宫产结束分娩。

(3)产程进展中应常规进行产时胎心监护及重复 B 超检查。若胎心出现迟发性的晚减速,表示胎儿宫内窘迫,应考虑是胎盘剥离面积增大所至。B 超检查若发现胎盘实质与宫壁间液性暗区加大,胎盘有进行性增厚的表现,说明病情加剧,应综合分析各方面条件来决定分娩方式。

2.剖宫产

剖宫产可迅速结束分娩,阻止病情进一步恶化,对保护母儿安全、降低围生儿病死率有重要意义。对于重度胎盘早剥、胎儿宫内窘迫,或产程中病情进展、宫底升高,或经人工破水催产素点滴产程延缓及阻止、估计短期内不能尽快结束分娩者,均应剖宫产结束分娩。胎儿娩出后常规给予宫缩剂并按摩子宫,避免发生宫缩乏力性出血。

3.子宫切除术

子宫切除术应慎重考虑,尤其是对没有孩子的年轻妇女。子宫切除术仅用于经过各种措施积极治疗后,子宫持续不收缩,出血量多且不凝,为预防和治疗休克、DIC,保全患者的生命而不得已采取的措施。

(二)并发症的治疗

1.补充血容量,纠正失血性休克

胎盘早剥发生的失血性休克可见于任何时期,产前、产时及产后均可发生。治疗原则是止血补充血容量及防治并发症。孕期发生的胎盘早剥如是病情危急、出血多,应积极补充血容量,纠正休克和酸碱平衡,尽早输新鲜血。同时在胎儿娩出后立即给予宫缩剂,并轻轻地按摩子宫,效果不良时,可经阴道和腹部双手揉压子宫,也可宫腔内填塞纱布条等等。一般经迅速处理可立即止血,休克可得到纠正。

2.子宫胎盘卒中

可用温盐水纱布热敷子宫,按摩子宫,应用宫缩剂。如果无效,可结扎双侧子宫动脉上行支或卵巢与子宫动脉吻合支(卵巢固有韧带)或双侧髂内动脉。止血的同时输入新鲜血,如果无效或血液不凝应立即行子宫切除术。

3.凝血功能障碍

胎盘早剥经积极处理,及时终止妊娠,解除了引起 DIC 的病因,一般情况下通过快速补充血容量,纠正休克,保证重要脏器的血供,DIC 可好转。胎盘早剥引起的 DIC 一般不主张用肝素,因为胎盘剥离面及手术创面均有较大的血窦开放,用肝素后可加重出血。

4.急性肾功能衰竭

有胎盘早剥引起的急性肾功能衰竭多为肾前性或发展为肾实质型功能衰竭。少尿期治疗应注意饮食及水的平衡。早期应严格限制蛋白的入量并适当补充氨基酸,保证每日热量以减少体内蛋白的分解。同时应避免水钠潴留,少尿期应严格计算 24 h 的出入水量,补液量应适中,对肾前性的急性肾功能衰竭应避免因限制补液量使血容量不足,反而会加重肾脏损害,延长少尿期。注意防治高钾血症是治疗急性肾功能衰竭的重要措施,限制饮食中含钾高的食物,纠正酸中毒,避免输库存血和及时清除体内坏死组织外,治疗高钾血症最有效的方法为血液透析及腹膜透析。如为高分解状态,以血液透析为主,但应严格掌握透析指征。另外应注意控制感染。当进入到多尿期以后治疗原则为维持水、电解质和酸碱平衡,控制氮质血症和防止各种并发症如肺部感染、泌尿系感染等等。多尿期如血尿素氮仍高,应及时透析。恢复期应定期随诊肾功能,避免各种对肾脏有损害的因素。

第七节 产力异常

分娩过程中,如果子宫收缩力的节律性、对称性、极性不正常或频率、强度发生改变,称子宫收缩力异常,简称产力异常(abnormal uterine action)。子宫收缩力异常包括子宫收缩乏力(简称宫缩乏力)和子宫收缩过强(简称宫缩过强),每类又分为协调性和不协调性两种。临床上以协调性宫缩乏力最常见。

一、临床表现

(一)子宫收缩乏力(uterine inertia)

根据发生时期分为原发性宫缩乏力和继发性宫缩乏力。原发性宫缩乏力是指产程开始即出现宫缩乏力,继发性宫缩乏力是指产程开始子宫收缩正常,只是在产程进展到某阶段时出现宫缩乏力。

1.协调性宫缩乏力

协调性宫缩乏力表现为子宫收缩具有正常的节律性、对称性和极性,但收缩力弱,宫缩持续时间短,间歇时间长且不规律,宫缩少于 2 次/10 分,子宫收缩达高峰时,子宫体不隆起,也不变硬,用手指压宫底部肌壁仍可出现凹陷,产程延长或停滞,产妇常感疲劳。

2.不协调性宫缩乏力

不协调性宫缩乏力表现为子宫收缩的极性倒置,宫缩不是起自两侧子宫角,而是来自子宫的一处或多处,节律不协调;宫缩时,中段或下段强,而宫底部不强,宫缩间歇期子宫壁不能完全松弛。宫口不能如期扩张和胎先露不能如期下降。产妇自觉持续腹痛、烦躁不安、肠胀气、尿潴留等。

以上两种类型听胎心音均可发现节律不齐或心率过快或减慢,协调性宫缩乏力者出现较晚,不协调性宫缩乏力者出现较早。肛查均可发现宫颈扩张缓慢,胎先露下降延缓,导致产程曲线异常。

3.常见的产程曲线异常表现

潜伏期延长:初产妇潜伏期正常约需 8 h,超过 16 h 称潜伏期延长。

活跃期延长:初产妇活跃期正常约需 4 h,超过 8 h 称活跃期延长。

活跃期停滞:进入活跃期后,宫口不再扩张达 2 h 以上,称活跃期停滞。

第 2 产程延长:初产妇超过 2 h,经产妇超过 1 h 尚未分娩,称第 2 产程延长。

第 2 产程停滞:第 2 产程中胎头下降无进展达 1 h 称第 2 产程停滞。

胎头下降延缓:活跃期晚期至宫口扩张 9~10 cm,胎头下降速度初产妇小于 1 cm/h,经产妇小于 2 cm/h,称胎头下降延缓。

胎头下降停滞:活跃期晚期胎头停留在原处不下降 1 h 以上,称胎头下降停滞。

滞产:总产程达到或超过 24 h 者,称滞产。

(二)子宫收缩过强

1.协调性宫缩过强

产道无阻力,宫口在短时间内开全,分娩在短时间内结束,总产程不足 3 h 称为急产。多见于经产妇,产妇往往有痛苦面容,大声喊叫。如果伴有头盆不称、胎位异常或瘢痕子宫有可能发生子宫破裂。

2.不协调性宫缩过强

不协调性宫缩过强有两种表现,强直性子宫收缩和子宫痉挛性狭窄环。强直性子宫收缩指子宫肌层普遍或部分出现强烈的痉挛性收缩,表现为宫缩间歇短或无间歇,触不清胎方位,听不清胎心音。有时出现病理性缩复环,为子宫破裂的先兆。子宫痉挛性狭窄环多位于子宫上下段交界处或胎体某一狭窄处,持续不放松,宫颈扩张缓慢,胎先露下降停滞,胎心率不规则,但环的位置不随宫缩上升,阴道检查可触及狭窄环。产妇往往烦躁不安,腹部拒按,持续性腹痛。

二、病因

(一)子宫收缩乏力

1.头盆不称或胎位异常

胎儿先露部下降受阻,不能紧贴子宫下段及宫颈内口,因而不能引起反射性子宫收缩,是导致继发性宫缩乏力的最常见原因。

2.子宫因素

子宫发育不良、子宫畸形(如双角子宫等)、子宫过度膨胀(如双胎、巨大胎儿、羊水过多)等。

3.精神因素

精神过度紧张使大脑皮质功能紊乱,睡眠少,临产后进食少等导致宫缩乏力。多见于初产妇(尤其是 35 岁以上高龄初产妇)。

4.内分泌失调

临产后,产妇体内雌激素、缩宫素、前列腺素、乙酰胆碱等分泌不足,孕激素下降缓慢,子宫对乙酰胆碱的敏感性降低等。

5.药物影响

临产后不适当地使用大量镇静药,如吗啡、氯丙嗪、哌替啶、巴比妥等。

6.其他

营养不良、贫血和其他慢性疾病所致体质虚弱、膀胱直肠充盈、前置胎盘影响先露下降等均可导致子宫收缩乏力。

(二)子宫收缩过强

缩宫素使用不当,剂量过大或产妇对缩宫素过于敏感等;胎盘早剥;阴道内手术操作不当及精神紧张等。

三、对母儿影响

(一)对产妇的影响

因产程延长,产妇休息不好,进食少,体力消耗,可出现疲乏无力、肠胀气、排尿困难等,严重时可引起脱水、酸中毒、低钾血症。若第 2 产程延长,膀胱受胎先露(特别是胎头)与耻骨联合之间挤压,导致组织缺血、水肿、坏死,形成膀胱阴道瘘或尿道阴道瘘。宫缩乏力影响胎盘剥离及娩出,子宫壁的血窦关闭,易引起产后出血。宫缩过强,产程过快,可致软产道裂伤,接产时来不及消毒可致产褥感染。胎儿娩出后,子宫及纤维缩复不良,易发生产后出血。若产道梗阻,可发生子宫破裂。

(二)对胎儿、新生儿的影响

产程延长,使胎盘血循环受阻和手术产机会增多,胎儿窘迫、新生儿窒息、新生儿产伤和死亡的发生率增加。宫缩过强过频影响子宫胎盘血供,导致胎儿窘迫、新生儿窒息和死亡;产程过快,易引起新生儿颅内出血及新生儿产伤等。

四、处理

(一)子宫收缩乏力

1.协调性宫缩乏力

应寻找原因,检查有无胎位异常、头盆不称、宫颈扩张以及胎先露下降情况。

第 1 产程。一般处理:消除精神紧张,鼓励进食。不能进食者,静脉滴注 10% 葡萄糖液 500 mL 内加维生素 C 2 g。若出现酸中毒、水及电解质紊乱者应及时纠正。初产妇宫口开大小于 4 cm、胎膜未破者,可温肥皂水灌肠。排尿困难者,可给予导尿。

加强子宫收缩：经上述处理宫缩无好转，可加强子宫收缩。①人工胎膜破裂：宫口扩张≥3 cm、无头盆不称、胎头已衔接者，可行人工胎膜破裂。人工胎膜破裂有利于胎头直接紧贴子宫下段及宫颈内口，引起反射性子宫收缩，加速产程进展。若胎头未衔接、无明显头盆不称者也可行人工胎膜破裂，促进胎头下降入盆。胎膜破裂前须检查有无脐带先露，胎膜破裂应在宫缩间歇期或下次宫缩即将开始时进行，胎膜破裂后立即听胎心音。胎膜破裂后术者手指应停留在阴道内，经过 1～2 次宫缩待胎头入盆后，术者再将手指取出。根据 Bishop 提出的宫颈成熟度评分法，估计人工胎膜破裂的成功率。该评分法满分为 13 分。若产妇得分≤3 分，人工胎膜破裂均失败，应改用其他方法。4～6 分的成功率为 50％，7～9 分的成功率为 80％，大于 9 分均成功。②缩宫素静脉滴注：适用于协调性宫缩乏力、宫口扩张 3 cm、胎心音良好、胎位正常、头盆相称者。将缩宫素 2.5 U 加入 5％葡萄糖液 500 mL 静脉滴注，调节滴速为每分钟 4～5 滴，再根据宫缩强弱调节滴速，每分钟不超过 45 滴。达到宫缩间歇 2～3 min，持续 40～60 s。静脉滴注过程中，专人观察产程进展，监测宫缩、胎心音、血压和脉搏，根据产妇情况随时调整剂量、浓度和滴速。如收缩过强，持续 1 min 以上，胎心率有变化或血压升高，应立即停止静脉滴注或减慢滴速。③地西泮静脉注射：地西泮能使宫颈平滑肌松弛，软化宫颈，促进宫口扩张，适用于宫口扩张缓慢及宫颈水肿时。常用剂量 10 mg，间隔 4～6 h 可重复应用，与缩宫素联合应用效果更佳。经上述处理无效，或出现胎儿窘迫，应及时行剖宫产术。

第 2 产程。第 2 产程出现协调性宫缩乏力，若无头盆不称，应给予缩宫素静脉滴注加强宫缩。若胎儿双顶径已通过坐骨棘平面，可等待自然分娩，或行会阴后一侧切开后行胎头吸引术或产钳术助产；若胎头仍未衔接或伴有胎儿窘迫征象，应行剖宫产术。

第 3 产程。为预防产后出血，当胎儿前肩娩出时，可给予缩宫素 10 U 肌内注射，或 10～20 U 静脉滴注，加强宫缩，促使胎盘剥离与娩出及子宫血窦关闭。

2.不协调性子宫收缩乏力

处理原则是恢复子宫正常节律性和极性。给予强镇静药哌替啶 100 mg、吗啡 10～15 mg 等，使产妇充分休息，经休息后不协调性宫缩多能恢复为协调性宫缩。在协调性宫缩恢复前严禁使用缩宫素。若经上述处理，宫缩未能纠正，或伴有胎儿窘迫征象，或伴有头盆不称应行剖宫产术。若不协调性宫缩已纠正，宫缩仍弱时加强宫缩。

（二）子宫收缩过强

1.协调性子宫收缩过强

有急产史的孕妇应最好提前住院待产。临产后避免灌肠，提前做好接产和新生儿窒息抢救准备。产后软产道有损伤者应及时缝合。若未消毒分娩者，应尽早给新生儿注射 1 500 U 精制破伤风抗毒素和抗生素预防感染，并注射维生素 K_1 预防颅内出血。

2.不协调性子宫收缩过强

强直性子宫收缩：应及时给予宫缩抑制药。若梗阻性原因，应立即行剖宫产术。若胎死宫内可乙醚吸入麻醉，强直性宫缩仍不能缓解，应行剖宫产术。

子宫痉挛性狭窄环：应认真寻找原因并及时纠正。若无胎儿窘迫征象，给予镇静药、解痉药，等待异常宫缩消失再行阴道助产或等待自然分娩。若子宫痉挛性狭窄环不能缓解，宫口未开全，胎先露部高，或胎儿窘迫，应立即行剖宫产术。若胎死宫内，宫口已开全，可行乙醚麻醉，经阴道分娩。

第八节 产道异常

发生难产的原因主要由产道异常引起,产道异常分为:骨产道异常和软产道异常。产道异常尤其是骨产道异常即骨盆异常,而骨盆各径线较正常短或形态异常,通常称为骨盆狭窄,是引起胎儿分娩异常的重要因素。妇女骨盆可分为病理性骨盆(约占98%)和生理性骨盆(约占2%)。按骨盆的狭窄程度,一般分为三级:Ⅰ级为临界性狭窄,即各径线处于正常与异常值之交界,此类病例大多数可等待自然分娩;Ⅱ级为相对性狭窄,又可分为轻、中、重三种。这一级需要与胎儿大小及胎位、胎头的可塑性、产力、软组织的阻力经过试产才能决定是否可以阴道分娩,但重度阴道分娩的可能性极小;Ⅲ级为绝对性狭窄,无阴道分娩的可能性,必须以剖宫产结束分娩。

一、骨产道异常

(一)病因学

骨盆异常的发生可因全身性发育异常:先天性发育不良、营养不良、炎症、外伤、脊柱病变、下肢疾患等引起。

1.遗传因素

骨盆的先天发育异常。

(1)侏儒性骨盆:其中包括:①软骨发育不全侏儒骨盆:为先天性软骨发育不全,有家族遗传性,四肢短小,由于髂骨发育不全,骨盆前后径明显缩短,骨盆入口呈扁形;②真性侏儒骨盆:由于腺垂体疾病致骨盆不能相称发育,骨盆各骨骺不能完成正常骨化,成年后仍保持有婴儿型软骨部分,骨盆呈一般性狭窄;③克汀病侏儒骨盆:为部分山区的地方病,由于缺碘致甲状腺功能障碍,智力低下,身材矮小,骨盆为均小骨盆;④佝偻病性侏儒骨盆:最常见,由于钙磷代谢障碍,缺乏维生素 A、维生素 D,发生骨质软化,骨盆有一定程度的变形。

(2)婴幼型骨盆:由于骨盆发育过程中缺乏机械作用因素,致骨盆呈漏斗状。

2.炎症

病变可引起骨盆的变形。常见的是脊柱结核所致的驼背,脊椎侧弯。骨盆变形的程度取决于病变的部位和程度。脊柱作用于骶骨的重心发生改变使骶骨横轴旋转,骶骨全部向后倾斜,使骨盆入口前后径及入口横径延长,入口平面显然增大。骶骨的后倾及两侧髂骨的外展,致骨盆前后径和横径缩短。可使骨盆发育异常、变形。

3.下肢病变导致骨盆病变

由于婴儿患小儿麻痹后遗症所致下肢病变,一般不严重。

(二)异常骨盆种类

均小骨盆(骨盆的入口,中骨盆及出口平面均狭窄);扁平骨盆(骨盆的前后径变小);漏斗形骨盆(骨盆的出口平面狭窄);脊柱病变倾斜狭窄骨盆;骨软化病骨盆;髋关节疾患性骨盆,骨盆骨折,骨盆肿瘤。

1.均小骨盆

各径线均小于正常,但骨盆形态根据发生原因不同而有差异,往往前后径更小,形成均小扁平骨盆。偶尔前后径较横径长,形成类人猿型骨盆。患者之骶骨长,坐骨横径小,入口平面前部内聚,形成漏斗型骨盆,为轻度均小骨盆,多见。骨盆入口前后径在 9～10 cm 者常为佝偻病骨盆。入口前后径为 7 cm 或以下者为矮人型骨盆。矮人型骨盆分为:①真矮人型;②软骨发育不良型;③发育不良型;④克汀病;⑤佝偻病型。

2.扁平骨盆

骨盆入口前后径仅为 10 cm 或以下,而其余径线不小于正常者为扁平骨盆,多为佝偻病所致。

3.漏斗型骨盆

坐骨结节间径小于 8.0 cm 或出口横径与出口后矢状径之和小于 15 cm 而骨盆侧壁内聚,上宽下狭窄形似漏斗称为漏斗形骨盆。

4.倾斜狭窄性骨盆

倾斜狭窄性骨盆是指骨盆一侧向内倾斜,使骨盆两侧不对称。原因可能为:①脊柱侧弯;②髋关节疾病;③下肢病变;④一侧脊髓前角灰质炎所致,一侧下肢行动障碍继而发生健侧骨盆向内推移。

5.骨软化病骨盆

此种情况目前国内已极少见。

6.髋关节疾患骨盆

髋关节炎多数为结核性,小儿麻痹症下肢瘫痪萎缩,膝或踝关节病变。

7.骨盆骨折

骨盆骨折多发生于外伤,轻型骨折很少发生错位,也不产生骨痂,故不影响分娩。严重骨折可能造成骨盆畸形及重度骨咖形成,以致妨碍分娩。凡有骨折者,应在妊娠前进行骨盆摄片,明确有无畸形及重度骨痂形成,以决定能否经阴道试产。

8.骨盆肿瘤

骨盆肿瘤较罕见。骨盆软骨瘤、骨瘤、软骨肉瘤皆有报道,一般可影响胎儿通过骨盆。B 超或 X 线片可确诊。

(三)临床表现和诊断

1.病史和全身检查

注意孕妇幼年有无佝偻病,小儿麻痹症,脊柱及髋关节结核下肢有无病变及骨折病史。测量身高在 145 cm 以下孕妇患均小骨盆可能性大,脊柱检查有无凸出或侧弯,注意下肢行走状态。

2.产科检查

胎位及胎头位置:骨盆异常者易头浮、臀位、横位。分娩过程中胎头不入盆造成难产,应想到骨盆狭窄。

3.骨盆测量

骨盆测量分为:临床测量(包括内测量和外测量)、X 线测量及超声测量。X 线骨盆测量是了解骨盆的形态、各平面的径线的尺度及各部的结构的最好的方法,由于 X 线对胎儿有影响,为了减少或避免胎儿在宫内接受 X 线的照射,目前不主张用 X 线测量骨盆,至少不应常规应用。超声测量需由 B 超下及专业人员测量,有条件可进行测量,但有些径线仍需要临床测量。

故临床测量仍然是测量骨盆大小的主要方法,外测量皆为间接测量骨盆各主要平面径线,但其受软组织厚薄影响,故需加以校正,临床上除出口横径外,以内测量入口对角径,中骨盆前后径及坐骨棘间径,对骶骨异常和骶岬异常也无法经外测量来发现。骨盆明显狭窄者临床上不难诊断,在临界者还需根据胎儿大小、胎位、产力、通过试产来做最后决定是否难产。临床采用内外测量方法,对产妇、新生儿基本无害,愈来愈受到重视。

(四)处理原则

目前重度骨盆狭窄及因疾病而造成骨盆明显变形的情况已少见,而对轻度狭窄的处理则成为考验接产者的经验问题,产科医师应了解以往的病史,根据产妇的年龄、产次和一般的体格检查:身高,脊柱及下肢有无畸形,宫缩的强弱,产科检查有无悬垂腹,胎方位,胎儿大小,胎头的可塑性,先露的下降程度,胎心的变化,产程进展状况,决定分娩方式。

骨盆入口狭窄:①明显头盆不称(绝对骨盆狭窄);足月活胎不入盆,不能经阴道分娩。应在接近预产期或临产后给予剖宫产结束分娩。②轻度头盆不称(相对骨盆头盆不称):如足月胎儿中等大小,胎心率正常,在严密观察下,给以试产机会。

骨盆中腔狭窄:在分娩过程中,胎儿在骨盆平面完成俯屈及内旋转动作,若中骨盆平面狭窄,则胎头俯屈及内旋转受阻,易发生持续性枕横位或枕后位,造成难产。

骨盆出口狭窄:骨盆出口平面是产道的最低部位,应谨慎试产。

1.试产

对轻度骨盆狭窄的产妇,根据 B 超测量胎儿双顶径,腹径和宫高腹围,估计胎儿体重在中等大小,可进行试产。正常宫缩的情况下,试产时间为 4~6 h,在试产过程中应密切注意产程的进展,胎头的下降,胎心率的监测及产妇一般情况,即休息、饮食、大小便情况。因宫缩问题应及时处理,可采取人工破膜或催产素点滴加强。若仍不能入盆或仅部分入盆者,表示已给予充分试产而阴道分娩的可能不大,则考虑行剖宫产。

(1)骨盆入口狭窄的处理:骨盆入口平面狭窄常见于扁平型狭窄,对角径为 11.5 cm 以上,胎儿中等大小,应给以充分的试产机会。不应过早决定剖宫产,必要时,应先行人工破膜,观察产程进展。试产过程中,若宫缩乏力,可给予催产素点滴加强宫缩。正式临产,观察 4 h 后无进展,应当考虑剖宫产。若胎膜已破,为了减少感染,应缩短试产的时间。

(2)中骨盆狭窄的处理:在分娩过程中,胎头在中骨盆完成俯屈及内旋转。中骨盆狭窄易影响胎头的内旋转,因而是持续性枕横位的主要原因。如果胎头不能很好地俯屈以至通过骨盆的径线最大影响先露下降,若宫口已开大,可用手经及阴道宫颈内,试将胎头转正,以利胎头通过骨盆,胎儿先露到达坐骨棘平面,宫口已开全,产妇无紧急情况处理,最好再等待胎头再下降些,然后助产。如果有结束分娩的指征,最好由有经验的助产者进行。短期内无进展者应实行剖宫产。

(3)骨盆出口狭窄的处理:骨盆出口是产道的最低的部位,如果怀疑有出口狭窄,应于临产前对胎儿大小、头盆的关系,仔细做出估计,决定是否能经阴道分娩。当出口横径狭窄时,耻骨弓下三角空隙不能利用,先露可向后移,利用后三角空隙娩出。临床上常用出口横径与后矢状径之和大于 15 cm 时,多数胎儿可经阴道分娩,此时应做较大侧切,必要时可行胎头吸引器或产钳助产。一般认为对骨盆入口平面狭窄,应尽可能地试产,而对中骨盆或出口面的狭窄要多考虑剖宫产,而试产要慎重。

2.剖宫产

严格掌握剖宫产的适应证,对骨盆有明显狭小或畸形者,经充分试产后,胎头不能入盆,或头盆不称,或胎儿出现宫内窘迫,估计胎儿不能经阴道分娩者,应行剖宫产术。

二、软产道异常

软产道包括子宫下段、宫颈、阴道及外阴。软产道本身的病变可引起难产,生殖道其他部分及其周围病变也可影响软产道使分娩发生困难,软产道异常所致难产比骨产道少见,易被忽略,故于妊娠早期应常规做阴道检查,了解生殖道有无异常。

(一)病因

1.体质发育异常

子宫发育不良,会阴短、小,阴道狭窄,盆腔浅,宫颈管长、小、硬、弹性差,分娩时宫口难于开大。

2.高龄初产妇

35 岁以上的高龄初产妇,分娩困难多。

3.产道各部异常

①外阴异常;②阴道异常;③宫颈病变;④子宫异常;⑤盆腔肿瘤。

(二)临床特点

1.外阴异常

(1)会阴坚韧:多见于初产妇,尤以高龄产妇多见,由于组织坚韧,缺乏弹性,会阴伸展差,在第 2 产程中常使胎先露下降受阻,且可在胎头娩出时造成会阴严重的裂伤,分娩时应做预防性会阴侧切。

(2)会阴水肿:会阴水肿常见于重度妊娠高血压综合征、严重贫血、心脏病及肾病综合征的孕妇。有全身性水肿时,同时可有外阴水肿,分娩时可造成会阴的损伤、感染。处理时,可局部应用 50%硫酸镁湿热敷,可在消毒下用针多点穿刺放液,分娩时行会阴切开,加强局部护理严防感染。

(3)外阴病变或瘢痕:外阴硬萎或白色病变;外伤或炎症的后遗症性瘢痕挛缩,可影响胎头下降及分娩,如瘢痕不大,可行较大侧切,阴道分娩;若范围较大,则应考虑剖宫产。

2.阴道异常

(1)不全阴道闭锁:阴道不全闭锁往往由于先天性阴道发育不良、产伤、腐蚀药、手术或感染而形成的瘢痕狭窄,根据阴道的情况决定分娩方式。

(2)先天性阴道隔:先天性阴道隔可因其发生来源不同分为阴道纵隔和阴道横隔。阴道纵隔又分为完全纵隔和不全纵隔。阴道纵隔常伴有子宫畸形,但一般不影响分娩。如发现先露下降受阻为纵隔引起,可将其切断,待胎儿娩出后可用肠线锁边或连续或间断缝合残端。完全性横隔不易受孕。

(3)阴道肿物:阴道壁囊肿较大时可阻碍先露部下降,此时,可行囊肿穿刺吸出其内容物,待分娩后进一部处理。阴道内的肿瘤阻碍胎先露下降而又不易经阴道切除应先行剖宫产术。原有病变产后再行处理。

3.宫颈异常

(1)宫颈坚韧多见于高龄初产妇,因组织缺乏弹性或因情绪紧张发生宫颈不扩张,可给予哌替啶 100 mg 肌内注射。或于子宫颈的两侧各注射 1%奴佛卡因 10 mL,可短期观察,如仍不扩张,应行剖宫产术。

(2)宫颈水肿:主要原因为胎头位置不正,产妇过早屏气或宫缩不协调而造成产程延长,由于宫颈组织受压,血液循环受阻可引起宫颈水肿而扩张缓慢,阴道检查或肛查发现宫颈变厚且硬,如为轻度水肿,可试 0.5% 普鲁卡因或利多卡因,宫颈局部多点封闭。并纠正胎位。

(3)宫颈瘢痕:宫颈深部电灼、电熨、锥切等术后,宫颈裂伤缝合术后感染所致宫颈瘢痕,一般在妊娠后可以软化,多不影响分娩。如宫颈瘢痕致难产、撕裂或大出血,应尽早行剖宫产术。

4.子宫异常

(1)子宫肿瘤:子宫下段肌瘤和宫颈肌瘤或癌。子宫肌瘤对分娩的影响主要与其大小、生长部位、性质有关。随妊娠月份增长,肌瘤也在增大,如肿物位于胎儿先露以下,影响先露下降,则应行剖宫产手术。

(2)子宫畸形:双子宫畸形,双子宫之一妊娠,另一子宫亦稍增大,一般不致造成难产,如另一子宫已阻塞产道,应行剖宫产。

双角子宫畸形:妊娠发生在双角子宫或子宫纵隔比较常见,临床上很难区别这两种畸形,检查时双角子宫的宫底呈马鞍形,两角较突起,而子宫纵隔宫底外形正常。常见两者均因宫腔发育异常而导致胎位异常,或宫缩乏力,造成难产而行剖宫产时发现子宫畸形。

发育不全的残角子宫妊娠:此类患者常常在妊娠早、中期发生残角子宫妊娠破裂而行剖腹探查,妊娠足月或近足月的残角子宫妊娠极少见。剖腹探查时应将残角子宫切除。

单角子宫:较少见,通常基层发育不好,子宫轴向失常,胎儿活动受限,臀位发生率高,易发生难产。

纵隔子宫:多数在分娩后或剖宫时发现,是子宫发育异常中较常见的一种类型。纵隔子宫多无症状,妊娠后产科合并症发生率高,对孕妇及胎儿有一定的影响。纵隔子宫可阴道分娩,如有继发宫缩乏力,第二产程延长,应做阴道检查,是否有阴道纵隔;子宫纵隔达宫外口,阻碍产程进展或分娩。产式或胎位不正时,按孕妇的年龄、产次、骨盆大小及胎儿大小,决定分娩方式。对高龄初产妇,不良妊娠史,胎位不正,可适当放宽剖宫产指征。

5.盆腔肿瘤

(1)卵巢囊肿:妊娠合并卵巢囊肿,易扭转,如临产后囊肿嵌顿在盆腔内需行剖宫产。

(2)盆腔肿物:临床较少见。

(三)处理

(1)软产道异常,除器质性病变及疾病引起的改变外,尚有足月宫颈不成熟时,临产后同样致产程延长,产妇痛苦,最后致成难产,新生儿窒息等。软产道异常,根据其种类的程度不同,处理方法也不一致,如单纯瘢痕者切除即可,对于宫颈不成熟的促宫颈成熟,对于子宫颈坚硬者已经临产,只做适当的试产,产程进展缓慢者,可做剖宫产;如在观察中,出现影响母婴健康者可早期结束分娩。

(2)宫颈坚硬,不能勉强试用破膜引产或小水囊引产,对于出现缩窄环者可用镇静、麻醉剂解除痉挛,如胎儿存活早做剖宫产。

(3)对于会阴外阴异常狭窄,肯定是骨盆出口小者,可做剖宫产。

(4)对不同的子宫畸形,分娩方式根据子宫的情况、年龄、胎儿大小、骨盆的大小而决定。

第九节 胎位异常

胎位异常(abnormal fetal position)是造成难产的常见原因之一。常见胎位异常包括持续性枕后位、枕横位、臀先露及肩先露等。

一、持续性枕后位、枕横位

在分娩过程中,胎头以枕后位或枕横位衔接。在下降过程中,胎头枕区因强有力的宫缩多能向前转135°或90°,转成枕前位自然分娩。仅有5%~10%胎头枕骨持续不能转向前方,在分娩后期仍位于骨盆后方或侧方,致使分娩发生困难者,称为持续性枕后位或持续性枕横位。

(一)临床表现

因枕骨持续位于骨盆后方压迫直肠,产妇自觉肛门坠胀及排便感,致使宫口尚未开全时而过早使用腹压,容易导致宫颈前唇水肿和产妇疲劳。持续性枕后位、枕横位常致活跃期晚期及第2产程延长。在阴道口虽已见胎发,但历经多次宫缩仍不见胎头继续下降时,应想到可能是持续性枕后位。

(二)病因

1.骨盆异常

骨盆异常常发生于男型骨盆或类人猿型骨盆。这类骨盆常伴有中骨盆平面及骨盆出口平面狭窄,影响胎头在中骨盆平面向前旋转,而形成持续性枕后位或持续性枕横位。

2.胎头俯屈不良

持续性枕后位、枕横位胎头俯屈不良,以枕额径通过产道,影响胎头在骨盆腔内旋转,形成持续性枕后位或持续性枕横位。

3.子宫收缩乏力

影响胎头下降、俯屈及内旋转,容易造成持续性枕后位或枕横位。持续性枕后位或枕横位使胎头下降受阻时,也容易导致宫缩乏力。

4.头盆不称

头盆不称时,使胎头下降与内旋转受阻,而呈现持续性枕后位或持续性枕横位。

(三)诊断

根据临床表现、产程进展情况、产科检查,一般诊断不难。四步触诊时发现在宫底部触及胎臀,胎背偏向母体后方或侧方,在对侧明显触及胎儿肢体;有时可在胎儿肢体侧耻骨联合上方扪到胎儿颏区。胎心音在脐下一侧偏外方听得最响亮,枕后位时胎儿前胸贴近母体腹壁,胎心音在胎儿肢体侧的胎胸部位也能听到。

(四)对母儿影响

胎位异常导致继发性宫缩乏力,产程延长,易发生软产道损伤、产后出血及感染、生殖道瘘、胎儿窘迫和新生儿窒息,手术助产机会增多,围生儿病死率增高。

(五)处理

持续性枕后位、枕横位在骨盆无异常、胎儿不大时,可以试产。

1.第1产程

(1)潜伏期:产妇加强营养与充分休息。若情绪过度紧张可给予哌替啶或地西泮。若宫缩欠佳,应尽早静脉滴注缩宫素。

(2)活跃期:宫口开大 3～4 cm,产程停滞除外,头盆不称可行人工胎膜破裂,增强宫缩,使胎头下降。若产力欠佳,静脉滴注缩宫素。若宫口开大大于 1 cm/h,伴胎先露部下降,多能经阴道分娩。若每小时宫口开大小于 1 cm 或无进展时,则应行剖宫产术结束分娩。

2.第 2 产程

若第 2 产程进展缓慢应行阴道检查。当胎头双顶径已达坐骨棘平面或更低时,可先行徒手将胎头枕部转向前方,再等自然分娩或阴道助产。若转成枕前位有困难时,也可向后转成正枕后位,再以产钳助产。若胎头位置较高,疑有头盆不称,需行剖宫产术。

3.第 3 产程

胎盘娩出后应立即静脉注射或肌内注射子宫收缩药,以防发生产后出血,有软产道裂伤者,应及时修补。并给予抗生素预防感染。

二、臀先露

臀先露(breech presentation)是最常见的异常胎位,占妊娠足月分娩总数的 3%～4%。围生儿病死率也高,是枕先露的 3～8 倍。

(一)临床表现

孕妇常感肋下有圆而硬的胎头。由于胎臀不能紧贴子宫下段及宫颈内口,常导致宫缩乏力,宫口扩张缓慢,产程延长。

(二)分类

1.单臀先露或腿直臀先露

胎儿双髋关节屈曲,双膝关节伸直,以臀区为先露。此类最多见。

2.完全臀先露或混合臀先露

胎儿双髋关节及双膝关节均屈曲,有如盘膝坐,以臀区和双足为先露。此类较多见。

3.不完全臀先露

以一足或双足、一膝或双膝、一足一膝为先露。此类少见。

(三)病因

1.胎儿在宫腔内活动范围过大

羊水过多、经产妇腹壁松弛以及早产儿羊水相对偏多,胎儿易在宫腔内自由活动形成臀先露。

2.胎儿在宫腔内活动范围受限

子宫畸形、胎儿畸形、双胎妊娠及羊水过少等,容易发生臀先露。胎盘附着在宫底及宫角,臀先露的发生率为 73%,而头先露为 5%。

3.胎头衔接受阻

狭窄骨盆、前置胎盘、肿瘤阻塞骨盆腔及巨大胎儿等,也易发生臀先露。

(四)诊断

根据临床表现和以下检查一般诊断不难。

1.常规检查

子宫呈纵椭圆形,宫底部可触及圆而硬、有浮球感的胎头;若未衔接,在耻骨联合上方触到不规则、软而宽的胎臀,胎心音在脐左或右上方听得最清楚。衔接后,胎臀位于耻骨联合之下,胎心音听诊以脐下最明显。

2.阴道检查

阴道检查可触及软而不规则的胎臀或胎足、胎膝。若胎膜已破能直接触到胎臀、外生殖器及肛门,应与颜面相鉴别。若为胎臀,可触及肛门与两坐骨结节连在一条直线上,手指放入肛门内有环状括约肌收缩感,取出手指可见有胎粪。若为颜面,口与两颧骨突出点呈三角形,手指放入口内可触及齿龈和弓状的下颌骨。若触及胎足时,应与胎手相鉴别,胎足趾短而平齐,且有足跟,胎手指长,指端不平齐。

3.辅助检查

B超检查能进一步明确臀先露类型以及胎儿大小、胎头姿势及胎儿是否畸形。

(五)对母儿影响

胎臀形状不规则,不能紧贴子宫下段及宫颈内口,易发生胎膜早破、继发性宫缩乏力及产后出血、产褥感染、产伤,手术产率升高。因胎膜早破,脐带脱垂发生率高,脐带受压可致胎儿窘迫甚至死亡;早产儿及低体重儿发生率增多,颅内出血的发病率高,围产儿的发病率与病死率均增高。

(六)处理

1.妊娠期

于妊娠前30周,臀先露多能自行转为头先露。若妊娠30周后仍为臀先露应予矫正。常用的矫正方法如下。

(1)胸膝卧位:孕妇排空膀胱,每日2次,每次15 min,1周后复查。这种姿势可使胎臀退出盆腔,借助胎儿重心改变,使胎头与胎背所形成的弧度顺着宫底弧面滑动完成。

(2)激光照射或艾灸至阴穴:用激光照射或用艾条灸两侧至阴穴,每日1次,每次15~20 min,5次为1个疗程。

(3)外转胎位术:应用上述矫正方法无效者,可在妊娠32~34周时,行外转胎位术,因有发生胎盘早剥、脐带缠绕等严重并发症的可能,应用时要慎重。

2.分娩期

应根据产妇年龄、胎产次、骨盆及胎儿大小、臀先露类型,在临产初期综合分析,决定分娩方式。

(1)剖宫产:狭窄骨盆、软产道异常、胎儿体重大于3 500 g、胎儿窘迫、妊娠合并症、高龄初产、有难产史等,均应行剖宫产术结束分娩。

(2)阴道分娩:第1产程,产妇应侧卧,少做肛查,不灌肠,尽量避免胎膜破裂。一旦胎膜破裂,应立即听胎心音。若有脐带脱垂,胎心音尚好,宫口开大4~5 cm时,胎足即可经宫口脱出至阴道。为了使宫颈和阴道充分扩张,消毒外阴后,使用"堵"外阴方法。当宫缩时用无菌巾以手掌堵住阴道口,让胎臀下降,避免胎足先下降,待宫口及阴道充分扩张后才让胎臀娩出,此法有利于胎头的顺利娩出。

第2产程:接产前排空膀胱。初产妇应做会阴后一侧切开术。有3种分娩方式。①自然分娩:胎儿自然娩出,不做任何牵拉,极少见。②臀位助产:当臀区自然娩出至脐区,胎肩及胎头由接产者协助娩出,脐区娩出后,一般应在2~3 min娩出,最长不宜超过8 min。③臀牵引术:胎儿全部由接产者牵拉娩出,此种手术对胎儿损伤大,一般情况下应禁止使用。

第3产程:胎盘娩出后,应肌内注射缩宫素或麦角新碱,预防产后出血。手术操作导致软产道损伤者,应及时缝合,给予抗生素预防感染。

三、肩先露

胎体纵轴与母体纵轴相垂直为横产式。胎体横卧于骨盆入口之上,先露部为肩,称为肩先露(shoulder presentation)。占妊娠足月分娩总数的 0.25%。以肩胛骨为指示点,有肩左前、肩左后、肩右前、肩右后 4 种胎位。是对母儿最不利的胎位。若不及时处理,容易造成子宫破裂,威胁母儿生命。

(一)临床表现

由于肩先露不能紧贴子宫下段及宫颈内口,易发生宫缩乏力;胎肩对宫颈压力不均,易发生胎膜早破。胎膜破裂后羊水迅速外流,胎儿上肢或脐带容易脱出,易导致胎儿窘迫甚至死亡。随着宫缩不断加强,胎肩及胸廓一部分被挤入盆腔内,胎体折叠弯曲,胎颈被拉长,上肢拖出于阴道口外,胎头和胎臀仍被阻于骨盆入口上方,形成忽略性肩先露。子宫收缩继续增强,子宫上段越来越厚,子宫下段越来越薄,由于子宫上下段肌壁厚薄相差悬殊,形成的环状凹陷称为病理缩复环,若不及时处理,将发生子宫破裂。

(二)病因

肩先露的常见原因:①早产儿;②前置胎盘;③羊水过多;④骨盆狭窄;⑤多产妇所致腹壁松弛,据统计产次≥4 次,肩先露发生率升高 10 倍。

(三)诊断

根据临床表现和以下检查一般诊断不难。

1.腹部检查

子宫呈横椭圆形,子宫底高度低于妊娠周数,子宫横径宽。宫底部及耻骨联合上方较空虚,在母体腹部一侧触到胎头,另一侧触到胎臀。胎心音在脐周两侧最清楚。根据腹部检查多能确定胎位。

2.肛门检查或阴道检查

胎膜未破者,肛查不易触及胎先露部。若胎膜已破、宫口已扩张者,阴道检查可触到肩胛骨或肩峰、锁骨、肋骨及腋窝。腋窝尖端指向胎儿肩部及头端位置,据此可判断胎头在母体的右或左侧,根据肩胛骨位于母体骨盆的前或后方,判断为肩前位或肩后位。

3.辅助检查

B 超检查一般能准确探清肩先露,并能确定具体胎位。

(四)处理

1.妊娠期

妊娠后期发现肩先露应及时矫正。可采用胸膝卧位、激光照射(或艾灸)至阴穴。若不能纠正应提前住院决定分娩方式。

2.分娩期

根据胎产次、胎儿大小、胎儿是否存活、宫口扩张程度、有无并发症等决定分娩方式。足月活胎,伴有产科指征(如狭窄骨盆、前置胎盘、有难产史等),应择期行剖宫产术结束分娩。若经产妇宫口开大 5 cm 以上,胎膜破裂不久,羊水未流尽,可在乙醚麻醉下行内转胎位术,转为臀先露,可行宫口开全助产娩出。若出现先兆子宫破裂或子宫破裂征象,无论胎儿是否存活,均应立即行剖宫产术。术中若发现宫腔感染严重,应将子宫一并切除。

第十节 产科休克

一、休克的一般概念

休克是由于急性循环功能障碍,使全身组织和脏器的血流灌注不足,引起组织缺血、缺氧、代谢紊乱和各种重要脏器功能发生严重障碍的综合征。休克可以出现在各种疾病过程中,如不及时予以适当的处理,全身组织器官会发生不可逆的损害而引起死亡。

以下 3 种可以引起循环功能障碍的主要因素,它们可以单独或合并存在而引发休克。

(一)血管内有效循环容量的丧失

血管内循环容量的丧失,可引起低血容量性休克。在出血性休克中,由于出血而引起血容量丧失;在感染性休克和过敏性休克中,则由于血管内皮细胞损伤,使血浆物质溢入组织间隙而导致容量丧失。

(二)血管运动张力丧失

血管运动张力丧失,可引起血管扩张性休克。在感染性休克和过敏性休克中,由于广泛的炎性反应;在神经源性休克中,则由于交感神经控制的缺失,均可引起血管运动张力不足,从而导致血管扩张和外周血管张力降低。

(三)心排出量不足

在心源性休克,这种心排出量不足可由心脏内源性缺陷,如心肌病、心瓣膜或心脏传导系统的病变所引起。而在阻塞性休克,则可由广泛性肺栓塞等疾患使心脏充盈受到机械性阻塞,而导致心排出量不足。

组织的血液灌注不足会引起细胞缺氧和代谢性酸中毒,其结果可造成机体多器官功能衰竭,尤其以肺、肾和凝血系统最为重要,可以合并急性呼吸窘迫综合征、急性缺血性坏死和弥散性血管内凝血。如处理不及时,可以导致死亡。

二、产科休克的特点

产科休克是指与妊娠和分娩直接有关的休克,是产科临床中一项最突出的紧急情况。与发生在非妊娠妇女中的休克相比较,产科休克在病因和处理上的某些独特性是值得注意的。

(一)产科休克的病因特点

由于妇女在受孕期和分娩期的特殊生理改变,产科休克在发病上也有一些特点可循。认识这些特点有助于对产科休克发生的警惕和判断。

(1)孕妇本身在产前和产后均具有发生广泛性出血的危险性,而实际上出血性休克为孕产妇死亡中最主要的致死原因。

(2)孕妇具有患各种泌尿生殖道感染的高危险性,例如化脓性肾盂肾炎、感染性流产、长时间破膜后的绒毛膜羊膜炎、产后和手术后发生盆腔感染等。如不及时处理,可以蔓延扩展为全身性感染,如感染性休克。据统计约有 20% 的产妇死亡的原因归结于感染性休克。

(3)在采用区域性麻醉进行分娩减痛时,偶有麻醉药用量过量的情况发生,而引起血压下降,甚至于全脊髓阻断,从而导致神经源性休克。

(4)孕妇有可能因注入对其过敏的抗生素或不相容的血液制品,而引起过敏性休克。

（5）妊娠使孕妇的血液处于高凝状态，从而引起深静脉血栓形成，有导致肺栓塞的危险性。肺栓塞约占孕产妇死亡原因之 20%。

（6）羊水栓塞和产褥期心肌病虽非常见，但可以引起产科休克，使孕、产妇突然死亡。

（二）产科休克的处理要点

（1）由于妊娠而增大的子宫可使主动脉、下腔静脉受压，进一步加重休克发生时血流动力学的紊乱，因而建议孕妇应保持侧卧 15°～30°之体位。

（2）不像脑和心脏，子宫—胎盘中的血流不能做自动调节。发生休克时，子宫—胎盘血液灌流很快受到影响，使胎儿产生窘迫颇为常见。虽然做紧急分娩可以降低胎儿病死率，但也可能进一步增加病情尚未稳定的孕妇的危险性。因此决定其分娩的时间和分娩的方式便显得十分重要。

（3）胎儿血红蛋白对氧的亲和力高于成人血红蛋白，如果母体的氧分压不低于 8 kPa(60 mmHg)，胎儿的氧分压大多数仍能维持于正常水平。因此在孕妇发生休克时，着重注意如何保持其氧分压大于 8 kPa。

（4）第一产程期间子宫发生等张性收缩时，约有 500 mL 血液由子宫回流入全身循环，而引起心脏后负荷增加，如孕妇原来已患有二尖瓣狭窄等心脏疾患，便可能引发心力衰竭。对这些患者可能需要予以利尿等预防性措施。

（5）妊娠期血容量的增加通常会超过清蛋白成分的增加，可引起低清蛋白血症。在妊娠并发先兆子痫时，不仅是血管内皮细胞通透性增加，由于尿中清蛋白的丢失，也可以使低清蛋白血症加重。在选择产科休克的液体补充时，应考虑到这些特殊情况。

四、产科休克的诊断与鉴别

对大多数产科休克，根据病史和临床检查做出休克诊断和休克原因的判别并不太困难。及早发现休克和明确休克的类别，可使患者获得及时和针对性的抢救治疗，而改善其预后。

（一）低血容量性休克

与低血容量性休克可资区别的是患者的四肢往往温暖而干燥，患者有高热、寒战和全身衰竭。常见的感染源来自生殖道，但有时其感染源是隐匿的。全腹和股骨沟区疼痛和肌紧张提示感染的部位。凡诊断为感染性休克的患者，都需采血和局部病灶分泌物做细菌培养，但 60% 的感染性休克的血培养结果可能呈阴性。超声和 X 线检查可以检出妊娠残留物或脓肿。应将感染性休克与出血性休克加以区别，尤其在流产者，在感染的同时伴有不同程度的出血，容易混淆，但只要认真检查和分析是可以区分的。如有困难，可通过补充血容量试验加以鉴别。如为出血性休克者，经补液后中心静脉压迅速上升，休克症状明显改善；而在感染性休克者，则经补液后症状改善不及出血性休克者明显。

（三）过敏性休克

过敏性休克多数是医源性的，发生在用药或输液之后。变态反应的一些特征，例如荨麻疹、结膜炎、血管水肿等出现在注药或输注血液制品后，提示过敏性休克。罕见的情况下，输入了受感染的血液制品所引起的感染性休克类似于过敏性休克。如果疑为血型不符而引致休克，应做库姆斯试验以求确证。

（四）神经源性休克

神经源性休克通常为医源性的，发生休克之前进行过区域性麻醉。如果血压降低发生在施行麻醉之后不久,并伴有心动过缓,往往提示为神经源性休克。神经源性休克的表现具有一定的特点:①发生常极为迅速,且有很快的逆转倾向;②在一般情况下,不会出现严重的组织灌流不足,血管损害较轻微;③临床以脑供血不足为主要表现,患者在出现焦虑、面色苍白之后,突然发生昏厥,血压下降。神经源性休克应与过敏性休克加以区别,因两者均发病快,但后者多有过敏的前驱症状,且常伴有各种皮疹以及水肿等,可资区别。

(五)心源性休克

心源性休克的患者往往表现为面色苍白,肢体发凉,皮肤潮湿,心跳加快,脉搏细弱,中心静脉压正常或升高,当重要脏器如脑、肾和肺等血液灌流不足时,可表现为意识迟钝、少尿、发绀和动脉氧分压下降等。至于心血管疾病的表现,随不同类型的心血管疾病而异。如心肌梗死者可伴有胸骨后压榨感,甚至心绞痛等。心源性休克应与肺栓塞或羊水栓塞引起的阻塞性休克加以区别。

(六)阻塞性休克

这类休克的发生往往十分突然,并无明显的前驱症状,孕产妇如早期出现呼吸功能紊乱,应该怀疑其休克由肺栓塞或羊水栓塞并发之。心电图可呈现典型的的图像,但应排除急性心肌梗死。做螺旋式计算机断层摄影可帮助诊断肺栓塞。羊水栓塞引起的休克,其诊断主要依靠临床表现及排除其他可能引起休克的原因。根据在母血中检获胎儿的鳞状细胞而诊断羊水栓塞,既不敏感也不可靠。

五、产科休克的处理

(一)产科休克治疗的一般原则

无论在动物实验,还是临床实践,尚缺乏判断休克可逆与否的可靠方法,因此一旦发现孕妇或产妇发生休克,首要的是立即予以急救,然后再针对不同类型的休克做特别处理,并对孕妇选定分娩时间和分娩方法。在休克未能完全解脱之前,需要对孕妇做严密的监护。

休克急救措施:在抢救休克的过程中,需要产科医生、麻醉科医生和助产士三者的密切配合。重要的是使患者即时得到充足的氧供和有效的血液供应。

1.维持呼吸道通畅

在过敏性休克中,由于支气管可能发生痉挛,喉黏膜出现水肿,会引起呼吸道阻塞,需要做气管切开或气管内插管。当患者神志不清或呼吸肌麻痹时,也可能需要进行气管内插管或机械性通气装置。

2.氧气输入

用鼻管或面罩输氧可以增加吸入的氧分压。虽然在低血容量性休克的早期,孕妇的肺功能尚能维持,但增加氧气摄入,有利于母血氧分压的提高,从而可减轻休克时发生的组织缺氧,减少乏氧代谢副产物的积聚,以及增加胎儿组织的氧输入。呼吸功能障碍可发生在感染性休克和心源性休克的早期,此时更加需要氧气治疗,包括机械性通气的辅助。

3.改善血液循环

迅速补充失去的循环血容量而纠正灌注压。至少应做两处静脉粗针留置,以便紧急轮流使用。可根据需要选择各种晶体液、胶体液或血制品进行补液。

常用晶体液是平衡液,如生理盐水和乳酸钠林格溶液等。晶体液补充血容量的优点是可以较快进入组织,有利于休克细胞的电解质平衡和细胞代谢紊乱的恢复。乳酸盐可在肝脏中代谢为碳酸氢盐而纠正酸中毒。晶体液的缺点是不能在血管床长时间保留而维持作用时间短。常用的胶体液有右旋糖酐、血浆、清蛋白及血浆代用品等,它们可以使微循环内的胶体渗透压增加和血容量得到扩充。由于胶体液在血管中的保留时间长,作用较为持久。中分子右旋糖酐扩容效果较好,在血管内可留存约 24 h,但不宜用于感染性休克。低分子右旋糖酐不仅可以补充血容量,并可降低血液的黏稠度、避免红细胞和血小板的积聚而改善循环。但要注意大量输入低分子右旋糖酐会使血浆内纤维蛋白含量下降而引发出血倾向。有报道将低渗盐水用于出血性休克的抢救,理论上输入低渗盐水的好处是用液量小而扩容量作用大,但其临床有效性和安全性尚待进一步证实。血浆和血浆代用品均可通过增加胶体渗透压而起补充和维持血容量的作用。新鲜冻干血浆内含有较多凝血因子,对伴有凝血机制障碍者尤为适用。血液是用于补充血容量的最理想液体,既可扩充血容量,又可提高机体运氧能力,但并非任何情况下都需要输血,例如当血细胞比容较高时,应输血浆或血浆代用品,全血输入有时可引起输血反应,另外,在输血时应注意防止由输血引起的酸中毒、高血钾或枸橼酸盐中毒。清蛋白和其他血制品如冷沉淀物等,虽然效用专一,但价格较高,并需注意其引发变态反应和传播感染的潜在危险性。

(二)不同类型产科休克的特别处理

不同类型的产科休克由不同的病因引起,从而决定了各种类型产科休克的各自特点和处理上的异同。

1. 出血性产科休克

对于出血性休克应迅速确定出血来源和阻止继续出血,并纠正由出血引起的凝血机制障碍,对于由前置胎盘或胎盘早剥引起的产前出血,应先稳定母体情况,然后再选择适当的措施娩出胎儿。由产时宫颈撕裂或产后外阴血肿形成等引起的下生殖道出血,通常采用单纯缝合和修补可以控制出血。对于由子宫失张力、子宫破裂或胎盘滞留等引起的出血,止血可能不易,可选择各种止血药物和手术方法以控制出血,但应注意在最险恶的情况发生之前,果断及时做子宫切除,以挽救产妇的生命。

2. 感染性产科休克

成功抢救感染性产科休克的关键是根除感染,可以根据具体情况选用药物或手术方法去除感染源。感染性休克使血管扩张和心肌抑制,故通常需用血管活性药,支持血管运动张力和增加心脏收缩,以改善微循环,预防并发症的发生。感染灶内细菌的生长、繁殖及其产生的毒素是感染性休克的根源,在消除感染灶之前,宜先以抗生素控制感染,使之局限化。使用抗生素的原则:①休克发生时应停用、更换或追加休克前已用过的抗生素;②病原菌不明确者应选用广谱抗生素;③病原菌明确者应根据药敏试验选用 2～3 种抗菌药物;④长期大量使用抗生素者需注意预防真菌感染;⑤伴肾功能不良者应慎用具有肾毒性的抗生素。

对革兰阳性细菌感染,宜选用青霉素类抗生素;对青霉素过敏或革兰阳性菌、厌氧菌感染,则可选用庆大霉素、头孢菌素、甲硝唑、红霉素。疗效不明显者可选用其他高效抗菌药物,如头孢哌酮(先锋必)、氧氟沙星(氟嗪酸)等。

若感染灶的血液供应较差,抗菌药物难以抵达病灶发挥效用,因此及时清除感染灶是抢救产科休克的重要一环。应在休克获基本控制后,及时清理、引流感染灶。一般不难发现位于盆腔、宫腔、腹腔的产科感染灶,手术时机和范围需视病况而定。宫腔内感染应于大剂量使用抗生素及病情稳定之后,钳出宫腔内容物,而不必彻底清宫,也不可挤压子宫,以免感染扩散蔓延。待基本情况好转之后再做第二次清宫术。对于盆腔、腹腔内脓肿或宫腔积脓者,或经初步抗感染及清理宫内感染后无明显改善者,则应及时做子宫切除术或脓肿切开引流术。通常不提倡做负压引流,这是因为休克患者容易发生弥散性血管内凝血,负压引流可能会使腹腔内出血更趋恶化。如孕妇有绒毛膜羊膜炎发生,应及时结束分娩。

虽然感染性产科休克中,一般并无直接的血液的丢失,但由于微循环淤滞,毛细血管通透性增加,大量液体反向渗入到组织间隙,会引起血容量下降、血黏稠度增加,并会有红细胞凝聚。致病菌的内毒素可吸附血小板引起血小板凝聚和启动凝血过程,故很容易导致弥散性血管内凝血的发生。因此进行液体补充,借以降低血细胞比容及血液黏稠度。如果单用液体补充效果不明显,动脉压仍低于 8 kPa(60 mmHg),则需用血管活性药。首选的血管活性剂是多巴胺,一般可用 $2\sim5$ $\mu g/(kg \cdot min)$ 静脉输入,既可扩张内脏小血管,又可兴奋心脏,故可提高组织灌流量。如果多巴胺不能奏效,则可选异丙肾上腺素和地高辛。皮质激素可抑制细菌内毒素所引起的全身组织中毒,保护细胞膜和细胞内亚细胞结构,防止细胞的非特异性损伤,还可保护血管内皮,阻滞凝血过程启动,改善血液循环,并可增强血管平滑肌细胞对肾上腺素类药物敏感性。应用异丙肾上腺素前,先用氢化可的松静脉推注,可增强异丙肾上腺素的扩血管作用,但到目前为止,尚未有充分证据证明这类皮质激素制剂的应用可以提高感染性休克的生存率。

3.过敏性产科休克

处理过敏性产科休克主要是逆转血管扩张和支气管痉挛,寻找、证实和去除致敏源。一旦诊断为过敏性休克,首选 0.1% 肾上腺素溶液 $0.3\sim0.4$ mL 做肌内注射,视需要间隔 $5\sim10$ min 做重复注射;如上述注射无效,则可改用在心脏监护下,继以 0.1% 肾上腺素 $0.1\sim0.2$ mL,稀释于 10 mL 生理盐水中做缓慢静脉注射。肾上腺素兼具激动 α 和 β 两种受体的作用。兴奋 α 受体可引起血管收缩而改变血液循环,兴奋 β 受体引致支气管松弛。

抗组胺药物例如苯海拉明,通过与组胺竞争靶细胞受体对抗过敏反应,可应用 $60\sim80$ mg 缓慢静脉注射或肌内注射。

甲基黄嘌呤制剂例如氨茶碱,为强效的支气管松弛剂,但同时具有血管扩张作用,可能加重低血压状态,故仅在用肾上腺素或抗组胺药减轻支气管痉挛的效果不显著,而患者的血压经抢救已获稳定后,才考虑应用氨茶碱,使用时可用 250 mg 溶于 $10\sim20$ mL 生理盐水中静脉注射,5 min 内注毕。

4.神经源性休克

由脊髓阻断引起的神经源性产科休克的基本处理是应用血管加压剂以期逆转血管运动张力的丧失。如呼吸肌麻痹,则需用机械通气装置,以便保持呼吸道通畅和氧气吸入。血管加压药的治疗宜选用麻黄碱,因为其不会引起子宫、胎盘血管的收缩而导致该器官缺血。如果麻黄碱效果不著,则需改用其他更强的血管加压药。

5.心源性产科休克

心源性产科休克常继其他类型的休克而发生。因而应注意维持血压,以保证重要脏器(包括心脏本身)的血流灌注。可应用多巴胺、间羟胺与多巴酚丁胺等;需纠治心律失常,补充血容量和应用血管扩张剂,必要时应用合适的强心苷。

6.阻塞性产科休克

发生由肺栓塞引起的阻塞性休克患者,应立即取左侧头低卧位,以避免肺小动脉栓塞进一步加重。有条件者应置入高压氧舱,既能纠正缺氧,又可增加周围环境和肺内压力,减轻栓塞程度。若无高压氧舱设施,可予正压供氧。患者有烦躁不安现象出现时,可给予吗啡止痛使患者镇静,减轻肺动脉高压,解除支气管反射性痉挛,预防右心进一步衰竭。对于由羊水栓塞引起的产科休克,处理关键是解除肺动脉高压和改善循环。一旦有出血倾向,应立即使用肝素做抗凝治疗。

(三)分娩时间和方式的选择

发生休克时,由于子宫—胎盘血流量减少而导致胎儿产生窘迫是颇为常见的。虽然立即分娩可避免胎儿死亡,但也可能进一步加重母体的休克状态。

在这种情况下,首先应考虑母体的利益。母体情况如得到稳定,也有助于胎儿状况的改善。经抢救休克,母体状况获得稳定之后,如果胎儿仍然存活,尤其是对产前出血和宫内感染的孕妇,剖宫产为常选的分娩方式。对某些可逆的状况,例如麻醉诱导的低血压和过敏性休克,在母儿双方情况均获稳定后,可以考虑允许阴道分娩。如果胎儿已死宫内,而延长妊娠期所带给母体的危害性低于立即做剖宫产时,则宜选用阴道分娩。

(四)产科休克患者的特别监护

产科休克患者经抢救复苏后,应该留于重点监护病房做严密观察。定时进行血压、脉搏、中心静脉压测定。在进行补液期间要做尿量记录。必要时测定肺毛细血管楔压。应使用心脏监护仪持续监测心律,宜用血氧计持续监测肺功能。定时做动脉血氧分析,血清和尿中的尿素、肌酐和电解质测定。

第十一节　羊水栓塞

羊水栓塞是指在分娩过程中,羊水进入母体血液循环后引起的肺栓塞、休克、弥散性血管内凝血(DIC),这是产科一种少见而病势凶险的并发症,病死率高达85%,是产妇死亡的主要原因之一。近年来,由于医学科学的发展,对本病认识及诊疗技术均有提高,也有不少抢救成功的病历。尽管如此,在产科中一旦发生羊水栓塞,常常是母儿均死亡。

一、病因

羊水及其内容,多为胎儿的角化上皮细胞、胎脂、胎便和黏液等有形物质,这些有形物质进入孕妇血液循环后引起栓塞。羊水中含有凝血因子、透明质酸酶、蛋白质、组胺等促凝物质,进入母血后形成弥散性血管内凝血及过敏性休克。此外,除了羊水中有形物质引起栓塞外与胎便的化学成分,即血凝固亢进性蛋白质分解酶素有关。

1.胎膜早破人工破膜后

临床所见羊水栓塞大多数发生在胎膜破裂之后,由于宫缩的挤压,羊水进入子宫脱膜或子宫颈的边缘小血管内而发病。

2.宫缩过强或强直性子宫收缩

宫缩过强或强直性子宫收缩包括催产素点滴,子宫腔内压力过高。

3.子宫体或子宫颈有病理性开放的血窦

多胎经产宫颈及宫体弹力纤维损伤及发育不良者,分娩时引起裂伤。

4.过期妊娠

巨大胎儿较易发生难产、滞产、产程长,胎儿易发生宫内窒息,羊水常混浊,刺激性较强易发生羊水栓塞。

二、病理生理

(一)羊水进入母体血液循环的途径

1.通过宫颈内膜静脉

在分娩、中期妊娠引产、钳刮术中由于子宫颈扩张而使内膜静脉发生破裂,胎膜破裂后,羊水由宫颈内膜血管进入母体循环。

2.通过胎盘附着部位的血窦

羊水经破裂的胎膜进入宫壁与绒毛之间,当宫缩时胎头压迫宫颈,宫腔内压力增高驱使这些流动羊水通过蜕膜进入宫壁间静脉血窦进入母体循环。

(二)病理生理过程

1.肺动脉高压

羊水到达肺血管以后,其中有形物质与促凝物质散布于肺小动脉和毛细血管内引起机械性栓塞,羊水中的凝血因子促进血管内凝血,形成大量纤维蛋白血栓及血小板血栓,致肺小动脉及毛细血管广泛性栓塞。此外,羊水中物质和组胺成为致敏原,致敏和栓塞反射性引起迷走神经兴奋而使肺血管痉挛和分泌亢进,从而使肺循环阻力增高形成肺动脉高压。肺动脉高压又产生以下影响:①肺动脉高压使肺循环阻力急剧增加,右心室血液无法排入肺循环而加重右心负担,右心室扩大导致急性右心衰竭;②肺动脉高压致肺血流灌注量减少,不能进行有效的气体交换而缺氧,肺缺氧时,肺泡毛细血管通透性增加而液体渗出,导致肺水肿及肺出血而引起急性呼吸衰竭;③肺循环受阻使左心房回心血量减少,引起循环衰竭而致心、脑、肝、肾供血不足而受到严重损害。

2.过敏性休克

羊水栓塞时大多数病例立即出现血压降低或消失,继而出现心肺功能障碍,此变化与变态反应相似,羊水中胎便或胎脂的大量颗粒物质成为致敏原作用于母体。

3.消耗性凝血病变

当羊水中的促凝物质进入母体血液循环后可促发血管内凝血,形成微血栓,迅速消耗大量凝血因子并使血管内纤维蛋白沉着,从而使纤维蛋白原减少,激活纤维蛋白溶解系统,因此发生血液不凝及全身出血现象,导致DIC发生。

三、诊断

本症多数发病突然,变化急剧,其临床经过分三个阶段。

(一)休克及心功能障碍

主要是分娩前或分娩后短时间内发生休克,多数患者发病急,破膜后迅速出现恶心、呕吐、呼吸困难、呛咳,烦躁不安或神志模糊,面色苍白或青紫,心率快,脉细弱,血压下降或消失,出血和休克不成比例。少数病例发病前毫无先兆,突然惊叫一声后血压立即消失,于数分钟内迅速死亡。

(二)出血倾向

部分患者渡过休克期后，继而发生产后大出血，而有血液不凝的特点，持续大量出血更加重休克导致死亡，有时有全身出血倾向，如皮肤、黏膜、消化道及泌尿道出血。羊水栓塞并发DIC可高达66%。

(三)肾衰竭

休克和DIC引起重要脏器微血管灌注量不足和栓塞，出现少尿或无尿以及尿毒症。

四、辅助检查

(一)化验室检查

DIC三项筛查为：①血小板计数$<100\times10^9/L$；②凝血酶原时间延长$>10\ s$即有诊断意义；③血浆纤维蛋白原$<1.5\ g/L$即可诊断。凝血块观察，取正常产妇血5 mL放试管内，置温箱中观察$8\sim12$ min血块形成，低纤维蛋白原患者血液不易凝结，30 min血凝块少而弥散显示血小板已相当低，继发纤溶。出血时间及凝血时间延长，血浆鱼精蛋白副凝试验(3P试验)及乙醇胶试验阳性。无条件做三项检查者，可以血小板计数减少及出、凝血时间延长作为诊断依据。确诊：上腔或下腔静脉取血做血液沉淀试验，放置后若沉淀为三层，则底层为细胞，中层为棕黄色血浆，上层为羊水碎屑。取上层物质做涂片染色，镜检可见到鳞状上皮细胞、羊水结晶、毳毛等物质。

(二)心电图

右心室、右心房扩张，尚可见到心肌劳损的表现。

(三)X线片

胸片可出现双侧弥散性点状浸润阴影，沿肺门周围分布，肺部轻度扩大。

五、鉴别诊断

本病应与血栓性肺栓塞、脂肪栓塞鉴别，这些疾病往往伴有胸痛，而羊水栓塞征则无此症状。其他疾病如子痫、脑血管意外、心力衰竭以及各种出血性休克等也需鉴别。可根据病史，主要症状、体征、发病过程及各种化验等进行鉴别。

六、预防

掌握催产素的使用指征，合理使用催产素，用催产素滴注时，必须严密观察，控制滴速，防止子宫收缩过强。

(1)对急产或产力过强者，应适当给予镇静剂减弱宫缩。人工剥膜可使宫颈内膜血管损伤，破膜后羊水直接与受损血管接触，在宫缩时则易使羊水进入母体血液循环，人工破膜应避开宫缩。

(2)严格掌握剖宫产指征，预防子宫及产道损伤。近年来，剖宫产指征已普遍放宽，但无论如何要严格掌握指征，手术操作轻柔，注意子宫切开后及时吸出羊水，防止羊水进入切口开放的血窦内。

(3)中期妊娠钳刮术时，必须待破膜羊水全部流出后，再行钳刮术和催产素应用。

七、治疗

羊水栓塞患者约40%死于难以控制的凝血功能障碍及右心衰竭。治疗是否成功，取决于诊断是否及时,抢救措施是否得当;结束分娩是否迅速以及进入母体血内羊水的量与质。治疗原则:抗休克,解除肺动脉高压,控制心力衰竭,纠正凝血障碍,防止肾衰竭等。

(一)纠正呼吸困难

急性羊水栓塞发生后,首先受到威胁的是呼吸循环系统,继而重要器官和全身组织严重缺氧,必须即刻给氧,防止发生肺水肿,从而减轻心脏负担。如症状严重,在有条件情况下应采用气管插管正压给氧,以便氧的有效供应。

(二)解除肺动脉高压

肺动脉高压不解除,缺氧无法纠正,心力衰竭、休克亦难避免。所以,在供氧的同时,应及时纠正肺动脉高压。常用的药物如下。

1.罂粟碱

30～90 mg,静脉缓注,然后按需要重复静脉或肌内注射,极量为每日 300 mg。此药直接作用于平滑肌,解除张力,当肺毛细血管痉挛时作用更明显,而且对冠状动脉、肺脑血管均有扩张作用。与阿托品同时应用,则可阻断迷走神经兴奋所致的心脏抑制,是治疗本症的首选药。

2.酚妥拉明

5～10 mg 加入葡萄糖液静脉滴注,能解除肺血管痉挛,改善微循环灌注量并能加强心肌收缩力,用于降低肺动脉压力的首选措施之一。

3.氢化可的松

因为本症有严重的变态反应,所以及时给以大剂量氢化可的松是极为重要的,常用500～1 000 mg静脉滴注。也可用地塞米松 40 mg 静脉推注。

4.硫酸阿托品

1～2 mg 肌内注射或静脉滴注。它是一种抗胆碱药物,可抑制支气管平滑肌痉挛和腺体分泌,阻断迷走神经兴奋,大剂量可解除小血管痉挛和改善微循环,兴奋呼吸中枢,在副交感神经兴奋时,效果尤其显著。

5.氨茶碱

500 mg 静脉注射,松弛支气管平滑肌,对抗组胺引起的气管痉挛效果尤佳,对心肌有兴奋作用,增加排出量,可兴奋血管中枢,并使血管舒张。

(三)保护心肌和防止心力衰竭

除用冠状血管扩张药以外,应及早使用毒毛旋花子苷 K 0.25 mg 静脉注射,或西地兰0.4 mg静脉注射,以增强心肌收缩力。若有心力衰竭,则应按具体病情增加药量。另外,还可应用辅酶 A,三磷酸腺苷和细胞色素 C 等心肌保护药。

以上几种药物,应在发病之后同时应用,对抢救和挽救生命有一定作用。

(四)防止凝血障碍

羊水栓塞患者并发 DIC,除了抗休克,输血增加血容量外(尽量输新鲜血增加血小板及抗凝物质),根据化验指标适当应用肝素可收到良好效果。

1.肝素的用法

首次 50 mg 加生理盐水 100 mL 静脉滴注 30 min,以后再用 50 mg 加 5％葡萄糖液500 mL静脉缓滴,并以试管法测定凝血时间进行监护,定期复查凝血酶原时间和纤维蛋白原水平。经肝素治疗后,其凝血酶原时间通常可在 24 h 内有所改善,纤维蛋白原可在 72 h 后有明显升高,而血小板数多需 6～7 d 才显著升高或恢复正常。

2.纤溶抑制药物的应用

在 DIC 早期用肝素抗凝治疗后,晚期过渡到纤溶亢进时出血不止,可用 6-氨基己酸、凝血环酸等。

3.血制品的补充

羊水栓塞患者并发 DIC 常因失血而加重休克,应及时补充有效血容量。输新鲜血,输纤维蛋白原 3～4 g,补充血小板对控制出血有效。

(五)抗休克治疗

羊水栓塞患者多数因产后大出血引起的休克,除了输血以外,要及时用药物抗休克治疗。常用药物有以下几种。

1.多巴胺

在体内是合成肾上腺素的前身,β-受体兴奋作用,能增强心肌收缩力,增加心脏血的排出使血压上升,并有扩张血管作用增加心血流量。临床上用于治疗各种低血压及休克,特别是对肾衰竭、心排出量降低而血容量补充不足患者,常用于右旋糖酐或葡萄糖液 250 mL 中加 20 mg多巴胺静脉滴注。

2.碱性药物

常用 5%碳酸氢钠 250～500 mL 静脉点滴。呼吸循环障碍所造成酸中毒,应及早使用碱性药物,有助于及时纠正休克和代谢紊乱。中心静脉压的测定是抢救过程中必须的措施之一,可及时了解血溶量,在休克状态下中心静脉压升高,提示肺动脉高压存在,应采用多巴胺及酚妥拉明,并用以纠正肺动脉高压而使血压回升。

(六)肾衰竭的预防

休克和 DIC 均能使肾脏受到损害,患者度过肺动脉高压及右心衰竭、凝血障碍之后,常会出现肾衰竭,应在血容量补足及血压回升之后,出现尿少,可加用甘露醇静脉滴注。也可用速尿(40 mg),尿量不增加,则表示肾功能不全或衰竭,应该按肾衰竭处理。要注意液体出入量的平衡和电解质的紊乱,纠正酸中毒。

(七)及时正确使用抗生素预防感染

本病患者往往存在感染因素,尤其是肺部感染和宫腔感染,因患者体质迅速下降,抵抗力降低,需选择大剂量抗生素予以控制。但因结合肾功能情况具体考虑用药。

(八)产科问题的处理

羊水栓塞在胎儿娩出前发生时,应及时按以上原则处理,待病情好转,再根据产程进展程度决定胎儿娩出方式,宫口已开全,可行阴道产钳助产。宫口未开全或未近开全,可立即行剖宫产术,产后如发生大量阴道出血,短时不能控制出血时,需在输血的情况下,给予子宫次全切除术,这不仅能控制出血,并可阻断羊水物质进入血液循环中,因此,手术是行之有效的主要措施。关于宫缩剂的应用,有人认为:宫缩剂对此类患者效果不佳,相反,因宫缩剂使用而加重子宫肌壁内的羊水和有形物质进入母体血液循环,所以,应结合患者具体情况决定应用与否,不可反复多次加大宫缩剂的应用,拖延观察时间,耽误抢救。

总之,羊水栓塞患者发病急剧应及时诊断,抢救措施得力,切忌踌躇不决,延缓治疗,失去抢救机会。

第十二节　产后出血

产后出血(postpartum hemorrhage)指胎儿娩出后 24 h 内阴道流血量超过 500 mL,为分娩期严重并发症,居我国孕产妇死亡原因首位。其发病率占分娩总数的 2% ~ 3%。

一、临床表现

产后出血的主要表现是胎儿娩出后阴道大量流血及失血性休克等相应症状。

(一)阴道大量流血

不同原因引起的出血特点不同。

1.子宫收缩乏力

多在分娩过程中已有子宫收缩乏力,胎盘剥离延缓。胎盘剥离后出血不止,流出的血液能凝固。腹部检查子宫松软或轮廓不清,按摩子宫可短暂收缩,随后又松弛。当有宫腔积血时,宫底升高。

2.胎盘因素

胎儿娩出后 30 min 胎盘仍未娩出,称胎盘滞留。胎儿娩出后数分钟出现阴道流血,色暗红,应考虑胎盘因素。

3.软产道损伤

胎儿娩出后即有活动性持续出血,色鲜红且量多,血液能凝固。检查可有宫颈、阴道或会阴裂伤。

4.凝血功能障碍

在妊娠前或妊娠期已有出血倾向,胎儿娩出后阴道持续流血且血液不凝,并且可有皮下出血、注射针孔出血等。

(二)休克症状

皮肤苍白湿冷、脉搏细数、呼吸急促、血压下降。

二、病因

(一)子宫收缩乏力

子宫收缩乏力是产后出血最常见的原因。可由于产妇精神过度紧张,对分娩恐惧;临产后过多使用镇静药、麻醉药;体质虚弱或合并慢性全身性疾病等;产程延长使体力消耗过多;子宫肌纤维过度伸展(多胎妊娠、羊水过多、巨大胎儿)及子宫病变(如子宫肌瘤、子宫畸形、子宫肌纤维变性)等均可影响子宫收缩。

(二)胎盘因素

1.胎盘滞留

胎盘多在胎儿娩出后 15 min 内娩出,若 30 min 后胎盘仍不排出,胎盘剥离面血窦不能关闭而导致产后出血。包括胎盘剥离后滞留、胎盘嵌顿、胎盘剥离不全等。胎盘嵌顿指宫颈内口附近子宫肌出现环形收缩,使已剥离的胎盘嵌顿于宫腔,常见于子宫收缩药物应用不当。

2.胎盘部分粘连或胎盘部分植入

胎盘粘连指胎盘绒毛仅穿入子宫壁表层,而胎盘植入指胎盘绒毛穿入子宫壁肌层。部分性胎盘粘连或植入表现为胎盘部分剥离,子宫收缩不良,已剥离面血窦开放发生致命性出血。完全性胎盘粘连与胎盘植入因胎盘未剥离而无出血。常见原因有多次人工流产、宫腔感染损伤子宫内膜和原发性蜕膜发育不良等。

3.胎盘部分残留

胎盘部分残留指部分胎盘小叶或副胎盘残留于宫腔内,影响子宫收缩而出血。有时部分胎膜残留宫腔亦可引起出血。

(三)软产道裂伤

软产道裂伤后未及时检查发现,导致产后出血。常见原因有阴道手术助产(如产钳助产、臀牵引术等)、巨大儿分娩、急产、软产道组织弹性差而产力过强。

(四)凝血功能障碍

任何原发或继发的凝血功能异常,均能发生产后出血。原发性血小板减少、再生障碍性贫血等产科合并症,因凝血功能障碍引起产后切口及子宫血窦大量出血。胎盘早剥、死胎、羊水栓塞、重度子痫前期等产科并发症,可引起弥散性血管内凝血(DIC)而导致子宫大量出血。

三、诊断

(一)测量失血量

有称重法、容积法、面积法等方法。

1.称重法

失血量＝(胎儿娩出后接血敷料湿重(g)－接血前敷料干重(g))/1.05(血液比重 g/mL)。

2.容积法

使用弯盘等容器收集血液,再用量杯测量失血量,是较可靠、准确的方法。

3.面积法

按照被浸湿敷料的面积来估计出血量。而目测法仅凭经验很不准确。

(二)产后出血原因的判断

根据阴道流血发生时间、颜色等能初步判断引起产后出血的原因。

1.子宫收缩乏力

子宫收缩乏力时,子宫质软、轮廓不清,阴道流血多。按摩子宫及应用宫缩药后,子宫变硬,阴道流血减少或停止,可确诊为子宫收缩乏力。

2.胎盘因素

胎儿娩出后 15 min 内胎盘未娩出,阴道大量流血,应考虑胎盘因素。胎盘娩出后应常规检查胎盘及胎膜是否完整,确定有无残留。胎盘胎儿面如有断裂的血管,应想到副胎盘残留的可能。

3.软产道损伤

疑有软产道损伤时,应立即仔细检查软产道,注意有无宫颈裂伤、阴道裂伤及会阴裂伤。宫颈裂伤常发生在宫颈 3 点与 9 点处,有时可延至子宫下段、阴道穹隆。阴道、会阴裂伤按损伤程度分为 4 度:Ⅰ度裂伤指会阴部皮肤及阴道入口黏膜撕裂,出血不多;Ⅱ度裂伤指裂伤已达会阴体筋膜及肌层,累及阴道后壁黏膜,向阴道后壁两侧沟延伸并向上撕裂,解剖结构不易辨认,出血较多;Ⅲ度裂伤指裂伤向会阴深部扩展,肛门外括约肌已断裂,直肠黏膜尚完整;Ⅳ度裂伤指肛门、直肠和阴道完全贯通,直肠肠腔外露,组织损伤严重,出血量可不多。

4.凝血功能障碍

产妇持续阴道流血、血液不凝、全身多个部位出血,根据病史及血小板计数、纤维蛋白原、凝血酶原时间等凝血功能检测可做出诊断。

四、处理

处理原则:针对出血原因,迅速止血;补充血容量,纠正失血性休克;防止感染。

(一)子宫收缩乏力

加强子宫收缩能迅速止血。

1.按摩子宫

一种是经腹壁按摩子宫,术者一手置于宫底部,拇指在前、其余四指在后,均匀而有节律按摩子宫底。若效果不佳,可选用腹部—阴道双手压迫子宫法:一手戴无菌手套伸入阴道置于阴道前穹窿,握拳顶住子宫前壁,另一手在腹部按压子宫后壁,使子宫前屈,两手相对紧压均匀有节律地按摩子宫,直至宫缩恢复正常。

2.应用缩宫药

(1)缩宫素 10 U 加于 0.9%氯化钠注射液 500 mL 中静脉滴注,必要时缩宫素 10 U 直接行宫体注射。

(2)麦角新碱 0.2~0.4 mg 肌内注射或快速静脉滴注,或加入 25%葡萄糖注射液 20 mL 中缓慢静脉注射,有心血管疾病者慎用。

(3)前列腺素类药物:米索前列醇 200 μg 舌下含服;卡前列甲酯栓 1 mg 阴道或直肠给药;地诺前列酮 0.5~1 mg 直接行宫体注射。

3.宫腔纱条填塞法

助手在腹部固定子宫底,术者用卵圆钳将棉纱布条填塞宫腔,自宫底由内向外填紧宫腔,24 h 后取出纱条。取出前静脉滴注缩宫素 10 U,并给予抗生素预防感染。

4.结扎血管

经上述处理无效,出血不止,为抢救产妇生命,可先经阴道结扎双侧子宫动脉上行支,仍无效可经腹结扎子宫动脉或髂内动脉。

5.髂内动脉或子宫动脉栓塞

有条件的医院可行股动脉穿刺插入导管至髂内动脉或子宫动脉,注入明胶海绵栓塞动脉。

6.切除子宫

经抢救无效、危及产妇生命时,应行子宫次全切除或子宫全切除术,以挽救产妇生命。

(二)胎盘因素

疑有胎盘滞留时应立即做阴道及宫腔检查,若胎盘已剥离则应立即取出胎盘。若为胎盘粘连,可行徒手剥离胎盘后取出。若剥离困难疑有胎盘植入,忌强行剥离,以手术切除子宫为宜。胎盘和胎膜残留可行钳刮术或刮宫术。

(三)软产道损伤

应彻底止血,按解剖层次逐层缝合裂伤。宫颈裂伤小于 1 cm 且无活动性出血不需缝合;若裂伤大于 1 cm 且有活动性出血应缝合,缝合第 1 针应超过裂口顶端 0.5 cm;修补阴道和会阴裂伤需按解剖层次缝合各层,缝合第 1 针应超过裂伤顶端,不留无效腔,避免缝线穿透直肠黏膜。

(四)凝血功能障碍

首先应排除子宫收缩乏力、胎盘因素、软产道损伤等原因引起的出血。尽快输新鲜血,补充血小板、纤维蛋白原或凝血酶原复合物、凝血因子。若并发 DIC 应按 DIC 处理。

(五)失血性休克处理

产后出血量多而急,产妇因血容量下降而发生低血容量性休克。休克程度与出血量、出血速度和产妇自身状况相关。在治疗抢救中应注意正确估计出血量,判断休克程度;积极抢救休克;给氧,纠正酸中毒;应用广谱抗生素防治感染等。

(六)转诊

对于条件受限的基层卫生院,当产妇发生产后出血时,应及时与上级医院联系,尽早转诊。转诊过程中注意吸氧、保持静脉输液通畅,并备好急救药品;密切观察产妇的生命体征、神志、尿量变化、子宫收缩及阴道流血情况;还应详细记录产妇的病情发展经过和处理过程。

(七)预防

1.重视产前保健

有凝血功能障碍和相关疾病者,应积极治疗后再孕,必要时在孕早期终止妊娠;宣传计划生育,做好避孕宣教工作,减少人工流产次数;对有产后出血危险的孕妇,要加强产前检查,提前到有抢救条件的医院住院分娩。

2.正确处理分娩各产程

第 1 产程,注意防止产妇疲劳和产程延长,合理使用子宫收缩药和镇静药。第 2 产程,正确指导产妇使用腹压;认真保护会阴,正确掌握会阴切开时机;阴道手术应规范、轻柔;避免胎儿娩出过快。第 3 产程是预防产后出血的关键时期,胎儿娩出后,不要过早牵拉脐带;胎盘娩出后要仔细检查胎盘、胎膜,并认真检查软产道有无裂伤和血肿。

3.加强产后观察

产后 2 h 是产后出血发生的高峰时段。产妇应在产房中观察 2 h。仔细观察产妇的生命体征、宫缩及阴道流血情况,发现异常及时处理。鼓励母亲与新生儿早接触、早吸吮,能反射性引起子宫收缩,减少出血量。

第十三节　异位妊娠

受精卵在子宫体腔以外着床发育者,称异位妊娠,习称宫外孕,是妇产科常见的急腹症之一,可危及生命。异位妊娠包括输卵管妊娠、卵巢妊娠、阔韧带妊娠、腹腔妊娠及宫颈妊娠等。其中以输卵管妊娠为最常见,约占异位妊娠的 95%,其中又以壶腹部妊娠最多见。本部分主要介绍输卵管妊娠。

一、临床表现

输卵管妊娠的主要临床表现为停经后腹痛与阴道流血。但临床表现与受精卵着床部位、有无发生流产或破裂、出血量多少以及时间长短等密切相关。

(一)腹痛

腹痛是输卵管妊娠患者就诊的主要症状。可以表现为一侧下腹部隐痛或酸胀感（输卵管妊娠未发生流产或破裂），也可以表现为突感一侧下腹部撕裂样疼痛，并常伴有恶心、呕吐（输卵管妊娠流产或破裂时）；如血液积聚于病变区或直肠子宫陷凹处时，可出现下腹部疼痛、肛门坠胀感。严重时可出现全腹疼痛、肩胛区放射性疼痛以及胸部疼痛等。

(二)停经

常有6~8周停经史，但输卵管间质部妊娠停经时间较长。也有部分患者无明显停经史。

(三)阴道流血

胚胎死亡后，常为不规则阴道流血，一般不超过月经量，色暗红或深褐，病灶去除后方能停止。阴道流血常伴有蜕膜碎片及蜕膜管型排出。

(四)昏厥与休克

由于腹腔内急性出血及剧烈腹痛引起昏厥，甚至休克。出血越多越快，症状出现越迅速越严重，但与阴道流血量不成正比。

(五)一般情况

呈贫血貌，可有面色苍白、血压下降、脉搏细速等休克表现。体温一般正常或较低，合并感染时则升高。

(六)腹部检查

下腹有明显压痛及反跳痛，以患侧为著。叩诊可有移动性浊音。部分患者因输卵管妊娠流产或破裂时形成血肿被周围组织包裹，可在下腹触及包块。

(七)盆腔检查

输卵管妊娠未发生流产或破裂时，检查可发现子宫稍大较软，有时可触及胀大的输卵管和轻度压痛。若发生流产或破裂时，阴道后穹窿饱满、触痛，宫颈举痛或摇摆痛明显（输卵管妊娠主要体征之一），有时有子宫漂浮感，在子宫一侧或后方可触及肿块，有明显触痛。输卵管间质部妊娠时，子宫大小与停经周数基本相符，但子宫不对称，一侧角部突出，破裂所致的临床表现与子宫破裂极相似。

二、病因与病理

(一)病因

1.输卵管炎

输卵管炎是输卵管妊娠的主要病因。主要由结核杆菌、淋病奈瑟菌及沙眼衣原体等引起的感染所致。

流产、分娩、放置宫内节育器是输卵管炎的常见诱因。

2.输卵管手术史

输卵管绝育术、成形术以及粘连分离术等，均可导致输卵管妊娠的发生率增加。

3.输卵管发育不良或功能异常

输卵管过长、肌层发育差、蠕动异常等均影响受精卵的运送。

4.辅助生殖技术

近年来随着辅助生殖技术的应用，使输卵管妊娠的发生率增加。

5.避孕失败

宫内节育器避孕失败,异位妊娠的发生机会将增大。

6.其他

输卵管周围肿瘤或病变,子宫内膜异位症等可增加受精卵着床于输卵管的可能性。

(二)病理

输卵管妊娠最终可能产生以下几种结局。

1.输卵管妊娠流产

输卵管妊娠流产多发生于妊娠8～12周输卵管壶腹部妊娠。若整个胚泡剥离落入管腔并经输卵管逆蠕动排出到腹腔,形成输卵管妊娠完全流产,则出血一般较少。若胚泡剥离不完整,妊娠产物部分排出到腹腔,部分尚附着于输卵管壁,形成输卵管妊娠不全流产,则可导致反复出血,形成输卵管血肿或输卵管周围血肿,甚至形成盆腔血肿,出血量多时可流入腹腔。

2.输卵管妊娠破裂

输卵管妊娠破裂多发生于妊娠6周左右输卵管峡部妊娠。胚泡生长时绒毛向管壁方向侵蚀,最终穿透肌层与浆膜层,形成输卵管妊娠破裂。破裂可致短期内大量血液流入腹腔使患者陷于休克状态,亦可反复出血,在盆腹腔内形成血肿。输卵管间质部妊娠较少见,发生破裂的时间较晚,一般常发生于妊娠12～16周,其破裂犹如子宫破裂,症状极为严重。

3.继发性腹腔妊娠

输卵管妊娠流产或破裂后,胚胎从输卵管排出到腹腔内或阔韧带内,有时可以存活,继续生长发育形成继发性腹腔妊娠。

4.陈旧性宫外孕

输卵管妊娠流产或破裂,若长期反复内出血所形成的盆腔血肿不消散,血肿机化变硬,与周围组织粘连,临床上称陈旧性宫外孕。

异位妊娠时子宫内膜改变多种多样,可以出现蜕膜样变、A-S反应(子宫内膜过度增生和分泌反应)或分泌期改变,也可以呈月经期、增生期改变,有时蜕膜完整地自宫腔剥离形成三角形蜕膜管型随阴道流血排出。

三、诊断与鉴别诊断

(一)诊断

输卵管妊娠流产或破裂后,多数临床表现典型,诊断无困难。但未发生流产或破裂时,临床表现不明显,诊断较困难。血 hCG 测定和 B 超结合对确诊早期异位妊娠有重要价值。当血 hCG 阳性,B 超未见宫内妊娠囊,应高度怀疑异位妊娠。诊断有困难者,可采用下列辅助检查协助诊断。

1.血 hCG 测定

血 hCG 测定是早期诊断异位妊娠的重要方法。异位妊娠时,患者体内血 hCG 水平较宫内妊娠低。对血 hCG 的定量测定对保守治疗的效果评价具有一定意义。

2.B 超检查

B 超有助于诊断异位妊娠,其中尤以阴道超声准确性更高。异位妊娠声像特点为:宫旁一侧见边界不清、回声不均的混合性包块,直肠子宫陷凹处有积液,子宫内不见妊娠囊,内膜增厚,若宫旁出现低回声区,其内探及胚芽及原始心管搏动,即可诊断异位妊娠。

3.阴道后穹窿穿刺

阴道后穹窿穿刺适用于疑有腹腔内出血的患者,简单可靠。若抽出暗红色不凝固血液,说明有内出血存在。若腹部检查有移动性浊音,亦可做腹腔穿刺术。

4.子宫内膜病理检查

诊刮仅适用于阴道流血较多者,用以排除宫内妊娠流产。宫腔排出物或刮出物做病理检查,仅见蜕膜而未见绒毛有助于诊断异位妊娠。

5.腹腔镜检查

腹腔镜检查目前被视为异位妊娠诊断的金标准,可以在确诊的情况下同时进行治疗。尤适用于输卵管妊娠尚未流产或破裂的早期患者,以及原因不明的急腹症鉴别。有休克者,禁做腹腔镜检查。

(二)鉴别诊断

输卵管妊娠应与流产、急性阑尾炎、黄体破裂及卵巢囊肿蒂扭转等相鉴别。

四、处理

治疗手段包括手术治疗和非手术治疗。

(一)手术治疗

手术治疗分为保守性手术和根治性手术。

1.根治性手术

根治性手术即切除患侧输卵管,为一般术式,尤适用于无生育要求的输卵管妊娠内出血并发休克的急症患者。应在积极抢救休克的同时,迅速打开腹腔,钳夹出血部位快速止血,加快输血输液,血压上升后尽快手术切除患侧输卵管,尽可能保留卵巢。

自体输血是抢救严重出血伴休克的措施之一,尤其是在血源缺乏的情况下更重要。回收腹腔血液应符合以下条件:妊娠不到12周、胎膜未破,内出血时间不到24 h,镜下红细胞破坏率低于30%,血液未受污染。

2.保守性手术

保守性手术即保留患侧输卵管,适用于有生育要求的年轻女性,尤其是对侧输卵管已切除或有明显病变者。近年来保守性手术的采用不断增加。可以根据病变部位选择不同术式,如壶腹部妊娠行输卵管切开术,取出胚胎再缝合;伞部妊娠可行挤压将妊娠产物挤出;峡部妊娠行病变节段切除及断端吻合。手术除开腹外,亦可采用腹腔镜,可提高术后的妊娠率。输卵管妊娠行保守手术后,残余滋养细胞有可能继续生长,再次发生出血、引起腹痛等,称为持续性异位妊娠。故术后应密切监测血 hCG 水平。

(二)非手术治疗

非手术治疗包括药物治疗和期待疗法。

1.药物治疗

药物治疗可以采用化疗药物进行治疗。药物治疗的指征为:①要求保留生育功能的年轻患者;②输卵管妊娠尚未发生流产或破裂,无明显内出血;③输卵管妊娠包块直径不超过4 cm;④血 hCG <2 000 U/L;⑤无药物治疗的禁忌证。一般采用全身用药,常用甲氨蝶呤(MTX),常用剂量为 0.4 mg/(kg·d),肌内注射,5 d 为 1 个疗程。治疗期间应用 B 超和血hCG 进行严密监测,注意病情变化和药物不良反应。若用药后 14 d 血 hCG 下降并连续 3 次

阴性,腹痛缓解或消失,阴道流血减少或停止者为显效。

中医治疗也是目前治疗输卵管妊娠的方法之一。治则为活血化瘀。

2.期待疗法

极少数输卵管妊娠可能发生自然流产或被吸收,症状较轻,无须手术或药物治疗,可行期待疗法。

期间密切观察生命体征、腹痛等情况,进行血 hCG 和 B 超的监测,发现异常及时改行药物或手术治疗。

第十四节　胎膜早破

在临产前绒毛膜及羊膜破裂称为胎膜早破。它是常见的分娩并发症。我国的流行病学研究表明,胎膜早破的发生率为 3.0%～21.9%,是早产及围产儿死亡的常见原因之一。

一、病因

目前胎膜早破的病因尚不清楚,一般认为胎膜早破的病因与下述因素有关。

(一)感染

妊娠期阴道内的致病菌并非都引起胎膜早破,其感染条件为菌量增加和局部防御能力低下。宫颈黏液中的溶菌酶、局部抗体等抗菌物质是局部防御屏障的首要环节,若其抗菌活性低下,则细菌易感染胎膜。研究表明,细菌感染和细胞因子参与前列腺素的合成,细菌感染后,胎膜变性、坏死、张力低下,各种细胞因子及多形核白细胞产生的溶酶体酶使绒毛膜、羊膜组织破坏,引起胎膜早破。

(二)胎膜异常

正常胎膜的绒毛膜与羊膜之间有一层较疏松的组织,二者之间有错动的余地,以增加胎膜的抗拉力及韧性,当二层膜之间的组织较致密时,可致胎膜早破;支撑组织的弹性成分是胶原蛋白和弹性蛋白,羊膜中缺乏弹性蛋白,其韧性主要由胶原蛋白决定,当构成胎膜的胶原结缔组织缺乏时,胎膜抗拉力下降;存在于人体中的颗粒性弹性蛋白酶和胰蛋白酶能选择性地分解胶原蛋白,使胎膜弹性降低,脆性增加,易发生胎膜早破。

(三)羊膜囊内压力不均或增大

胎位不正及头盆不称、臀位、横位及骨盆狭窄时常因先露部不能与骨盆入口衔接,使羊膜囊内压力不均;羊水过多、双胎、过重的活动等各种原因造成的腹内压升高,可使宫腔内压力长时间或短暂的升高,引起胎膜早破。

(四)宫颈病变

宫颈松弛可使前羊膜囊长时间受牵拉、张力增高,且容易受阴道内病原体的感染,导致羊膜早破,子宫颈的重度裂伤、瘢痕等可使胎膜所受压力及拉力不均,造成胎膜早破。

(五)创伤

腹部受外力撞击或摔倒,阴道检查或性交时,胎膜受外力作用,可发生破裂。

(六)其他

孕妇年龄较大及产次较多,孕妇营养不良时,胎膜也易发生破裂。

二、对孕产妇和胎儿的影响

若无头盆不称及胎位异常且妊娠已足月,胎膜早破对母体及胎儿一般无不良影响,反而有利于产程的进展。但如果妊娠未达足月时,往往会出现严重的并发症。

(一)对孕产妇的影响

1.感染

子宫内膜有急性炎症,肌层有细胞损伤,病变程度与破膜时间有关。而临床并非都有感染表现。破膜时间越长,感染发生率越高。

2.脐带脱垂

胎膜早破时羊水流出的冲力可将脐带滑入阴道内,使脐带脱垂的发生率增高,尤其是表现在未足月和胎头浮动的胎膜早破孕妇中,可严重威胁胎儿生命。

3.难产

胎膜早破是难产最早出现的一个并发症,因为胎膜早破常有胎位不正或头盆不称。羊水流尽时宫壁紧裹胎体,继发不协调宫缩或阻碍胎头正常机转,使产程延长,手术率增加。

4.产后出血

胎膜早破时产后出血的发生率升高。

(二)对胎儿的影响

1.早产

早产是胎膜早破的常见并发症。

2.胎儿窘迫

胎膜早破,羊水流出,宫缩直接作用于胎儿,压迫脐带,影响胎盘血液循环以及胎膜破裂时间较长,出现绒毛膜炎时组织缺氧均可造成胎儿窘迫。

3.臀位与围产儿死亡

越是早产,臀位发生率越高,围产儿病死率亦越高。

4.新生儿感染

新生儿肺炎、败血症、硬肿症发生率升高,破膜时间越长,感染机会越大。

三、临床表现及诊断

(一)病史

孕妇可突感液体自阴道流出,并有阵发性或持续性阴道流液,时多时少,无其他不适。

(二)体检

肛查时触不到胎囊,如上推胎头可有羊水流出,即可诊断。但对需保守治疗者,应禁肛查和阴道检查,以减少感染机会。

(三)辅助检查

当胎膜破口较小或较高(高位破膜)时,破口被肢体压迫,往往阴道流液较少且时有时无,肛查时仍有羊膜囊感觉,上推先露也无羊水流出增多。不易与尿失禁、宫颈黏液相鉴别,难于诊断时,可做如下特殊检查。

1.阴道酸碱度检查

常用 pH 试纸检查阴道内的酸碱度。胎膜未破时阴道内环境为酸性(pH 4.5～5.5),破膜后羊水流入阴道,由于羊水呈碱性(pH 7～7.5),试纸变色,但尿液、血液、某些消毒液及肥皂水等都呈碱性,所以易造成检查的假阳性。

2.阴道窥器或羊膜镜检查

严格消毒下观察,胎膜早破时可见有液体自宫颈口流出或见阴道后弯隆有液池,或配合 pH 试纸检查,其阳性率可达 95%以上。

3.羊水内容物检查

吸取后穹隆液体,镜下观察胎膜早破时可找到胎脂、毳毛、胎儿上皮细胞等;液体涂片镜检可见有羊齿植物状结晶,也可见少量十字状透明结晶;苏丹Ⅲ染色可将胎脂滴及羊膜细胞染成桔黄色,5%的尼罗蓝染色可将胎儿上皮细胞染成桔黄色。

4.棉球吸羊水法

用消毒纱布将棉球裹成直径约 4 cm 左右的球形,置于后穹隆,3 h 后取出,若挤出液体大于 2 mL,pH>7,涂片镜检有羊水结晶。三项均阳性时诊断符合率 100%。

5.早孕试条法

用无菌棉拭子从阴道后穹隆蘸取阴道液,将棉拭子全部浸湿后取出,投入盛有 1 mL 生理盐水的干净小试管中,用力振荡 1 min 后,取其混合液。持早孕试条将有标志线一端插入混合液中。3 min 后取出平放,若 5 min 内出现两条明显红色带者为阳性,即为胎膜早破。

6.其他

经上述步骤均不能确诊,可行下列检查:如流水数天,B 超检查可以发生羊水平段下降,同时可确定胎龄及胎盘定位;B 超羊水穿刺检查后,注射靛胭脂或亚甲蓝于羊膜腔内,在阴道外 1/3 处放纱布一块,如有蓝色液体污染纱布则可确诊;会阴放置消毒垫,观察 24 h 变化。

四、处理

1.绝对卧床休息

取臀高位,抬高床脚 30°,防止脐带脱垂。放置外阴消毒垫,尽量避免肛诊,以减少感染发生的机会。

2.注意听胎心音,加强胎心监护

未临产时每 2～4 h 听 1 次,每日试体温及数脉 3 次,注意感染迹象。

3.破膜 12 h 未临产者给予抗生素预防感染

4.妊娠足月破水 24 h 未临产者静脉滴注催产素引产

5.妊娠近足月者

估计胎儿体重,如在 2 500 g 以上测定胎肺成熟度(羊水泡沫试验或 L/S 试验),如提示胎肺成熟,则处理同足月妊娠。

6.妊娠未足月者

如孕周<35 周,胎肺不成熟处理如下。

(1)体温正常,积极保胎。

(2)每日检查血白细胞计数及分类 3 d,如正常改为每周查 2 次。

(3)给予抗生素预防感染,用药 3～4 d 后无感染迹象可停药观察。

(4)如正式临产,宫口已开大 3 cm,不应继续保胎。羊水化验胎肺未成熟时,给产妇肌内注射地塞米松 6 mg,2 次/天,共 2 d。

(5)保胎过程中有感染表现时应及时终止妊娠。在临床上对宫腔内感染的诊断可根据以下几项:①母体体温>38 ℃或是 37.5 ℃持续 12 h 以上;②羊水有味;③下腹部子宫壁压痛;④母体脉率≥120 次/分钟,胎心率≥160 次/分钟;⑤母体血白细胞计数≥15×10⁹/L,或在有宫缩时≥18×10⁹/L;⑥母体血中 C 反应蛋白的测定≥0.02 g/L(2 mg/dL);⑦血沉≥50 mm,IgG 异常上升;⑧羊水或胎儿血的培养阳性;⑨胎盘组织病理所见炎性反应阳性。

7.终止妊娠

终止妊娠取决于对感染的控制,对胎儿成熟度的判定,分娩方式则与足月妊娠处理方法相同,原则是经阴道分娩。为了预防早产儿的低氧血、头颅产伤、颅内出血等发生,早产儿分娩以选择性剖宫产为宜,尤其是臀位早产儿更应首选此种方法。

胎膜早破行剖宫产术时应注意:由于胎膜早破病例绝大多数都存在着绒毛膜羊膜炎,故行剖宫产术时应用碘酒涂宫腔,为避免病原体进入腹腔,术式应选择腹膜外剖宫产术,取胎儿前尽量吸尽羊水以减少羊水栓塞的发生率。另外,胎膜早破多伴有胎位异常或早产,所以子宫壁切口两端斜向上剪成弧形,以利胎头娩出。

由于早产时胎膜早破的发生率明显高于足月产,在处理时要考虑到立即分娩围产儿病死率高,而保胎治疗又可增加羊膜腔及胎儿感染的危险性,因此其具体处理比较复杂,应予以重视。

妊娠达到或超过 36 周,按足月妊娠处理。妊娠 33～36 周胎膜早破,应促进胎儿肺成熟,如予以地塞米松,可明显降低新生儿肺透明膜病的发生。

妊娠 28～33 周,若促胎儿肺成熟并等待 16～72 h,虽然新生儿肺透明膜病的发生率降低,但是围生儿病死率仍很高。若孕妇要求保胎,而患者又无羊膜腔感染的证据且羊水流出较慢较少、无胎儿宫内窘迫的表现,则可行保守治疗,包括预防感染,促进胎儿生长及胎儿成熟。对于羊水偏少且要求保守治疗的孕妇,可经腹腔穿刺羊膜腔内注入生理盐水或平衡液,可减轻脐带受压,改善胎儿在宫腔内的环境,有利于胎儿的生长与成熟,但应注意严格无菌操作,防止感染发生。保守治疗过程中,应定期检查胎儿肺成熟度及胎儿的生长情况,若胎儿治疗后无明显增长或有羊膜腔感染可能时应终止妊娠。不足 28 周,估计胎儿体重不足 750 g 者应及时终止妊娠。

第十五节 脐带异常

一、脐带过长或过短

正常脐带长度在 30～70 cm,平均为 55 cm。脐带超过 70 cm 者为过长,短于 30 cm 者为过短。过长易发生脐带绕颈、肢体缠绕,脐带打结常与过长有关。真结勒紧可致胎儿窘迫和死亡。脐带过长,可造成脐带脱垂,危及胎儿生命,也可盘缠于躯体上而形成相对脐带过短,同样可影响胎儿。脐带过短可因脐带牵拉过紧而影响血运,引起胎儿窘迫。也可影响胎儿下降,致胎盘早期剥离、子宫内翻、先天性脐疝或脐带断裂等。

二、脐带脱垂

脐带先露又称隐性脐带脱垂,指胎膜未破时脐带位于胎先露部前方或一侧。当胎膜破裂,脐带脱出于胎先露部下方,经宫颈进入阴道内,甚至经阴道显露于外阴部,称脐带脱垂。其发生率为 0.4%～10%。脐带脱垂对胎儿危害极大,因宫缩时脐带在先露与盆壁之间受挤压,致脐带血液循环受阻,胎儿缺氧,发生严重的宫内窘迫,若血流完全阻断超过 7～8 min,则胎儿迅速窒息死亡。

(一)病因

临产前有影响先露衔接,致胎先露与骨盆入口之间存在较多空隙的因素均可引起脐带脱垂,如臀位、横位、骨盆狭窄、头盆不相称以及胎儿较小等。还有一些促成因素,如胎膜早破脐带过长、羊水过多等。脐带长度超过 75 cm 发生脐带脱垂的机会为正常者的 10 倍。羊水过多时,羊膜腔内压力高,破膜时脐带易被冲出。

(二)临床表现与诊断

有脐带脱垂诱因存在时,要警惕发生脐带脱垂的可能。临产后进行胎心监护。若胎膜未破,胎动、宫缩时胎心率减慢,间歇时恢复缓慢或不规则,改变体位上推胎先露部及抬高臀部后,胎心率明显好转,应可疑为隐性脐带脱垂,可做超声多普勒检查,如在胎头旁侧或先露部找到脐血流声像图,诊断可确定。破膜后,胎心率突然变慢,脐带脱垂的可能性很大,应立即做肛查和(或)阴道检查,若发现宫口内有搏动的粗如手指的索状物即为脐带先露。若脐带脱出于宫颈口之外,脐带脱垂即可确诊。检查者的手触摸脐带搏动,可监测胎儿在宫内的情况。不能用力触摸以免加重脐带受压。

(三)预防

(1)做好孕期保健,有胎位异常者及时纠正,如纠正有困难,或骨盆狭窄者应提前住院,及早确定分娩方式。

(2)临产后先露未入盆或胎位异常者,应卧床休息,少做肛查或阴道检查。检查的动作要轻,以防胎膜破裂。一旦胎膜破裂,应立即听胎心,如有改变,立即做阴道检查。

(3)胎头未入盆而需人工破膜者,应在宫缩间歇时行高位羊膜囊穿刺,缓慢放出羊水以防脐带随羊水流出而脱出,破膜后要立即听胎心。

(四)处理

早期发现,正确处理,是围生儿能否存活的关键。

1.胎膜未破,发现隐性脐带脱垂时

产妇应卧床休息,取臀高头低位,密切观察胎心率。由于重力作用,先露退出盆腔,减轻脐带受压且改变体位后,脐带有退回的可能。为头先露,宫缩良好,先露入盆而胎心率正常,宫口进行性扩张,可经阴道分娩。否则以剖宫产较为安全。

2.破膜后发现脐带脱垂时

应争分夺秒地进行抢救。据宫口扩张程度及胎儿情况进行处理。

(1)宫口开全、胎心存在、应在数分钟内娩出胎儿。头盆相称者,立即行产钳或吸引器助产;臀位则行臀牵引;肩先露可行内倒转及臀牵引术协助分娩。后两者有困难者,应立即剖宫产。

（2）宫口尚未开大，估计短期内胎儿不能娩出者，应从速剖宫产。在准备手术时，必须抬高产妇的臀部，以防脐带进一步脱出。阴道检查者的手可在阴道内将胎儿先露部上推，并分开手指置于先露与盆壁之间，使脐带由指缝通过而避免受压，根据触摸脐带搏动监测胎儿情况以指导抢救，直至胎儿娩出为止。脐带则应消毒后回纳阴道内。

（3）若宫颈未完全扩张，胎心好，无剖宫产条件或产妇及家属不同意行剖宫产者，脐带则应消毒后行脐带还纳术。常用方法是产妇取头低臀高位，用一加大旁孔的肛管，内置一金属条，将一消毒纱布条轻系于脱出脐带的下部，然后在肛管旁孔处，以金属条插入棉布条圈内，然后将肛管送入宫腔底部，使脱出的脐带随肛管重新放入宫腔内，随后先抽出金属条，再抽出肛管，脐带与所系的纱布条留于胎先露部以上。仔细听胎心及密切观察脐带是否再次脱出，确定脐带还纳成功，应迅速转送至有条件医院行剖宫产或进行催产处理。施行脐带还纳术前，应先把胎先露部推上，防止脐带受压。因脐带还纳术的成功率不高，术前应向产妇及其家属说明。胎心已消失超过 10 min，确定胎死宫内，应将情况通告家属，任其经阴道自然分娩，为避免会阴裂伤，可行穿颅术。

（4）在以上处理的基础上，均应做好抢救新生儿窒息的准备工作。

三、脐带缠绕

脐带缠绕是指脐带环绕胎儿身体，通常以脐带绕颈最为常见，其次是缠绕躯干和肢体。脐带缠绕是一种常见的脐带异常。在分娩中，其发生率高达 13％～25％。发生脐带缠绕的胎儿，缠绕多为 1～2 圈，3 圈以上较为少见。另有一种不完全脐带绕颈者，称为脐带搭颈。

脐带缠绕对胎儿的影响，与缠绕的周数及松紧度、脐带的长短、羊水量有关。同时还与是否临产有关。临产后，胎头往下分娩，会造成原先缠绕较松的脐带逐渐拉紧。一般来说，被脐带缠绕一周或脐带搭颈的胎儿，因脐带缠绕及压迫程度较轻，是不会发生临床症状的，这种缠绕对母儿危险不大，母亲仍可经阴道将其顺利分娩。然而，缠绕周数多及压迫程度重的胎儿，因脐带缠绕可导致相对性脐带过短，如果脐带绕颈过紧，会影响脐带血流量，引起胎儿宫内发育迟缓，导致产时窒息缺氧，分娩期可引起第 2 产程延长，胎头迟迟不衔接，个别引起胎盘早剥。此种情况可通过脐血流检测和 B 超检查协助诊断，诊断明确后应及早剖宫产。如果脐带缠绕不紧，对孕期并无影响，但产时必须实施严密监护，以确保胎儿安全。胎儿娩出时若脐带牵拉过紧，应立即钳夹、剪断脐带。

四、脐带打结

脐带打结有两种类型，一种为脐带真结，为妊娠早期因脐带过长，脐带在宫腔内形成环套，胎儿活动穿越套环所致，发生率为 0.5％～3％。若套环较松，则无症状；若套环较紧，则血运阻断而胎死宫内，或者在分娩时造成死产。另一种为脐带假结，是由于脐动静脉的长度不一致或脐血管与脐带长度不一致所致，并非真正打结，临床上一般无实际危害。

五、单脐动脉

正常脐带的解剖为两条脐动脉，一条脐静脉。如果胚胎发生异常，只有一条脐动脉，称为单脐动脉。显而易见，其血流量较正常低于近一倍，导致胎儿生长迟缓，胎儿宫内缺氧。B 超可协助诊断。

六、脐带扭转

脐带扭转少见,胎儿活动可使正常的脐带呈螺旋状,即脐带顺其纵轴扭转,生理性扭转可达 6～11 周。脐带过分扭转常因胎儿活动过度,脐带顺其纵轴扭转 9～11 周,可致脐血管嵌闭,阻碍血运,胎死宫内。脐带炎、脐血管血栓形成、脐血管曲张破裂等也可致死胎儿。

七、脐带帆状附着

脐带帆状附着系脐带血管在胎膜上呈树枝状分布,然后汇入胎盘,亦称帆状胎盘。若脐带血管附着处恰在近宫颈口处,可因先露压迫血管致胎儿窘迫;若血管恰位于先露部前方,称为血管前置,当胎膜破裂时,血管断裂出血,可致胎儿窘迫甚或死亡。

第十六节 羊水量异常

一、羊水过多

在妊娠任何时期,羊水量超过 2 000 mL 者,称为羊水过多。多数孕妇羊水增加速度缓慢,称为慢性羊水过多;少数孕妇在数日内羊水急剧增加,称为急性羊水过多。

(一)临床表现及类型

1.急性羊水过多

急性羊水过多常发生于妊娠 20～24 周。孕妇自觉数天内腹部异常增大,腹壁紧张,皮肤发亮,并产生严重的压迫症状,主要表现为:①膈肌上升、心脏移位,影响心肺功能,出现呼吸急促、心悸、发绀、不能平卧;②腹部皮肤感到疼痛;③消化不良、呕吐、便秘等;④静脉回流受阻,出现下肢、外阴或腹壁水肿以及静脉曲张;⑤子宫明显大于妊娠周数、张力大,胎位触诊不清,胎心音遥远或不清。

2.慢性羊水过多

慢性羊水过多多数发生于妊娠 28～32 周。发病缓慢,孕妇多能适应,虽然也出现上述症状,但表现较轻。腹部检查:腹壁紧张,皮肤发亮,腹部膨隆,大于妊娠月份,宫底高度及腹围大于正常妊娠周数。触诊皮肤张力大,有液体波动感,胎位不清,胎心音遥远或听不清。

(二)病因

羊水过多的病因尚不清楚,可能与以下因素有关。

1.孕妇方面

如糖尿病、严重贫血、母儿血型不合、妊娠期高血压疾病等常伴有羊水过多,尤其合并妊娠糖尿病时发生率高达 20%。

2.胎儿方面

胎儿畸形,最常见的是中枢神经系统和消化系统畸形,如无脑儿、脊柱裂、食管闭锁、幽门梗阻等。另外,多胎妊娠羊水过多的发生率较单胎妊娠多 10 倍,以单卵双胎居多;巨大儿也容易合并羊水过多。

3.胎盘、脐带病变

如巨大胎盘、脐带帆状附着等。

4.特发性羊水过多

原因不明,约占 30%。

(三)诊断与鉴别诊断

1.诊断

根据上述病史及体征,急性羊水过多诊断多不困难,慢性羊水过多有时诊断不易明确,可借助下列辅助检查协助诊断。

(1)B 超检查:是羊水过多的重要检查方法。羊水最大暗区垂直深度(amniotic fluid volume,AFV)＞7 cm,或羊水指数(amniotic fluid index,AFI)＞18 cm(国外资料 AFI＞20cm),可诊断为羊水过多。羊水指数是指将孕妇腹部经脐横线和(腹)白线作为标志线分成 4 个象限,测量各象限羊水最大暗区垂直深度之和。AFI 显著优于 AFV。此外,还可发现胎儿畸形或多胎等。

(2)羊水甲胎蛋白(alphafetoprotein,AFP)检测:胎儿神经管畸形易合并羊水过多,羊水 AFP 平均值超过同期正常妊娠平均值 3 个标准差以上,母血清 AFP 平均值超过同期正常妊娠平均值 2 个标准差以上,有助于诊断。

(3)孕妇血糖检查:必要时行葡萄糖耐量试验,以排除妊娠期糖尿病。

(4)孕妇血型检查:胎儿水肿应检查孕妇 ABO、Rh 血型,排除母儿血型不合。

(5)胎儿染色体检查:可做羊水细胞培养,了解有无染色体异常。

2.鉴别诊断

在诊断羊水过多时,应与双胎妊娠、巨大儿、腹腔积液、葡萄胎等相鉴别。

(四)对母儿的影响

羊水过多孕妇易并发妊娠期高血压疾病、早产、胎盘早剥以及产后大出血等;胎儿易发生胎位异常、脐带脱垂、胎儿窘迫等。

(五)处理

羊水过多的处理主要取决于胎儿有无畸形及孕妇自觉症状的严重程度。

1.羊水过多胎儿正常

(1)症状较轻者可继续妊娠。注意休息,低盐饮食。酌情给予镇静药及利尿药,注意观察羊水量的变化。

(2)压迫症状显著、妊娠不足 37 周的,应穿刺放羊水,以缓解孕妇症状。应在 B 超监测下进行,防止损伤胎盘及胎儿。放羊水时,速度不宜过快,以每小时 500 mL 为宜。1 次放羊水量不应超过 1500 mL。在放羊水过程中,应当注意血压、脉搏及阴道流血情况。放羊水后,腹部加压以防血压骤降而出现休克,同时应给予抗感染的药物。酌情用镇静保胎药以防早产。3~4 周可重复穿刺以减低宫腔内压力。

(3)妊娠已近 37 周,在确定胎儿已成熟的情况下,行人工胎膜破裂,终止妊娠,分娩时警惕脐带脱垂和胎盘早剥,胎儿娩出后注意预防产后出血。

2.羊水过多合并胎儿畸形

处理原则为及时终止妊娠。

(1)孕妇一般情况好,无明显心肺压迫症状,可用依沙吖啶 50~100 mg 稀释后经腹注入羊膜腔引产。

(2)高位人工胎膜破裂引产。胎膜破裂时需注意:①行高位胎膜破裂,用高位胎膜破裂器自宫口沿胎膜向上送入 15~16 cm 处刺破胎膜,使羊水缓慢流出,避免宫腔内压力骤然下降引起胎盘早剥;②放羊水后腹部放置沙袋,以防血压骤降,甚至休克;③严格无菌操作,羊水流出过程中密切观察孕妇血压、心率变化;④注意阴道流血及宫高变化,及早发现胎盘早剥;⑤胎膜破裂多能自然临产,若 12 h 仍无宫缩,适当应用促宫颈成熟或用缩宫素等引产。

3.预防

加强孕期保健,定期进行产前检查,及早发现羊水过多。若患有慢性疾病,如糖尿病、慢性高血压等,应在妊娠前积极治疗,即使妊娠后仍要在医师的监护下观察胎儿发育情况,若不宜妊娠,应采取避孕或中止妊娠等措施。另外,应注意休息,低盐饮食。

二、羊水过少

妊娠晚期羊水量少于 300 mL 者,称为羊水过少。近年来,羊水过少的发生率有所增加,为 $0.5\%\sim4\%$。羊水过少严重影响围生儿的预后,应受到重视。

(一)临床表现

孕妇于胎动时常感腹痛,有时伴有胎动减少。产科检查见腹围、宫高均较同期妊娠者小。子宫敏感性高,轻微刺激即可引发宫缩,临产后阵痛剧烈,宫缩多不协调,宫口扩张缓慢,产程延长。阴道检查见胎膜紧贴胎儿先露部,前羊水囊不明显,人工胎膜破裂时,羊水量极少。

(二)病因

羊水过少主要与羊水生成减少或羊水吸收、外漏增加有关。少数羊水过少的病例原因不明。常见病因如下。

1.胎儿畸形

胎儿畸形多见于胎儿泌尿系统畸形,如胎儿先天性肾缺如、肾发育不全、输尿管或尿道狭窄等畸形致尿少或无尿而导致羊水过少。

2.胎盘功能减退

过期妊娠、胎儿宫内发育迟缓、妊娠期高血压疾病、胎盘退行性改变均可导致羊水过少。

3.羊膜病变

有些学者认为有些原因不明的羊水过少可能与羊膜本身病变有关。

4.孕妇疾病

孕妇脱水、血容量不足,或服用某些药物(如利尿药、吲哚美辛),也可引起羊水过少。

(三)诊断

羊水过少的临床表现多不典型。对于有过期妊娠、胎儿生长受限、妊娠期高血压疾病史的孕妇,临产前有胎心率变化,结合下列辅助检查可做出诊断。

1.B 超检查

此法为诊断羊水过少的重要辅助方法。妊娠晚期羊水最大暗区垂直深度(AFV)<2 cm,称羊水过少,<1 cm,称严重羊水过少。羊水指数(AFI)<8 cm 为可疑羊水过少,<5 cm 诊断为羊水过少。除羊水池外,B 超还可发现胎儿宫内发育迟缓以及胎儿泌尿系统的多种畸形。

2.羊水直接测量

胎膜破裂时以羊水量少于 300 mL 为诊断羊水过少的标准。羊水性质为黏稠、混浊、暗绿色。该法最大缺点是不能早期诊断。

3.胎心电子监护仪检查

羊水过少可致脐带和胎盘受压,胎儿宫内储备能力减低,NST 呈无反应型;一旦受压严重,胎心率可出现变异减速或晚期减速。

(四)对母儿的影响

1.对胎儿的影响

羊水过少对胎儿是危险的信号,可致围生儿发病率与病死率增高。与正常妊娠相比,轻度羊水过少围生儿病死率增加 13 倍,而重度羊水过少增加 47 倍。主要死因是胎儿缺氧和畸形。羊水过少可引起胎儿肢体短缺,以及肌肉骨骼的畸形(如斜颈、曲背、手足畸形等)。

2.对孕妇的影响

剖宫产和引产的概率均增加。

(五)处理

根据胎儿有无畸形以及孕周大小选择合适的治疗方式。

1.胎儿有畸形

一经确诊,应尽早终止妊娠。多选用经腹羊膜腔穿刺注入依沙吖啶引产。

2.正常胎儿

(1)终止妊娠:若妊娠已足月,应尽快胎膜破裂引产,胎膜破裂后若羊水少且黏稠,有严重胎粪污染,同时出现胎儿窘迫,估计短时间内不能结束分娩,应选择剖宫产术结束分娩。剖宫产术比阴道分娩更明显地降低围生儿病死率。

(2)增加羊水量期待疗法:妊娠未足月,胎肺不成熟,应增加羊水量行期待疗法。近年来应用羊膜腔输液防治妊娠中晚期羊水过少取得良好效果。方法是:常规消毒腹部皮肤,在 B 超引导下行羊膜腔穿刺,将 37 ℃的 0.9%氯化钠注射液 200~300 mL 输入羊膜腔,速度为每分钟 10~15 mL。同时选用宫缩抑制药预防早产或流产。通过羊膜腔输液可解除脐带受压,使胎心率变异减速发生率、羊水胎粪污染率以及剖宫产率降低,提高围生儿存活率,是一种安全、经济、有效的方法,但多次羊膜腔输液可造成绒毛膜羊膜炎等并发症。

第十七节 巨大儿

巨大胎儿(fetal macrosomia)是指胎儿体重>4 000 g 的胎儿。巨大胎儿在临床上尚无一个准确的估计方法,常在产程中发现,给分娩带来困难,尤其是发生肩难产更易造成围产儿的损伤,因此产科医师应特别注意巨大儿的临床特点,做到早期预防、早期发现、制定合理的分娩方案,降低母婴的并发症是产科工作的要点。

一、巨大儿的发生率

国内外报道不一,有逐年增高的趋势。其发生率与孕妇的体重、身高、孕周、宫高、腹围都有相关因素。孕前母亲体重是影响新生儿出生体重的重要因素,肥胖妇女有发生巨大儿的危险,文献报道母亲体重>70 kg 就有发生巨大儿的危险。

二、病因

(一)遗传因素

双亲身材高大者,分娩巨大儿的可能性增加。

(二)营养因素

由于生活水平不断提高,近年来越来越多的产妇发生营养过剩的现象。妊娠早期开始休息,进各种各样营养食品,妊期体重增加 20 kg 以上占多数,增加 40 kg 也不断增长。这也是巨大胎儿的主要因素。

(三)全身代谢性疾病

妊娠期糖尿病,尤其轻型饮食控制不佳,非 RI 治疗,胎儿生长快,发生巨大儿者可达 20%以上。另外,Rh 血型不合导致胎儿有核血红细胞增多症,胎儿因全身严重水肿而发生巨大儿。

(四)过期妊娠

胎盘功能不减退者可发生巨大胎儿。

(五)其他

过去有过巨大儿史的经产妇,分娩发生巨大儿的可能仍旧很大。

三、诊断

目前准确做出巨大胎儿诊断有时有一定难度。

巨大胎儿往往出生后才做出诊断,临床上一些物理检查对诊断有帮助,应全面综合分析再做出诊断。

(1)病史:有巨大胎儿分娩史,产妇肥胖,身材高大,有糖尿病病史。

(2)妊娠后体重增长 20 kg 以上,腹部明显隆起,宫高与腹围均大于平均数 2 个标准差,先露高浮,到临产尚未入盆,临床观察认为宫高>40 cm 巨大胎儿可能性大。

(3)B超检查:B超对估计巨大胎儿有一定的参考价值,观察胎儿腹围增长速度,每周腹围增长>1.2 cm,巨大胎儿阳性预测值为 79%,依靠胎儿 BPD 和胎儿 AC 诊断巨大胎儿预测值为 77%。

(4)根据宫高、腹围算出胎儿体重,对诊断有一定的参考价值,但孕妇腹壁厚,有时准确率会受一定的影响。

四、对母儿的影响

(一)对母体的影响

由于胎儿大,宫腔容积相对减少,胎儿不易活动造成持续性枕后、枕横位,易发生难产,常需手术产助产,发生肩难产时,软产道易损伤,处理不当有时发生子宫破裂。

对产妇与胎儿都有威胁,由于阴道分娩难产盆底组织受损,日后可导致子宫脱垂或尿失禁,给生活带来不便。

(二)对新生儿的影响

胎儿大,易发生相对头盆不称,产程延长手术助产机会大,分娩困难,引起新生儿窒息,颅内出血,肩难产可造成锁骨骨折、臂丛神经损伤,甚至死亡。

五、处理

(一)妊娠期

发现有胎儿大的趋势,应除外有否糖尿病。一旦诊断糖尿病,应积极治疗,控制饮食,避免发展成巨大胎儿,如胎儿过大,妊娠 38 周以后,胎儿体重＞3 500g,积极促进宫颈成熟,准备引产。

(二)临产前

对胎儿体重做好全面分析,有无头盆不称来决定分娩方式。如胎头大,产妇骨盆同样宽大,仍可考虑试产,但不宜试产时间过长,产程进展慢,胎头不下降,已明确诊断巨大儿者,应适当放宽剖宫产指征;当骨盆出口狭窄,第二产程延长,应想到巨大儿易发生肩难产的可能。如胎头在＋3 以下,可行阴道助产,胎头在＋2 以上,助产有一定危险。虽然宫口开全,仍应以剖宫产结束分娩。在对巨大儿的处理过程中,最易出现的错误就是对胎儿体重估计不准确,以致造成阴道分娩困难,带来一系列合并症,较常见的巨大儿合并症是肩难产。

(三)产后处理

巨大胎儿不管采取哪种方式分娩,产后出血发生率比正常足月儿高,说明巨大胎儿使孕妇子宫过度膨胀,影响产后子宫肌纤维的缩复。不能产生有效的子宫收缩而引起出血,因此要特别注意产后出血的处理,一旦发生出血,应迅速开输液通道(静点催产素)。防止休克及预防感染。此外要注意预防新生儿发生低血糖。

第十八节　多胎妊娠

多胎妊娠(multiple pregnancy)系指一次妊娠宫腔内同时有两个或两个以上的胎儿,但不包括输卵管多胎妊娠或子宫输卵管复合妊娠。多胎妊娠的胎儿数目,就目前所知可达2～8 个,最常见的为双胎。多胎妊娠虽然为生理现象,但其临床过程,比单胎妊娠并发症多并且围产儿病死率高,故多胎妊娠属于高危妊娠的范畴,临床上应倍加重视。

一、发生原因

(一)遗传因素

多胎妊娠有一定的家族倾向,双胎之一的妇女其下一代是双胎妊娠的几率是 1/58。而双胎之一的男性其下一代双胎妊娠的几率为 1/126。多数文献报道,在遗传上,双胎决定因素中母亲之决定因素较父亲更重要。母系的遗传因素可能为一次排卵有两个以上卵子排出,或者每侧卵巢各有一卵泡成熟,各排出一个卵子,或为一侧卵巢有两个卵泡成熟,各排出一个卵子,或为一个卵泡有两个卵子成熟排出,而排出的卵子同时受精发育为双胎。父系的遗传特性可能在于精子的活性,使来自两次的排卵的卵子受精,或有使极体受精的可能。

(二)母亲的年龄及产次

从文献可知,多胎的发生率与母亲的年龄及产次增加成正比,以年龄大的经产妇多,年龄超过 40 岁,产次超过 7 次以上机会更大。双胎发生年龄高峰在 35～40 岁,以后骤然下降,在 20 岁以下的初产妇其双胎妊娠的机会较 35～40 岁的妇女少 1/3。双卵双胎的发生趋势近年来逐渐下降,原因不明,似乎与产次的减少有关。

(三)环境因素

有人指出,受精卵着床前由于温度下降或缺氧、生长延迟,可形成两个胚盘,胚盘相距较远,各自独立发育,结果形成双胎,因此单卵双胎与遗传因素无关。

(四)内生性性腺激素

研究认为双卵双胎的发生与高浓度的内生性性腺激素(卵泡刺激激素 FSH)有关。因此妇女在停用口服避孕药后一个月内,发生双卵双胎的比率很高,而超过一个月后则无此比率。可能是在停止使用避孕药后第一个卵巢周期,垂体所分泌的性腺激素增加的结果。

(五)医源性因素

近年来由于临床应用促性腺激素(FSH、LH)、绒毛膜促性腺激素或克罗米芬来诱导排卵,多胎妊娠的几率有较大的提高。

二、双胎的类型

(一)双卵双胎

双卵双胎由两个受精卵分别发育而成,严格说双卵双胎并不是真正的双胎,而是两个成熟的卵子分别受精而成。实际上是两次受精同时完成。两个胎儿有各自的遗传基因,胎儿的性别、血型可以不同,有各自不同的胎盘,但常常融合在一起,形似一个胎盘,而胎盘的血流是完全独立的。

两个羊膜囊之间为四层,即两层羊膜两层绒毛膜。

(二)单卵双胎

单卵双胎由一个受精卵发育而成,分裂后的每个受精卵均可形成独立的胎儿。同胚性或单卵双胎也不是完全相同的,因一个受精卵分裂为两个时,其所获得的原浆并不相同。两个胎儿具有相同基因,因而同性别、同血型、同体质、同神经精神类型。单卵双胎由于分裂成独自胚胎的时间不同,可有下列四种类型。

(1)若分裂发生在桑葚期或内细胞群形成而囊胚之外层仍未变成绒毛膜前,即在受精后 72 h 之内分裂,此时将形成两个胚胎,两个羊膜囊即两个绒毛膜,这样就形成了双羊膜双绒毛膜之单卵双胎妊娠。分裂后两个独立的受精卵,着床时两者距离较远者可形成两个各自独立的胎盘,较近则两个胎盘融合形似一个胎盘,但有两个分开的绒毛膜和羊膜囊。这种类型的单卵双胎的发生率约为 18%～36%,常常被误认为双卵双胎。

(2)若分裂发生于第 4～8 d,即囊胚期,在内细胞群形成及绒毛膜已分化形成之后,但羊膜囊出现前,则可导致两个羊膜,形成单绒毛膜之单卵双胎妊娠,这种类型只有一个胎盘,有各自的羊膜囊。如果内细胞群分裂时不对称,有大有小,小的细胞群发育不好,在发育时由于与正常发育胚胎的卵黄静脉吻合,渐渐被包入其体内,成为包入性寄生胎。

(3)若分裂发生于羊膜已形成后即约受精后第 8 d,则可导致一个绒毛膜的单羊膜单卵双胎。单羊膜囊的单卵双胎极为罕见,大约 6 万次分娩中仅有 1 个。

(4)若分裂较晚,即在胚盘已形成之后或胚盘分裂不完全,则将导致各种不同程度、不同形式的联体双胎。

（三）单卵双胎与双卵双胎的鉴别

近代器官移植飞跃发展，由于单卵双胎具有完全相同的遗传基因，不产生移植排斥反应。双卵双胎与同胞兄弟姐妹相似，遗传基因不一定相同，皮肤或器官移植不一定达到目的。因此分娩时，根据性别、胎盘及胎膜初步鉴别单卵或双卵双胎，有很重要的临床价值。当然还应结合血清学检查和多形态学检查诊断。

三、病理生理变化及病理

尽管在多胎妊娠中血容量增加，但由于胎儿的需铁量较大，母体贫血经常发生。呼吸的潮气量增加，多胎妊娠的妇女经常会感到"透不过气来"，这可能与体内孕酮增加有关。

子宫的明显胀大和邻近脏器及盆底的压力增加是多胎妊娠的特征。偶尔在多胎妊娠中由于异常高水平的绒毛膜促性腺激素而发生黄体囊肿甚至腹腔积液。由于胎盘较大，前置胎盘的发生较为常见。

母亲的心血管、呼吸、胃肠、肾及肌肉骨骼系统在多胎妊娠变化明显大于单胎妊娠。母亲贫血、泌尿系感染、先兆子痫—子痫、出血及子宫收缩乏力的发生率均增加。

（一）双胎输血综合征

这是由于两胎儿的血管间有吻合，发生于胚胎早期，可能是随机生长。这种血管间的交通可以是动脉—动脉、静脉—静脉或混合形式。动静脉吻合是最严重的情况，可引起双胎间的输血。在失代偿的情况下，尽管遗传是相同的，但在大小和外表上可以有所不同。受血方是多血、水肿和高血压，甚至是腹腔积液和胆红素脑病，心、肝、肾肿大，胎儿多尿而羊水过多。出生后尽管外观红润、健壮，但血容量过多使其在 24 h 内死于心力衰竭。供血儿是小的、贫血和脱水的（生长迟缓、营养不良和低血容量），常常是羊水过少。由于慢性失血给另一胎儿而出现贫血，可以导致水肿和心力衰竭。

（二）胎盘血管异常

帆状血管附着在双胎妊娠中占 7%，是单胎的 7 倍。单脐动脉的发生率在单卵双胎比单胎高 4～5 倍并且与其他的先天畸形有同样的关系（约占 17%）。

（三）胎儿异常

在妊娠 12 周以前早期精确的 B 超检查表明多胎妊娠的发生率是 3.29%～5.39%。然而，这种情况的 20% 以上有一个胎儿或多个胎儿的自然消失，但对于留下的胎儿来说，预后是好的，这种情况叫做"不觉察双胎"。多胎妊娠中严重的先天畸形发生率是单胎妊娠的 3 倍以上。在双胎妊娠中，中枢神经系统、肌肉骨骼系统、眼、呼吸系统、心血管系统和消化系统的畸形较多，而泌尿生殖系统和皮肤的畸形较单胎要少。

联体双胎：是一个受精卵在 8～14 d 时的分离不全所致。根据结合点联体双胎做如下分类：臀部联体（联体发生在骶骨，是最常见的联体双胎）、胸部联体（联在胸部）、颅部联体（在头部）和脐部联体（在腹壁）。联体双胎通常是女性。多数经手术可以分离存活。纸样胎儿（胎儿受压）：是一个小的、枯萎的、木乃伊化的胎儿，常在正常发育的新生儿分娩中见到。这是由于双胎中的一个胎儿死亡、羊水损失或重吸收并被另一个存活儿压迫所致。

四、临床表现

在多胎妊娠中，妊娠期所有的常见不适将更加严重，比如早期的骨盆受压、恶心、呕吐、背痛、静脉曲张、便秘、痔疮,腹胀和呼吸困难都比单胎妊娠要重。

多胎妊娠的妇女发生贫血、妊娠期高血压疾病、子痫、低置胎盘的几率要高于单胎妊娠的妇女,与之有关的临床表现都可发生。

五、诊断

近年来 B 超检查的发展,使双胎的确诊率大大提高并可早期诊断。

(一)病史

家族中有多胎的历史,是否使用过促排卵药等都很重要。

(二)体征

(1)宫底高度比预期妊娠月份的宫底高(>4 cm)。

(2)不能用肥胖和水肿解释的母体体重过度增加。

(3)腹壁轮廓或者触诊提示多于一个胎儿。

(4)触诊可及多个小的胎体突出。

(5)同时记录到两个不同的胎心,每个都与母体的心率不同,每个胎心之间相差 8 次/分钟(通常加压或移动胎儿后胎心可加速)。

(6)娩出一个胎儿后宫底部仍可触诊一个或多个胎儿。

(三)B 超检查

B 超检查可在妊娠早期发现有两个或更多的妊娠囊。妊娠晚期 B 超检查可确定胎先露。多胎妊娠胎儿的生长速度较单胎妊娠慢,且多胎妊娠的每一个胎儿的生长速度亦不一样,B 超检查可通过测胎儿的双顶径来发现这种不一致。随着彩色多普勒的发展 B 超检查可及时发现异常的动静脉吻合(双胎输血综合征)。

(四)其他实验室检查

测定血中及尿中绒毛膜促性腺激素浓度,较单胎妊娠为高。用放射免疫法测定母体血浆中的胎盘泌乳素浓度平均也比单胎妊娠要高。其他比单胎妊娠要高的生化指标:甲胎蛋白、雌激素、碱性磷酸酶、催产素酶、雌三醇及孕二醇。

其他实验室检查如血细胞比容、血红蛋白、红细胞计数等,在双胎妊娠中均减少,但血容量却增加,孕妇常表现为贫血。但上述生化指标不能单独来诊断双胎,必须配合其他检查才可确诊。

六、鉴别诊断

(一)单胎妊娠

预产期不准确可造成错误的印象,胎儿可比预期的要大,但只有一个胎儿,听诊只听到一个胎心。

(二)羊水过多

单胎或多胎都可能有羊水过多,B 超检查可确定胎儿的数目及羊水的指数。

(三)葡萄胎

尽管早期容易与多胎妊娠混淆,但这种并发症在妊娠早期诊断应考虑到。

(四)子宫肌瘤合并妊娠

当子宫肌瘤的数目较多时应进行鉴别。B 超检查有助于诊断。

七、多胎妊娠妊娠期并发症及治疗

(一)贫血

由于多胎从母体中摄取更多的热量、蛋白、铁、钙、叶酸和多种维生素等,所以多胎妊娠易发生缺铁性贫血。孕32周后,胎儿生长快,摄取营养多,此时更易发生贫血。约有40%的双胎孕妇发生明显的贫血。治疗贫血以饮食为主,药物治疗为辅。

(二)流产

由于多胎妊娠胎盘血流异常,常导致胎儿间的供血不足或超常,使之死亡流产。双胎妊娠的流产率是单胎妊娠的2～3倍。早期双胎妊娠之一死亡流产,对另一存活的胎儿的预后影响不大。晚期流产常引起多胎妊娠全部流产。治疗上可用宫缩抑制剂,但有明确的感染应及时终止妊娠。

(三)妊娠高血压综合征

双胎妊娠的妊高征的发生率是单胎妊娠的4倍,约有38%双胎妊娠合并妊高征,>40%的三胎妊娠合并妊高征,60%的四胎妊娠合并妊高征。做好产前检查非常重要,密切注意血压、水肿情况及体重的改变,一旦出现症状及时治疗。治疗原则除常规解痉、降压、利尿外应注意血容量的改变及抗凝治疗。

(四)宫内发育迟缓

发生率均高于单胎,尤其是出现双胎输血综合征的时候,出现不协调的宫内发育迟缓。

(五)羊水过多

多胎妊娠羊水过多占12%以上,由于羊水过多导致母体腹部扩张严重,引起疼痛不适,甚至呼吸困难,治疗上需除外畸形,可反复抽取羊水,每次抽多少目前尚未统一。

(六)胎儿宫内死亡

发生率单卵双胎是双卵双胎的3倍,可能是由于双胎输血综合征。多胎妊娠之一胎死宫内,在早期对另一胎儿影响不大,但在晚期要密切监测母亲凝血功能的变化。

(七)胎儿畸形

发生率明显高于单胎妊娠,一旦发现应及时终止妊娠。

(八)早产

双胎妊娠39%早产,三胎妊娠76%早产,四胎妊娠接近于100%早产。多胎妊娠早产的预防,主要以提前入院,安静休息为主。可适当用宫缩抑制剂。

(九)前置胎盘

发生率是单胎妊娠的4倍以上,易造成产前、产时、产后的大出血。一旦B超检查确诊应及时住院观察,卧床休息,临产或手术时及时备血,应警惕胎盘植入的可能,做好手术切除子宫的准备。

八、治疗

(一)分娩方式的选择

双胎妊娠如果胎位正常可选择阴道分娩,原则上从母儿的安全考虑。多年来产科工作者对双胎妊娠的分娩方式一直有所争议。一般认为头/头位除外并发症,最适宜采用阴道分娩。对于其他胎产式的分娩方式是什么,争议颇多。一般认为,以剖宫产为主。

(二)双胎妊娠阴道分娩的处理须注意以下几点

(1)备血:临产常规备血。

(2)开通静脉通路:分娩前做好静脉通路,输液输血,抢救用药,必要时静脉切开。

(3)备好氧气。

(4)胎心监护及 B 超检查:临产后定时做好胎心监护,当第一个胎儿娩出时,观看第二个胎儿的胎产式和胎方位。同时还可以了解胎盘情况及脐带情况。

(5)当第一个胎儿娩出时,助手应在产妇腹部用手将第二个胎儿头或臀顺至骨盆入口,加以固定,此时手部不应离开腹部,经 1~2 次宫缩后,到胎先露与骨盆入口衔接为止。

(6)两胎产时相接时间一般不超过 30 min,第一个胎儿娩出时,即刻将脐带夹闭,以防治第二个胎儿出血,第二个胎儿先露已入盆,半小时无进展,应于人工破膜,静脉滴注催产素,以激发宫缩,一般能结束分娩。

(7)产时外倒转:第一个胎儿娩出后,将第二个胎儿行外倒转,使成为头位娩出。目前在 B 超检查的引导下,是比较安全的,但应注意以下几点:①如有条件应在硬膜外麻醉下进行;②行外倒转的胎儿应与已娩出的胎儿大小适宜,若胎儿较大,为避免头盆不称应避免外倒转;操作应在胎心监护下及 B 超检查下进行;④成功后应及时固定胎儿;⑤不成功应及时行臀牵引或剖宫术。

(8)内倒转:在双胎妊娠中头/头、头/横、臀/头、臀/横位时,若有以下情况应行内倒转:①胎盘剥离;②脐带脱垂;③胎儿宫内窘迫;④第二个胎儿下降缓慢,超过 30 min;⑤产时母亲并发症要立即结束分娩。以上操作失败,应立即行剖宫术。

(三)选择性杀胎治疗多胎妊娠

近年来因生殖医学的进展,对不孕症采用促排卵药、体外授精或输卵管内配子移植,使多胎妊娠发生率升高。从而使之并发症多,胎儿不易存活,为保证胎儿发育质量,目前提倡行选择性地终止妊娠。选择性杀胎治疗的方法有:①经阴道负压吸引法;②羊膜腔穿刺法;③胎心注药疗法:常用药为 KCl 及利多卡因;④胎体注气法。

以上方法皆是通过羊膜腔进行的,要注意无菌操作及预防感染等。

(四)多胎妊娠的剖宫产

三胎妊娠及更多的胎儿妊娠应行剖宫术,但是双胎妊娠剖宫术颇有争议。不过目前剖宫术技术提高了,麻醉技术亦提高,双胎妊娠在许多学者认为应首选剖宫术,尤其是存在以下情况时:①双胎妊娠第一个胎儿为横位;②联体双胎妊娠;③阴道不能处理的双胎头交锁或双头碰撞;④不能矫正的宫缩乏力;⑤单羊膜囊双胎脐带缠绕;⑥双胎之一娩出后,第二个胎儿经处理不能阴道分娩且可存活;⑦因早破水或其他原因所致的未成熟儿;⑧所有单胎妊娠的剖宫术指征均适应于双胎妊娠。

(五)多胎妊娠产后的治疗

以产后出血为主。

1.子宫出血的处理

因子宫腔大,肌壁薄,肌纤维过度伸延,弹力下降,所以产后出血的发生率很高,应及时处理。

(1)宫缩剂的应用:以催产素及麦角新碱为主。

(2)子宫按摩:经腹壁子宫按摩,反射性地使其收缩。

(3)手术:①宫腔填塞:用已消毒好的纱布(常用碘仿纱条)自两侧宫角向下填塞,24～48 h后取出;②动脉栓塞:可选择性地行双侧子宫动脉或髂内动脉栓塞,若条件允许还可行超选择动脉栓塞,以栓塞出血的单个动脉;③子宫切除术:分为子宫全切术及子宫次全切除术,用于子宫大出血,经多种方法仍无法控制,为保证孕妇的安全所采取的不得已措施。

2.胎盘的处理

胎盘的检查很重要,必要时行病理检查。

(六)多胎妊娠产褥期的处理

应广泛提倡母乳喂养,为实现这一目标,多胎妊娠的产后处理尤为重要。应注意以下三点:①积极治疗贫血;②注意休息及锻炼;③加强营养。

第十九节　胎儿生长受限

胎儿生长受限(fetal growth restriction,FGR)是指孕 37 周后,胎儿出生体重小于 2 500 g,或低于同孕龄平均体重的两个标准差,或低于同孕龄正常体重的第 10 百分位数。我国的发病率平均为 6.39%,是围生期主要并发症之一。

FGR 围生儿病死率为正常儿的 4～6 倍,不仅影响胎儿的发育,也影响儿童期及青春期的体能与智能发育。

一、病因

FGR 的病因多而复杂,有些尚不明确。

(一)孕妇因素

孕妇因素最常见,占 50%～60%。

1.遗传因素

胎儿遗传性疾病,21、18 或 13 三体综合征,特纳综合征(45,XO),三倍体畸形等。

2.营养因素

孕妇偏食、妊娠剧吐、摄入蛋白质及维生素不足,出生体重与母体血糖水平呈正相关。

3.妊娠病理

妊娠病理如多胎妊娠、前置胎盘、胎盘早剥、过期妊娠、妊娠期肝内胆汁淤积症等。

4.妊娠并发症

妊娠并发症如心脏病、慢性高血压、肾炎、贫血等,使胎盘血流量减少,灌注下降导致 FGR。

5.其他

孕妇年龄、地区、体重、身高、吸烟、吸毒、酗酒等,缺乏微量元素锌,宫内感染等。

(二)胎儿因素

胎儿本身发育缺陷、胎儿代谢功能紊乱、各种生长因子缺乏、胎儿宫内感染、接触放射线等。

(三)胎盘、脐带因素

胎盘异常,脐带过长、过细,脐带扭转、打结等。

二、分类

(一)内因性均称型 FGR

内因性均称型 FGR 属于原发性宫内生长受限,抑制生长的因素在受孕时或在妊娠早期,致胎儿内部异常,或由遗传因素引起。

特点:体重、身长、头径均相称,但小于该孕龄正常值。外表无营养不良表现,器官分化或成熟度与孕龄相符,但各器官的细胞数均减少,脑重量轻;胎盘小、细胞数少。胎儿无缺氧表现。半数胎儿有先天畸形,预后不良。产后新生儿脑神经发育障碍,伴小儿智力障碍。

(二)外因性不均称型 FGR

外因性不均称型 FGR 属于继发性生长发育不良,孕早期胚胎发育正常,至孕晚期才受到有害因素的影响。如合并妊高征、高血压、糖尿病、过期妊娠,致使胎盘功能不全。

特点:新生儿发育不均称,身长、头径与孕龄相符而体重偏低。外表呈营养不良或过熟儿状态,各器官细胞数正常,但细胞体积缩小,以肝脏为显著。胎盘体积正常,常有梗死、钙化、胎膜黄染等。出生时新生儿常伴有低血糖。

(三)外因性均称型 FGR

外因性均称型 FGR 为上述两型之混合型,多由母儿双方的影响和缺乏叶酸、氨基酸、微量元素或有害药物的影响。致病因素虽是外因,但在整个妊娠期间均发生影响。

特点:身长、体重、头径相称,但均较小。外表有营养不良表现。各器官体积均缩小。胎盘小,体表正常。宫内缺氧不常见,存在代谢不良。60%病例脑细胞数减少。新生儿常有明显的生长与智力障碍。

三、诊断

(一)病史

有引起 FGR 的高危因素。有过先天畸形、FGR、死胎的不良分娩史,有吸烟、吸毒与酗酒等不良嗜好,有子宫增长较慢病史。确定胎龄必须准确。

(二)临床监测

测量宫高、腹围、体重,推测胎儿大小。宫高、腹围值连续 3 周均在第 10 百分位数以下者为筛选 FGR 指标,预测准确率达 85% 以上;求胎儿发育指数,胎儿发育指数＝宫高(cm)－3×(月份＋1),指数在－3 和＋3 之间为正常,小于－3 提示有 FGR 的可能;孕晚期孕妇每周增加体重 0.5 kg,若停滞或增长缓慢时可能为 FGR。

(三)辅助检查

(1)B 超测量:判断 FGR 较准确,常用指标有胎头双顶径(增长速度 3 周增加<4 mm,孕28 周<70 mm,孕 30 周<75 mm,孕 32 周<80 mm,可诊断为 FGR)、胎儿股骨长度、腹围、胸围、头围以及羊水量与胎盘成熟度;多数 FGR 出现羊水过少、胎盘老化的 B 超图像;超声多普勒孕晚期 S／D 值<3 为正常值,脐血 S／D 值升高时 FGR 的发生率明显升高;胎儿生物物理评分(BPS)可协助诊断。

（2）胎儿胎心电子监护。

（3）化验检查：尿 E_3 和 E/C 比值，血甲胎蛋白、胎盘生乳素、妊娠特异性 β_1 糖蛋白、碱性核糖核酸酶、微量元素 Zn、TORCH 感染的检测。

综上所述，初步诊断 FGR 后应在 1～2 周后复查，不可以一次测量数值确诊。

四、预防

建立健全三级围生期保健网，加强产前检查，定期测量宫高、腹围、体重，用妊娠图进行孕期监护，可疑 FGR 者做进一步检查，做到早诊断、早治疗。孕期加强卫生宣教，注意营养，减少疾病，避免接触有害毒物，禁烟酒，孕期需在医师指导下用药。注意 FGR 的诱发因素，积极防治妊娠合并症及并发症。在孕 16 周时行 B 超检测胎儿各种径线，以此作为胎儿生长发育的基线。若发现外因性不均称型 FGR，可在胎儿期进行治疗，效果较好，早诊断、早干预可以减少后遗症的发生。

五、治疗

治疗越早，效果越好。小于孕 32 周开始治疗效佳，孕 36 周后治疗效果差。

（一）继续妊娠指征

①胎儿尚未足月，宫内监护情况良好；③胎盘功能好转；④孕妇病情稳定。可以在密切监护下妊娠至足月，但不应超过预产期。

（二）终止妊娠指征

①治疗后 FGR 未见好转，每周 NST 反复呈无反应型，缩宫素激惹试验阴性，胎儿生物物理评分 4～6 分，如胎儿已成熟立即终止妊娠，如未成熟应积极促胎肺成熟后终止妊娠；②治疗中发现羊水量渐减少，胎儿停止生长 3 周以上，孕妇自觉胎动明显减少，表示胎儿宫内缺氧，无论胎儿成熟与否均应终止妊娠；③妊娠合并症、并发症治疗中病情加重，为母婴安全应尽快终止妊娠；④若胎儿未成熟，但有存活能力者，应在终止妊娠前 2 d 肌内注射地塞米松 5 mg 每日 3 次，或经腹羊膜腔内注射地塞米松 10 mg 以促胎儿肺成熟。

（三）分娩方式选择

（1）阴道产：经治疗胎儿在宫内正常发育，情况良好，胎盘功能正常，胎儿成熟，Bishop 宫颈成熟度评分＞7 分，无禁忌者可经阴道分娩；另一种为胎儿难以存活，无剖宫产指征时予以引产。

（2）剖宫产：FGR 的胎儿对缺氧耐受性差，储备功能不足。对胎儿窘迫、孕妇高危病情加剧、羊水过少、胎儿停止发育 3 周以上，均应行剖宫产结束分娩。

（四）孕期治疗

（1）一般治疗：均衡膳食，休息吸氧、左侧卧位改善子宫胎盘血液循环。

（2）补充营养物质：①口服多种氨基酸 1 片，每日 1～2 次；②英特利匹特静脉滴注 250～500 mL，3 d 1 次连用 1～2 周；③10％葡萄糖液 500 mL 加维生素 C 或能量合剂，每日 1 次，连用 10 d；④叶酸 5～10 mg，每日 3 次，连用 15～30 d，适量补充维生素 E、B 族维生素、氨基酸螯合钙胶囊（乐力）、硫酸亚铁、葡萄糖酸锌等；⑤疏通微循环：低分子右旋糖酐 500 mL 加复方丹参注射液 4 mL 静脉滴注。阿司匹林 50 mg/d 口服，从孕 28～30 周开始，持续 6～8 周。

第二十节 妊娠期高血压疾病

妊娠期高血压疾病(hypertensive disorders in pregnancy,HIP)是妊娠期特有的疾病,发病率我国 9.4%~10.4%,国外 2%~12%。本病强调生育年龄妇女发生高血压、蛋白尿等症状与妊娠之间的因果关系。多数病例在妊娠期出现一过性高血压、蛋白尿等症状,在分娩后即随之消失。该病严重影响母婴健康,是孕产妇及围生儿发病及病死的主要原因。

一、高危因素与病因

(一)高危因素

根据流行病学调查,发现如下高危因素:初产妇、孕妇年龄<18 岁或>40 岁、多胎妊娠、妊娠期高血压病史及家族史、慢性高血压、慢性肾炎、抗磷脂综合征、糖尿病、血管紧张素基因 T235 阳性、营养不良、低社会经济状况,均与妊娠期高血压疾病密切相关。

(二)病因

1.异常滋养层细胞侵入子宫肌层

研究认为子痫前期患者胎盘有不完整的滋养叶细胞侵入子宫动脉,蜕膜血管与滋养母细胞共存,子宫螺旋小动脉发生广泛改变,包括血管内皮损伤、组成血管壁的原生质不足、肌内膜细胞增生及脂类首先在肌内膜细胞其次在巨噬细胞中聚集,最终发展为动脉粥样硬化。动脉粥样硬化导致动脉瘤性扩张,使螺旋动脉不能适应常规功能,同时动脉粥样硬化导致螺旋动脉狭窄、闭锁,引起胎盘流量灌注不足,引发妊娠期高血压疾病一系列症状。

2.免疫机制

妊娠被认为是成功的自然同种异体移植,其成功有赖于胎儿母体间免疫平衡。胎儿在妊娠期内不受排斥是因为胎盘的免疫屏障作用、母体内免疫抑制细胞及免疫抑制物的作用。研究发现子痫前期呈间接免疫,镜下确定胎盘母体面急性排斥反应,针对胎盘抗原形成的封闭抗体下降,使胎盘局部免疫反应与滋养细胞表达 TCX 抗原形成的保护性减弱。子痫前期孕妇组织相容性抗原 HLA-DR$_4$ 明显高于正常孕妇。HLA - DR$_4$ 在妊娠期高血压疾病中的作用可能为:①直接作为免疫基因,通过免疫基因产物如抗原影响巨噬细胞呈递抗原;②与疾病致病基因连锁不平衡;③使母胎间抗原呈递及识别功能降低,导致封闭抗体产生不足最终导致妊娠期高血压疾病的发生。

3.血管内皮细胞受损

炎性介质如肿瘤坏死因子、白细胞介素-6、极低密度脂蛋白等可能促成氧化应激,导致类脂过氧化物持续形成,产生大量毒性因子,引起血管内皮损伤,干扰前列腺素平衡。生化指标可见到纤维连结素、Ⅷ因子有丝分裂原、内皮素、血栓素 B$_2$(TXB$_2$)和 β-血栓素增加,一氧化氮(NO)、PGI 和抗凝血酶减少。研究认为这些毒性因子可能来源于胎盘及蜕膜。因此胎盘血管内皮损伤可能先于全身其他脏器。

4.遗传因素

妊娠期高血压疾病存在家庭遗传倾向,研究发现血管紧张素原基因 M235T 变异的妇女妊娠期高血压疾病发生率较高。遗传性血栓形成可能发生子痫前期。单基因假设能够解释子痫前期的发生,但多基因遗传也不能排除。

5.营养缺乏

已发现多种营养如低清蛋白血症,钙、镁、锌等缺乏与子痫前期的发生发展有关。对高危因素的孕妇自孕 20 周起每日补钙 2 g 可以减低妊娠期高血压疾病的发生,自孕 16 周开始每日补充维生素 E 400 U 和维生素 C 100 mg 可使妊娠期高血压疾病的发生率下降 18%。

6.胰岛素抵抗

近年研究发现妊娠期高血压疾病患者存在胰岛素抵抗,高胰岛素血症可导致 NO 合成下降及脂质代谢紊乱,影响前列腺素 E_2 的合成,增加外周血管阻力,升高血压。因此胰岛素抵抗与妊娠期高血压疾病有关,但仍需进一步研究。

二、病理生理变化及对母儿影响

本病的基本病理变化为全身小血管痉挛,全身各系统各脏器灌注减少,对母儿造成危害,甚至导致母儿死亡。

(一)脑

血管痉挛,缺血,水肿,栓塞,出血。局部出血导致昏迷、视力下降。大范围脑水肿可致中枢神经系统症状感觉迟钝、混乱、脑疝形成等。研究认为子痫与脑血管自身调节功能丧失有关。

(二)肾脏

肾小球扩张,内皮细胞肿胀,纤维素沉积于内皮细胞。血浆蛋白自肾小球漏出形成蛋白尿,蛋白尿的多少标志着妊娠期高血压疾病的严重程度。肾功能严重损害可导致少尿及肾衰竭;病情严重时可有肾脏实质损害,若伴有肾皮质坏死,肾功能将无法逆转。

(三)肝脏

子痫前期可出现肝功能异常,各种转氨酶升高,碱性磷酸酶升高。肝脏的特征性损害为肝门静脉出血、肝细胞出血坏死、肝被膜下出血,亦可发生肝破裂危及母儿生命。

(四)心血管

血管痉挛,血压升高,外周阻力增加,心肌收缩力和射血阻力增加,心排出量明显减少,心血管系统处于低排高阻状态,心室功能处于高动力状态,加之血管通透性增强,血液进入细胞间质,心肌缺血,点状出血或坏死,肺水肿,严重时导致心力衰竭。

(五)血液

1.容量

由于全身小血管痉挛,血管壁渗透性增加,血液浓缩,大部分患者血容量在妊娠晚期不能像正常孕妇增加达到 5 000 mL,血细胞比容上升。当血细胞比容下降时,多合并贫血或溶血。

2.凝血

妊娠期高血压疾病患者伴有一定量的凝血因子缺乏或变异所致的高凝状态,特别是重症患者可发生微血管病性溶血。子痫前期或子痫出现微血管病性溶血,可伴有红细胞破坏的表现,即碎片状溶血。

(六)内分泌及代谢

由于血浆孕激素转换酶增加,妊娠晚期盐皮质激素增加可导致钠潴留,以蛋白尿为特征的上皮受损降低血浆胶体渗透压,患者细胞外液可超过正常妊娠,但水肿与妊娠期高血压疾病的严重程度及预后关系不大。

(七)子宫胎盘血流灌注

血管痉挛导致胎盘灌注下降,底蜕膜血管动脉粥样硬化,胎盘绒毛变性、出血、梗死,胎盘早剥。

三、诊断

根据病史、临床表现、体检及辅助检查能做出诊断,同时应注意有无并发症及凝血功能障碍。

(一)病史

详细询问患者孕前及妊娠 20 周前,有无高血压、蛋白尿和(或)水肿及抽搐等征象;既往病史中有无原发性高血压、慢性肾炎及糖尿病等;有无家族史。此次妊娠过程出现异常情况的时间及经过变化。

(二)高血压

持续血压升高至收缩压>18.7 kPa(140 mmHg)和(或)舒张压>12.0 kPa(90 mmHg)。舒张压不随患者情绪变化而变化是妊娠期高血压疾病诊断和评估预后的重要指标。间隔 4 h 或 4 h 以上两次测量舒张压>12.0 kPa(90 mmHg)才可做出诊断。

(三)蛋白尿

尿蛋白的定义是在 24 h 内尿液中的蛋白含量>300 mg 或在至少 6 h 的 2 次随机尿液检查中尿蛋白浓度为 0.1 g/L(定性+),其准确率达 92%。应留取 24 h 尿做定量检查,也可取中段尿测定,避免阴道分泌物或羊水污染。

(四)水肿

体重异常增加是多数患者的首发症状,体重 1 周内增加>0.9 kg 是子痫前期的信号。水肿特点:踝—小腿—大腿—外阴—腹部。水肿局限于膝以下为"+",延及大腿为"++",延及外阴及腹壁为"+++",全身水肿或伴有腹腔积液为"++++"。

(五)辅助检查

1.血液检查

全血细胞计数、Hb、HCT、血黏度、凝血功能。

2.肝肾功能测定

肝细胞功能受损可致 ALT、AST 升高。患者可出现清蛋白缺乏为主的低蛋白血症,白/球蛋白比值倒置。肾功能受损时,血清 BUN、Cr、尿酸升高,Cr 升高与病情严重程度相平行。尿酸在慢性高血压患者中升高不明显,可用于鉴别。重度子痫前期与子痫应测定电解质与 CO_2 结合力,以早期发现酸中毒并纠正。

3.尿液检查

尿比重>1.020 说明尿液浓缩,尿蛋白(+)相当于≥300 mg/24 h;尿蛋白(+++)相当于≥5 g/24 h。

4.眼底

视网膜小动脉的痉挛程度反映全身小血管痉挛的程度,可反映本病的严重程度。眼底的主要改变为视网膜小动脉痉挛,动脉、静脉管径之比可由正常的 2∶3 变为 1∶2 甚至 1∶4。严重时可出现视网膜水肿、视网膜剥离,或有棉絮状渗出物及出血,患者可出现视物模糊或突然失明,但产后多可逐渐恢复。

5.其他

心电图、超声心动图、胎盘功能、胎儿成熟度检查、脑血流图检查等。

四、鉴别诊断

子痫前期应与妊娠合并原发性高血压或慢性肾炎等相鉴别,子痫应与癫痫、脑出血、癔症、糖尿病所致的酮症酸中毒或高渗性昏迷、低血糖昏迷等相鉴别。

五、预测

预测方法很多,均在妊娠中期进行,预测为阳性者应密切随诊。

(一)平均动脉压测定

MAP=(收缩压+舒张压×2)/3。当 MAP>11.3 kPa(85 mmHg)表示有发生子痫前期的倾向。当 MAP>18.7 kPa(140 mmHg)时,易发生脑血管意外,导致孕妇昏迷或死亡。

(二)翻身试验(ROT)

孕妇左侧卧位测血压直至血压稳定后,翻身仰卧 5 min 再测血压,若仰卧位舒张压较左侧卧位>2.7 kPa(20 mmHg),提示有发生子痫前期倾向。

(三)血液流变学试验

当 HCT≥0.35,全血黏度>3.6,血浆黏度>1.6 时,提示有发生子痫前期倾向(低血容量及血液黏度高是发生妊娠期高血压疾病的基础)。

(四)尿 Ca 测定

尿 Ca/Cr 比值的降低早于妊娠期高血压疾病的发生,若≤0.04 有预测子痫前期的价值。妊娠期高血压疾病患者尿钙排泄量明显降低。

六、预防

由于妊娠期高血压疾病的病因不明,若能做好以下预防措施,对预防妊娠期高血压疾病有重要的作用。

(1)建立健全三级妇幼保健网,开展围妊娠期及围生期保健工作。

(2)加强健康教育,使孕妇掌握孕期卫生的基础知识,自觉产检。

(3)指导孕妇合理饮食与休息:进食富含蛋白质、维生素、铁、钙、镁、硒、锌等微量元素的食物及新鲜蔬果,减少动物脂肪及过量盐的摄入,但不限制盐和液体的摄入。保持足够的休息和愉快心情,坚持左侧卧位增加胎盘绒毛的血供。

(4)补钙预防妊娠期高血压疾病。每日补钙 1~2 g 可有效降低妊娠期高血压疾病的发生。

七、并发症

重度子痫前期,可能发生胎盘早剥、心力衰竭、肺水肿、凝血功能障碍、脑出血、急性肾衰竭、溶血、肝酶水平增高、低血小板计数综合征(HELLP综合征)、产后出血及产后血循环衰竭等并发症。这些并发症都可导致患者死亡。此外,由于子宫小动脉痉挛,可引起胎盘供血不足,胎盘功能减退,可致胎儿窘迫、胎儿发育迟缓、死胎、死产或新生儿死亡。

八、治疗

妊娠期高血压疾病治疗目的和原则是争取母体可完全恢复健康,胎儿生后可存活,以对母儿影响最小的方式终止妊娠。

(一)妊娠期高血压

可住院也可在家治疗。

1.休息

适当减轻工作,注意休息,保证充分的睡眠,休息每日不少于 10 h。左侧卧位:左侧卧位可减轻右旋子宫对腹主动脉和下腔静脉的压力,增加回心血量,改善肾血流量增加尿量,并有利于维持正常的子宫胎盘血液循环。近年来报道右侧卧位也有相似作用。

2.镇静

对于精神紧张、焦虑或者睡眠欠佳的患者可给予镇静药。地西泮 2.5～5 mg/d,口服。

3.密切监护母儿状态

应注意是否有头痛、视力改变、上腹部不适等症状。每日测体重、血压,每 2 d 复查尿蛋白。定期监测血液、胎儿发育和胎盘功能。

4.间断吸氧

间断吸氧可增加血氧含量,改善主要脏器和胎盘血供。

5.饮食

应注意摄入足够蛋白质、维生素,补足铁、钙、碘和必要的微量元素。食盐不必严格限制,以防低钠血症,以致产后血液循环衰竭。因为长期低盐饮食可影响食欲,减少蛋白质的摄入,对母儿均不利。全身水肿应限制食盐。

(二)子痫前期

应住院治疗,防止子痫及并发症发生。治疗原则为休息、镇静、解痉、降压、合理扩容及必要时利尿、密切监测母胎状态、适时终止妊娠。

1.休息

同妊娠期高血压。

2.镇静

(1)地西泮(安定):具有较强的镇静、抗惊厥、肌肉松弛作用。2.5～5 mg/d 口服或 10 mg 肌内注射或者缓慢静推。必要时间隔 15 min 重复给药。

(2)冬眠药物:可广泛抑制神经系统,有助于解痉降压、控制子痫抽搐。冬眠Ⅰ号合剂(氯丙嗪、异丙嗪各 50 mg,哌替啶 100 mg)1/3～1/2 量肌内注射或静脉注射,也可做静脉滴注。

3.解痉药物

首选药物是硫酸镁。①作用机制:Mg^{2+} 抑制运动神经末梢释放乙酰胆碱,阻断神经肌肉接头间的信号传导,使骨骼肌松弛;Mg^{2+} 刺激血管内皮细胞合成前列环素,抑制内皮素合成,降低机体对血管紧张素Ⅱ的反应,从而缓解血管痉挛状态;Mg^{2+} 使平滑肌细胞内钙离子水平下降,从而解除血管痉挛、减少血管内皮损伤;Mg^{2+} 可提高孕妇和胎儿血红蛋白的亲和力,改善氧代谢。②用药目的(指征):控制子痫抽搐及防止再抽搐;预防重度子痫前期发展成为子痫;子痫前期临产前用药预防抽搐。③用药方案:硫酸镁可采用肌内注射或静脉给药。静脉给药:首次负荷剂量:25%硫酸镁 20 mL 加入 10%葡萄糖 20 mL,静脉推注(5～10 min 缓慢)。继之,25%硫酸镁 60 mL 加入 5%葡萄糖 500 mL,静脉滴注,1～2 g/h。根据血压情况,决定是否加用肌内注射,25%硫酸镁 20 mL 加 2%利多卡因 2 mL,臀肌深部注射,每日 1～2 次,每日总量为 25～30g,用药过程中可监测血清镁离子浓度。④毒性反应:正常孕妇血清镁离子浓度为0.75～1.0 mmol/L,治疗有效血镁浓度2～3.5 mmol/L;若>5.0 mmol/L 即可发生镁中毒。硫酸镁过量会使呼吸肌及心肌收缩功能受到抑制危及生命,中毒现象首先为膝反射减弱或消失,继之出现全身肌张力减退使呼吸抑制,严重者心肌可突然停止。⑤注意事项:用药前及用药过程中均应注意以下事项:定时检查膝反射,膝反射必须存在;呼吸不少于16/min;尿量不少于600 mL/24h,不少于25 mL/h,尿少提示排泄功能受抑制,镁离子易蓄积而发生中毒。治疗时须备钙剂作为解毒药,当出现镁中毒时,立即静脉注射10%葡萄糖酸钙10 mL。肾功不全时应减量或停用;有条件时监测血镁浓度;产后24～48 h 停药。

4.降压药物

降压的目的是为了改变围生期结局和延长孕周。对于血压>21.3/14.7 kPa(160/110 mmHg)或舒张压>14.7 kPa(110 mmHg)或平均动脉压>18.7 kPa(140 mmHg)者。降压药物选择的原则:对胎儿无不良反应,不影响心每搏量、肾血流量、子宫胎盘灌注量,不致血压急剧下降或下降过低为宜。理想降压至收缩压18.7～20.0 kPa(140～150 mmHg),舒张压12.0～14.0 kPa(90～105 mmHg)。

(1)肼屈嗪(肼苯达嗪):为周围血管扩张药,能扩张周围小动脉,使外周阻力降低,从而降低血压,并能增加心搏出量,肾血流量及子宫胎盘血流量。降压作用快,舒张压下降效果显著。副反应为头痛、皮肤潮红、心率加快、恶心等。常用剂量为10～20 mg,每日2～3次,口服;5～10 mg加入5%葡萄糖液中,缓慢静脉注射,继之以10～20 mg加入5%葡萄糖液250 mL中静脉滴注。

(2)拉贝洛尔:是肾上腺素能α、β受体阻断药,对α、β受体均有抑制作用,并能直接作用于血管,降低血压,不影响子宫胎盘血流量,对孕妇及胎儿心率无影响。不良反应为头痛及颜面潮红,开始剂量100 mg,每日2～3次,必要时增加至200 mg,每日3～4次或100 mg加入5%葡萄糖液500 mL 中,静脉滴注,20～40滴/分,根据血压调整滴速,血压稳定后可改为口服。

(3)硝苯地平(心痛定):为钙离子拮抗药,抑制钙离子内流,能松弛血管平滑肌,扩张冠状动脉及全身周围小动脉,降低外周血管阻力,使血压下降,剂量为10 mg,每日3次,总量在每24 h 内60 mg 以内,不主张舌下含化。

(4)尼莫地平:为很强的亲脂性钙拮抗药,有持久明显的脑血管扩张作用。每次40 mg,每日3次,24 h 最大用量为240 mg。

(5)甲基多巴:中枢性降压药,兴奋血管运动中枢的α受体,从而抑制外周交感神经,使血压下降。

(6)硝普钠:为强有力的速效血管扩张药,扩张周围血管使血压下降,由于药物能迅速透过胎盘进入胎儿体内,并保持较高的浓度,其代谢产物(氰化物)对胎儿有毒性作用,分娩期或血压过高时,其他药物效果不佳时,方可考虑使用。

(7)肾素血管紧张素类药物:可导致胎儿生长受限、胎儿畸形、新生儿呼吸窘迫综合征,妊娠期禁用。

5.扩容

一般不主张应用扩容药,仅用于严重的低蛋白血症、贫血,可选用人血清蛋白、血浆、全血等。

6.利尿

利尿一般不主张应用,仅用于全身性水肿、急性心力衰竭、肺水肿、血容量过多且伴有潜在性肺水肿者。常用利尿剂有呋塞米、甘露醇。

7.适时终止妊娠

适时终止妊娠是治疗妊娠期高血压疾病极为重要的措施之一。

终止妊娠的指征:①子痫前期患者经积极治疗 24～48 h 仍无明显好转者;②子痫前期患者孕周已超过 34 周;③子痫前期患者孕周不足 34 周,胎盘功能减退,胎儿已成熟者;④子痫前期患者,孕周不足 34 周,胎盘功能减退,胎儿尚未成熟者,可用地塞米松促胎肺成熟后终止妊娠;⑤子痫控制后 2 h 可考虑终止妊娠。

终止妊娠的方式:①引产:适用于病情控制后,宫颈条件成熟者。破膜、缩宫素引产。第 1 产程保持产妇安静和充分休息;第 2 产程侧切、胎头吸引、产钳助产缩短产程;第 3 产程应预防产后出血。产程中应加强监测,一旦病情加重,立即以剖宫产结束分娩。②剖宫产:适用于有产科指征者,宫颈条件不成熟、短期不能经阴道分娩、引产失败、胎盘功能明显减退、或已有胎儿窘迫征象者。

延长妊娠的指征:①孕龄<32 周,治疗好转,无胎儿情况恶化;②孕龄 32～34 周,24 h 尿蛋白定量<5 g,胎儿指标良好,重度子痫前期治疗后血压下降,无症状。产后子痫多发生于产后 24 h 至 10 d 内,故产后不应放松子痫的预防。

(三)子痫处理

子痫为重度妊娠期高血压疾病最严重阶段,一旦发生抽搐,母儿病死率均明显增高。

子痫处理原则如下。

(1)控制抽搐:①25%硫酸镁 20 mL 加于 25%葡萄糖液 20 mL 静脉推注(>5 min),继之以 2 g/h 静脉滴注,维持血药浓度,必要时,加用有效的镇静药物。②用 20%甘露醇 250 mL 快速静脉滴注降低颅内压。血压过高时给予降压药。

(2)纠正缺氧和酸中毒:间断面罩吸氧,根据 CO_2 结合力及尿素氮值给予适量的 4% $NaHCO_3$ 溶液纠正酸中毒。

(3)终止妊娠:抽搐控制后 2 h 可考虑终止妊娠。对于早发性高血压治疗效果较好者,可适当延长孕周,但需严密监护孕妇和胎儿。

第二十一节　妊娠合并贫血

妊娠合并贫血是妊娠期最常见的合并症。妊娠期间的血容量与非孕期相比约增加 50%,达 1 500 mL 左右,但血浆的增加较红细胞多且出现的时间早,前者约增加 1 000 mL,后者仅 500 mL 左右,故在妊娠晚期容易出现血液稀释。在工业化国家妊娠期缺铁的发生率约为 20%,东南亚国家妇女妊娠期缺铁的发生率高达 50%,叶酸缺乏的发生率为 30%～50%。由于全身血液循环中的红细胞数的测定比较复杂,故更多以血液循环中血红蛋白的浓度作为诊断标准。我国将血红蛋白浓度是否低于 100 g/L 作为判断生理性贫血和病理性贫血的标准。除此之外,红细胞数量、红细胞比容也是判断贫血的病因、类型、程度以及疗效的重要依据。妊娠合并贫血以缺铁性贫血最为常见,其次是巨幼红细胞性贫血和再生障碍性贫血。

一、缺铁性贫血

孕期从食物中摄取铁的量不足或吸收不良,均可导致缺铁性贫血,约占妊娠合并贫血的95％,与妇女所在地区的经济发展状况密切相关,在发展中国家其发病率可达50％以上。严重贫血者孕产妇及围生儿的病死率明显升高,因此,妊娠期特别是妊娠后期的补铁十分重要。

妇女因月经血的丢失以及摄入铁的相对不足,多数在非孕期即已存在储备铁的缺乏。妊娠后妇女对铁的需要量较孕前有很大增加,整个孕期约需铁800 mg。虽然妊娠期机体对铁的吸收率逐渐升高,至妊娠末期铁的吸收率更可高达40％,但每日从食物中摄取的铁量仍不能满足妊娠的需求,若不注意及时补铁加以纠正,则很容易耗尽储备铁而出现贫血。

(一)贫血对妊娠的影响

1.对孕妇的影响

轻度贫血不会对孕妇造成太大影响,但当贫血严重,特别是血红蛋白<60 g/L时,可因心肌缺氧而导致贫血性心脏病的发病率增加。贫血还可导致妊娠期高血压使妊娠高血压综合征性心脏病增加。另外,孕妇严重贫血时对分娩和手术的耐受力大大下降,易发生失血性休克。抵抗力下降还可导致产褥感染。

2.对胎儿的影响

Liao QK等研究发现妊娠妇女体内铁储量下降时,胎盘微绒毛膜处的铁蛋白受体的表达会增加,并以此来维持母胎之间铁的动态平衡。因此,一般情况下,胎儿缺铁不会太严重,仅当孕妇在重度贫血时可能因胎盘供氧不足而导致胎儿窘迫、胎儿宫内发育迟缓以及早产、死胎等。Lewis RM等研究发现,缺铁小白鼠的胎盘绒毛总表面积和绒毛长度密度均有明显的减少,从而导致胎盘发育滞后、胎儿宫内发育迟缓。

(二)诊断要点

1.临床表现

(1)病史:既往已经存在贫血史;月经偏多或经期延长等病史;妊娠早期剧烈呕吐、胃肠功能不良等所致的营养缺乏史。

(2)症状:轻者症状不明显,严重者可出现全身无力、面色苍白、头晕、心悸、食欲缺乏等,甚至是贫血性心脏病、心力衰竭。

(3)体征:可以出现眼睑、甲床、皮肤黏膜苍白,皮肤毛发缺乏光泽、粗糙,长期贫血者可见反甲、指甲脆而易裂,部分患者还可出现口炎、舌炎等。

2.辅助检查

(1)外周血常规:血涂片呈典型的小细胞低色素改变,血红蛋白<100 g/L,红细胞<3.5×10^{12}/L,血细胞比容<0.30,网织红细胞可正常或稍低,白细胞、血小板一般正常。

(2)血清铁<6.265 μmol/L(35 μg/dL),总铁结合力>53.7 μmol/L(300 mg/dL),铁饱和度降低到10％以下。

(3)骨髓象:红细胞系统增生活跃,以中幼红细胞为主,晚幼红细胞量较少,体积小,胞浆少,铁颗粒少。粒细胞和巨核细胞系统多无异常。

3.鉴别诊断

主要与巨幼细胞性贫血和再生障碍性贫血相鉴别,一般根据病史、症状、体征和典型的血常规、骨髓象等鉴别并不困难,应警惕几种贫血同时存在的可能性。

(三)治疗

1.一般治疗

孕前以及孕期多进食含铁丰富的食物,如动物肝脏、豆类、蛋类等。积极纠正慢性失血性疾病,如寄生虫病等。补充富含维生素C、能促进铁吸收的药物和食物,纠正不良的饮食习惯。

2.药物治疗

(1)补充铁剂:硫酸亚铁0.3 g,每日3次口服,同时服用维生素C 0.1g或10%稀盐酸2 mL可更有效地促进铁的吸收;10%枸橼酸铁胺20 mL,每天3次口服,富马酸铁0.2 g,每日3次口服,右旋糖酐铁50 mg肌内注射,每日注射或隔日注射1次。

(2)输血:重度贫血的孕妇,足月接近分娩或需紧急终止妊娠时,需少量、多次输新鲜血,以免加重肝脏负担。伴随心功能不全者可以输浓缩红细胞代替新鲜血。

(3)产时及产后的处理:临产后应积极备血,建立静脉通道;密切监测产程,防止产程延长;宫口开全后可行产钳或胎头吸引器助产以缩短第二产程,胎肩娩出后即可静脉滴注缩宫素20 U,出血较多时,若血压不高可肌内注射麦角新碱0.2 mg;必要时输新鲜全血,产后需给予广谱抗生素预防感染。

二、巨幼红细胞性贫血

巨幼红细胞性贫血临床上较为少见,其在妊娠期的发病率为0.5%~2.6%,占全部贫血的7%~8%,多发生于经济情况较差的贫困地区,与叶酸或维生素B_{12}缺乏有关。当叶酸或维生素B_{12}缺乏时,DNA合成减少,红细胞核发育停滞,RNA与DNA比例失调,导致红细胞体积大而核仍处于幼稚状态,形成巨幼红细胞。妊娠期的叶酸及维生素B_{12}缺乏主要因摄入量减少或吸收不良造成。为了满足妊娠和胎儿生长发育的需要,孕期需要的叶酸量比非孕期约增加5倍以上,可导致叶酸及维生素B_{12}的摄入量相对不足,若伴随长期偏食、挑食以及有慢性胃炎、胃大部切除术后等异常情况,可加重叶酸和维生素B_{12}的缺乏。另外,遗传性内因子缺乏亦可导致巨幼红细胞性贫血。

(一)巨幼红细胞性贫血对孕妇及胎儿的影响

贫血严重时可导致贫血性心脏病以及妊娠高血压综合征,另外,也使产褥感染、胎盘早剥的发病率明显增高。叶酸缺乏主要影响胎儿神经系统的发育,可导致无脑儿、脊柱裂等畸形以及早产、胎儿宫内发育迟缓、死胎等。

(二)诊断要点

1.临床表现

(1)病史:可有偏食、胃肠功能不良,孕期因频繁呕吐、食欲下降等摄入不足和吸收不良史,以及家庭中有遗传性内因子缺乏患者等情况。

(2)症状:贫血程度重者常表现为乏力、头晕、心慌气短或伴腹泻、舌炎、表情淡漠等,维生素B_{12}缺乏还可有周围神经炎的症状,如肢端感觉减退、刺痛、冰冷等感觉异常以及妄想、忧郁等精神症状。

(3)体征:多数患者均可有不同程度的皮肤黏膜苍白、躯干、四肢的水肿。舌呈鲜红色,有时可见舌面上的小溃疡,疾病严重者还可见舌乳头萎缩、光滑,呈"镜面舌"改变。

2.辅助检查

(1)血常规:呈大细胞正细胞色素性贫血,红细胞体积>94 fL,红细胞平均血红蛋白＞32 pg。红细胞大小不均,见异形红细胞。网织红细胞正常,中性粒细胞分叶过多,白细胞可轻度减少。血小板亦可减少。

(2)骨髓象:骨髓血片红细胞系呈巨幼红细胞增生,巨幼红细胞可占骨髓有核细胞的50％,核染色质疏松,红细胞体积大,而核发育相对缓慢,呈核浆发育不平衡状态。粒细胞分叶过多,常见 6 个以上的分叶。巨核细胞系可无异常。

(3)血清叶酸＜6.8 mmol/L,红细胞叶酸＜227 nmol/L 常提示叶酸缺乏。

(4)血清维生素 B_{12} 值＜90 pg/mL,可认为维生素 B_{12} 缺乏。

(三)治疗

1.一般治疗

孕期注意营养保健,多进食新鲜水果、蔬菜、肉蛋类、动物肝脏等含维生素 B_{12} 和叶酸丰富的食物。

纠正偏食、挑食等不良的饮食习惯,积极治疗胃肠炎等影响叶酸吸收的原发病。

2.药物治疗

(1)叶酸:妊娠晚期可每日 10 mg 口服,口服不能耐受者可 10～30 mg 肌内注射,每日 1 次,直至贫血纠正。

(2)维生素 B_{12}:100 μg 肌内注射,每日 1 次,2 周后改为每周 2 次,连用 4 周。对于维生素 B_{12} 缺乏的患者单用叶酸可使原有的神经系统症状加重,应配合补充。

(3)输血:对于重度贫血者可少量多次输新鲜全血或浓缩红细胞。

(4)产时及产后的处理:密切监测产程,防止产程延长,尽量缩短第二产程,积极备血、输血,预防产后出血,产后给予广谱抗生素预防感染。

三、再生障碍性贫血

再生障碍性贫血是骨髓造血干细胞和造血微环境受损,骨髓有效造血组织明显减少,以致造血功能减退,出现全血细胞(红细胞、白细胞、血小板)减少的一种疾病。妊娠合并再生障碍性贫血较为少见,国内报道其发病率为 0.029％～0.08％。

(一)病因

原发性再生障碍性贫血多数病因不明,好发于青壮年,可能与遗传因素有关。而继发性再生障碍性贫血与多种因素,如理化因素、生物因素等有着密切联系。

1.理化因素

长期从事有害作业,如接触苯及其衍生物、农药、砷、汞以及经常接触各种电离辐射如 X 线。放射性核素等均可损害骨髓的造血功能,而妊娠妇女对这些有害的理化因素似乎更加敏感。

2.生物因素

各种细菌、病毒或寄生虫导致的急慢性感染均有可能导致再生障碍性贫血的发生,其原因目前还不十分明确,推测可能与感染后的免疫损伤有关。另外,妊娠期的生理变化也可加重再生障碍性贫血的病情。

3.其他因素

某些药物可以抑制骨髓的造血功能,这使得药物与再生障碍性贫血的发病密切相关。这些药物包括保泰松、氯霉素、吲哚美辛、甲氧苄啶等。妊娠期间服用药物与再生障碍性贫血的发病是否有必然联系,目前尚缺乏充足依据。另外,有学者认为,部分发病与患者的自身免疫机制有关,极少数患者还与遗传因素有关。

(二)再生障碍性贫血与妊娠的关系

妊娠期间患再生障碍性贫血者极少,绝大多数患者在妊娠之前已合并有此病。由于妊娠前患者已存在贫血,妊娠后血容量增加,血液稀释加重可使贫血更加恶化,此时容易发生贫血性心脏病,甚至是充血性心力衰竭。外周血中白细胞减少,病态造血又使血小板的质发生异常,使患者的出血倾向加重,容易导致鼻黏膜以及胃肠黏膜的出血。孕妇若再伴有其他妊娠合并症或感染,亦可使病情加重,导致孕产妇病死率增加。合并再生障碍性贫血的孕妇常因严重的败血症、心力衰竭以及颅内出血而死亡。再生障碍性贫血发生于新生儿的可能性不大,贫血较轻者可对胎儿无太大的影响,贫血严重者可使早产、胎儿发育迟缓、死胎、死产的出现机会增加。

(三)诊断要点

1.临床表现

(1)病史:孕前有接触有害化学物质,如苯的衍生物以及有害射线的经历。曾接受氯霉素、保泰松、苯妥英钠等药物的治疗史。各种急慢性病原微生物的感染史。

(2)症状:①贫血:随着妊娠的进展,血液进一步稀释以及骨髓造血功能的逐渐减退,贫血进行性加重,无效造血使得生成的红细胞在释放到外周血以前就被破坏。②出血:可表现为全身皮肤黏膜,如牙龈、鼻黏膜、消化道黏膜以及颅脑内的出血,系因血小板的数量减少和功能异常所致。③感染:粒细胞减少,淋巴组织萎缩,导致机体的防御能力下降,加上产后阴道出血,胎盘剥离面创伤,更容易造成生殖道和全身性的感染。

(3)体征:除贫血特有的皮肤黏膜苍白、精神萎靡、乏力、身材瘦弱以外,可于皮肤黏膜上发现细小的出血点,散在分布。

2.辅助检查

(1)血常规:外周血中血红蛋白、白细胞、血小板均降至正常值以下,若网织红细胞<1%,中性粒细胞绝对值$<0.5\times10^9/L$,血小板$<20\times10^9/L$常提示急性再生障碍性贫血。

(2)骨髓象:至少两个系造血细胞减少,一个或多个部位的增生不良,巨核细胞减少而脂肪细胞等非造血细胞增加。

(四)治疗

1.治疗原则

增强营养,纠正贫血;积极预防全身性出血;提高机体免疫力,防止感染。

2.一般疗法

补充铁剂、维生素和蛋白质,改善一般情况,提高免疫力,适当给予止血药来防止皮肤黏膜的出血。

3.支持疗法

间断吸氧,少量多次输新鲜全血,以迅速纠正三系减少。亦可间断给予成分输血,如浓缩血小板和血细胞等。在终止妊娠前就应开始给予广谱抗生素预防感染。

4.激素疗法

对于急性再生障碍性贫血的患者可给予肾上腺皮质激素。如泼尼松每日 30 mg 口服,可起到缓解病情的作用。终止妊娠前还可考虑用睾酮 50 mg 肌内注射,每日 1 次。

5.产科处理

再生障碍性贫血患者发现已妊娠时,可于早期终止妊娠。对于妊娠中、晚期的患者,终止妊娠可增加产后出血和感染的机会,如果症状不严重,可在积极治疗的同时,严密监护下继续妊娠。对于急性再生障碍性贫血出血倾向严重,严重威胁母儿生命者,可考虑终止妊娠。分娩期有产科手术指征者宜行剖宫产同时切除子宫,以免引起严重的产后出血和产褥感染。经阴道分娩者应防止产程延长和尽量缩短第二产程。产程开始后即应积极备血、输血、产后及时应用宫缩药加强子宫收缩,以及广谱抗生素预防感染。

第八章 妊娠滋养细胞疾病

妊娠滋养细胞疾病(gestational trophoblastic disease,GTD)是一组来源于胎盘滋养细胞的疾病。根据组织学将其分为葡萄胎、侵蚀性葡萄胎、绒毛膜癌及胎盘部位滋养细胞肿瘤。其中侵蚀性葡萄胎和绒毛膜癌因临床表现、诊断和处理原则等方面基本相同,合称为妊娠滋养细胞肿瘤。

第一节 葡萄胎

葡萄胎是指胚胎外层的滋养细胞增生,间质水肿变性,形成大小不一的水泡,水泡间借蒂相连成串。大约每1 000例妊娠发生1例葡萄胎。根据有无胎儿或胚胎成分可将葡萄胎分为完全性葡萄胎和部分性葡萄胎,多数为完全性葡萄胎。

一、病因

葡萄胎的发病原因尚未完全清楚。营养状况和社会经济因素是可能的高危因素之一。细胞遗传学研究表明,完全性葡萄胎的染色体构成多是46,XX,并且染色体全部是父系来源,而线粒体DNA仍为母系来源,完全性葡萄胎发展成为妊娠滋养细胞肿瘤的风险大约是20%。部分性葡萄胎发生率远低于完全性葡萄胎,其典型的核型是三倍体:69,XXX;69,XXY,或69,XYY,有一套母系和两套父系单倍体成分。部分性葡萄胎发生绒癌的风险比完全性葡萄胎减少。多余的父源基因物质是造成滋养细胞增生的主要原因。

二、病理

完全性葡萄胎大体观水泡状物形如串串葡萄,小如米粒,大的直径数厘米。水泡状物占满整个宫腔,经仔细检查也无胎儿及其附属物。在组织学上的特征是:①全部绒毛间质水肿变性和肿胀;②肿胀绒毛内缺乏血管;③不同程度的滋养细胞增生。

部分性葡萄胎仅部分绒毛变为水泡,常合并胚胎或胎儿,有典型的三倍体特征,包括多发性先天畸形和生长受限,一般很早死亡(停经8~9周),合并足月儿极少。组织学特征:①部分绒毛间质水肿,有明显的滋养层基质内陷;②绒毛间质内可见胎源性血管及其中的有核红细胞;③滋养细胞增生程度较轻。

葡萄胎的另一病理变化是卵巢黄素化囊肿,常呈双侧性,这些囊肿的大小从显微镜下可见到直径10 cm以上,表面光滑色黄。一般经2~3个月恢复正常。有的非常大的囊肿,可能会发生扭转、梗死和出血。

三、临床表现

(1)停经后阴道出血及水泡排出。

(2)子宫异常增大、变软。约半数葡萄胎患者子宫大于停经月份。

(3)妊娠呕吐发生时间早,症状重。

（4）黄素化囊肿。这可能是大量绒毛膜促性腺激素（hCG）的过度刺激造成的。

（5）腹痛。由于葡萄胎增长迅速导致子宫快速过度扩张，表现为阵发性下腹痛，一般不剧，若发生卵巢黄素化囊肿扭转或破裂，也可出现急性腹痛。

（6）其他。妊娠早期可出现高血压、蛋白尿和水肿等子痫前期征象。约7％患者出现甲状腺功能亢进表现，如心动过速、皮肤潮湿和震颤。

四、诊断

出现上述临床表现的患者应初步考虑为葡萄胎，借助一些检查可帮助诊断。

（1）超声表现：最具诊断价值的是特征性的葡萄胎超声表现。在大约一半病例中，完全性葡萄胎的典型超声影像为子宫大小明显超过孕周，即使子宫已增大至脐水平或更高，也不能探测到胎体和胎儿心脏活动，仅能见到"落雪状"回声。部分性葡萄胎宫腔内可见由水泡状胎块及胎儿或羊膜囊形成的影像，绝大多数胚胎或胎儿无胎心。

（2）血清 hCG 异常升高，葡萄胎血 hCG 多在 10 万 U/L 以上，最高可达 100 万 U/L 且持续不降。葡萄胎，尤其是部分性葡萄胎因绒毛退行性变，hCG 升高可不明显。

（3）胸部 X 光片检查肺部有无转移灶。

（4）组织学诊断是葡萄胎的确诊方法，需要强调的是葡萄胎每次刮宫的刮出物必须送组织学检查。

五、治疗

（1）葡萄胎一经诊断，应尽快清除，无论子宫大小，吸引清宫术都是最佳治疗。在大部分葡萄胎已经被吸引清除后，给予缩宫素。对于子宫大于孕 16 周的患者，由于葡萄胎组织有引起肺栓塞的危险，宜至滋养细胞研究中心行清宫术。

（2）没有生育的要求的 40 岁以上的妇女，子宫切除术是合理的措施，因为这个年龄组的恶性滋养细胞疾病的发生率增高。

（3）预防性化疗不做常规推荐，适用于有高危因素且随访困难的患者。一般选甲氨蝶呤、氟尿嘧啶或放线菌素-D 等单一用药。

无论手术切除子宫还是预防性化疗后均需定期随访。

六、随访

随访的主要目的是及时发现恶性变。只要血清 hCG 水平持续下降就不需要治疗。上升或者持续平台水平就应评估，并常需要治疗。

连续测量血清 hCG 值以发现持续滋养细胞疾病，血清 hCG 增高意味着滋养细胞增生，恶性的可能性很大，除非是再次怀孕。随访期间至少避孕 1 年，宜采用避孕套避孕。及时治疗贫血和感染。

清宫后每周检测血清 hCG 1 次，直至正常后 2 周；然后改为每月复查 1 次，共 6 次；若血清 hCG 仍为正常值低限，则每 2 个月复查 1 次，共 3 次；此后可每半年 1 次，共随访 2 年。

第二节　妊娠滋养细胞肿瘤

妊娠滋养细胞肿瘤包括侵蚀性葡萄胎和绒毛膜癌两种类型。60％的妊娠滋养细胞肿瘤继发于葡萄胎，30％继发于流产，10％继发于足月妊娠或异位妊娠。继发于葡萄胎排空后半年内的妊娠滋养细胞肿瘤的组织学诊断多数为侵蚀性葡萄胎，一年以上者多数为绒毛膜癌，半年至1年者绒毛膜癌和侵蚀性葡萄胎均有可能，继发于流产、足月妊娠和异位妊娠者组织学诊断应为绒毛膜癌。

一、病理

侵蚀性葡萄胎的大体见子宫肌壁内有水泡状组织，宫腔内有或者无原发病灶，镜下特征为广泛的滋养细胞过度增生，可见绒毛或退化后的绒毛阴影。侵蚀性葡萄胎为局部侵蚀，较深时可穿透子宫浆膜层或阔韧带，一般缺乏绒癌那样明显的广泛转移倾向。

绒毛膜癌是恶变的滋养细胞失去绒毛或葡萄胎样结构而散在地侵蚀子宫肌层或转移至其他器官，造成远处转移和破坏，是滋养细胞疾病中恶性程度最高的一种类型，其滋养细胞侵蚀性和破坏血管的倾向被极大增强了。大体的特征表现是快速生长的肿物侵入肌层和血管，引起出血和坏死，肿瘤为暗红色或紫色，质地脆。

显微镜下见滋养细胞呈片状高度增生，排列紊乱，没有绒毛结构，肿瘤中不含间质和自身血管，依靠侵蚀母体血管获取营养。

二、临床表现

1.无转移妊娠滋养细胞肿瘤临床表现

（1）不规则阴道出血。葡萄胎、流产或足月产后不规则阴道出血，也可表现为一段时间的正常月经后，再停经，再发生阴道出血，可伴有贫血。

（2）子宫增大。

（3）卵巢黄素化囊肿。卵巢黄素囊肿可于超过1/3的病例中发现。

（4）腹痛。少见，当合并子宫穿孔、腹腔内出血、病灶感染及卵巢黄素化囊肿扭转或破裂时可有急性腹痛。

（5）假孕症状。因肿瘤分泌的hCG及雌孕激素的作用导致乳房增大，乳头乳晕、外阴及宫颈着色，生殖道变软。

2.转移性妊娠滋养细胞肿瘤的转移

常早期发生，一般是血行播散，因为滋养细胞有嗜血管性。最常见的转移部位是肺（80％）和阴道（30％），其他有肝转移（10％）和脑转移（10％）等。

转移部位的症状可为首发症状，容易误诊。

（1）肺转移。表现为胸痛、咳嗽、咯血及呼吸困难，可呈急性或慢性发作。

（2）阴道转移。多位于阴道前壁，呈紫蓝色结节，可破溃大出血。

（3）肝转移。多同时伴有肺转移，肝区疼痛。

（4）脑转移。预后凶险，为主要致死原因。

（5）其他部位的转移症状视部位而异，如膀胱、肠管转移等。

三、诊断

绝大多数患者不能获得组织学证据帮助诊断,除病史及临床表现以外,最重要的诊断依据是血 hCG 测定结果。

符合下列标准中的任何一项且排除妊娠物残留或妊娠即可诊断妊娠滋养细胞肿瘤:①血 β-hCG 测定 4 次呈平台状态(±10%),并持续 3 周以上,②血 β-hCG 测定 3 次升高(>10%),并至少持续 2 周以上,③血 β-hCG 水平持续异常达 6 个月以上。此外,经阴道彩色超声可见子宫肌层异常高回声,其内显示丰富的血流信号和低阻力型血流频谱。胸部 X 线片,肺部或脑部 CT 和 MRI 有助于远处器官转移的诊断。

临床分期:依据 2000 年 FIGO 分期将滋养细胞肿瘤分为 4 期,Ⅰ 期病变局限于子宫;Ⅱ 期病变扩散,但仍局限于生殖器官(附件、阴道、阔韧带);Ⅲ 期病变转移至肺(有或无生殖系统病变);Ⅳ 期其他远处转移。

四、治疗

治疗原则上以化疗为主,手术和放疗为辅的综合治疗。

1.化疗

根据临床分期结合骨髓功能、肝肾功能及全身情况,制定合适的化疗方案。用于妊娠滋养细胞化疗的药物很多,常用的一线化疗药物有甲氨蝶呤(MTX),氟尿嘧啶(5-Fu)、放线菌素-D(Act-D)或国产更生霉素(KSM)、环磷酰胺(CTX)、长春新碱(VCR)、依托泊苷(VP-16)等,低危患者首选单一药物化疗,高危患者首选联合化疗。疗程结束后 18 d 内血 β-hCG 下降至少一个对数为化疗有效。化疗前后检查血、尿常规及肝、肾功能,及时治疗骨髓抑制、消化道反应及肝、肾功能损害等毒、不良反应。

2.手术治疗

对于控制大出血等并发症、消除耐药性和缩短化疗疗程等方面有一定作用,在特定情况下应用,包括子宫切除和肺叶切除等。

3.耐药复发病例的治疗

对于耐药的部分患者的治疗方案,可采用 EP-EMA(顺铂、依托泊苷等)、PVB(顺铂、长春新碱、博来霉素)、BEP(博来霉素、依托泊苷、顺铂)、VIP(依托泊苷、异环磷酰胺、顺铂或卡铂)等方案。还可采用超选择性动脉插管局部灌注化疗和栓塞治疗,对耐药和复发病灶均有显著疗效。

五、随访

第一次随访在出院后 3 个月,以后每 6 个月 1 次直至 3 年,此后每年 1 次,直至 5 年,随访期间严格避孕,化疗停止 12 个月以上方可妊娠。

第三节 胎盘部位滋养细胞肿瘤

胎盘部位滋养细胞肿瘤是指起源于胎盘种植部位的一种特殊类型的滋养细胞疾病,少数发生转移者预后不良。

一、病理

大体见肿瘤位于子宫肌层瘤,可突向宫腔,呈黄褐色或黄色,可向子宫外扩散,可见局灶性出血和坏死。镜下见肿瘤由中间型滋养细胞组成,无绒毛结构。免疫组化染色见部分肿瘤细胞 hCG 和人胎盘生乳素(HPL)阳性。

二、临床表现

多发生于生育年龄,可继发于足月产和流产,继发于葡萄胎少见。表现为停经后不规则阴道流血或月经过多,子宫增大。少数发生肺、脑、阴道、盆腔、肝、肾或腹主动脉旁淋巴结转移,预后不良。

三、诊断

容易误诊,确诊依靠组织学检查。血 β-hCG 多为阴性或轻度升高,血 HPL 多为轻度升高或阴性。B 超无特异性,彩色多普勒显示子宫和病灶血流丰富,频谱呈低阻抗型。与预后相关的高危因素有:肿瘤细胞有丝分裂指数 >5 个/10 HP;距先前妊娠时间 >2 年;有子宫外转移灶。

四、治疗

手术是首选的治疗方法,年轻及卵巢外观正常的妇女应保留卵巢,否则行全子宫及双侧附件切除术。存在高危因素者术后加化疗(EMA-CO 方案)。治疗后随访内容同滋养细胞肿瘤,以临床表现和影像学为主。

第四节 上皮样滋养细胞肿瘤

上皮样滋养细胞肿瘤(epithelioid trophoblastic tumor,ETT)是一种罕见的 GTN,1998 年由 Shih 和 Kurman 首先报道了这种具有癌特征但与 PSTT 及绒癌不同的 GTN,并提出此命名,在 WHO(2003)子宫肿瘤分类中将其归为 GTN,此前曾被称为"非典型绒癌"及"多发性中间型滋养细胞结节(multiple nodules of intermediate trophoblast)"。根据临床、病理形态及免疫组化等研究认为,ETT 起源于绒毛膜型中间型滋养细胞,有学者发现,在大多数 ETT 中存在 Y 染色体补充物的缺乏,但具体病因尚不清楚。

一、病理特点

ETT 可位于子宫体、子宫下段或子宫颈管内膜,直径为 0.5~4.0 cm,呈分散或孤立性结节侵入宫颈或子宫肌层深部,切面实性或囊性,实性区呈褐色或棕色,伴程度不等的出血及坏死。

ETT 镜下以结节膨胀方式生长、偶有肿瘤周围的局部浸润为特征,细胞相对均一呈巢状或条索状,细胞核中度异形,有丝分裂指数为 0~9/10 HPF,地图样坏死常见。免疫组化显示,肿瘤细胞弥散表达 H3D3B1,HLA-G,p63,cyclinE 和抑制素-α,部分表达 Mel-CAM 和 HPL,Ki-67>10%。

二、临床特点及诊断

ETT 多发生于育龄期女性,年龄 15~66 岁,平均 36 岁,有发生于绝经后女性的报道。

Palmer 等总结了 1989~2007 年文献中报道的 52 例 ETT,其中 84%≥30 岁,41%>40 岁,5%>50 岁。有 67%的患者出现异常阴道出血,多数有前次妊娠史,39%继发于葡萄胎,43%继发于足月妊娠,18%继发于流产,2%继发于绒癌。前次妊娠与肿瘤发生的间隔时间为 2~300 个月不等,平均 76 个月。大多数患者血清 hCG 呈轻中度升高,80%的患者血 hCG<2 500 U/L,Palmer 报道的 52 例中 72%测定了血清 hCG 水平,其中 5 例<2.0 U/L,其余的 hCG 水平在 12~148 460 U/L,69%的病例 βhCG<2 500 U/L,因此,若依赖于 hCG 诊断 ETT 常导致误诊,况且滋养细胞标志物在非 GTN 中也常有所表达,因此需根据临床表现、病史、形态学特征、病理学检查综合诊断。ETT 还可与其他滋养细胞肿瘤共存。

三、鉴别诊断

根据 ETT 的临床病理特点,与 PSTT 和绒癌、宫颈角化型鳞状细胞癌及上皮样平滑肌瘤鉴别困难。与宫颈角化型鳞状细胞癌相比,ETT 倾向于生长在子宫下段和子宫颈,取代子宫颈内的上皮,而且两者的瘤细胞巢形态相似,细胞角蛋白均呈强阳性,但抑制素-α 和细胞角蛋白 18 的免疫染色结果有助于鉴别,几乎所有 ETT 细胞都表达抑制素-α 和细胞角蛋白 18,而这两种标志物在子宫颈角化型鳞状细胞癌中则为阴性,且 Ki-67 指数很高(>50%)。

上皮样平滑肌肿瘤除上皮样区域外,还有典型的平滑肌细胞组成的区域。此外,还可见肿瘤中肌肉标志物常阳性,而抑制素-α 和细胞角蛋白 18 则不表达。

四、分期、治疗及预后

FIGO 对 GTN 临床分期可用于 ETT,但预后评分系统不适用。ETT 是近年才认识的一种独特、少见的滋养细胞肿瘤,因缺乏长期随访资料,故对其生物学行为、治疗方法及预后尚不十分了解。ETT 的预后与 PSTT 相似,一般预后较好,但具有一定的恶性程度,转移率与病死率分别为 25%和 10%。核分裂指数>6/10 HPF 被认为是不良预后因素。治疗上也与 PSTT 相同,因其对化疗敏感性不佳,故以手术为首选,Ⅰ期推荐全子宫切除及淋巴结切除术,≥Ⅱ期行减瘤术,术后辅以化疗,有报道认为,含铂的化疗方案可能较佳,如 EMA-EP 或 TP/TE,血 hCG 水平可以作为监测临床治疗效果及随访的指标。Palmer 等总结的 52 例 ETT 中,有 20 例单行手术治疗,其中 31%行全子宫切除术,4%进行了诊断性刮宫术,4%行肺叶切除术。29%的患者接受了术前化疗,48%的病例行术后化疗,4%接受了放射治疗。7 例(13%)病死,3 例失访,其余 48 例存活,生存时间为 1~39 个月。

第九章 新生儿疾病

第一节 新生儿窒息

新生儿窒息(asphyxia of newborn)是指婴儿出生后无自主呼吸或呼吸抑制而导致低氧血症和混合性酸中毒,是引起新生儿死亡和儿童伤残的重要原因之一。

一、病因

窒息的本质是缺氧,凡是影响胎盘或肺气体交换的因素均可引起窒息。可出现于妊娠期、产程开始后。新生儿窒息多为胎儿窒息(宫内窘迫)的延续。

1.孕母因素

孕母因素包括:①孕母有慢性或严重的疾病,如心、肺功能不全、严重贫血、糖尿病、高血压等;②妊娠期并发症,妊娠期高血压综合征;③孕妇吸毒、吸烟或被动吸烟、年龄＞35 岁或＜16 岁及多胎妊娠等。

2.胎盘因素

胎盘因素有前置胎盘、胎盘早剥及胎盘老化等。

3.脐带因素

脐带因素有脐带脱垂、绕颈、打结、过短或牵拉等。

4.胎儿因素

胎儿因素包括:①早产儿、巨大儿;②先天性畸形,如食道闭锁、喉蹼、肺发育不全、先天性心脏病等;③宫内感染;④呼吸道阻塞,羊水、黏液或胎粪吸入。

5.分娩因素

分娩因素有头盆不称、宫缩乏力、臀位,使用高位产钳、胎头吸引、臀位抽出术;产程中麻醉药、镇痛药或催产药使用不当等。

二、临床表现

1.胎儿宫内窒息

早期有胎动增加,胎心率≥160 次/分钟;晚期则胎动减少,甚至消失,胎心率＜100 次/分钟;羊水胎粪污染。

2.新生儿窒息诊断和分度

Apgar 评分是一种简易的、临床上评价刚出生婴儿情况和复苏是否有效的方法,包括皮肤颜色(appearance)、心率(pulse)、对刺激的反应(grimace)、肌张力 activity)和呼吸(respiration)五项指标;每项 0~2 分,总共 10 分,8~10 分为正常,4~7 分为轻度窒息,0~3 分为重度窒息;分别于生后 1 min、5 min 和 10 min 进行评估,如婴儿需要复苏,15 min、20 min 仍需再次评分。1 min 评分仅是窒息诊断和分度的依据,5 min 及 10 min 评分有助于判断复苏效果及预后。

3.多脏器功能损伤

缺氧缺血可造成多器官受损,但不同组织细胞对缺氧的易感性各异,其中脑细胞最敏感,其次为心肌、肝和肾上腺;而纤维、上皮及骨骼肌细胞耐受性较高,因此各器官损伤发生的频率和程度则有差异。

三、诊断标准及分度标准

1.诊断标准

(1)有导致窒息的高危因素。

(2)出生时有严重呼吸抑制、至生后 1 min 仍不能建立有效自主呼吸且 Apgar 评分≤7 分;包括持续至出生后 5 min 仍未建立有效自主呼吸且 Apgar 评分≤7 分,或出生时 Apgar 评分不低、但出生后 5 min 降至≤7 分者。

(3)脐动脉血气分析 pH<7.15。

(4)除外其他引起低 Apgar 评分的病因:如呼吸、循环、中枢神经系统先天性畸形,神经肌肉疾患,胎儿失血性休克,胎儿水肿,产妇产程中使用大剂量麻醉镇痛剂、硫酸镁引起的胎儿被动药物中毒等。

以上 2~4 条为必备指标,第 1 条为参考指标。

2.分度标准

轻度窒息:无缺氧缺血性脏器损伤。

重度窒息:有缺氧缺血性脏器损伤。

四、辅助检查

对宫内缺氧胎儿,可通过羊膜镜了解羊水胎粪污染程度或胎头露出宫口时取头皮血行血气分析,以评估宫内缺氧程度;生后应检测动脉血气、血糖,生后 48 h 可查电解质、血尿素氮和肌酐等生化指标。

五、治疗及预防

生后应立即进行复苏及评估,而不应延迟至 1 min Apgar 评分后进行,并由产、儿科医生共同协作进行。

1.复苏方案

采用国际公认的 ABCDE 复苏方案。①A(Airway)清理呼吸道;②B(Breathing)建立呼吸;③C(Circulation)维持正常循环;④D(Drugs)药物治疗;⑤E(Evaluation)评估。前三项最重要,其中 A 是根本,B 是关键,评估贯穿于整个复苏过程中。呼吸、心率和皮肤颜色是窒息复苏评估的三大指标,并遵循:评估→决策→措施→再评估→再决策→再措施程序。如此循环往复,直到完成复苏。

2.复苏步骤和程序

(1)最初复苏步骤(要求在生后 30 s 内完成):①保暖新生儿娩出后立即置于预热的开放式抢救台上,设置腹壁温度为 36.5 ℃。②摆好体位:肩部以布卷垫高 2~3 cm,使颈部轻微伸仰;③清理呼吸道:肩娩出前助产者用手挤捏新生儿面、颏部立即排出口、咽和鼻腔的黏液,应先吸口腔,后吸鼻腔,吸引时间不应超过 10 s;如羊水混有较多胎粪,且新生儿无活力(有活力的定义:呼吸规律、肌张力好及心率>100 次/分钟),应于肩娩出前即吸净口腔和鼻腔;肩娩出后、第一次呼吸前,应气管插管吸净气道内的胎粪;如羊水清或羊水污染但新生儿有活力,则可以不进行气管内吸引。③减少散热。④擦干:用温热干毛巾揩干头部及全身。⑤触觉刺激:可拍打足底1～2次,或沿长轴快速摩擦腰背皮肤刺激诱发自主呼吸。

(2)气囊面罩正压人工通气,建立呼吸:①触觉刺激后如出现正常呼吸,再评估心率,如心率>100次/分钟,再评估肤色,如红润或仅手足青紫可观察。②如无规律呼吸或心率<100次/分钟。或持续性中心性青紫,应立即用100%氧气进行复苏气囊面罩正压通气。③在15～30 s后,再评估心率,如心率>100次/分钟,出现自主呼吸可评估肤色,吸氧或观察。④如无规律性呼吸或心率<100次/分钟,需进行气管插管正压通气。

(3)维持正常循环:如气管插管正压通气30 s后,心率<60次/分钟或心率在60～80次/分钟不再增加,应同时进行胸外心脏按压。用中食指或双拇指按压胸骨体下1/3处,频率为100～120次/分钟(每按压3次,正压通气1次),按压深度为2～3 cm,或胸廓前后径的1/3～1/2。

(4)药物治疗:①肾上腺素经胸外心脏按压30 s后,心率仍<80次/分钟或心率为0,应立即给予1∶10 000肾上腺素0.1～0.3 mL,静推;脐静脉导管内或气管内注入,剂量为0.3～1 mL,5 min后可重复一次。②扩容剂:给药30 s后,如心率<100次/分钟,并有血容量不足表现时,给予全血、血浆、5%清蛋白或生理盐水等,剂量为每次10 mL,于10 min以上静脉输注。③碳酸氢钠:在复苏过程中一般不鼓励使用碳酸氢钠,如经上述处理效果不明显,确定或考虑有代谢性酸中毒,可给予5%碳酸氢钠3～5 mL/kg,加等量5%葡萄糖液,缓慢静脉推注(5～10 min)。④纳洛酮(Naloxone):仅用于其母产前4～6 h用过吗啡类麻醉或镇痛药所致新生儿呼吸抑制时,每次0.1 mg/kg,静脉或气管内注入,间隔0.5～1 h可重复1～2次(注意:母亲有吸毒者或持续使用美沙酮的新生儿不能使用纳洛酮,否则会导致新生儿严重惊厥)。⑤多巴胺或多巴酚丁胺:有循环不良者可加用,为5～20 μg/(kg·min),静脉点滴。多巴胺的作用与剂量大小有关,小剂量(<5 μg/(kg·min))有扩张周围小血管、降低小血管阻力,尤其对肾血管作用最明显;中剂量(5～10 μg/(kg·min))轻微影响血管肌肉的收缩,增加心搏出量;大剂量(10～20 μg/(kg·min))使血管收缩,有升压作用。使用时应从小剂量开始,根据病情逐渐增加剂量,最大不超过20 μg/(kg·min)。

3.复苏后监护与转运

复苏后仍需监测体温、呼吸、心率、血压、尿量、肤色及窒息引起的多器官损伤。如并发症严重,需转运到NICU治疗,转运中需注意保温、监护生命指标和予以必要的治疗。

六、预后

窒息持续时间对婴儿预后起关键的作用。因此,慢性宫内窒息、重度窒息复苏不及时或方法不当者预后可能不良。

七、预防

①加强围产期保健,及时处理高危妊娠;②加强胎儿监护,避免宫内胎儿缺氧;③推广ABCDE复苏技术,培训产、儿科医护人员;④各级医院产房内需配备复苏设备;⑤每个分娩都应有掌握复苏技术的人员在场。

第二节　新生儿缺氧缺血性脑病

新生儿缺氧缺血性脑病（Hypoxic-ischemic encephalopathy，HIE）是指各种围生期窒息引起的部分或完全缺氧、脑血流减少或暂停而导致胎儿或新生儿脑损伤。早产儿发生率明显高于足月儿，HIE 是引起新生儿急性死亡和慢性神经系统损伤的主要原因之一。

一、病因

缺氧是发病的核心，其中围生期窒息是最主要的病因。另外，出生后肺部疾患、心脏病变及严重失血或贫血也可引起脑损伤。

二、临床表现

根据意识、肌张力、原始反射改变、有无惊厥、病程及预后等，临床上分为轻、中、重度。

急性损伤、病变在两侧大脑半球者，症状常发生在生后 24 h 内，其中 50%～70% 可发生惊厥，特别是足月儿。惊厥最常见的表现形式为轻微发作型或多灶性阵挛型，同时有前囟隆起等脑水肿症状体征。病变在脑干、丘脑者，出现中枢性呼吸衰竭、瞳孔缩小或扩大、顽固性惊厥等脑干症状，常在 24～72 h 病情恶化或死亡。部分患儿在宫内已发生缺血缺氧性脑损伤，出生时 Apagar 评分正常，多脏器受损不明显，但生后数周或数月逐渐出现神经系统受损症状。

三、辅助检查

1.血清肌酸磷酸激酶同工酶（creatinekinase，CPK-BB）

正常值＜10 U/L，脑组织受损时升高。

2.神经元特异性烯醇化酶（neuron-specificenolase，NSE）

正常值＜6 μg/L，神经元受损时血浆中此酶活性升高。

3.脑脊液

无围生期窒息史，需要排除其他疾病引起的脑病时可行腰椎穿刺，行脑脊液常规、生化及脑特异性肌酸激酶检测。

4.CT 扫描

CT 扫描有助于了解脑水肿范围、颅内出血类型，对预后的判断有一定的参考价值，最适检查时间为生后 2～5 d。

5.核磁共振（MRI）

核磁共振分辨率高、无创，对灰白质的分辨率清晰，具有能清晰显示后颅窝及脑干等 B 超和 CT 不易探及部位病变的特点。

6.B 超

B 超具有无创、价廉、可在床边操作和进行动态随访等优点，对脑室及其周围出血具有较高的特异性。

7.脑电图

脑电图可客观地反映脑损害程度，判断预后及有助于惊厥的诊断。

四、诊断与鉴别诊断

主要根据围生期窒息史和神经系统表现，结合影像学检查可做出诊断。应与先天性病毒感染、遗传代谢性疾病及寄生虫感染等疾病引起的神经系统疾病鉴别。

诊断标准:①有明确的可导致胎儿宫内窘迫的异常产科病史,以及严重的胎儿宫内窘迫表现(胎心率<100 次/分钟,持续时间 5 min 以上和(或)羊水Ⅲ度污染),或在分娩过程中有明显的窒息史。②出生时有严重的窒息,指 Apgar 评分 1 min≤3 分,并延续至 5 min 时仍≤5 分;或出生时脐动脉血气分析 pH≤7。③生后不久出现神经系统症状,并延续 24 h 以上。④排除电解质紊乱、颅内出血和产伤等原因引起的抽搐,以及宫内感染、遗传代谢性疾病和其他先天性疾病所引起的脑损伤。同时具备以上 4 条者可确诊,第 4 条暂时不能确定者可作为拟诊病例。目前,尚无早产儿 HIE 诊断标准。

五、治疗

1.支持疗法

支持疗法包括:①维持良好的通气功能是支持疗法的中心,保持 PaO_2 7.98～10.64 kPa(60～80 mmHg)、PaO_2 和 pH 在正常范围。可酌情予以不同方式的氧疗,严重者可用机械通气、NO 吸入,但应避免 PaO_2 过高或 $PaCO_2$ 过低。②维持脑和全身良好的血液灌注是支持疗法的关键措施,避免脑灌注过低或过高。低血压可用多巴胺,也可同时加用多巴酚丁胺。③维持血糖在正常高值(4.16～5.55 mmol/L,75～100 mg/dL),以保持神经细胞代谢所需能源。

2.控制惊厥

首选苯巴比妥,负荷量 20 mg/kg,于 15～30 min 静脉滴入,若不能控制惊厥,1 h 后可加 10 mg/kg;12 h 后给维持量,每日 3～5 mg/kg。肝功能不良者改用苯妥英钠;顽固性抽搐者加用安定,每次 0.1～0.3 mg/kg 静脉滴注;或加用水合氯醛 0.5 mL/kg。

3.治疗脑水肿

避免输液过量是预防和治疗脑水肿的基础,每日液体总量不超过 60～80 mL/kg。颅内压增高时,首选利尿剂呋塞米,每次 0.5～1 mg/kg,静脉注射;严重者可用 20% 甘露醇,每次 0.25～0.5 g/kg,静脉注射,每 4～6 h 1 次,连用 3～5 d。一般不主张使用糖皮质激素。

4.其他

如亚低温、硫酸镁和神经营养因子等治疗的疗效尚待进一步证实。

六、预后和预防

本病预后与病情严重程度、抢救是否正确及时有关。病情严重,惊厥、意识障碍、脑干症状持续时间超过一周,血清 CPK-BB 和脑电图持续异常者预后差。幸存者常留有不同程度的运动和智力障碍、癫痫等后遗症。积极推广新法复苏,防止围生期窒息是预防本病的主要方法。

第三节　新生儿颅内出血

新生儿颅内出血(intracranial haemorrhage of the newborn)是新生儿期最严重的脑损伤,早产儿多见,病死率高,存活者常留有神经系统后遗症。

一、病因

1.早产

胎龄 32 周以下的早产儿,当动脉压突然升高时可导致毛细血管破裂引起室管膜下出血。

2.缺氧缺血

窒息时低氧血症、高碳酸血症所致压力被动性脑血流量增加,当血压升高时,可因脑血流量增加引起毛细血管破裂出血;当血压降低时,脑血流量减少引起毛细血管缺血性损伤而出血;低氧、高碳酸血症还可引起脑血管扩张,血管内压增加,毛细血管破裂出血;或静脉淤滞、血栓形成,脑静脉血管破裂出血。

3.外伤

外伤主要为产伤所致。若胎位不正、胎儿过大、产程延长等使胎儿头部过分受压或使用高位产钳、胎头吸引器、急产、臀牵引等机械性损伤均可使天幕、大脑镰撕裂和脑表浅静脉破裂而导致硬膜下出血。若头皮静脉穿刺、吸痰、搬动、气管插管等频繁操作或机械通气时呼吸机参数设置不当等,可造成头部过分受压、脑血流动力学突然改变和脑血流自主调节受损引起毛细血管破裂而出血。

4.其他

新生儿肝功能不成熟,凝血因子不足,或患其他出血性疾病,如母亲患原发性血小板减少性紫癜或孕期使用苯妥英钠、苯巴比妥、利福平等药物可引起新生儿血小板或凝血因子减少;不适当地输入碳酸氢钠、葡萄糖酸钙、甘露醇等高渗溶液,可导致毛细血管破裂。

二、临床表现

临床表现主要与出血部位和出血量有关,轻者可无症状,大量出血者可在短期内死亡。常见的症状与体征有如下。①神志改变:激惹、嗜睡或昏迷;②呼吸改变:增快或减慢,不规则或暂停;③颅内压力增高:前囟隆起,血压增高,抽搐,角弓反张,脑性尖叫;④眼征:凝视、斜视、眼球上转困难、眼球震颤等;⑤瞳孔对光反应消失;⑥肌张力增高、减弱或消失;⑦其他不明原因的苍白、贫血和黄疸。根据出血部位不同,临床上分以下类型。

1.脑室周围-脑室内出血(PVH-IVH)

PVH-IVH 是新生儿颅内出血中常见的一种类型。主要见于胎龄<32 周、体重<1 500 g 的早产儿。

2.原发性蛛网膜下隙出血(SAH)

出血原发部位在蛛网膜下隙内,不包括硬膜下、脑室内或小脑等部位出血后向蛛网膜下隙扩展。此种出血类型在新生儿十分常见,尤其是早产儿。SAH 与缺氧、酸中毒、产伤有关。

3.脑实质出血(IPH)

IPH 多因小静脉栓塞后使毛细血管压力增高、破裂而出血。

4.硬膜下出血(SDH)

SDH 是产伤性颅内出血最常见的类型,多见于足月巨大儿。

5.小脑出血(CH)

CH 包括原发性小脑出血、脑室内或蛛网膜下隙出血扩散至小脑、静脉出血性梗死及产伤引起小脑撕裂 4 种类型。多见于胎龄小于 32 周、体重低于 1 500 g 的早产儿或有产伤史的足月儿。

三、诊断

病史、症状体征可提供诊断线索,但 PVH-IVH 常无明显临床症状。头颅 B 超对颅脑中心部位病变分辨率高,因此成为该类型出血的特异性诊断手段,应为首选,并在生后 3~7 d 进行,1 周后动态监测。但蛛网膜下隙、后颅窝和硬膜外等部位出血不易发现,需 CT、MRI 确诊。脑脊液检查镜下可见皱缩红细胞,蛋白含量明显升高,严重者在出血后 24 h 内脑脊液糖含量降低,5~10 d 最明显,同时乳酸含量低。

四、治疗

1.支持疗法

保持患儿安静,尽可能避免搬动、刺激性操作,维持正常的 PaO_2、$PaCO_2$、pH、渗透压及灌注压。

2.止血

可选择使用维生素 K_1、止血敏(Etamsylate)、立止血(Reptilase)等止血。

3.控制惊厥

见缺氧缺血性脑病章节。

4.降低颅内压

首选呋塞米(速尿),每日 2~3 次、小剂量甘露醇 0.25~0.5 g/kg,每 6~8 h 静脉注射 1 次。

5.脑积水

乙酰唑胺(Acetazolamide)可减少脑脊液的产生,对脑室内或蛛网膜下隙出血可于病情稳定后(生后 2 周左右)连续腰椎穿刺,每日或隔日 1 次,防止粘连和脑积水,梗阻性脑积水上述治疗多无效,可行脑室-腹腔分流术。

五、预后

主要与出血部位、出血量、胎龄及其他围生期因素有关。早产儿、Ⅲ、Ⅳ级 PVH-IVH、慢性缺氧、顶枕部脑实质出血预后差,幸存者常留有神经系统后遗症。

六、预防

(1)做好孕妇保健工作,避免早产;提高产科技术,减少新生儿窒息和产伤;对患有出血性疾病的孕妇及时给予治疗。

(2)避免各种可能导致医源性颅内出血的因素发生。

第四节　胎粪吸入综合征

胎粪吸入综合征(meconium aspiration syndrome,MAS)是指胎儿在宫内或产时吸入混有胎粪的羊水,导致呼吸道和肺泡机械性阻塞和化学性炎症,生后出现以呼吸窘迫为主,同时伴有其他脏器受损的一组综合征,多见于足月儿或过期产儿。

一、病因

1.胎粪的排出和吸入

胎儿在宫内或分娩过程中出现缺氧,使肠蠕动增加、肛门括约肌松弛而排出胎粪。同时缺氧使胎儿出现喘息性呼吸,将混有胎粪的羊水吸入气管和肺内,生后初始的呼吸更进一步加重胎粪的阻塞作用。

2.不均匀气道通气

MAS患儿初期肺组织形态学的主要改变是肺不张、肺气肿及正常肺泡同时存在。

3.化学性炎症

化学性炎症多发生在生后24~48 h,胎粪(主要是其中的胆盐)可刺激局部支气管和肺泡上皮引起化学性炎症,导致弥散和通气功能障碍,从而加重低氧血症和高碳酸血症。

4.肺动脉高压

此处指持续肺动脉高压(persistent pulmonaryhy pretension of newborn,PPHN)。重症病例由于严重缺氧和混合性酸中毒导致肺血管痉挛或肺血管肌层增生(长期低氧血症),使肺血管阻力增高,右心压力增加,使血液通过尚未解剖关闭的卵圆孔和动脉导管,在心脏水平发生右向左分流,进一步加重低氧血症和混合性酸中毒,形成恶性循环。

此外,重症病例由于低氧血症和混合性酸中毒,多合并脑、心、肾等其他脏器损害。

二、临床表现

1.羊水中混有胎粪

羊水中混有胎粪是诊断MAS的先决条件,包括:①分娩时可见羊水混胎粪;②患儿皮肤、脐窝和指、趾甲床留有胎粪痕迹;③口、鼻腔吸引物中含有胎粪;④气管内吸引物中可见胎粪可确诊。

2.呼吸系统表现

症状的轻重与吸入的羊水的物理性状(混悬液或块状胎粪等)及量有关。一般常于生后数小时出现呼吸急促(>60次/分钟)、发绀、鼻翼煽动和吸气性三凹征等呼吸窘迫表现,少数患儿也可出现呼气性呻吟。胸廓前后径增加,早期两肺有鼾音或粗湿啰音,以后出现中、细湿啰音。如果呼吸窘迫突然加重或一侧呼吸音明显减弱,应怀疑发生气胸。

3.PPHN表现

严重MAS常伴有PPHN。

主要表现为严重发绀,其特点为:吸氧浓度大于60%,发绀仍不缓解;哭闹、哺乳或躁动时发绀加重;发绀程度与肺部体征不平行(发绀重,肺部体征轻)。胸骨左缘第2肋间可闻及收缩期杂音。严重者可出现休克和心力衰竭。

严重MAS可并发新生儿缺氧缺血脑病(HIE)、红细胞增多症、低血糖、低钙血症、多器官功能障碍及肺出血等。

三、辅助检查

1.实验室检查

实验室检查血常规、血糖、血钙和相应血生化检查;气管吸引物培养及血培养;血气分析可

出现 PaO_2 降低、$PaCO_2$ 增高及酸中毒等。

2. X 线检查

X 线检查两肺透亮度增强伴有节段性或小叶肺不张，也可仅有弥散性浸润影或并发纵隔气肿、气胸等。

3. 彩色 Doppler 超声检查

彩色 Doppler 超声检查可确定分流水平及方向，有助于 PPHN 诊断。

四、治疗

1. 清理呼吸道，促进气管内胎粪排出

为促进气管内胎粪的排出，可采用体位引流、拍扣和震动胸廓等方法，建议胸部娩出前用大口径吸管作为吸引器；窒息状态下，建议立即给予气管内吸引，如胎粪黏稠可用生理盐水冲洗后再吸出，如此反复直至吸出物清晰为止；对病情较重且生后数小时内的 MAS 患儿，也应常规气管插管后进行吸引胎粪。此方法可明显减轻 MAS 严重程度并可预防 PPHN。

2. 对症治疗

对症治疗包括：①氧疗。根据缺氧程度选用鼻导管、面罩或头罩等吸氧方式，以维持 PaO_2 8.0～10.6 kPa(60～80 mmHg)或 $TcSO_2$ 90%～95% 为宜。若患儿符合上机标准，应尽早机械通气治疗。②纠正酸中毒。纠正呼吸性酸中毒，可经口、鼻或气管插管吸引，保持气道通畅，必要时给予呼吸机辅助通气；预防和纠正代谢性酸中毒，在保持气道通畅和提供氧疗的条件下，剩余碱(BE)负值大于 6 时，需应用碱性药，其剂量可按公式计算：5% 碳酸氢钠 mmol 数＝-BE×体重(kg)×0.3，先给 1/2 量；BE 负值小于 6 时，可通过改善循环加以纠正。③维持正常循环。出现低体温、苍白和低血压等休克表现者，应用血浆、全血、5% 清蛋白或生理盐水等进行扩容，同时静脉点滴多巴胺和多巴酚丁胺等。④机械通气。有适应征者应进行机械通气，但 PIP 和 PEEP 不宜过高，以免引起肺气漏。也不主张应用持续呼吸道正压。⑤限制液体入量。严重者常伴有脑水肿，少数还可伴肺水肿或心力衰竭，故应适当限制液体入量。⑥抗生素。对有继发细菌感染者，根据血和气管内吸引物细菌培养及药敏结果应用抗生素。⑦肺表面活性物质。治疗 MAS 的临床确切疗效尚有待证实。⑧气胸治疗。应紧急胸腔穿刺抽气，然后根据胸腔内气体多少，以决定胸腔穿刺抽气或胸腔闭式引流。⑨其他。注意保温、镇静、满足热卡需要、维持血糖和血钙正常等。

3. PPHN 治疗

PPHN 治疗包括：①病因治疗。②碱化血液是治疗 PPHN 经典而有效的方法之一，应用高频率（>60 次/分钟）机械通气，维持 pH 值 7.45～7.55，$PaCO_2$ 3.3～4.7 kPa (25～35 mmHg)，PaO_2 10.7～13.3 kPa(80～100 mmHg)或 $TcSO_2$ 96%～98%。从而降低肺动脉压力，是临床经典而有效的治疗方法。静脉应用碳酸氢钠对降低肺动脉压可能有一定疗效。但应注意低碳酸血症可减少心搏出量和脑血流量，特别是早产儿增加了脑室周围白质软化的发生机会，故应避免造成低 $PaCO_2$。③血管扩张剂，近年来西地那非等被使用于治疗 PPHN。④一氧化氮吸入(inhaled nitric oxide,iNO)：NO 是血管舒张因子，由于 iNO 的局部作用，使肺动脉压力下降，而动脉血压不影响。此外，在 PPHN 的治疗中高频震荡通气及体外膜肺(ECMO)也取得较好疗效。

五、预防

积极防治胎儿宫内窘迫和尽量避免过期产;出生时如发现羊水混有胎粪,应在患儿开始呼吸前进行气管插管,吸净气管内胎粪。

第五节 新生儿呼吸窘迫综合征

新生儿呼吸窘迫综合征(respiratory distress syndrome,RDS)又称肺透明膜病(hyaline membrane disease,HMD)。由于缺乏肺表面活性物质(pulmonary surfactant,PS),在呼气末肺泡萎陷,生后不久患儿出现进行性加重的呼吸窘迫和呼吸衰竭。主要见于早产儿,胎龄愈小,发病率愈高,此外,糖尿病母亲新生儿、剖宫产儿、双胎的第二婴和男婴,RDS 的发生率也较高。

一、病因

PS 于孕 18~20 周开始产生,缓慢增加,35~36 周达肺成熟水平。早产是 PS 不足或缺乏的最主要因素,围生期窒息,低体温,前置胎盘、胎盘早剥和母亲低血压所致的胎儿血容量减少以及糖尿病母亲新生儿(IDM)由于其血中高浓度胰岛素能拮抗肾上腺皮质激素对 PS 合成的促进作用等,均可诱发 RDS。

二、临床表现

出生时多正常,生后 2~6 h(严重者生后即刻)出现呼吸窘迫,表现为呼吸急促(>60/分)、发绀、鼻翼煽动、吸气性三凹征和明显的呼气呻吟。

呼吸窘迫呈进行性加重是本病特点。一般生后第 2~3 d 病情严重,由于 3 d 后 PS 的合成和分泌自然增加,4~5 d 达正常水平,故 3 d 后病情将明显好转。并发颅内出血及肺炎者病程较长。

严重时呼吸浅、表,节律不齐、呼吸暂停及四肢松弛。如果出生 12 h 后出现呼吸窘迫,一般不考虑本病。体格检查可见胸廓扁平,听诊呼吸音减低,可闻及细湿啰音。恢复期易出现动脉导管开放。表现为喂养困难,呼吸暂停,水冲脉,心率增快或减慢,心前区搏动增强,胸骨左缘第 2 肋间可听到收缩期或连续性杂音,严重者可出现心力衰竭。

三、辅助检查

1.实验室检查

实验室检查包括:①泡沫试验;②卵磷脂/鞘磷脂(L/S)值;③血气分析,同 MAS。

2.X 线检查

X 线检查胸片表现较特异,对 RDS 诊断非常重要。①毛玻璃样改变。两肺呈普遍性透过度降低,可见弥散性均匀一致的细颗粒(肺泡不张)网状影。见于 RDS 初期或轻型病例。②支气管充气征。在普遍性肺泡不张(白色)的背景下,呈树枝状充气的支气管(黑色)清晰显示。

RDS 中、晚期或较重病例多见。③白肺。整个肺野呈白色,肺肝界及肺心界均消失。见于严重 RDS。动态拍摄胸部 X 线片有助于诊断及治疗效果的评估。

3. 彩色 Doppler 超声检查

确诊 PPHN 和动脉导管开放。

四、诊断和鉴别诊断

典型的临床表现和胸部 X 线片不难确诊,应与以下疾病鉴别。

1. 湿肺

湿肺亦称新生儿暂时性呼吸增快(TIN),多见于足月儿。为自限性疾病。生后数小时内出现呼吸增快(>60 次/分钟),但吃奶佳、哭声响亮及反应好,重者也可有发绀和呻吟等。听诊呼吸音减低,可有湿啰音。胸部 X 线片显示肺气肿、肺门纹理增粗和斑点状云雾影,常见毛发线(叶间积液)。一般 2~3 d 症状缓解消失。

2. B 组链球菌肺炎(GBS)

GBS 是由 B 组链球菌败血症所致的宫内感染性肺炎,临床及胸部 X 线片表现与本病难以区别。鉴别点为母亲妊娠晚期有感染、胎膜早破或羊水有臭味史;母血或宫颈拭子培养有 B 组链球菌生长;机械通气时所需参数较低,病程与 RDS 不同。

3. 膈疝

膈疝表现为阵发性呼吸急促及发绀。腹部凹陷,患侧胸部呼吸音减弱甚至消失,可闻及肠鸣音;胸部 X 线片可见患侧胸部有充气的肠曲或胃泡影及肺不张,纵隔向对侧移位。

五、治疗

目的是保证通换气功能正常,待自身 PS 产生增加,RDS 得以恢复。机械通气和 PS 是治疗的重要手段。

1. 一般治疗

包括:①保温。放置在自控式暖箱内或辐射式抢救台上,保持皮肤温度在 36.5 ℃。②监测体温、呼吸、心率、血压和血气。③保证液体和营养供应。第 1 天 50~75 mL/kg,以后逐渐增加到 120~150 mL/(kg·d),并补充电解质。病情好转后改为经口喂养,热能不足时辅以部分静脉营养。④纠正酸中毒。⑤必要时关闭动脉导管。应严格限制入液量,并给予利尿剂;如仍不关闭者,可静脉注射消炎痛,用药无效时可考虑手术结扎。⑥抗生素。根据肺内继发感染的病菌(细菌培养和药敏)应用相应抗生素治疗。

2. 氧疗和辅助通气

包括:①吸氧根据发绀程度选用鼻导管、面罩或头罩吸氧。②持续呼吸道正压及常频机械通气。③其他治疗难以奏效时,改用高频呼吸机,可减少常频呼吸机的不良反应,已取得较好疗效。ECMO 对呼吸机治疗无效的病例有一定疗效。

3. PS 替代疗法

PS 替代疗法可明显降低 RDS 病死率及气胸发生率,同时可改善肺顺应性和通换气功能,降低呼吸机参数。PS 目前已常规用于预防或治疗 RDS。

(1)PS 包括天然、半合成及人工合成三种。

(2)使用方法:一旦确诊应尽早使用(生后 24 h 内)。目前一致认为先给予 CPAP 通气,后经气管插管快速注入气道内,每次注入后应用复苏囊加压通气 1~2 min。PS 制剂不同,其剂量及间隔给药时间各异(详见药品说明书)。视病情予以2～4次。我们目前用猪肺磷脂(固尔苏)每次100～200 mg/kg。

六、预防

(1)预防早产:加强高危妊娠和分娩的监护及治疗;对欲行剖宫产或提前分娩者,应准确测GR顶径和羊水中L/S值,以判定胎儿大小和胎肺成熟度。

(2)促进胎肺成熟:对孕24～34周需提前分娩或有早产迹象的胎儿,出生48 h前给孕母肌内注射地塞米松或倍他米松,可明显降低RDS的发病率和病死率。

(3)预防应用PS:对胎龄<28周的早产儿,常规给予补充固尔苏。

第十章 儿科循环系统疾病

第一节 病毒性心肌炎

病毒性心肌炎是病毒侵犯心肌，引起心肌细胞变性、坏死和间质性炎症。近年来发病逐渐增多，各年龄均可发病，但以学龄前及学龄儿童多见，好发于夏、秋季。多数病例在起病前1~2周或同时有上呼吸道感染或消化道感染的前驱病史。临床表现轻重不一，轻者仅似"感冒"样表现，或表现为乏力、多汗、心悸、胸闷等不适。重者很快出现心力衰竭、心源性休克、严重心律失常甚至猝死。本病若得到及时有效的综合治疗，绝大多数患儿预后良好。

一、病因

多种病毒都可以引起病毒性心肌炎，以肠道病毒最常见。其他为柯萨奇病毒B(1-6型)、埃可病毒、脊髓灰质炎病毒、流感、副流感病毒、腮腺炎病毒及麻疹、风疹和单纯疱疹病毒等。最近研究资料表明，腺病毒是病毒性心肌炎的主要病因之一。

二、临床表现

发病前1~3周内有上呼吸道感染、腹泻、呕吐、腹痛、发热等前驱症状。随后出现面色苍白、乏力、多汗、厌食、胸闷、恶心、呕吐、上腹部不适；症状严重时可有水肿、气促、活动受限。突发心力衰竭、肺水肿、严重心律失常、心源性休克、心脑综合征。

检查患儿心脏大小正常或增大，心率增快或减慢、心音减弱，第一心音低钝，频发期前收缩，甚至胎心音或奔马律。个别病例心前区可听到Ⅰ~Ⅲ级收缩期杂音，心包摩擦音或心包积液体征。

三、辅助检查

1. 心肌酶学改变

(1)肌酸激酶(CK)及其同工酶(CK-MB)：心肌炎早期升高。

(2)乳酸脱氢酶(LDH)及其同工酶(LDH1,LDH2)：病毒性心肌炎时升高，尤其LDH1升高明显。

(3)心肌肌钙蛋白(cTn)：是评价心肌损害特异性、敏感性指标。

2. 心电图检查

急性期心电图异常改变，常见ST-T改变，T波平坦、双向或倒置，期前收缩，经常出现二联律、三联律，房室传导阻滞及Q-T间期延长，异常Q波。

3. 心内膜及心肌活检。

4. 病毒学检查

(1)病毒分离。

(2)血清学检查。双份血清检测特异性抗体效价4倍升高有意义。

四、诊断

病毒性心肌炎诊断标准如下。

1.临床诊断依据

临床诊断依据包括：①心功能不全、心源性休克、心脑综合征；②心脏扩大；③心电图的改变；④肌酸激酶同工酶(CK-MB)升高或心肌肌钙蛋白阳性。

2.病原学诊断标准

(1)确诊指标：自患儿心内膜、心肌、心包(活检、病理)或心包穿刺液检查,发现以下之一者可确诊心肌炎由病毒引起：①分离到病毒；②用病毒核酸探针查到病毒核酸；③特异病毒抗体阳性。

(2)参考依据：有以下之一者结合临床表现可考虑心肌炎系病毒引起：①自患儿粪便、咽拭子或血液中分离到病毒,且恢复期血清同型抗体滴度较第一份血清升高或降低4倍以上；②病程早期患儿血中特异性IgM抗体阳性；③用病毒核酸探针自患儿血中查到病毒核酸。

3.确诊依据

确诊依据包括：①具有临床诊断依据2项,可临床诊断为心肌炎。发病同时或发病前1~3周有病毒感染的证据支持诊断者。②同时具备病毒学诊断依据之一,可确诊为病毒性心肌炎,具备病原学参考依据之一,可临床诊断为病毒性心肌炎。③凡不具备确诊依据的患儿,应给予必要的治疗和随诊,依病情变化确诊或除外心肌炎。

4.临床分期

(1)急性期：新发病例确诊为病毒性心肌炎,病程在半年以内。

(2)迁延期：临床症状反复出现,临床检查指标迁延不愈,病程在半年以上。

(3)慢性期：进行性心脏扩大,反复心力衰竭或心律失常,病情时轻时重,病程在一年以上。

五、鉴别诊断

1.风湿性心肌炎

风湿性心肌炎多见于5岁以后学龄前和学龄期儿童,有前驱感染史,除心肌损害外,病变常累及心包和心内膜,临床有发热、大关节肿痛、环形红斑和皮下小结,体检心脏增大、窦性心动过速,心前区可听到收缩期反流性杂音,偶可听到心包摩擦音。抗链"O"增高,咽拭子培养A族链球菌生长,血沉增快,心电图可出现一度房室传导阻滞。

2.β受体功能亢进症

β受体功能亢进症多见于6~14岁学龄女童,疾病的发作和加重常与情绪变化(如生气)和精神紧张(如考试前)有关,症状多样性,但都类似于交感神经兴奋性增高的表现。体检心音增强,心电图有T波低平、倒置和S-T改变,普萘洛尔试验阳性,多巴酚丁胺负荷超声心动图试验心脏β受体功能亢进。

3.先天性房室传导阻滞

先天性房室传导阻滞多为三度阻滞,患儿病史中可有昏厥和阿—斯综合征发作。心电图提示三度房室传导阻滞、QRS波窄、房室传导阻滞无动态变化。

4.自身免疫性疾病

自身免疫性疾病多见全身型幼年型类风湿性关节炎和红斑狼疮。全身型幼年型类风湿关节炎主要临床特点为发热、关节疼痛、淋巴结、肝脾大、充血性皮疹、血沉增快、C-反应蛋白增高、白细胞增多、贫血及相关脏器的损害。累及心脏可有心肌酶谱增高,心电图异常。对抗生素治疗无效而对激素和阿司匹林等药物治疗有效。红斑狼疮多见于学龄女童,可有发热、皮疹,血白细胞、红细胞和血小板计数减低,血中可查找到狼疮细胞,抗核抗体阳性。

六、治疗

1.一般治疗

卧床休息,急性期卧床休息3～4周,心脏功能不全者卧床3个月。

2.增强心肌营养、改善心肌代谢

(1)大剂量维生素C静脉输注,每日一次,疗程3～4周。

(2)1,6-二磷酸果糖,静脉点滴,每日一次,疗程1～3周。

(3)辅酶Q10口服。

3.抗心力衰竭治疗

必须及时控制心力衰竭,洋地黄类药物选起效快、排泄快的地高辛或西地兰。

4.心源性休克治疗。

5.抗心律失常治疗

(1)室性心动过速:首选利多卡因,静脉注射,有效后加葡萄糖100～200 mL稀释后滴注维持。

(2)Ⅲ房室传导阻滞:首选异丙肾上腺素葡萄糖滴注。出现阿—斯综合征者需安装起搏器。

6.危重患儿治疗

危重患儿可短期应用皮质激素。

7.免疫调节剂

静脉注射免疫球蛋白、干扰素、胸腺肽。

第二节　心内膜弹力纤维增生症

心内膜弹力纤维增生症是指心内膜弥散性的弹力纤维增生性疾病。可伴有心肌退行性变。心脏的四个心腔都可单独或联合受累,但以左室为多。临床上分暴发型、急性型及慢性型,主要表现为充血性心力衰竭,暴发型可表现为心源性休克。暴发型及急性型多于生后6个月内发病,慢性型多于6～12个月内发病,相当一部分患儿尤其是慢性型的心力衰竭对洋地黄效应好,如及时诊治,可获痊愈,否则常危及患儿生命。本病无明显地区性。国内报道男性发病多于女性。

一、病因

至今病因仍未明,曾出现以下几种看法。

1.病毒感染

胎儿期或出生后病毒感染引起炎症反应所致。认为柯萨奇B组病毒、腮腺炎病毒及传染性单核细胞增多症病毒感染与本病有关。曾从死亡患儿的心肌中分离出柯萨奇 B 组病毒,组织学上也见到心肌炎的改变。有人于鸡胚中接种腮腺炎病毒,孕妇于妊娠早期患腮腺炎,出生之婴儿可发生本病。

也有人报告传染性单核细胞增多症引起的弥散性心肌炎可发展为本病。此外,从间质性心肌炎和死亡病例的病理检查中发现两者的病理改变常共同存在,而且病程短者心肌炎改变明显,心内膜弹力纤维增生不著;病程较长,从发病至死亡超过 4 个月以上者,心肌炎的改变轻微,心内膜弹力纤维增生显著,故认为心肌炎与可能为同一疾病的不同时期表现为心肌炎的前身。

2.宫内缺氧

宫内缺氧致心内膜发育障碍。

3.遗传因素

9%病例呈家族性发病,认为本病系常染色体遗传。

4.遗传代谢性疾病

有报告糖原累积病、黏多糖病及肉毒碱缺乏的患儿发生。

5.继发于血液动力学的改变

心室高度扩大时,心室壁承受之张力增加,血液动力学的影响使心内膜弹力纤维增生,认为心内膜弹力纤维增生非特异性的改变。

二、临床表现

有 2/3 病儿的发病年龄都在 1 岁以内。临床表现以充血性心力衰竭为主,常在呼吸道感染之后发生。

1.一般症状

可按照症状的轻重缓急,分为以下三型。

(1)暴发型:起病急骤,突然出现呼吸困难、呕吐、拒食、口周发绀、面色苍白、烦躁不安、心动过速。肺部有散在性喘鸣音或干性啰音,肝大,还可见水肿,均系充血性心力衰竭的体征。少数患儿呈现心源性休克,可见烦躁、面色灰白、四肢湿冷及脉搏加速而微弱等症状。此型病儿的年龄多在 6 个月以内,可致猝死。

(2)急性型:起病也较快,但充血性心力衰竭的发展不如暴发型者急剧,常并发肺炎,伴有发热,肺部出现湿性啰音。有些患儿因附壁血栓的脱落而发生脑栓塞等。多数死于心力衰竭,少数经治疗可获缓解。

(3)慢性型:发病稍缓慢,年龄多在 6 个月以上。症状如急性型,但进展缓慢,有些患儿的生长发育受影响。经治疗可获缓解,活至成人期,也可因反复发作心力衰竭而死亡。

大部分病儿属于急性型。慢性型约占 1/3。新生儿期发病者较少,常为缩窄型,临床表现为左室梗阻的症状。偶有在宫内即发生心力衰竭者,出生后数小时即死亡。2/3 病儿的发病年龄都在 1 岁以内。新生儿期发病者较少,偶有在宫内即发生心力衰竭者,出生后数小时即死亡。临床表现以充血性心力衰竭为主,常在呼吸道感染之后发生。

2.体征

心脏呈中度以上扩大,在慢性患儿可见心前区隆起。心尖搏动减弱,心音钝,心动过速,可有奔马律,一般无杂音或仅有轻度的收缩期杂音。少数病儿因心脏扩大而产生相对的二尖瓣关闭不全者,可在心尖部听到收缩期杂音,一般为Ⅱ至Ⅲ级。

3.X 线检查

X 线检查以左心室增大为明显,心影普遍增大,近似主动脉型心影,左心缘搏动减弱,特别是在透视下左前斜位观察时左心室搏动消失而右心室搏动正常者,更有诊断意义。左房常增大。肺纹理增多,肺淤血明显。

4.心电图检查

心电图多数呈左心室肥大,ST 段及 T 波改变。长期心力衰竭,致肺动脉压力增高时,可出现右心室肥大或左、右心室同时肥大。此外,偶见期前收缩及房室传导阻滞。缩窄型呈右室肥厚及心电轴右偏。

5.超声心动图检查

超声心动图可见左室腔扩大,左室后壁运动幅度减弱,左室心内膜回声增强。左室收缩功能减退,短轴缩短率及射血分数均降低。

6.心导管检查

心导管可显示左房、肺动脉平均压及左室舒张末压增高。左心室选择性造影可发现左心室增大、室内造影剂排空延迟。二尖瓣及主动脉瓣关闭不全常见。

三、诊断

本病的特征为:①1 岁以内婴儿多数于 2～6 月时突然出现心力衰竭;②胸部 X 线片示心脏扩大以左室为主,心搏减弱;③心脏无明显杂音;④心电图表现为左室肥厚,或 $V_{5,6}$ 导联 T 波倒置。⑤超声心动图表现为左室扩大,心内膜回声增粗,收缩功能降低。组织学上确诊须行心内膜心肌活检。

四、并发症

少数患儿呈现心源性休克,可见烦躁、面色灰白、四肢湿冷及脉搏加速而微弱等症状。本病最常并发肺炎,且病情严重,病死率高,严重威胁患儿生命。另外可以并发脑栓塞。由于心内膜的损伤,心脏扩大,血流缓慢淤滞,极易形成附壁血栓。附壁血栓脱落,阻塞脑血管,引起局部脑组织缺血缺氧,形成脑栓塞。

五、治疗

主要治疗是控制心力衰竭。急性心力衰竭需应用利尿剂、静脉注射西地兰等,并应长期服用地高辛维持量,可达 2～3 年或数年之久,至心脏回缩至正常,过早停药可导致病情恶化。可予卡托普利长期口服,对改善心功能有一定效果。危重病例加用多巴胺、多巴酚丁胺及皮质激素治疗。宜用抗生素控制肺部感染。对于心脏重度扩大,射血分数严重降低及药物治疗反应差者,考虑进行心脏移植术。

考虑本病发病机制可能与免疫功能失调有关,近年应用免疫抑制剂治疗,主要用强地松,至心电图正常、胸部 X 线片心脏接近正常,逐渐停药,疗程 1～1.5 年。

六、预后

本病预后严重,住院病死率 20％～25％。发病年龄较大,对洋地黄治疗反应好的,预后较好,可获临床痊愈。

第三节 感染性心内膜炎

感染性心内膜炎(IE)是指由细菌、真菌、病毒、立克次体、衣原体、螺旋体等直接感染而产生心瓣膜或心室壁内膜的炎症,有别于由于风湿热、类风湿、系统性红斑狼疮等所致非感染性心内膜炎。瓣膜为最常受累部位,但感染可发生在室间隔缺损部位、腱索和心内膜。

一、病因

1.病原体侵入血流

病原体侵入血流引起菌血症、败血症或脓毒血症,并侵袭心内膜。

2.心瓣膜异常

心瓣膜异常有利于病原微生物的寄居繁殖。

3.防御机制的抑制

肿瘤患者使用细胞毒性药物和器官移植患者用免疫抑制剂。临床经过与病原微生物有关,病原微生物包括各种细菌、真菌等。传统分为急性和亚急性两类,其临床经过及病理变化均有所不同。急性感染性心内膜炎是由于被累心内膜常有溃疡形成,故又称为溃疡性心内膜炎。此类心内膜炎起病急剧,多由毒力较强的化脓菌引起,其中大多为金黄色葡萄球菌,其次为化脓链球菌。通常病原菌先在机体某局部引起化脓性炎症(如化脓性骨髓炎、痈、产褥热等),当机体抵抗力降低时(如肿瘤、心脏手术、免疫抑制等)病原菌则侵入血流,引起败血症并侵犯心内膜。此型心内膜炎多发生在本来正常的心内膜上,多单独侵犯主动脉瓣或侵犯二尖瓣。亚急性者主要发生于器质性心脏病,首先为心脏瓣膜病,其次为先天性心血管病。

二、临床表现

1.疾病分类及表现

根据病程、有无全身中毒症状和其他临床表现常将感染性心内膜炎分为急性和亚急性,但两者有相当大的重叠性。

(1)急性感染性心内膜炎:多发生于正常的心脏。病原菌通常是高毒力的细菌,如金葡菌或真菌。起病往往突然,伴高热、寒战,全身毒血症症状明显,常是全身严重感染的一部分,病程多急骤凶险,易掩盖急性感染性心内膜炎的临床症状。

(2)亚急性感染性心内膜炎:多数起病缓慢,有全身不适、疲倦、低热及体重减轻等非特异性症状。少数以并发症形式起病,如栓塞、不能解释的卒中、心瓣膜病的进行性加重、顽固性心力衰竭、肾小球肾炎和手术后出现心瓣膜杂音等。

(3)病史:部分患者发病前有龋齿、扁桃体炎、静脉插管、介入治疗或心内手术史。

2.常见症状体征

(1)感染症状:发热是心内膜炎最常见的症状。几乎所有的患者都有过不同程度的发热、热型不规则、热程较长,个别患者无发热。此外,患者有疲乏、盗汗、食欲减退、体重减轻、关节痛、皮肤苍白等表现,病情进展较慢。

(2)心脏体征:80%～85%的患者可闻及心脏杂音,可由基础心脏病和(或)心内膜炎导致瓣膜损害所致。原有的心脏杂音可因心脏瓣膜的赘生物而发生改变,出现粗糙响亮、呈海鸥鸣样或音乐样的杂音。原无心脏杂音者可出现音乐样杂音,约一半患儿由于心瓣膜病变、中毒性心肌炎等导致充血性心力衰竭,出现心音低钝、奔马律等。

(3)栓塞症状:视栓塞部位的不同而出现不同的临床表现,一般发生于病程后期,但约有 1/3 的患者为首发症状。皮肤栓塞可见散在的小瘀点,指趾屈面可有隆起的紫红色小结节,略有触痛,此即 Osler 结节;内脏栓塞可致脾大、腹痛、血尿、便血,有时脾大很显著;肺栓塞可有胸痛、咳嗽、咯血和肺部啰音;脑动脉栓塞则有头痛、呕吐、偏瘫、失语、抽搐甚至昏迷等。病程久者可见杵状指、趾,但无发绀。

同时具有以上三方面症状的典型患者不多,尤其是 2 岁以下婴儿往往以全身感染症状为主,仅少数患儿有栓塞症状和(或)心脏杂音。

三、检查

1.血液系统

血常规表现为进行性贫血,多为正细胞性贫血与白细胞计数增多、中性粒细胞升高。血沉增快、C 反应蛋白阳性。当合并免疫复合物介导的肾小球肾炎、严重心力衰竭或缺氧造成红细胞计数增多症时,血清球蛋白常增多,甚至清蛋白、球蛋白比例倒置。免疫球蛋白升高、γ-球蛋白升高、循环免疫复合物增高及类风湿因子阳性。

2.血培养

血细菌培养阳性是确诊感染性心内膜炎的重要依据。凡原因未明的发热、体温持续在 1 周以上。且原有心脏病者,均应积极反复多次进行血培养,以提高阳性率;若血培养阳性,尚应做药物敏感试验。

3.尿液检查

常有显微镜下血尿和轻度蛋白尿。肉眼血尿提示肾梗死。红细胞管型和大量蛋白尿提示弥散性肾小球肾炎。

4.心电图

由于心肌可以同时存在多种病理改变,因此可能出现致命的室性心律失常。

房颤提示房室瓣反流。完全房室传导阻滞、右束支阻滞、左前或左后分支阻滞均有报道,提示心肌化脓灶或炎性反应加重。

5.超声心动图

超声心动图检查能够检出直径大于 2 mm 以上的赘生物,因此对诊断感染性心内膜炎很有帮助,此外,在治疗过程中超声心动图还可动态观察赘生物大小、形态、活动和瓣膜功能状态,了解瓣膜损害程度,对决定是否做换瓣手术具有参考价值。该检查还可发现原有的心脏病。

6.CT 检查

对怀疑有颅内病变者应及时做 CT,了解病变的部位范围。

四、诊断

根据临床表现及相关检查做出诊断。

五、治疗

1.抗生素的应用

抗生素的应用是治疗心内膜炎最重要的措施。选择抗生素要根据致病菌培养结果或对抗生素的敏感性。疗程亦要足够长,力求治愈,一般为 4～6 周。对临床高度怀疑本病,而血培养反复阴性者,可凭经验按肠球菌及金黄色葡萄球菌感染,选用大剂量青霉素和氨基糖苷类药物治疗 2 周,同时做血培养和血清学检查,除外真菌、支原体、立克次体引起的感染。若无效,改用其他杀菌剂,如万古霉素和头孢菌素。感染心内膜炎复发时,应再治疗且疗程宜适当延长。

2.手术治疗

下述情况需考虑手术治疗。

(1)瓣膜穿孔、破裂、腱索离断,发生难治性急性心力衰竭。

(2)人工瓣膜置换术后感染,内科治疗不能控制。

(3)并发细菌性动脉瘤破裂或四肢大动脉栓塞。

(4)先天性心脏病发生感染性心内膜炎,经系统治疗,仍不能控制时,手术应在加强支持疗法和抗生素控制下尽早进行。

第四节　心肌疾病

心肌病(cardiomyopathy)亦称为原发性(primary)或原因不明的(idiopathic)心肌病,是一组病因不明的心肌疾病。据世界卫生组织等的建议,可分为扩张型、肥厚型、限制型和未定型心肌病四类。除上述四类心肌病之外,近年有人提出以心律失常或心脏传导异常为主症的一类心肌病(electric disturbance type of cardiomyopathy,EMC)。有学者统计,在心血管病住院患者中心肌病可占 0.6%～4.3%,而在全部尸体剖验中可占 0.11%。

一、病因

1.原发性心肌病

原发性心肌病的发病原因尚不十分清楚。

2.继发性心肌病

常见的发病原因有以下几种。

(1)感染性原因:多见于严重的细菌、病毒、立克次体、原虫等感染,细菌或病毒直接侵犯心肌,或者其毒素影响心肌,引起心肌病,即所谓的心肌炎后心肌病。

(2)代谢性原因:最多见的是糖尿病引起的心肌病。其次为家族性糖原累积症、脚气性心脏病、酒精性心肌病、心脏淀粉样变等引起心肌改变。

(3)内分泌性原因:常见的有甲状腺功能亢进、甲状腺机能减退、肢端肥大症等导致心肌病变。

(4)结缔组织疾病:多见于红斑性狼疮、类风湿性关节炎、硬皮病等引起心肌损害。

(5)缺血性原因:主要是指冠状动脉粥样硬化、冠状动脉痉挛引起心肌缺血性改变,导致心肌病变。

(6)过敏性原因:多指磺胺药、青霉素以及其他药物过敏引起的心肌改变。

(7)中毒性原因:烧伤、白喉、伤寒等细菌毒素直接损害心肌引起心肌病。

二、分类

1.原发性心肌病

原发性心肌病指的是发病原因尚不十分清楚的一种心肌损害,引起心脏扩大,最终发展成心力衰竭的一种心脏病。一般所说的心肌病是指原发性心肌病而言。

按病因和病理予以分类,被分为以下三型。

(1)扩张型心肌病:以心室扩张为特征。常发生充血性心力衰竭,所以也有称之为充血型心肌病。最常见,占心肌病的70%~80%。

(2)肥厚型心肌病:以心室肥厚为特征。由于不少患者有室间隔不对称肥厚而造成心室流出道梗阻,故以往称之为梗阻型心肌病,实际上还有部分患者虽有心肌肥厚并不造成梗阻。此型占10%~20%。

(3)限制型心肌病:以心内膜心肌瘢痕形成为特征,心室腔可能闭塞。过去以心肌瘢痕形成而无肥厚者为限制型心肌病;心室腔因纤维增生及附壁血栓而闭塞者为闭塞型心肌病,现在将这两种情况合并成限制型心肌病。

对于不能分入上述各型,具有轻度异常,进展或者不进展为显著心肌病的患者,列入"未定型心肌病"或者"隐匿性心肌病"。

2.继发性心肌病

继发性心肌病又称"特异性心肌病",指由已知原因或者是发生在其他疾病之后的心肌改变。

三、扩张型心肌病

扩张型心肌病(dilated canliomyopathy,DCM)的主要特征是心肌收缩期泵功能障碍,产生充血性心力衰竭,亦称充血型心肌病,常合并有心律失常,病死率较高。它是原发性心肌病中最常见的类型。

(一)病因

病因尚不清楚,但病毒性心肌炎被认为是最主要的原因之一。病毒对心肌的直接伤害,或是体液、细胞免疫反应的存在致使心肌炎后发展为扩张型心肌病。其他可能尚有遗传、代谢异常、中毒等因素的存在。

(二)病理

以心腔扩张为主,肉眼所见有心室扩张,室壁多变薄,可见纤维化瘢痕,常有附壁血栓。瓣膜、冠状动脉多无改变。组织学上以心肌细胞的肥大、变性,特别是纤维化等程度不同的病变混合出现,男多于女,为2.5∶1,本病年发病率为(5~10)/10万。

(三)临床表现

本病起病缓慢,有气急,甚至端坐呼吸,水肿和肝大等充血性心力衰竭的症状,部分患者可发生栓塞或猝死。症状以充血性心力衰竭为主。主要体征为心脏扩大,75%的病例可听到第三心音或第四心音呈奔马律。常合并各种类型的心律失常。

(四)辅助检查

1.胸部X线检查

心脏阴影明显增大,心胸比多在60%以上。肺常淤血。

2.心电图

心电图主要见心房颤动、传导阻滞和各种心律失常，其他尚有 ST-T 异常、低电压、R 波减低及病理性 Q 波，多系心肌广泛纤维化的结果，但异常 Q 波有时需与心肌梗死相鉴别。

3.心音图

心音图可见第三心音和(或)第四心音及肺动脉瓣区第二心音增强，这些均为血流动力学改变的反映。有时可在心尖区或三尖瓣区记录到全收缩期杂音，系因相应瓣膜环扩大而致相对性二尖瓣或三尖瓣关闭不全所致，需与风湿性心脏瓣膜病鉴别。

4.超声心动图

超声心动图示左室扩张，左室流出道扩大，室间隔、左室后壁运动减弱，提示心肌收缩力下降。二尖瓣本身无变化，但前叶和后叶可呈镜面像且振幅减小。

5.心导管检查和心血管造影

心导管检查和心血管造影可见左室舒张末压、左房压和肺毛细血管楔嵌压增高，心搏量、心脏指数减低。心室造影可见左室扩大，弥散性室壁运动减弱，心室射血分数低下。冠状动脉造影多无异常，有助于与冠状动脉性心脏病的鉴别。

6.心内膜心肌活检

心内膜心肌活检可见心肌细胞肥大、变性、间质纤维化等，缺乏特异性，但有时可用于病变的程度及预后评价的参考。

7.心脏核素检查

心脏核素检查可见舒张末期和收缩末期左室容积增大，心搏量降低，心肌显影缺损。

(五)诊断和鉴别诊断

临床上看到心脏增大、心律失常和充血性心力衰竭的患者，如果超声心动图证实有心室腔扩大与心脏弥散性搏动减弱即应想到本病的可能。若除外心肌炎、酒精性心脏病、围产期心脏病、甲状腺功能减退、代谢性疾病和神经肌肉疾病等特异性心肌病，则诊断更有把握。通过问诊、体格检查、超声心动图和心血管造影等方法与病毒性心肌炎、风湿性心脏病、先天性心脏病、冠心病、高血压性心脏病及心包疾病相鉴别。

(六)防治预后

本病的病程长短不等，充血性心力衰竭的出现频度较高，预后不良。死亡原因多为心力衰竭和严重心律失常。一般认为症状出现后的 5 年生存率在 40%，10 年生存率在 22% 左右。因本病原因未明，故除行心脏移植术外，尚无彻底的治疗方法。目前治疗原则是针对充血性心力衰竭和各种心律失常。一般是限制体力活动，低盐饮食，应用洋地黄和利尿剂。但因本病较易发生洋地黄中毒，故需慎重投予。近年应用硝苯吡啶、维拉帕米、ACEI 或试用 DDD 起搏器等综合治疗措施，治疗扩张型心肌病的顽固性心力衰竭收到较好的效果，甚至把 5 年平均生存率增加到 70%。应用血管扩张药物以减轻心脏负荷，使用 β 受体阻滞剂、免疫抑制疗法及辅酶 Q10、维生素等以改善心肌代谢。但这些治疗方法均在探索中，尚无成型经验。还应消除或减轻病毒感染、高血压、糖尿病、饮酒、营养障碍等使病情恶化的因素。心脏移植术作为治疗严重心脏病的方法已得到公认。手术对象中心肌病约占半数，我国已有成功病例，手术病例的生存率和预后在逐年得到改善。

四、肥厚型心肌病

肥厚型心肌病(hypertrophic cardiomyopathy，HCM)是以不能解释的心室肥厚为特征的心肌疾病,以左心室受累为主,亦可累及右心室及室间隔,早期伴心脏舒张功能不全,晚期收缩功能亦受影响。

(一)概述

1.基本特征

心肌非对称性肥厚,心室腔变小。

2.基本病态

左室血流充盈受阻,舒张期顺应性下降。

3.分类

根据左室流出道有无梗阻可分为:梗阻性肥厚型心肌病、非梗阻性肥厚型心肌病。

(二)病因

本病常有明显家族史(约占 1/3),目前认为是常染色体显性遗传疾病,肌节收缩蛋白基因突变是主要的致病因素。

(三)病理

肥厚的心肌分布不均匀,一般左室受累重于右室,心房扩张并伴轻度肥厚。左室肥厚的程度亦不一,可弥散性肥厚,也可局限性肥厚。有些病例肥厚主要在室间隔,其与左室后壁的厚度之比为 1∶3,致使心脏收缩时室间隔突向左室腔,引起左室流出道梗阻,称为"非对称性肥厚型心肌病"。

肥厚的心肌顺应性减低,使舒张末压升高,心室舒张期充盈障碍,快速充盈期延长,充盈速率与充盈量均减小,由此心搏量减少。

(四)临床表现

1.症状

部分患者可无自觉症状,因猝死或在体检中才被发现。

可出现劳力性呼吸困难、非典型心绞痛(含服硝酸甘油后加重)、频发一过性昏厥。

2.体征

心脏轻度增大,部分可闻及 S3 或 S4。

胸骨左缘第 3～4 肋间较粗糙的收缩中晚期喷射样杂音,常伴震颤。心尖部也常可听到收缩期杂音。

目前,认为产生以上两种杂音除因室间隔不对称肥厚造成左心室流出道相对狭窄外,主要是由于收缩期血流经过狭窄处时的漏斗效应将二尖瓣吸引移向室间隔使狭窄更为严重,于收缩晚期甚至可完全阻挡流出道;而同时二尖瓣本身出现关闭不全。

(五)辅助检查

1.超声心动图

(1)室间隔非对称性肥厚,舒张期室间隔的厚度与后壁之比＞1∶3。

(2)二尖瓣前叶在收缩期向前方运动(SAM 现象)。

2.心电图

左心室肥大,部分出现病理性 Q 波。

3.胸部 X 线检查

心影增大多不明显。

4.心导管检查和心血管造影

心室造影左室腔变形,冠状动脉造影多无异常。有梗阻者在左心室腔与流出道间有压差＞2.67 kPa(20 mmHg)。

5.心内膜心肌活检

心肌细胞肥大,形态异常,排列紊乱。但缺乏特异性。

(六)治疗

(1)治疗原则:为弛缓肥厚的心肌,防止心动过速及维持正常窦性心律,减轻左心室流出道狭窄和抗室性心律失常。

(2)目前主张应用β受体阻滞剂及钙通道阻滞剂治疗。

(3)对重症梗阻性患者可作介入或手术治疗,植入 DDD 型起搏器、消融或切除肥厚的室间隔心肌。

(七)预后

总的来说比扩张型心肌病好。成人 10 年存活率80％,小儿 10 年存活率50％。成人死亡原因以猝死多见;小儿死亡原因以心力衰竭多见,其次为猝死。猝死的原因为室性心律失常,特别是室颤。

五、限制型心肌病

限制型心肌病(restrictive cardiomyopathy,RCM)以心室充盈受限、单侧或双侧心室舒张容量减少、收缩功能和室壁厚度正常或接近正常、伴增生性间质纤维化为特征。

(一)病因

病因未明。约 30％病例有家族发病倾向,考虑与常染色体显性遗传有关。本病也可继发于淀粉样变性、类癌综合征、黏多糖病等全身性疾病所致的心内膜心肌浸润性病变,或发生于各种不同心脏病(如高血压心脏病、扩张型和肥厚型心肌病等)的终末期。

(二)病理

RCM 心脏多数轻度增大或正常,心室内膜被一层弥散增厚的纤维组织所覆盖,心室受累可为单侧,而多数病例(50％以上)左右心室均被波及。心房一般都明显增大。常伴附壁血栓。由于心内膜心肌纤维化或心肌间质纤维化,RCM 的血流动力学特点表现为室壁僵硬,心室顺应性降低,舒张末压升高,肺循环和体循环淤血,房室瓣反流,心房扩大而心室腔缩小,最终造成心室舒张功能障碍,心室充盈不足,心排出量减少,心功能降低。

(三)临床表现

年龄越小,病情越重。患儿大多起病隐缓,临床所见随受累心室及病变程度有所不同。早期可无症状,或仅有轻度头昏、乏力或活动后心悸。随病程发展,多数病例表现为右心病变,主要是静脉压升高,临床上酷似缩窄性心包炎,患儿可有呼吸困难、颈静脉怒张、肝大、腹腔积液及下肢水肿;晚期出现舒张功能障碍表现,部分患儿可因低心排而发生昏厥、抽搐等心脑综合征症状。昏厥常是猝死的先兆。左心受累为主者,常有咳嗽、喘憋、胸痛,有时伴有肺动脉高压的表现,严重者出现咯血性泡沫痰、端坐呼吸等左心衰竭症状。

(四)辅助检查

1.胸部 X 线

早期心影轻至中度扩大。右心病变者多致心影呈球形或烧瓶状,右房增大,肺血减少。左心病变者左房增大明显,肺淤血或有不同程度肺动脉高压表现。

2.心电图

最常见的是 P 波增高增宽,有切迹,显示左右心房均增大;可有右心室肥厚、右束支传导阻滞和左心室肥厚的表现。

3.超声心动图

左室壁增厚,心室腔狭小而左右心房明显扩大,心尖可呈闭塞状。房室瓣、腱索、乳头肌及心尖部心内膜增厚,常有三尖瓣及二尖瓣关闭不全。多普勒超声显示房室瓣舒张早期充盈速度增加,而心房充盈速度降低,提示舒张功能降低。病程晚期心室收缩功能亦降低。

4.心导管与心血管造影

心导管检查显示心室舒张末压增高,右室舒张压与收缩压之比多小于 1∶3。心血管造影显示心室流入道和心尖部心腔狭小甚至闭塞,流出道反而扩张,心房扩大,可见房室瓣反流。

(五)治疗

1.对因治疗

对于那些有明确原因的限制型心肌病,应首先治疗其原发病。如对嗜酸性细胞增多综合征的患者,嗜酸性粒细胞增多症是该病的始动因素,造成心内膜及心内膜下心肌细胞炎症、坏死、附壁血栓形成、栓塞等继发性改变。因此,治疗嗜酸性粒细胞增多症对于控制病情的进展十分重要。糖皮质激素(泼尼松)、细胞毒药物等,能够有效地减少嗜酸性细胞,阻止内膜心肌纤维化的进展。一些与遗传有关的酶缺乏导致的限制型心肌病,还可进行酶替代治疗及基因治疗。

2.对症治疗

(1)降低心室充盈压:硝酸酯类药物、利尿剂可以有效地降低前负荷,减轻肺循环和体循环淤血,降低心室充盈压,减轻症状,改善患者生活质量和活动耐量,但不能改善患者的长期预后。但应当注意,限制型心肌病患者的心肌僵硬度增加,血压变化受心室充盈压的变化影响较大,过度地减轻前负荷会造成心排出量下降,血压下降,病情恶化,故硝酸酯类药物和利尿剂应根据患者情况,酌情使用。β受体阻滞剂能够减慢心率,延长心室充盈时间,降低心肌耗氧量,有利于改善心室舒张功能,可以作为辅助治疗药物,但在限制型心肌病治疗中的作用并不肯定。

(2)以舒张功能受限为主:洋地黄类药物无明显疗效,但房颤时,可以用来控制心室率。对于房颤亦可以使用胺碘酮转复,并口服预防。但抗心律失常药物对于预防限制型心肌病患者的猝死无效,亦可置入 ICD 治疗。

(3)抗凝治疗:本病易发生附壁血栓和栓塞,可给予抗凝或抗血小板治疗。

3.外科治疗

对于严重的心内膜心肌纤维化可行心内膜剥脱术,切除纤维性心内膜。伴有瓣膜反流者可行人工瓣膜置换术。对于有附壁血栓者行血栓切除术。手术死亡率为 20%。对于特发性或家族性限制性心肌病伴有顽固性心力衰竭者可考虑行心脏移植。有研究显示儿童限制型心肌病患者即使没有明显的心力衰竭症状,仍有较大的猝死风险,所以主张对诊断明确的患儿应早期进行心脏移植,可改善预后。

第五节　常见小儿心律失常

小儿心律失常可分为窦性心律失常(包括窦性心动过速、窦性心动过缓、窦性心律不齐)、游走性心律、窦房传导阻滞、窦性静止、病态窦房结综合征、期前收缩、室上性快速心律失常(阵发性室上性心动过速、紊乱性房性心动过速、心房扑动及心房颤动)、阵发性室性心动过速、心室扑动和颤动、房室传导阻滞、室内传导阻滞、预激综合征、Q-T 间期延长、几种特殊类型的心律失常(如:冠状窦心律和左房心律、加速的交界性心动过速、加速的室性自搏心律)。

一、窦性心律失常

心脏激动虽起源于窦房结,但其频率或节律有变化的心律。

1.窦性心动过速

简称窦速,指窦性心律频率超过正常范围上限。

(1)心电图特点如下。

P 波呈窦性(Ⅰ、V6 导联 P 波直立,aVR 导联倒置,Ⅱ、aVF、V5 导联大多直立,同一导联 P 波形态相同。婴儿>140 次/分钟),P-P 间距缩短,P-R 间期不小于正常低限(0.10 s,婴儿 0.08 s)。

心率:婴儿>140 次/分钟,1~6 岁者>120 次/分钟,>6 岁者>100 次/分钟。

心率过快时,P 波与 T 波可重叠,P-R 段及 ST 段可下降,T 波平坦甚至倒置。

(2)临床意义如下。

运动、兴奋、紧张、疼痛、哭闹、直立调节障碍。

应用药物(交感神经兴奋药、副交感神经抑制药)或摄入刺激性食物(酒、咖啡等)。

发热、感染、出血、贫血、休克。

器质性心脏病(先天性心脏病、心力衰竭、感染性心肌炎、各种心肌病、心内膜弹力纤维增生症、二尖瓣脱垂、川崎病及缺血性心脏病、风湿热及风湿性心脏病、结缔组织病、先天性或获得性长 Q-T 间期综合征、心导管检查及心脏手术、心脏肿瘤等)、β 受体功能亢进、心脏神经官能症、甲状腺功能亢进症等。

(3)鉴别要点:窦速应与阵发性室上性心动过速(室上速)鉴别。

(4)治疗:病因治疗。

2.窦性心动过缓

窦性心动过缓简称窦缓,指窦性心律频率低于正常范围下限。窦性心动过缓可伴窦性心律不齐、窦房传导阻滞、窦性静止、交界性或室性逸搏等。

(1)心电图特点如下。

P 波呈窦性,P-P 间距延长。

心率:<1 岁者<100 次/分钟,1~6 岁<80 次/分钟,>6 岁者<60 次/分钟。

P-R 间期不小于正常低限。

(2)临床意义如下。

迷走神经张力增高,如睡眠、屏气、呕吐、昏厥、胃显著扩张、颅内压增高、高血压、压舌板检查咽部、压迫颈动脉窦、眼球等。新生儿吞咽、吸吮、呃逆、咳嗽等动作可兴奋迷走神经使心率减慢。药物(副交感神经兴奋药、交感神经抑制药、洋地黄等)可使心率减慢。急性感染恢复期、电解质紊乱、器质性心脏病、病态窦房结综合征、甲状腺功能低下、结缔组织病、心脏手术停搏前或临终前。新生儿窒息可引起窦房结功能不良。

(3)治疗:针对病因治疗。

3.窦性心律不齐

窦性心律不齐简称窦不齐,指窦房结发出的激动不匀齐,使节律快慢不等。心脏听诊应注意与期前收缩鉴别。窦性心律不齐如伴窦缓,临床意义同窦缓。

(1)心电图特点:P波呈窦性。P-P间距相差>0.12 s。窦性心律不齐可伴随窦缓。

(2)临床意义:多为呼吸性窦性心律不齐,即吸气时心率增快,呼气时心率减慢。与呼吸无关的窦性心律不齐,较少见,可能为自主神经系统张力不平衡所致。亦可见于迷走神经张力增高、应用药物(副交感神经兴奋药、交感神经抑制药、洋地黄等)、器质性心脏病。

(3)治疗:针对病因治疗。

二、游走性心律

起搏点游走于窦房结内或窦房结至房室结之间,发出不规则激动。

1.心电图特点

(1)窦房结内游走性心律P波呈窦性,但同一导联中P波形态略有不同,P-P间距不等(与呼吸无关),P-R间期不等,>0.10 s。

(2)窦房结至房室结间游走性心律P波呈窦性,但同一导联中P波形态有明显周期性变化,可从直立转为平坦继而倒置(与呼吸无关)。P-R间期不等。

2.临床意义

同窦性心律不齐。

3.治疗

针对病因治疗。

三、窦房传导阻滞

窦房结至心房的传导时间逐渐延长(Ⅰ度窦房传导阻滞,由于窦房结除极在心电图上无标志,故无法诊断),最后窦性激动完全不能传入心房(为Ⅲ度窦房传导阻滞,与窦性静止无法鉴别)。心电图只能诊断Ⅱ度窦房传导阻滞,分为Ⅰ型和Ⅱ型。

1.心电图特点

(1)Ⅰ型:P-P间距有"长、短、更长"的特点,即P-P间距逐渐缩短,最短P-P间距后突然P-P间距延长,最长P-P间距小于任何两个P-P间距之和。

(2)Ⅱ型:长间歇中无P波和QRS波,长P-P间距为短P-P间距的简单倍数,多为二倍或三倍。

2.临床意义

见于迷走神经张力增高、洋地黄中毒、病态窦房结综合征、新生儿窦房结功能不良。

3.治疗

针对病因治疗。

四、窦性静止

窦性静止又称窦性停搏，指窦房结在较长时间内不发出激动。窦性静止3 s以上。

1.心电图特点

(1)在窦性心律中出现一个较长间歇，其间无P-QRS-T波。

(2)长P-P间距与正常P-P间距不成倍数关系。

(3)在窦性静止期间，可出现交界性或室性逸搏、逸搏心律等。

2.临床意义

见于迷走神经张力增高、洋地黄中毒、电解质紊乱、病态窦房结综合征、新生儿窦房结功能不良。

3.治疗

针对病因治疗。

五、病态窦房结综合征

病态窦房结综合征(SSS)是指由于窦房结及其周围组织器质性病变引起窦房结自律性和(或)传导功能发生障碍所引起的一组临床综合征。可见于感染性心肌炎、各种心肌病、先天性心脏病、心脏手术等，也有原因不明者。

1.诊断要点

(1)临床特点：主要是心、脑、肾、胃肠道等各器官供血不足的症状。心肌供血不足症状为面色苍白、乏力、心悸、胸痛、手足发凉等；脑缺血症状为记忆力减退、头昏、昏厥等，严重者有阿—斯综合征发作，可致猝死；肾脏缺血引起少尿；胃肠道缺血引起食欲缺乏和消化不良。体格检查为心动过缓或过缓与过速交替出现、心脏扩大，可有心力衰竭或心源性休克。

(2)心电图特点：显著而持久的窦性心动过缓，睡眠时心率<50次/分钟。应除外药物、迷走神经张力增高及中枢神经系统疾病等因素。

窦性停搏、窦房传导阻滞，多伴交界性逸搏或交界性心律，部分病例有房室或束支传导阻滞。

心动过缓—过速综合征(即慢快综合征)，24 h动态心电图显示严重窦性心动过缓呈持久性，伴有窦房传导阻滞、窦性静止、交界性逸搏，在缓慢心律基础上常有阵发性室上性心动过速、房扑、房颤等快速心律失常，心动过缓与快速心律失常交替出现。

(3)辅助检查：心电图运动试验常用活动平板运动、踏车运动或二阶梯运动试验，如果无条件也可做蹲立运动。运动后患儿心率不增加或增加不超过原有心率的25%，或仍<180次/分钟，或诱发上述心电图改变支持本病。

食管电生理检查用食管电极进行心房起搏是无创性电生理检查方法，安全可靠。测定窦房结恢复时间(SNRT)，校正窦房结恢复时间(CSNRT)及窦房传导时间(SACT)，以判断窦房结功能。

2.治疗要点

病因治疗。

过缓心率不伴快速心律失常者可用阿托品、异丙肾上腺素等提高心率，慢快综合征者应慎用，以免诱发快速心律失常。

若严重心动过缓伴反复阿—斯综合征发作、难于控制的心力衰竭或慢快综合征，药物治疗无效者,应安装人工心脏起搏器。

六、期前收缩

又称早搏,系指心脏某一起搏点比窦性心律提前发出激动,引起心脏提早除极。根据异位起搏点部位不同,期前收缩分为室上性期前收缩和室性期前收缩;室上性期前收缩又分为房性期前收缩和交界性期前收缩。

1.心电图特点

(1)房性期前收缩:提前出现的房性异位 P'波,形态与窦性 P 波不同。P'-R 间期在正常范围,>0.10 s(婴儿>0.08 s)。异位 P'波后的 QRS 波形态可与窦性 QRS 波相同,如伴室内差异性传导,QRS 波增宽,时间>0.10 s(婴儿>0.08 s),如无 QRS 波者为房早未下传。代偿间期多为不完全性,偶尔为完全性。多源性房早同一导联中有 2 个或 2 个以上不同形态的房性异位 P'波,P'-R 间期亦不等,为多源性房早。

(2)交界性期前收缩:提前出现的 QRS 波,形态时限与窦性 QRS 波基本相同;如伴室内差异性传导,QRS 波增宽,时间>0.10 s(婴儿>0.08 s)。提前出现的 QRS 波,其前或后有逆行 P'波,与窦性 P 波不同(Ⅱ、Ⅲ、aVF 导联倒置,aVR 导联直立)。若 P'波出现在$<$QRS 波前,P'-R 间期<0.10 s,若 P'波埋在 QRS 波中,看不见 P'波,若 P'波出现在 QRS 波后,R-P'间期<0.20 s。

代偿间期多为完全性。

(3)室性期前收缩:提前出现的 QRS 波,其前无异位 P'波。QRS 波宽大畸形,时间>0.10 s(婴儿>0.08 s),T 波与 QRS 波的主波方向相反。代偿间期多为完全性。

插入性室早:指在 2 个正常窦性心律之间,插入 1 个室早,其后无代偿间期。

多形性室早:同一导联中有不同形态的室早,其联律间期固定,为多形性室早,表示异位激动是由 1 个异位起搏点发出,但激动途径不同。

多源性室早:同一导联中有 2 个或 2 个以上不同形态的室早,其联律间期不固定,为多源性室早。

连发性室早:连续发生 2 个室早为成对室早,由于异位起搏点不同或发生室内差异性传导,第 2 个室早与第 1 个可不同。连续发生 3 个或 3 个以上室早为短阵性室性心动过速。

联律性室早:每间隔 1 个窦性搏动出现 1 个室早为二联律,每间隔 2 个窦性搏动出现 1 个室早为三联律,依次类推四、五联律。

室性并行心律:室早形态相同而联律间期不固定(相差>0.06 s);室早相互间的间距是固定的,或成倍数关系,或有 1 个最大公约数;常出现室性融合波,为室性并行心律。

R 重 T(RonT)现象:室早可落在窦性搏动的 T 波顶点附近,为 R 重 T 现象,此时恰为心室的易损期,可发生阵发性室性心动过速或心室颤动。

2.临床意义

健康小儿可因情绪紧张、激动、劳累、刺激性食物(如茶、酒、咖啡、烟等)引起期前收缩。胎儿、新生儿、小婴儿心脏传导系统发育不成熟亦可出现期前收缩。有房室旁路(体表心电图正常或有预激综合征)或房室结双径路的小儿可因期前收缩诱发室上速。应寻找期前收缩的病因,如感染、器质性心脏病、左室假腱索、窒息、缺氧、酸中毒、电解质紊乱、严重贫血、甲状腺功能亢进症、结缔组织病、药物作用(如洋地黄、交感神经兴奋剂、麻醉剂等)。

3.鉴别要点

(1)功能性期前收缩：①经各种检查找不到明确病因，无器质性心脏病，无自觉症状，多在体格检查时偶然发现。②心电图期前收缩为单发、偶发(<6次/分钟)，联律间期固定。③期前收缩在夜间或休息时增多、活动后心率增快时减少。心电图运动试验后期前收缩消失或减少。④不合并其他心电图异常。

(2)病理性期前收缩：①有心脏病史，体格检查、胸片、超声心动图及其他检查发现器质性心脏病证据。②有全身其他疾病。③期前收缩多为频发，>6次/分钟成联律、多形性或多源性、成对或3个以上期前收缩连续出现。④运动后心率增快时期前收缩增多，休息或夜间睡眠时期前收缩减少。运动试验后期前收缩增多。⑤合并"RonT"等其他心电图异常。

4.治疗要点

(1)应针对病因治疗，避免劳累和感染。

(2)功能性期前收缩不需治疗，需密切随访，每年复查24 h动态心电图和超声心动图。在感冒、发热、腹泻等感染时应检查心电图。

(3)改善心肌细胞代谢，维生素C、辅酶Q10、果糖二磷酸钠及磷酸肌酸钠。

(4)病理性期前收缩、频发、影响心输出量、患儿自觉症状明显，首选抗心律失常药物普罗帕酮，较安全，不良反应较小。

七、室上性快速心律失常

室上性快速心律失常包括阵发性室上性心动过速、紊乱性房性心动过速、心房扑动及颤动。

1.阵发性室上性心动过速

阵发性室上性心动过速简称室上速，指异位激动起源于希氏束分叉以上的心动过速。

(1)心电图特点：3个或3个以上连续的室上性(房性或交界性)期前收缩，频率多为160～300次/分钟，R-R间距较规则。

QRS波形态与窦性QRS波相同，时间<0.10 s(婴儿<0.08 s)，如伴室内差异性传导，QRS波增宽，时间>0.10 s(婴儿>0.08 s)。

继发性ST-T波改变，ST段下降，T波可倒置。

(2)临床意义：多数无器质性心脏病。有房室旁路(体表心电图正常或有预激综合征)或房室结双径路的健康小儿可因期前收缩诱发室上速。胎儿、新生儿、小婴儿心脏传导系统发育不成熟亦可出现室上速。少数见于感染、器质性心脏病、窒息、缺氧、酸中毒、电解质紊乱、药物作用(如洋地黄、交感神经兴奋剂、麻醉剂等)、甲状腺功能亢进症。年龄愈小，心率愈快，发作时间愈长，愈容易发生心力衰竭。

(3)鉴别要点：室上速与窦速鉴别。室上速伴室内差异性传导，应与阵发性室性心动过速(室速)鉴别。

(4)治疗要点：采用刺激迷走神经的方法可终止发作，如深吸气后屏住呼吸、压舌板刺激咽部、潜水反射。潜水反射方法：用装4 ℃～5 ℃的冰水袋，或以冰水浸湿的毛巾敷整个面部，每次10～15 s，1次无效，隔3～5 min可再用，一般不超过3次。

抗心律失常药物：首选普罗帕酮，也可用胺碘酮等抗心律失常药物。如发作时间较长，有心力衰竭，首选地高辛。药物与潜水反射可交替应用。

经食管心房起搏终止发作。

电击复律。

针对病因治疗:房室旁路或房室结双径路如室上速发作频繁,应行射频消融治疗。

2.紊乱性房性心动过速

简称紊乱性房速,为心房内有 3 个或 3 个以上的异位起搏点引起的房速,又称多源性房速或紊乱性房性心律。

(1)心电图特点:不规则房性心律,房率一般为 140~250 次/分钟。

同一导联有 3 种或 3 种以上不同形态的异位 P 波,与窦性不同。

P-P 波间有等电位线,P-P、P-R、R-R 间隔不等。

常有房室传导阻滞,室率较房率慢。

可有室内差异性传导。

(2)临床意义:同室上速。

(3)治疗要点:药物治疗同室上速。也可用电击复律。应针对病因治疗。

3.心房扑动

由激动在心房内快速环行运动所产生的一种自动性快速而规则的心律失常。

(1)心电图特点:P 波消失,代之以连续、快速、规则、大小相同的锯齿状的扑动波(F 波),各波间无等电位线,频率多为 260~400 次/分钟,少数可达 450 次/分钟,平均 300 次/分钟。

QRS 波形态与窦性 QRS 波相同或增宽(伴有室内差异性传导)。

心室律规则(房室传导比例固定,多为 2∶1 或 3∶1、4∶1、5∶1,或呈完全性房室传导阻滞),亦可不规则(房室传导比例不固定)。

(2)临床意义:胎儿、新生儿、小婴儿心脏传导系统发育不成熟可出现房扑。房扑亦可见于预激综合征的小儿。1 岁以上的小儿房扑可见于器质性心脏病、电解质紊乱、洋地黄中毒、甲状腺功能亢进症。心室率愈快,发作时间愈长,愈容易发生心力衰竭。

(3)治疗要点:药物应用地高辛、普罗帕酮、胺碘酮等抗心律失常药物。预激综合征如发生房扑,则禁用洋地黄。

经食管心房起搏终止发作。

电击复律。

针对病因治疗。

4.心房颤动

房颤是一种自动性心房内多个微折返或环行运动所致的极快速的房性心律失常。

(1)心电图特点:P 波消失,代之以纤细、零乱、快速和形态不同的颤动波(f 波),各波间无等电位线,频率 400~700 次/分钟。

QRS 波形态与窦性 QRS 波相同或增宽(伴有室内差异性传导)。

心室律不规则。

(2)临床意义:房颤见于器质性心脏病、洋地黄中毒、电解质紊乱、预激综合征、甲状腺功能亢进症。

(3)治疗要点:一般首选地高辛治疗,也可用普罗帕酮、胺碘酮等抗心律失常药物。预激综合征如发生房颤,则禁用洋地黄。亦可用电击复律。应针对病因治疗。

八、阵发性室性心动过速

简称室速,指异位激动起源于希氏束分叉以下的心动过速。室速应与室上速伴室内差异性传导鉴别。

1.心电图特点

(1)3 个或 3 个以上连续的室性期前收缩,频率多为 140～180 次/分钟,小儿可超过＞200 次/分钟。

(2)QRS 波增宽,时间＞0.10 s(婴儿＞0.08 s)。

(3)T 波与 QRS 波的主波方向相反。兼有下列之一者方可诊断。

(4)房室脱节,即心房和心室无关,心房由窦房结或室上性异位起搏点控制,心室由室性异位起搏点控制,心房率＜心室率。

(5)在发作前后的窦性心律中,有与室速发作时同一形态的室早。

(6)有心室夺获或室性融合波。

2.临床意义

多数见于器质性心脏病、窒息、缺氧、酸中毒、电解质紊乱、药物作用(如洋地黄、交感神经兴奋剂、麻醉剂等),若伴有严重血液动力学障碍,预后不好,易引起死亡。少数无器质性心脏病,如特发性室速,可行射频消融治疗。

3.治疗要点

(1)药物:伴血液动力学障碍,首选利多卡因,如无效,再选用普罗帕酮、胺碘酮等。特发性室速首选维拉帕米,β 受体阻滞剂亦有效,而利多卡因无效。洋地黄中毒首选苯妥英钠。

(2)电击复律。

(3)如药物和电击复律治疗无效,可床旁置入临时起搏器,经股静脉插管至右室起搏,用超速抑制的方法终止发作。

(4)应针对病因治疗:如缺氧、电解质紊乱、酸中毒等。特发性室速可用射频消融治疗。

(5)植入式心内复律除颤器(ICD),价格昂贵。

九、心室扑动和颤动

室扑室颤是最严重的一种快速异位性心律失常,心室完全丧失舒缩排血功能呈蠕动状态,血液动力学实为心脏停搏,多发生在临终前,属濒死心电图。室扑是室速与室颤之间的过渡型,单纯室扑很少见,并且与心室率极快的室速难以鉴别。室颤是由于心室各部分异位兴奋灶的不应期不均衡,引起心室除极混乱。室颤的最后阶段频率变慢,波幅变小,直到电波消失呈一条直线。

1.心电图特点

(1)室扑:连续出现快速、匀齐而波幅较大的扑动波,频率为 180～250 次/分钟,平均为200 次/分钟,QRS 波与 T 波相连无法辨认。

(2)室颤:QRS 波与 T 波完全消失,代之以一系列快速而不规则的大小不等、波形不同的颤动波,频率为 150～500 次/分钟。

2.临床意义

室扑和室颤多为临终征象,见于器质性心脏病、窒息、缺氧、酸中毒、电解质紊乱、药物作用(如洋地黄、交感神经兴奋剂、麻醉剂等)、体外循环、人工低温、电休克。

3.治疗要点

室扑和室颤患儿应立刻施行电击复律。亦可用利多卡因、普罗帕酮、胺碘酮等药物配合治疗。应针对病因治疗。

十、房室传导阻滞

房室传导阻滞系指由于房室传导系统不应期异常延长,使激动自心房向心室传导异常延缓或部分甚至全部不能下传的现象。

按阻滞程度不同分为三度:Ⅰ度和Ⅱ度房室阻滞又称为不完全性房室阻滞,Ⅲ度房室阻滞又称为完全性房室阻滞。Ⅰ度房室阻滞为房室传导时间延长,但每个心房激动都能下传至心室。Ⅱ度房室阻滞为部分心房激动传导受阻,不能下传至心室,分为莫氏Ⅰ型(又称为文氏型)和莫氏Ⅱ型。Ⅲ度房室阻滞为所有心房激动传导受阻,都不能下传至心室,心室由阻滞部位以下的异位起搏点控制。

1.心电图特点

(1)Ⅰ度房室阻滞:①P-R 间期＞各年龄组正常范围上限。各年龄组 P-R 间期正常范围上限:新生儿 0.13 s,婴幼儿 0.14 s,学龄前儿童 0.16 s,学龄儿童 0.18 s。②P-R 间期虽在正常范围,但 P-R 间期较原来延长＞0.04 s。

(2)Ⅱ度房室阻滞:莫氏Ⅰ型夜间常见。①P-R 间期逐渐延长,同时 R-R 间距逐渐缩短,直至 P 波之后无 QRS 波(发生心室脱落)。②发生心室脱落的 R-R 间距＜2 个 P-P 间距。

莫氏Ⅱ型:少见。①P-R 间期固定(正常或延长)。②P 波按规律出现,部分 P 波之后无 QRS 波,房室传导比例固定,如 2∶1、3∶2、3∶1 等。

高Ⅱ度房室阻滞:少见。指房室传导比例为 3∶1 或更高程度的Ⅱ度房室阻滞,如 4∶1、5∶1、6∶1 等,仅少数 P 波能下传至心室,发生心室夺获,心室率很慢,常出现交界性或室性逸搏或逸搏心律。

(3)Ⅲ度房室阻滞(少见):P 波与 QRS 波无关,P-P 间距和 R-R 间距各有其固定规律。

心房率 ＞ 心室率,心房节律多为窦性心律,亦可为房扑或房颤,心室节律为交界性逸搏心律或室性逸搏心律。

QRS 波形态阻滞部位在希氏束以上者,QRS 波与窦性 QRS 波相同;阻滞部位在希氏束以下者,QRS 波增宽,时间＞0.10 s(婴儿＞0.08 s)。异位起搏点来自左束支者,QRS 波呈右束支阻滞型;异位起搏点来自右束支者,QRS 波呈左束支阻滞型。

2.临床意义

(1)Ⅰ度和Ⅱ度Ⅰ型:房室阻滞可见于迷走神经张力增高、房室结双径路,亦可见于电解质紊乱、洋地黄中毒、器质性心脏病、SLE 等结缔组织病。

(2)Ⅱ度Ⅱ型和高Ⅱ度:房室阻滞见于电解质紊乱、洋地黄中毒、器质性心脏病、系统性红斑狼疮(SLE)等结缔组织病。

(3)Ⅲ度房室阻滞:见于先天性房室阻滞、器质性心脏病、洋地黄中毒、SLE 等结缔组织病。

3.治疗要点

应针对病因治疗。Ⅱ度、Ⅲ度房室阻滞应密切监护。暴发性心肌炎引起Ⅲ度房室阻滞,如发生惊厥、晕厥或阿—斯综合征者应静脉给予阿托品或异丙基肾上腺素,同时在床边置入心脏临时起搏器。先天性房室阻滞或心脏手术后Ⅲ度房室阻滞应安装心脏起搏器。

十一、室内传导阻滞

室内传导阻滞又称束支传导阻滞,系指发生在房室束分支以下部位的传导阻滞。根据房室束分支的解剖特点和阻滞部位不同,分为右束支阻滞、左束支阻滞及左束支分支阻滞,左束支分支阻滞又分为左前分支阻滞和左后分支阻滞。左、右束支阻滞根据 QRS 波时间是否增宽,分为完全性阻滞或不完全性阻滞。

右束支可看作是房室束的延伸。右束支阻滞,使激动沿左束支下传,室间隔和左室后壁的除极基本正常,由左向右进行。由于右束支较细长,易发生右束支阻滞。

左束支阻滞,使激动沿右束支下传,室间隔的除极与正常相反,自右向左进行。由于左束支主干较粗大,不易发生左束支阻滞。左束支起始后不久,即分出两大分支,即左前分支和左后分支。左前分支细长,易发生左前分支阻滞;左后分支粗短,不易发生左后分支阻滞。

双束支阻滞指同时有两个分支发生阻滞。三束支阻滞指同时有三个分支发生阻滞。由于阻滞的部位和程度不同,双束支或三束支阻滞的心电图可表现为多种类型。完全性三束支阻滞形成Ⅲ度房室阻滞,不完全性三束支阻滞常是Ⅲ度房室阻滞的先兆。

1.心电图特点

(1)完全性右束支阻滞:QRS 波时间>0.10 s。

QRS 波形态 V_1 导联呈 rSR′型,或 R 波宽钝、挫折,V_5 导联 S 波宽钝、挫折而不深,Ⅰ导联 S 波和 aVR 导联 R 波宽钝、挫折。

ST-T 波方向与 QRS 波主波方向相反。

电轴右偏多见。

(2)不完全性左束支阻滞(不完全性左束支阻滞:除 QRS 波时间<0.10 s 外,具备完全性左束支阻滞的心电图特点):QRS 波时间<0.10 s。

QRS 波形态:V_5 导联呈 R 型,R 波宽钝而挫折,一般无 Q 波和 S 波,V_1 导联呈 Qs 型或 rS 型,r 波极小,S 波宽钝而挫折。

ST-T 波方向与 QRS 波主波方向相反。

电轴可轻度左偏。

2.临床意义

右束支阻滞、左前分支阻滞较多见。

小儿正常心电图 V_1 导联可呈 M 型。首都儿科研究所曾统计右心前区导联呈 M 型者占 5%~11%,易随体位和呼吸变化而改变,<QRS 波时间多正常。不完全性右束支阻滞亦可为病理性,见于器质性心脏病、洋地黄中毒、电解质紊乱。北京儿童医院曾总结分析小儿不完全性右束支传导阻滞心电图,约有 1/3 考虑可能有病理意义,判断标准可参考以下几点:①V_1 导联 R′波电压>0.8 mV,R′>r,R′波时间>0.04 s;②Ⅰ、V_5 导联 S 波时间>0.04 s;③电轴右偏或左偏;④结合临床情况全面考虑。完全性右束支阻滞、左束支阻滞、左前分支阻滞、左后分支阻滞、双束支阻滞见于器质性心脏病、洋地黄中毒、电解质紊乱。三束支阻滞临床意义同Ⅲ度房室阻滞。

3.治疗要点

应针对病因治疗。三束支阻滞治疗同Ⅲ度房室阻滞。

十二、预激综合征

预激综合征又称 Wolff-Parkinson-White(W-P-W)综合征,是一种心电图诊断,系指房室之间有附加传导旁路,室上性激动可通过此旁路使部分心室较正常房室传导系统更快地预先除极,由于心室预先激动引起的心电图改变。

目前组织学已证实的附加传导旁路有三种:①房室旁路(即 Kent 束),位于房室沟的左侧或右侧,连接心房和心室,引起典型预激综合征;②房束旁路(即 James 束),连接窦房结和房室结远端,引起短 P-R 综合征;③束室旁路(即 Mahaim 束),连接房室结(或房室束)和室间隔顶部,引起异型预激综合征。

1.心电图特点

(1)典型预激综合征(常见):P-R 间期缩短。

QRS 波时间增宽,时间>0.10 s(婴儿>0.08 s)。

QRS 波起始部分粗钝、挫折,形成预激波(即 δ 波)。

P-J 时间正常。

继发性 ST-T 波改变,ST 段下降,T 波通常与预激波方向相反。

根据心前区导联心电图,将典型预激综合征分为 A、B、C 三型。

A 型:预激波在 $V_1 \sim V_6$ 导联都是正向的,QRS 波主波都向上(呈 R 或 Rs 型),QRS 波形态与右束支传导阻滞相似。反映左侧旁路,较多见。

B 型:预激波在 $V_1 \sim V_3$ 导联为负向,QRS 波主波向下(呈 QS 或 rS 型);预激波在 $V_4 \sim V_6$ 导联为正向,QRS 波主波向上(呈 R 或 Rs 型),QRS 波形态与左束支传导阻滞相似。反映右侧旁路,较多见。

C 型:预激波在 $V_1 \sim V_3$ 导联为正向,QRS 波主波向上(呈 R 或 Rs 型);预激波在 $V_4 \sim V_6$ 导联为负向,QRS 波主波向下(呈 QS 或 rS 型)。此型罕见。

(2)短 P-R 综合征:P-R 间期缩短,<0.10 s(婴儿<0.08 s)。

QRS 波时间正常,无预激波。

(3)异型预激综合征:P-R 间期在正常范围。

QRS 波时间增宽,时间>0.10 s(婴儿>0.08 s)。

QRS 波起始部分粗钝、挫折,形成预激波。

2.临床意义

小儿预激综合征中有 2/3 无器质性心脏病,见于有房室旁路的健康小儿,可因期前收缩诱发室上速、房扑。

1/3 见于器质性心脏病。

3.治疗要点

无器质性心脏病,也无室上速发作,不需治疗。无器质性心脏病,室上速发作频繁,应到有条件的医院行射频消融治疗。室上速发作,应首选普罗帕酮,也可用地高辛、三磷酸腺苷二钠(ATP)或腺苷、胺碘酮等药物。若发生房扑、房颤,则禁用洋地黄。有器质性心脏病,应针对病因治疗。

十三、Q-T 间期延长

Q-Tc(即校正的 Q-T 间期)>0.44 s 为 Q-T 间期延长。Q-Tc=测量的 Q-T 间期/R-R 间

期的平方根。

1.分类

(1)获得性长 Q-T 间期综合征:见于低钙血症、低钾血症、低镁血症等电解质紊乱,用普罗帕酮、胺碘酮等抗心律失常药物。

(2)先天性长 Q-T 间期综合征:少见,为基因突变所致的离子通道病。以心电图 Q-Tc 间期显著延长,发作性恶性室性心律失常(室速、室颤、心室停搏)引起反复昏厥、惊厥,甚至心源性猝死为特征。如不查心电图,易误诊为癫痫。

2.诊断要点

(1)一般为幼儿、学龄儿童、青少年发病。

(2)心电图 Q-Tc 间期显著延长,伴 T 波振幅、形态改变。

(3)反复昏厥、惊厥,甚至心源性猝死。诱因为运动(跑步、游泳)、情绪激动、大的噪音(闹钟、门铃、电话铃、雷鸣、枪击)。

(4)发作性恶性室性心律失常(室速、室颤、心室停搏),室速常为尖端扭转型。

(5)可有 Q-Tc 间期延长或心源性猝死的家族史。

(6)可有先天性耳聋。

3.治疗要点

治疗主要是纠正电解质紊乱,停用抗心律失常药物等。

(1)非选择性 β 受体阻滞剂,口服普萘洛尔。

(2)安装心脏起搏器。

(3)左侧颈、胸交感神经节切断术。

(4)埋藏式心脏复律除颤器(ICD),价格昂贵。

十四、小儿心律失常的非药物治疗

非药物治疗包括电击复律、电起搏、射频消融术及外科治疗。此处重点介绍电击复律。电击复律是利用短暂的电击,使心脏所有起搏点同时除极,从而消除异位起搏点并中断各折返途径,可有效地终止各种快速心律失常,使窦房结重新控制心律。

1.适应证

(1)室颤。

(2)室速。

(3)室上速伴严重心力衰竭或药物治疗无效者。

(4)心电图无法分辨的快速异位心律,病情危重者。

(5)房扑伴心力衰竭,药物治疗无效者。

(6)房颤伴心力衰竭,药物治疗无效者。

2.禁忌证

洋地黄或电解质紊乱引起的快速心律失常。

3.方法

一般采用体外同步直流电击术。除颤器于心电图 R 波(在 R 波顶峰后 20 ms 内)触发放电,以避免电刺激落在心室易损期而促发室速或室颤。

(1)应做好复苏准备,检查机器同步性能。

（2）除颤器电极上涂以适量的导电糊,便于导电及预防烧伤。将一个电极置于胸骨右缘第2肋间,另一个于左腋中线第4肋间。电极直径成人8 cm,小儿4.5 cm。

（3）应用最小而有效的能量进行复律,一次治疗中,重复电击不宜超过2～3次。

4.并发症及处理

电击复律可引起心律失常,转复后常立即出现房早、窦缓、交界性心律或室早,1～2 min自行消失。少数出现室速或室颤,多由于机器同步装置失灵、用电量过大所致,调整机器和用电量后,可再次电击复律;或由于洋地黄中毒、电解质紊乱引起者,应用抗心律失常药物治疗。偶有发生心脏停搏,多为原有窦房结功能障碍者,应采用电起搏治疗。

电击复律还可引起一过性心肌损伤及局部皮肤充血、刺痛等并发症。电击复律后应密切观察1～2 h,并用抗心律失常药物维持治疗数月,以防复发。

第六节　肺动脉高压

肺动脉高压指肺动脉压力升高超过一定界值的一种血流动力学和病理生理状态,可导致右心衰竭,可以是一种独立的疾病,也可以是并发症,还可以是综合征。其血流动力学诊断标准为:海平面静息状态下,右心导管检测肺动脉平均压>3.33kPa(25 mmHg)。肺动脉高压是一种常见病、多发病且致残率和病死率均很高,应引起高度重视。原发性肺动脉高压(primary pulmonary hypertension,PPH),一种原因不明的极少见的累及中等和小的肺动脉的闭塞性疾病,在检查出后2～5年引起右心室衰竭或致命性的昏厥。常见的初始症状如下:呼吸困难(60%),疲乏(73%),胸痛(47%),眩晕(41%),水肿(37%),昏厥(36%),心悸(33%)。

一、分类

依据病理表现、血流动力学特征以及临床诊治策略将肺动脉高压分为五大类:①动脉性肺动脉高压;②左心疾病所致肺动脉高压;③缺氧和(或)肺部疾病引起的肺动脉高压;④慢性血栓栓塞性肺动脉高压;⑤多种机制和(或)不明机制引起的肺动脉高压。

二、临床表现

1.症状

原发性肺动脉高压依据肺动脉压和心排出量将其临床经过分3个阶段:初期、后期和终期。初期(Ⅰ期):肺动脉压逐渐升高,心排出量正常,患者通常无症状,仅在剧烈活动时感到不适;后期(Ⅱ期):肺动脉压稳定升高,心排出量仍保持正常,可出现全部症状,临床病情尚稳定;终期(Ⅲ期):肺动脉高压固定不变,心排出量下降,症状进行性加重,心功能失代偿。美国多中心收集的187例原发性肺动脉高压的登记调查分析,常见的初始症状如下:呼吸困难(60%),疲乏(73%),胸痛(47%),眩晕(41%),水肿(37%),昏厥(36%),心悸(33%)。我们分析41例不能解释的肺动脉高压患者,其症状发生率为:呼吸困难88%,胸痛48%,眩晕35%,昏厥15%,咯血27.5%,雷诺征7.5%。

（1）呼吸困难:是最常见的症状,其特征是劳力性,发生与心排出量减少,肺通气/血流比失衡和每分通气量下降等因素有关。

（2）胸痛：可呈典型心绞痛发作，常于劳力或情绪变化时发生，因右心后负荷增加，右心室心肌组织增厚耗氧增多，以及右冠状动脉供血减少等引起的心肌缺血。

（3）昏厥：包括昏厥前（眩晕）和昏厥，多于活动后发生，休息时也可出现，系脑组织供氧突然减少所引起。以下情况可以诱发：①肺血管高阻力限制运动所需心排出量的增加；②低氧性静脉血突然分流向体循环系统；③体循环阻力突然下降；④肺小动脉突然痉挛；⑤大的栓子突然堵塞肺动脉；⑥突发心律失常，特别是心动过缓。

（4）疲乏：因心排出量下降，氧交换和运输减少引起的组织缺氧。

（5）咯血：与肺静脉高压咯血不同，肺动脉高压咯血多来自肺毛细血管前微血管瘤破裂。咯血量通常较少，也可因大咯血死亡。

原发性肺动脉高压患者的症状都是非特异性的，且多在肺动脉高压进展后出现，因此，推测在肺循环异常改变前存在一个临床潜伏期，这对有肺动脉高压危险因素的人做进一步检查十分重要，以利于早期诊断和早期治疗。

2.体格检查

原发性肺动脉高压的体征多与肺动脉压升高和右心功能不全有关，通常肺动脉高压达中度以上，物理检查才有阳性发现。常见有呼吸频率增加，脉搏频速、细小，早期发绀不明显。因右心室肥厚顺应性下降，颈静脉搏动增强，右心衰竭时可见颈静脉充盈。胸骨左下缘有抬举性搏动，反映右心室增大。左侧第2肋间可看到或触及肺动脉收缩期搏动，并可扪及肺动脉瓣关闭振动，该区听诊可闻及收缩期喷射音及喷射性杂音，肺动脉第二音亢进和距离不等的第二心音分裂。

肺动脉压越高，肺血管顺应性愈小，分裂越狭窄，当右心衰竭时，分裂固定。严重的肺动脉高压，肺动脉明显扩张，可出现肺动脉瓣关闭不全的舒张早期反流性杂音，也称Graham Steel杂音。在胸骨左缘第4肋间，可闻及三尖瓣全收缩期反流性杂音，吸气时增强，通常来源于右心室扩张，也可见于乳头肌及腱索自发性断裂。右心性第四、第三心音分别反映右心室肥厚和右心功能不全。物理检查对确定肺动脉高压有一定帮助，但不能完全区分肺动脉高压是原发性或继发性的。

三、辅助检查

1.实验室检查

自身抗体，肝功能与肝炎病毒标志物，HIV抗体，甲状腺功能检查，血气分析，凝血酶原时间与活动度，BNP或NT-proBNP。

2.心电图

心电图提示右室超负荷、肥厚和右房扩张。

3.胸片

胸片提示肺动脉高压的征象有：右下肺动脉横径＞15.1 mm，肺动脉段突出＞3 mm，中央肺动脉扩张、外周肺血管丢失形成"残根征"，右房、右室扩大，心胸比增大。

4.超声心动图

超声心动图用于估测肺动脉压力，排除其他病因，如先心病、瓣膜病等，还可评价右心功能、判断预后。

5.肺功能测定

肺功能测定用于明确气道和肺实质病变,重点参考一氧化碳弥散能力。

6.肺通气/灌注扫描

肺通气/灌注扫描帮助判断有无肺栓塞。

7.高分辨率 CT 和增强 CT

高分辨率 CT 和增强 CT 提供更详细的肺实质和肺血管影像学信息。

8.磁共振成像

磁共振成像能直接评估右室形态、大小和功能,也能无创评估部分右心血流动力学特征。

9.多导睡眠监测

多导睡眠监测用于排除缺氧性肺动脉高压。

10.心肺运动试验

心肺运动试验可评价心功能、气体交换能力,最大氧耗量和二氧化碳通气当量二氧化碳通气当量($EqCO_2$)可用于预测预后。

11.6 min 步行距离评价

它是评价患者运动耐量的重要方法。

12.右心导管检查和急性血管扩张试验

右心导管检查是诊断肺动脉高压的金标准,可准确获得肺循环及右心系统的血流动力学特征。急性血管扩张试验用于判断患者是否对钙离子阻滞剂治疗有反应。

13.肺动脉造影术

排除肺栓塞、肺动脉肿瘤等。

14.胸腔镜肺活检

不推荐常规进行。

四、诊断

1.识别肺动脉高压高危人群

有以下基础疾病者均为肺动脉高压的高危人群:患先天性心脏病、结缔组织病、门脉高压、肺部疾病、慢性肺栓塞、HIV 感染等基础疾病者,服用减肥药、中枢性食欲抑制剂者,家族中有特发性肺动脉高压或遗传性肺动脉高压病史者。

2.肺动脉高压筛查

超声心动图。

3.肺动脉高压确诊

行右心导管检查。

五、鉴别诊断

原发性肺动脉高压的症状和体征均是非特异性的,只能提示有肺动脉高压的可能。结合胸部 X 线、肺功能及动脉血气检查,基本可除外继发于肺实质性疾病肺动脉压升高,如慢性阻塞性肺疾病、肺间质纤维化等。放射性核素肺通气/灌注扫描和肺动脉造影检查基本可排除较大块的肺血栓栓塞。超声心动图和右心导管检查对继发于心脏病的肺动脉高压可以排除。通过以上检查,肺动脉高压的原因仍不能明确者,临床上可诊断为不能解释的肺动脉高压,主要包括致丛性肺动脉病(真正的原发性肺动脉高压)、多发性肺血栓栓塞及肺静脉堵塞病等。它们之间的鉴别,虽肺灌注扫描可给予一定帮助,但唯一可靠的方法是开胸肺活检,做病理形态学诊断。原发性肺动脉高压属致丛性肺动脉病,早期病变可能可逆,经治疗有好转的可能;晚期多进行性发展,治疗困难。因此,早期诊断、早期治疗对预后十分重要。

六、治疗

1.一般措施

康复/运动和运动训练、社会心理支持、避孕、疫苗接种。

2.支持治疗

抗凝药物、利尿剂、洋地黄、吸氧。

3.靶向药物治疗

目前,已被中国国家食品药品监督管理局批准用于靶向治疗肺动脉高压的药物如下。

(1)波生坦:适应证:用于第1、4类肺动脉高压患者。注意事项:①加重水钠潴留和水肿。②有肝损害可能,用药前应进行肝功能检查,用药期间应每月查一次肝功能。③禁用于妊娠或将妊娠者,有妊娠可能的女性,应每月进行一次妊娠检查。本药还会影响激素类避孕药效果,应采取其他避孕方式。④使用前及使用后第1,3月查血红蛋白水平,后每3个月查一次。

(2)安立生坦:适应证:用于第1、4类肺动脉高压患者。注意事项:①致胎儿畸形的风险,用药期间要严格避孕,禁用于已经怀孕的及哺乳期妇女。②有肝损害可能,用药前应进行肝功能检查,用药期间应每月查一次肝功能。③不良反应:体液潴留、心力衰竭、超敏反应、贫血等。

(3)伊洛前列素:适应证:用于第1、4类肺动脉高压患者。注意事项:①不良反应:血管扩张,头疼、咳嗽、低血压。②肝功能异常、肾功能衰竭者,应考虑减量。③出血性疾病、妊娠哺乳期妇女禁用,注意避孕。

(4)曲前列尼尔:适应证:用于第1、4类肺动脉高压患者。注意事项:不良反应有疼痛、腹泻、下颌疼痛、水肿、血管扩张以及恶心等。

4.介入治疗

先天性心脏病相关性肺动脉高压:有适应证的,可进行介入封堵治疗。慢性血栓栓塞性肺动脉高压及大动脉炎累及肺动脉者:有适应证者,可行肺血管球囊扩张术和支架置入。

球囊房间隔造口术:用于接受最佳药物联合治疗仍无效的肺动脉高压患者,而mRAP＞2.67 kPa(20 mmHg),静息状态下动脉氧饱和度＜85％的终末期患者禁做。

5.手术治疗

肺动脉血栓内膜剥脱术:是慢性血栓栓塞性肺动脉高压首选治疗措施,适应证为心功能Ⅲ、Ⅳ级,肺动脉平均压达4 kPa(30 mmH)g以上,肺血管阻力＞0.03(N·s)/cm,血栓位于肺段以上动脉手术能达到者。

肺移植术:对于药物治疗无效的肺动脉高压患者推荐做肺移植手术。

七、预防

一级预防针对普通人群,提倡健康的生活方式,戒烟、限酒、慎用减肥药等。

二级预防针对高危人群,特别是患以下列举的基础疾病者,如先天性心脏病、结缔组织病、门脉高压、肺部疾病、慢性肺栓塞、HIV感染,服用减肥药、中枢性食欲抑制剂,家族中有特发性肺动脉高压或遗传性肺动脉高压病史者,应注意监测,积极控制、治疗原发病,及时发现肺动脉高压。

三级预防针对肺动脉高压患者,应改善预后,积极治疗,避免怀孕、感冒、重体力活动等加重肺动脉高压病情的因素。

第七节　川崎病

川崎病(Kawasaki disease,KD)又称为皮肤黏膜淋巴结综合征(mucocutaneous lymphnode syndrome,MCLS),是以全身性中、小动脉炎性病变为主要病理改变,有15%~20%未经治疗的患儿发生冠状动脉损害的疾病。亚裔人发病率较高。四季均可发病,以婴幼儿多见,80%在5岁以下。川崎病为自限性疾病,多数预后良好。

一、病因

病因不明,发病机制尚不清楚。免疫系统的高度活化及免疫损伤血管炎症是川崎病的显著特征,好发于冠状动脉。

二、临床特点

1.主要表现

(1)发热持续时间>5 d,多呈稽留或弛张热型,抗生素治疗无效。

(2)眼球结合膜充血无脓性分泌物,热退后消散。

(3)唇及口腔表现:唇充血皲裂,口腔黏膜弥散充血,舌乳头突起、充血呈草莓舌。

(4)手足症状:急性期有手足硬性水肿和掌跖红斑,恢复期指、趾端甲下和皮肤交界处出现膜状脱皮。

(5)皮肤表现:多形性红斑、猩红热样或麻疹样皮疹,常在第一周出现,躯干部多见。肛周皮肤发红、脱皮。

(6)颈淋巴结肿大:单侧或双侧,坚硬有触痛,但表面不红,无化脓。病初出现,热退时消散。

2.心脏表现

于病程第1~6周可出现心包炎、心肌炎、心内膜炎、心律失常。发生冠状动脉瘤或狭窄者,可无临床表现,少数可有心肌梗死的症状。冠状动脉损害多发生于病程第2~4周,但也可发生于疾病恢复期。

3.其他系统受累症状

BCG接种部位变化对不完全KD诊断具有较高判断价值。

4.实验室检查

(1)血液和免疫检查:周围血内细胞增高,以中性粒细胞为主,伴核左移。轻度贫血,血小板早期正常,第2~3周时增多。血沉增快,C反应蛋白等急相蛋白、血浆纤维蛋白原和血浆黏度增高,血清转氨酶升高。血清IgG、IgM、IgA、IgE和血循环免疫复合物升高;TH2类细胞因子如IL-6明显增高,总补体和C3正常或增高。

(2)心电图:早期示非特异性ST-T变化;心包炎时可有广泛ST段抬高和低电压;心肌梗

死时 ST 段明显抬高、T 波倒置及异常 Q 波。

（3）超声心动图：可有冠状动脉异常，如冠状动脉扩张（直径＞3 mm，≤4 mm 为轻度；4～7 mm 为中度；≥5 岁患儿冠状动脉内径＞4 mm，或任一段冠状动脉内径是邻近段的 1.5 倍）、冠状动脉瘤（直径＞8 mm）、冠状动脉狭窄。

三、诊断和鉴别诊断

1. 川崎病的诊断标准

发热 5 d 以上，伴下列 5 项临床表现中 4 项者，排除其他疾病后，即可诊断为川崎病。

（1）四肢变化：急性期掌跖红斑，手足硬性水肿；恢复期指、趾端膜状脱皮。

（2）多形性红斑。

（3）眼结合膜充血，非化脓性。

（4）唇充血皲裂，口腔黏膜弥散充血，舌乳头突起、充血呈草莓舌。

（5）颈部淋巴结肿大。

注：如 5 项临床表现中不足 4 项，但超声心动图有冠状动脉损害，亦可确诊为川崎病。

2. 鉴别诊断

（1）败血症：血培养阳性，抗生素治疗有效，可发现感染病灶。

（2）渗出性多形红斑：学龄期儿童发病者多，皮疹范围广泛，形态多样，以疱疹为主，有皮肤溃疡出血及口腔黏膜受损。

（3）幼年特发性关节炎全身型：无眼结合膜充血，无口唇充血、皲裂，无手足硬肿及指、趾端膜状脱皮，无冠状动脉损害。

（4）猩红热皮疹：多于发热当日或次日出疹，呈粟粒样均匀丘疹，疹间皮肤潮红，无明显指、趾肿胀，口唇皲裂不明显，青霉素治疗有效。

四、治疗

1. 阿司匹林

每日 30～50 mg/kg，分 2～3 次服用，热退后 3 d 逐渐减量，2 周左右减至每日 3～5 mg/kg，一次顿服，维持 6～8 周。如有冠状动脉病变时，应延长用药时间，直至冠状动脉恢复正常。

2. 静脉注射丙种球蛋白（IVIG）

剂量为 1～2 g/kg 于 8～12 h 静脉缓慢输入，宜于发病早期（10 d 内）应用，可迅速退热，预防冠状动脉病变发生。应同时合并应用阿司匹林，剂量和疗程同上。在川崎病早期，如果 IVIG 治疗后 36 h 发热不退（体温＞38 ℃），或退热 2～7 d 后再现发热并伴至少一项川崎病主要临床特征，称之为 IVIG 无反应型，应再追加 IVIG 1～2 g/kg，一次静脉滴注。应用过 IVIG 的患儿在 9 个月内不宜进行麻疹、风疹、腮腺炎等疫苗的预防接种。

3. 糖皮质激素

因可促进血栓形成、易发生冠状动脉瘤和影响冠脉病变修复，故不宜单独应用。IVIG 治疗无效的患儿可考虑使用糖皮质激素，亦可与阿司匹林和双嘧达莫合并应用。剂量为每日 2 mg/kg，热退后逐渐减量，用药 2～4 周。

病情严重者可用甲泼尼龙冲击治疗，剂量为 15～20 mg/(kg·d)，静脉滴注，连用 3 d，然后改为泼尼松 2 mg/(kg·d)口服，复查血清 CRP 正常后泼尼松减为 1 mg/(kg·d)，两周内逐渐减量至停药。

4.其他治疗

(1)抗血小板聚集:除阿司匹林外可加用双嘧达莫,每日 3~5 mg/kg。

(2)对症治疗:根据病情给予对症及支持疗法,如补充液体、保护肝脏、控制心力衰竭、纠正心律失常等,有心肌梗死时应及时进行溶栓治疗。

(3)心脏手术:严重的冠状动脉病变患儿需做冠状动脉搭桥手术。

五、随访及预后

1.随访

于病程 6~8 周复查血沉、C 反应蛋白等,判断炎症是否静止。无冠状动脉病变患儿于出院后1、3、6 个月及 1~2 年进行一次全面检查(包括体格检查、心电图和超声心动图等)。未经有效治疗的患儿,15%~25%发生冠状动脉瘤,更应长期密切随访,每 6~12 个月一次。

2.预后

川崎病多预后良好,未经治疗的冠状动脉瘤发生率为 20%~25%。冠状动脉瘤多于病后2 年内自行消失,但常遗留管壁增厚和弹性减弱等功能异常。

大的动脉瘤常不易完全消失,常致血栓形成或管腔狭窄。川崎病的复发率为 1%~2%,病死率为 0.5%。

第八节　　充血性心力衰竭

心力衰竭是由于心肌收缩或舒张功能下降,心排出量不能满足机体代谢的需要,组织、器官血液灌注不足,同时出现肺循环和(或)体循环淤血,也称为充血性心力衰竭(congestive heart failure,CHF)。心力衰竭是儿童时期的危重症之一。

一、病因

小儿时期心力衰竭以 1 岁内发病率最高,其中以先天性心脏病引起者最多见。也可继发于病毒性心肌炎、川崎病、心肌病、心内膜弹力纤维增生症等。儿童时期以风湿性心脏病和急性肾炎所致的心力衰竭最为多见。另外,贫血、营养不良、电解质紊乱、严重感染、心律失常和心脏负荷过重等都是儿童心力衰竭发生的诱因。

二、心力衰竭严重程度的评估

(1)纽约心功能协会修改的心功能分级法,适用于年长儿。

Ⅰ级,患有心脏病,体力活动不受限制,学龄儿童能参加体育课,并能跟上同伴。

Ⅱ级,体力活动稍受限制,安静时无症状,一般活动引起疲劳,心悸或呼吸困难。学龄儿童能参加体育课,但跟不上同伴。继发性生长迟缓。

Ⅲ级,体力活动明显受限,一般较轻的活动,如走路,引起疲劳、心悸或呼吸困难。不能进行任何体力活动,安静时也有症状,随活动而加重,继发性生长迟缓。

（2）根据 Ross 和 Reitmmam 等心力衰竭严重程度分级计分系统修改成适用于 14 岁以下不同年龄小儿的计分方法。按计分，1～2 分为无心力衰竭，3～6 分为轻度心力衰竭，7～9 分为中度心力衰竭，10～12 分为重度。

三、临床表现

年长儿心力衰竭的症状与成人相似，主要表现为乏力、活动后气急、食欲减低、腹痛和咳嗽。

安静时心率增快，呼吸浅表、增速，颈静脉怒张，肝增大、有压痛，肝颈反流试验阳性。病情较重者尚有端坐呼吸、肺底部可闻及湿啰音，并出现水肿，尿量明显减少。

心脏听诊除原有疾病产生的心脏杂音和异常心音外，常可听到心尖区第一心音减低和奔马律。

婴幼儿心力衰竭的临床表现与年长儿有所不同。常见症状为呼吸快速、表浅、频率可达50～100 次/分钟，喂养困难，体重增长缓慢，烦躁多汗，哭声低弱，肺部可闻及干啰音或哮鸣音。水肿首先见于颜面、眼睑等部位，严重时鼻唇三角区呈现青紫。

四、辅助检查

1. 心电图

心电图不能表明有无心力衰竭，但有助于病因诊断及指导洋地黄的应用。

2. X 线检查

心影多呈普遍性扩大，搏动减弱，肺纹理增多，肺门或肺门附近阴影增加，可见肺淤血及肺水肿。

3. 超声心动图

可见心室和心房腔扩大，可了解心脏的结构、功能、心瓣膜状况，是否存在心包病变、室壁运动失调；M 型超声心动图显示心室收缩时间延长，射血分数降低。

4. 动脉血气分析

监测动脉氧分压（PaO_2）、二氧化碳分压（$PaCO_2$）。

5. 实验室检查

实验室检查包括血常规及血生化检查，如电解质、肝功、肾功、血糖、清蛋白及高敏 C 反应蛋白。

6. 心力衰竭标志物

临床上诊断心力衰竭的公认的、客观指标是 B 型利钠肽（BNP）和 N 末端 B 型利钠肽原（NT-proBNP）的浓度增高。

五、诊断

临床诊断依据：①安静时心率增快，婴儿＞180 次/分钟，幼儿＞160 次/分钟，不能用发热或缺氧解释；②呼吸困难，青紫突然加重，安静时呼吸达 60 次/分钟以上；③肝大，达肋下 3 cm以上，或在密切观察下短时间内较前增大，而不能以横膈下移等原因解释；④心音明显低钝，或出现奔马律；⑤突然烦躁不安，面色苍白或发灰，而不能用原有疾病解释；⑥尿少、下肢水肿，已经除外营养不良、肾炎、维生素 B_1 缺乏等原因。

上述前 4 项为临床诊断的主要依据。

六、治疗

1.一般治疗

卧床休息、防止躁动,必要时用镇静药、采取半卧位、供给湿化氧,避免便秘及排便用力。婴儿吸吮费力,宜少量多次喂奶。给予营养丰富、易于消化的食品。急性心力衰竭或严重水肿者,应限制水和盐入量,一般每天水入量为 $50\sim60$ mL/kg。

2.病因治疗

在治疗心力衰竭的同时,应初步确定病因。可消除的病因,必需根治或使之减轻。小儿心力衰竭主要病因之一为先天性心脏畸形,尤其是常见的左向右分流型先天性心脏病,应于适当时机手术根治,避免发生不可逆性肺动脉高压,失去手术良机,内科治疗只是为手术治疗做准备。对于急性风湿性心脏炎或心包心肌炎患者,给予肾上腺皮质激素也十分重要。注意锻炼身体,增强体质,合理营养,培养良好生活习惯,按时接受预防接种,避免传染病、饮食不当、不良嗜好等引起的心脏损伤。无症状性心力衰竭的早期干预,可以延缓心力衰竭病情进展,改善预后。临床研究证实在有些无症状性心力衰竭阶段应用转换酶抑制药能降低心力衰竭的发病率和病死率。扩张型心肌病患者左室射血分数<40%,尚未出现心力衰竭症状,如果无禁忌情况,应采用转换酶抑制药治疗。

3.洋地黄类药物

洋地黄类药物中,儿科以地高辛为首选药物。

(1)洋地黄类药物的作用机制:洋地黄作用于心肌细胞膜钠离子—钾离子—三磷腺苷酶的特异部位(钠—钾泵受体),使酶的结构发生变化,抑制酶的活性,造成钠离子、钾离子主动运转减弱、细胞内钠离子增多,与钙离子竞争和肌架网结合,致使肌浆中游离钙离子增多,并作用于收缩蛋白,从而增强心肌收缩力。心力衰竭患儿应用洋地黄,可使心肌收缩力增强,心输出量增加,心室舒张末期压力下降,改善组织灌注及静脉淤血状态。洋地黄还作用于心脏传导系统,延长房室结和希氏束的不应期,减慢室率。用于心力衰竭伴房颤,效果肯定;对窦性心律,亦可取得良好效果。此外,洋地黄还有神经内分泌作用,可恢复心脏压力感受器对中枢交感冲动的抑制作用。从而降低交感神经系统和肾素血管紧张素系统的活性。这些神经内分泌作用与洋地黄的血流动力学作用无关。

(2)洋地黄制剂及其用法:洋地黄类药分为两大类,作用缓慢类及作用迅速类。前者有洋地黄毒苷,目前已很少用;后者包括地高辛、毛花苷 C(西地兰)及毒毛花苷 K(毒毛旋花子苷K)。地高辛可供口服及静脉注射;口服吸收良好,起始作用快,蓄积少,为儿科治疗心力衰竭的主要药物。

洋地黄用法有两种:①负荷量法:在 24 h 内投以负荷量,首次用量为负荷量的 1/2,余半量分 2 次,相隔 $4\sim6$ h 一次。负荷量 12 h 后,再加用维持量。②维持量法:每天用维持量,地高辛维持量为负荷量的 $1/5\sim1/4$,分 2 次服用。每天服用地高辛维持量,经过 $4\sim5$ 个半衰期,即 $6\sim8$ d,可达到稳定的有效血药浓度。对于起病迅速、病情严重的急性心力衰竭患儿,采用负荷量法,以便及时控制心力衰竭。慢性心力衰竭者,可用维持量法。维持量应持续多久,应视病因能否解除而定。病因短期内可消除者,往往不需用维持量,或用数天即可停止;病因不能消除者,需持续用药数年。心内膜弹力纤维增生症患者需用 2 年以上,并随患儿的年龄及体重增长相应增加维持量。小儿应用洋地黄,用量较成人大,有人认为与小儿细胞膜钠—钾泵受体结合力高有关。有心肌病变(心肌炎者),剂量宜适当减少。

(3)洋地黄中毒及血药浓度测定:使用洋地黄时,应了解患儿近期使用洋地黄的情况。肾功能不全、心肌疾病、低血钾、低血镁、酸中毒、缺氧等患儿对洋地黄的敏感性增强,应用时易中毒。地高辛与维拉帕米(异搏定)、普萘洛尔(心得安)、奎尼丁、普罗帕酮(心律平)、胺碘酮、卡托普利合用,可使肾清除及分布容积下降,致血药浓度升高,易发生中毒。地高辛与红霉素合用,增加地高辛吸收,致血浓度升高,可致中毒。洋地黄中毒为一严重并发症,可促使患儿心力衰竭加重,发生严重心律失常等,甚至造成死亡。治疗用药中发生中毒,婴儿和儿童的表现与成人不同,心律失常以窦性心动过缓、窦房阻滞、不完全性房室传导阻滞、结性心律、非阵发性结性心动过速及室上性心动过速伴房室传导阻滞为多见,而室性期前收缩及室性心动过速则较成人少见,可因室颤而致死;神经系统症状如嗜睡、昏迷、视力障碍则不多见;胃肠道反应有食欲缺乏、恶心、呕吐等,多见于年长儿。急性中毒(误服、企图自杀等)者神经系统症状较重,常并发高血钾。

(4)洋地黄中毒的治疗:首先应立即停药,并测定患者血清地高辛、钾、镁浓度及肾功能,建立静脉输液并监测心电图。若中毒较轻,血清钾正常,一般在停药12~24 h后中毒症状消失。若中毒较重,血清钾低或正常、肾功能正常者,可静脉滴注0.3%氯化钾,轻者每日用氯化钾0.075~0.1 g/kg,分次口服;严重者 0.03 ~ 0.04 g/(kg · h),静脉滴注,总量不超过0.15 g/kg,有二度以上房室传导阻滞者禁用。窦性心动过缓、窦房阻滞者可用阿托品0.01~0.03 mg/(kg · d),口服、皮下注射或静脉注射,3~4 次/天。苯妥英钠对洋地黄中毒所致的房室传导阻滞、室性期前收缩、室上性心动过速及室性心动过速疗效较好,静脉注射苯妥英钠2~3 mg/kg,一次量不超过100 mg,溶于生理盐水缓慢静脉注射,不应少于5 min,必要时15 min后可重复使用。本品碱性强,不可漏至血管外。利多卡因用于室性心律失常者,静脉注射1~2 mg/(kg · d),一次量不超过100 mg,必要时5~10 min重复一次,总量不超过5 mg/kg。有效后改为20~50 mg/(kg · min)静脉滴注维持。高度房室传导阻滞者可安装临时起搏器。

4.利尿药

利尿药作用于肾小管不同部位,抑制钠、水重吸收,从而发挥利尿作用。减轻肺水肿,降低血容量、回心血量及心室充盈压,减轻心室前负荷。利尿药为治疗心力衰竭第一线药。然而长期应用利尿药,易产生耐药性,并有激活RAAS的不良反应。常用利尿药分以下3类。

(1)襻利尿药:主要作用于襻上升支,抑制钠和水再吸收,促进钠钾交换,故排钠、氯及钾。利尿作用强而迅速,用于急性心力衰竭、肺水肿及难治性心力衰竭。包括呋塞米(速尿)、依他尼酸(利尿酸)、布美他尼(Bumitanide)等。襻利尿药除引起低血钠、低血钾、代谢性碱中毒外,对听神经有毒性作用,致耳鸣、眩晕、听力低下、耳聋。多发生于药量较大及肾功能不全者。布美他尼较少发生听神经毒性反应。襻利尿药与转换酶抑制药(ACEI)合用,可加强利尿药作用,并预防低钾血症。

(2)噻嗪类利尿药:主要作用于肾远曲小管近端和髓襻升支远端,抑制钠再吸收,钠与钾交换增加,促进钾排出。此类药有氯噻嗪、氢氯噻嗪、美托拉宗(Metolazone,商品名沙洛索林Zarcxolyn)等。噻嗪类利尿药多用于轻、中度慢性心力衰竭。

(3)保钾利尿药:此类药有螺内酯(安体舒通),氨苯蝶啶,阿米洛利(Amiloride)等。主要作用于集合管,抑制钠与钾、氢交换,利尿作用较弱,一般不单独使用。螺内酯(安体舒通)尚有拮抗醛固酮的作用,防止心肌纤维化。此类药有保钾作用,肾功能不全者慎用。

心力衰竭可发生继发性醛固酮增多症,加重水钠潴留,应用螺内酯(安体舒通)治疗。急性心力衰竭、肺水肿选用作用迅速强效利尿药,静脉注射呋塞米(速尿),首剂 $1\sim2$ mg/kg,多于 $1\sim2$ h利尿,每 $6\sim12$ h可重复使用。静脉用药数天后,可继续口服维持疗效。慢性心力衰竭口服氢氯噻嗪或美托拉宗。同类利尿药合用一般无协同作用,尚可增加不良反应。

5.转换酶抑制药

转换酶抑制药(ACEI)通过抑制转换酶(ACE)降低循环中 RAAS 活性,使 AngⅡ减少,并参与心血管局部 RAAS 的调节作用。其血流动力学效应有:扩小动脉和静脉,减轻心室前、后负荷,心肌耗氧和冠状动脉阻力降低,增加冠状动脉血流和心肌供氧,改善心功能。

(1)ACEI 的保护心肌作用:近年研究认为,ACEI 对心脏衰竭尚有以下非依赖于血流动力学效应的保护心肌作用。①阻断循环中及心血管局部 AngⅡ的生物效应,防止心肌细胞肥厚、间质纤维化,延迟心室重塑。②缓激肽作用:ACE 是一种非特异性酶,除催化 AngⅡ产生外,还参与缓激肽降解,故 ACEI 可阻止缓激肽降解,加强内源性缓激肽作用,后者有强烈扩张血管的作用,并促使一氧化氮和前列环素的释放,使血管扩张。③抑制去甲肾上腺素分泌,降低交感神经系统活性。④抑制血管加压素作用。⑤抑制醛固酮释放,减轻水钠潴留。⑥含有巯基的 ACEI 具有清除氧自由基、保护心脏的作用。

(2)儿科常用卡托普利、依那普利和贝那普利(苯那普利),分述如下。

①卡托普利:血流动力学效应有:体循环和肺循环阻力下降,心脏指数、每搏指数均增加,肺毛细血管楔压下降。患者乏力、气促等临床症状减轻,心功能提高Ⅰ～Ⅱ级,运动耐力增加,尿量增多,发生心律失常减少。后者可能是纠正低血钾和抑制交感神经活性所致。本药口服 $65\%\sim75\%$ 吸收,1 h后血浆浓度达峰值,半衰期 (1.9 ± 0.5) h,作用持续 8 h,故口服 3 次/天为宜。主要由肾排泄,尿毒症患者半衰期延长。用于心力衰竭患者,可使体内总钾含量及血清钾浓度升高,不宜补钾。口服从小剂量开始,$7\sim10$ d 内逐渐增加至有效量。新生儿用量:每次 $0.1\sim0.5$ mg/kg,$2\sim3$ 次/天,最大量 2 mg/(kg·d);>1 个月:每次 $0.5\sim1$ mg/kg,$2\sim3$ 次/天,最大量 4 mg/(kg·d)。②依那普利与卡托普利比较有以下不同点:口服起效时间慢,服药后 4 h 达血药浓度峰值;血压下降较明显,而对水钠排泄作用不明显。口服从小剂量开始,于 $1\sim2$ 周内逐渐加量。儿童用量:$0.05\sim0.2$ mg/(kg·d),$12\sim24$ h,最大量 0.4 mg/(kg·d)。③贝那普利(苯那普利)药物动力学与依那普利相近。口服用量从 0.1 mg/(kg·d)开始,于1周内逐渐增加至 0.3 mg/(kg·d),分 $1\sim2$ 次服。

(3)ACEI 应从小剂量开始,逐渐递增,达目标量后长期维持。ACEI 的不良反应有低血压、咳嗽、高血钾及较少见的血管神经性水肿。咳嗽是由于缓激肽增多,刺激咽喉及气管壁引起咳嗽反射,亚裔发生稍高。卡托普利尚可引起胃肠不适,嗅觉不良、皮疹、蛋白尿、肾功能损伤及粒细胞减少症。依那普利可引起低血糖反应。ACEI 与吲哚美辛(消炎痛)合用可影响效果。应避免与非类固醇类抗炎药、保钾利尿药合用,肾功能不全者慎用。

(4)ACEI 优点。ACEI 与直接扩张血管药比较有以下优点:①疗效持久;②不激活 RAAS 和交感神经系统;③有保护衰竭的心脏作用,使肥厚的心肌回缩。

6.扩张血管药

扩张血管药主要通过扩张静脉容量血管和动脉阻力血管,减轻心室前、后负荷,提高心输出量;并可使室壁应力下降,心肌耗氧减低,改善心功能。对左室充盈压增高者,血管扩张药可使心输出量增加,反之,对左室充盈压减低者,则可使心输出量下降。小儿扩张型心肌病、二尖瓣或主动脉瓣关闭不全性瓣膜病及左向右分流型先天性心脏病引起的心力衰竭,应用扩张小动脉药,减轻后负荷,有利于控制病情。而左室流出道梗阻型心脏病如主动脉狭窄等,通常不用减轻后负荷药物。治疗心力衰竭,扩张血管药通常与正性肌力药和利尿药联合应用。

(1)硝普钠:释放一氧化氮,松弛血管平滑肌。静脉输入,作用强,生效快,半衰期短。主要效应为扩张周围小动脉,减轻后负荷,同时扩张静脉,使回心血量减少亦有利。对急性心力衰竭,尤其是左心衰竭、肺水肿,伴有周围血管阻力增高者,效果显著。从小剂量开始,逐渐递增,并监测血流动力学参数。见效时心输出量增加,周围阻力及肺毛细血管楔压下降。本药有降低血压反应,应密切监测血压,原有低血压者禁忌。硝普钠代谢过程产生氰化物,在肝内迅速转化为硫氰酸盐,由肾排泄。

长期大量应用或肾功能障碍者,可发生氰中毒,出现恶心、呕吐、心动过速、定向障碍、呼吸急促及意识障碍。应监测血硫氰酸盐浓度,如>10 g/dL为中毒。硝普钠溶液受光降解,使用及保存均应避光,随配随用。

(2)硝酸甘油:代谢过程产生一氧化氮,扩张血管,主要作用于静脉。对心脏手术后低心排综合征伴左室充盈压升高及肺水肿者,可选用静脉输入硝酸甘油。前负荷降低时不宜应用,以免使心输出量减少,应监测血流动力学改变。儿科用硝酸酯类不多。

(3)酚妥拉明:为α肾上腺素能受体阻滞药,主要扩张小动脉。作用迅速,持续时间短。于静脉注射后15 min作用消失。本药尚有增加去甲肾上腺素释放作用,易致心动过速,甚至心律失常,故不常用于心力衰竭患者。

7.非洋地黄类正性肌力药

这类药物通过增加心肌细胞内钙含量或增加心肌细胞对钙的敏感性而发挥正性肌力作用。临床常用的有以下几种。

(1)β受体激动药又称儿茶酚胺类药物,主要包括肾上腺素、异丙肾上腺素、多巴胺、多巴酚丁胺等。通过与心肌细胞膜β受体结合,使细胞内环磷腺苷(cAMP)增加,促进细胞内钙浓度增加,增强心肌收缩力,但对心率、周围血管及肾血管的作用则有不同。常用于低输出量性急性心力衰竭及心脏手术后低心排出量综合征。

多巴胺通过兴奋心脏β受体,增强心肌收缩力,并作用于肾、肠系膜、冠状动脉和脑动脉的多巴胺受体,引起相应的血管扩张,但在高浓度时主要兴奋α肾上腺素能受体使周围血管收缩。小剂量$3\sim5$ $\mu g/(kg \cdot min)$输入后,心脏指数增高,尿量增多,尿钠排泄增多,而对周围血管阻力及心率无影响。在高剂量15 $\mu g/(kg \cdot min)$时,对肾血流量作用减弱。剂量进一步增加至20 $\mu g/(kg \cdot min)$,则α肾上腺素能作用占优势,肾血流量减少,周围血管阻力增高。治疗心力衰竭开始剂量$3\sim5$ $\mu g/(kg \cdot min)$,如有低血压者可增加为$8\sim10$ $\mu g/(kg \cdot min)$。碱性液可降低多巴胺活性,宜用5%~10%葡萄糖液或生理盐水配制。漏出血管外致组织坏死。不良反应有恶心、呕吐、心动过速及心律失常等。

多巴酚丁胺为多巴胺的衍生物。主要作用于心脏$\beta1$受体,对血管α和$\beta2$受体作用轻微。可增加心肌收缩力及心输出量,对周围血管阻力无明显影响。与多巴胺比较,对心率和血压影响较小,亦无扩张肾血管作用。初始量为$2\sim3$ $\mu g/(kg \cdot min)$可逐渐增加至20 $\mu g/(kg \cdot min)$。必要时监测血流动力学指标、心率及血压。上述两药作用迅速,持续时间短,应持续静脉滴注。通常用于急性心力衰竭、心源性休克的短期应急治疗。

(2)磷酸二酯酶抑制剂通过抑制磷酸二酯酶,减少细胞内 cAMP 降解。常用米力农(甲腈吡啶酮),不良反应较轻。静脉注射首剂负荷量 50 $\mu g/(kg \cdot min)$,以后 $0.25 \sim 0.1$ $\mu g/kg$ 静滴。用于低输出量性心力衰竭、经常规治疗无效者。

8.β受体阻滞药

慢性心力衰竭者经强心苷、利尿药及(或)ACEI 治疗仍无好转,可维持原治疗,加用 β 阻滞药。β阻滞药治疗慢性心力衰竭的机制:阻断神经内分泌系统介导的心肌重塑;保护心肌,防止儿茶酚胺对心肌毒性作用,减少儿茶酚胺引起心肌钙负荷过重,减少儿茶酚胺代谢过程中产生的氧自由基对心肌的损害;上调 β 受体密度,恢复心肌的正性肌力反应,改善心肌收缩功能;减慢心率,延长舒张期,改善心肌血流灌注;抗心律失常作用;改善舒张功能。

美托洛尔初始量 $0.2 \sim 0.5$ mg/(kg · d),分 2 次,逐渐增量,最大耐受量 $1 \sim 2$ mg/(kg · d)。用药期间应监测血压、心电图、心力衰竭征象。出现严重反应宜减量或停用。哮喘、慢性支气管炎、血压过低、心动过缓、二度以上房室阻滞者禁忌。

9.改善心肌代谢药

①泛癸利酮(辅酶 Q10)有增强心肌细胞线粒体功能,改善心肌代谢,稳定细胞膜和抗氧自由基作用,保护心肌。②1,6-二磷酸果糖(FDP)有助于修复糖酵解活性,增加心肌组织磷酸肌酸 ATP 含量;可改善心肌线粒体能量代谢;稳定细胞膜和溶酶体膜;抑制中性粒细胞产生氧自由基,从而保护心肌。静脉输入,$7 \sim 10$ d 为一疗程。

10.抗心律失常药

严重心力衰竭患者常伴有症状性或无症状性心律失常,主要为室性期前收缩、室性心动过速等室性心律失常。少数发生昏厥或猝死。多种抗心律失常药,尤其是第 I 类药均有负性肌力作用及致心律失常反应,可使心力衰竭加重,心律失常恶化,不宜应用。一般认为胺碘酮较安全、有效,但用量宜小。心力衰竭伴低血镁是引起心律失常的原因。心力衰竭患儿用利尿药及饮食不佳,易发生低血镁。镁不足也是地高辛中毒心律失常的重要原因。因此,心力衰竭患者出现总体镁不足是重要预后因素,低镁血症应及时治疗。

11.心脏移植

心力衰竭病死率高,部分患者最终需进行心脏移植。近年来由于免疫抑制治疗的改进,心脏移植的存活率明显提高。手术指征为:心肌病终末期治疗无效,复杂先天性心脏畸形手术危险极高和部分先天性心脏病术后获得性心功能不全治疗无效者。心脏移植术后死亡主要原因有感染、排异反应、移植冠状动脉病、肺动脉高压等。

七、预后

心力衰竭是各种心脏病的严重阶段,病死率高。无症状性心力衰竭给予早期干预,可以延缓心力衰竭的进展,改善预后。非心血管疾病引起的心力衰竭,若能有效控制原发病,心力衰竭随之好转,一般预后较好。

第九节　昏　厥

　　昏厥指短暂的、自限的意识丧失，常常导致昏倒，是儿童常见的病症。儿童昏厥的发病率为 126/10 万，15％的儿童 18 岁以前至少发生过 1 次昏厥，导致儿童昏厥的病因很多，包括神经介导性、心源性、神经源性及代谢性等疾病所致，及时、正确地诊断十分重要。

一、神经介导性昏厥

　　神经介导性昏厥又称为反射性昏厥，是临床最常见的昏厥类型，包括血管迷走性昏厥、颈动脉窦综合征、情境相关性昏厥、疼痛性昏厥等，可见于各个年龄阶段，这些类型昏厥的共同特点是由突然发生的神经反射介导的血管张力和心率变化引起，发生机制并不完全清楚，有一部分患儿可能是由于心室壁或膀胱、食管、呼吸道、颈动脉窦等器官的感受器激活，反射性增加迷走神经活性而减低交感神经活性。

　　1. 血管迷走性昏厥

　　血管迷走性昏厥是儿童昏厥中最常见的病因，约占所有昏厥患儿的 80％。多见于身材偏瘦高，平时较少运动的体弱青少年女性，通常表现为当患儿持久站立，或看到流血、感到剧烈疼痛、处在闷热环境、洗热水浴、运动或紧张等时可诱发昏厥发作。起病前可有短暂头昏、注意力不集中、面色苍白、视听觉下降、恶心、呕吐、大汗、站立不稳等先兆症状。可能由于某种刺激作用于大脑皮质，影响下视丘，通过迷走神经反射引起周围血管阻力降低，血管扩张。若迷走神经活动增强，可导致明显心动过缓，心排出量减少，动脉血压降低，脑灌注减少。主要表现为跌倒、血压下降、心率下降、脉搏微弱、面色苍白、意识丧失，部分患者出现大小便失禁，四肢强直或阵挛性抽动。

　　症状一般持续数秒钟到 2 min，醒后可出现全身无力、头昏、口渴等，也可能继发呕吐和暴发性腹泻。直立倾斜试验对诊断血管迷走性昏厥起决定性的作用，直立倾斜试验的方法学尚无统一标准，一般分为两种：基础倾斜试验和药物（异丙肾上腺素、硝酸甘油）激发倾斜试验。检查前患儿必须停用心血管活性药物 5 个半衰期，停用影响自主神经功能的药物，禁食 4 h（或以上），试验环境要求安静、光线暗淡、温度适宜，连续监测心率、血压变化，必要时准备静脉通道，基础倾斜试验是让患儿先平卧于倾斜床上 10～20 min，记录基础的心电图、测量心率、血压，然后在 15 s 内将床直立倾斜 60°～80°，头高足低位，即刻及每隔 5 min 测量和记录心率、血压和心电图，随时观察患儿表现，直至出现阳性反应，或完成规定的 45 min。多阶段药物激发倾斜试验通常是在基础倾斜试验阴性时，将患儿恢复平卧位 10 min 后，静脉滴入异丙肾上腺素，开始 0.02～0.04 μg/(kg·min)，逐渐增加至 0.06～0.08 μg/(kg·min)。一般 5 min 后异丙肾上腺素在血中达到稳定浓度，或心率增快 10％时，再次倾斜至原来角度，观察 10 min 或患儿出现阳性结果或不能耐受的不良反应（严重头痛、恶心、呕吐、心率＞150 次/分钟）。或倾斜位后立即舌下含服硝酸甘油（4～6 μg/kg），观察 10 min 或出现阳性反应时终止试验。

　　阳性结果是指患儿在倾斜试验中出现昏厥或昏厥先兆的同时伴有以下情况之一者：①血压下降，收缩压小于 10.67 kPa(80 mmHg)，或舒张压小于 6.67 kPa(50 mmHg)，或平均压较基础血压下降＞25％，仅血压下降不足以诊断为阳性，若未能达到以上标准，但已出现昏厥或接近昏厥者仍为阳性。②窦性心动过缓，心率 4～6 岁＜75 次/分钟，6～8 岁＜65 次/分钟，＞

8 岁＜60 次/分钟。③窦性停搏＞3 s。④一过性Ⅱ度或Ⅱ度以上房室传导阻滞。⑤交界性心律(包括逸搏心律及加速的自主心律)。研究显示,直立倾斜试验评估反复昏厥患儿,其特异性83％～100％,而敏感性为43％～57％,药物激发倾斜试验降低了特异性而提高了敏感性。

2.体位性心动过速综合征

其临床特征是患儿多为学龄期儿童,女童发病率高于男童。患儿在直立时具有以下症状:起立后头昏或眩晕、胸闷、头痛、心悸、面色改变、视物模糊、倦怠、晨起不适、严重时出现昏厥等,这些症状在患儿平卧后减轻或消失;其虽然常发生于站立体位,但在坐位时也可发生。

3.直立位低血压

由于从卧位或蹲位,突然转变为坐位或立位,引起血压下降。本病的发生可能与自主神经功能障碍有关,部分患者有家族史。单纯性直立性低血压,多见于青少年,伴有头昏、心悸、气喘、面色苍白、出冷汗、恶心和站立不稳等;继发性直立性低血压,多见于神经系统疾病、造血系统疾病、营养不良、药物作用或过敏等。

4.情境相关性昏厥

情境相关性昏厥是特指在一定情境下发生的昏厥。①排尿性昏厥,常见于男性患儿在排尿前、排尿时或排尿后,特别是从卧位起来时排尿发生昏厥。原因目前还不清楚,由于膀胱内压力的突然解除,引起血管扩张,静脉回流减少,加之排尿时屏气用力,使心排出量降低,迷走神经反射介导的心动过缓也是促发因素。②排便性昏厥,在排便过程中发生昏厥或昏厥先兆称为排便昏厥。这往往提示存在潜在的消化道疾病、心血管疾病或脑血管疾病。其可在儿童中出现,并可反复发作。③咳嗽性昏厥,常常发生于一阵咳嗽后,患儿突然出现软弱无力和短暂意识丧失。造成昏厥的机制可能有三:其一是由于阵发性咳嗽使胸腔压力增高,影响了静脉回流,使心排出量降低,血压下降;其二是由于胸膜腔内压增高传至颅内压升高;其三是由于咳嗽使血 CO_2 张力下降,脑血管阻力增加,脑血流量降低引起昏厥。④吞咽性昏厥,主要表现为患儿在吞咽时或吞咽过热或过冷食物甚至在看到食物时出现昏厥或昏厥先兆。一般与食管、咽周损伤或舌咽神经麻痹有关。这一反射传入支可能是食管的感觉神经纤维,传出的迷走神经活动反应导致心动过缓、窦性停搏或不同程度房室传导阻滞。

5.疼痛性昏厥

当剧烈的疼痛(如三叉神经痛和舌咽神经痛引起的面部和咽喉部疼痛)发生时可引起昏厥,主要由于剧痛刺激,反射性引起血管舒缩中枢抑制,周围血管突然扩张,回心血量减少,心排出量降低和脑灌注的减少。特点是症状发生顺序总是先疼痛后昏厥。

6.梳头性昏厥

该类昏厥常发生于女性,常常在患儿梳头、刷牙或吹干头发时发生。其发生机制与典型的血管迷走性昏厥不同,包括对头皮的刺激引起三叉神经兴奋,颈动脉压力感受器受压,低头或仰头时基底动脉血流受阻。在儿童该病往往发生在洗温水澡后,此时外周血管已经扩张。

7.颈动脉窦综合征

在儿童少见,昏厥发生主要是由于颈动脉窦轻微的受压反应过强,引起迷走神经的过度兴奋,导致窦性心动过缓、窦性停搏或房室传导阻滞,而导致昏厥发作。这些患者昏厥常在头向一侧转动或衣领过紧,或颈动脉窦附件的病变如肿大的淋巴结、肿瘤、手术瘢痕等压迫颈动脉窦时发生。昏厥发作时无恶心、面色苍白等先兆症状,意识丧失一般不超过数分钟,随即完全恢复。颈动脉窦按摩是诊断颈动脉窦过敏的重要方法。患者仰卧位,头颈呈自然状态,并对颈动脉进行听诊。如果发现有杂音,即禁止此项检查。检查中连续监测心电、血压,记录基础心率、血压后,在胸锁乳头肌前缘环状软骨水平纵向按压或向颈椎方向压迫颈动脉,两侧分别进行,禁止两侧同时按压,每次不超过 15 s,用力以不间断颈动脉血管为宜,连续 2 次刺激至少间隔数秒,若未获得阳性结果,1～2 min 后按摩对侧。如果发现心脏停搏反应,则静脉注射阿托品(0.02 mg/kg)。致心脏停搏≥3 s 为心脏抑制型,收缩压下降≥6.67 kPa(50 mmHg)或>4 kPa(30 mmHg),并出现神经系统症状为心血管抑制型,两者均出现考虑为混合型。

二、心源性昏厥

心源性昏厥是指心脏疾病所引起的昏厥,它是由于心排出量急剧减少,引起急性脑缺血所致。与其他昏厥相比,最为危险,轻者引起阿—斯综合征发作,重者导致死亡。

心源性昏厥的典型表现是突然发生和突然结束。虽然任何体位均可发病,但卧位时发作更支持心源性昏厥。

1.心排出量降低

①因为肺动脉瓣或主动脉瓣狭窄,导致心排出量降低,当患儿在运动或情绪激动时进一步减低心排出量,导致昏厥发生。因瓣膜狭窄导致昏厥的患儿在发生前可伴头昏、心悸、气促等症状。②肥厚型梗阻性心肌病可导致心室流出道梗阻,如果患儿进行较强运动时,心肌收缩使流出道漏斗效应加强,严重者可引起昏厥。③心房黏液瘤或球瓣样血栓易发生在患儿由卧位坐起或起立时造成瘤或血栓嵌顿于房室瓣口,造成心脏急性暂时性排血障碍导致昏厥或猝死。④急性肺栓塞导致的昏厥多发生在用力时,用力可使左心回心血骤减,心动过速而致昏厥。

2.心律失常

①心动过缓是目前心源性昏厥最多见的原因。病态窦房结综合征包括严重窦性心动过缓、窦房阻滞、持久性窦停搏、窦房结和房室结病变等都可产生昏厥。②快速性心律失常中预激综合征,特别是在房扑、房颤时,因室率过快易发生昏厥。但阵发性室上速或房颤较少引起昏厥,可能与血管代偿反应未能及时或长间歇有关。③长 Q-T 综合征包括遗传性和获得性。遗传性长 Q-T 综合征引起昏厥大多数为尖端扭转型室速,少数为心室停搏,常有家族遗传史。继发性 Q-T 间期延长综合征,常见于低钾、低镁或抗心律失常药,抗精神抑郁药,亦可见于弥散性心肌病变或心肌缺血,或见于中枢神经系统损伤,继发性 Q-T 间期延长。心电图检查示下列心律失常时,诊断为心律失常引起的昏厥。①过缓性心律失常:病态窦房结综合征、Ⅱ度Ⅱ型以上的房室传导阻滞、室内二支或三支传导阻滞。②过速性心律失常:阵发性室上性/室性心动过速、Q-T 间期延长综合征、尖端扭转型室性心动过速、快速型心房纤维颤动、心房扑动等。昏厥伴急性心肌缺血证据(胸痛、心电图 ST-T 改变)者,诊断为心肌缺血性昏厥。

3.先天性心脏病

①法洛四联征:当患儿进行体力活动时引起心脏右向左分流增加,动脉血氧分压进一步降低,导致严重的脑缺氧引起昏厥。②原发性肺动脉高压:患儿可因迷走神经反射引起肺动脉痉挛,导致右室排出量急剧受限,左心排出量下降导致昏厥。

三、神经源性昏厥

由于脑血管病变、脑血管痉挛或脑血管被挤压而引起一过性广泛脑供血不足,或延髓心血管中枢病变引起的昏厥。常常出现严重的脑血管症状,血压变化明显,有的患儿会因昏厥演变为昏迷,甚至死亡。

1.短暂性脑缺血发作

短暂性脑缺血发作是因脑动脉血栓或动脉痉挛而出现的一过性脑供血不足,严重者可引起昏厥,特别是累及椎基底动脉系统时可出现偏瘫、眩晕等神经系统症状,但昏厥并不常见。

2.原发性高血压病和继发性高血压

当短时间内血压突然升高,可发生脑血管痉挛和脑水肿,患儿可出现剧烈头痛、呕吐等颅内高压症状,有时可出现昏厥,但临床不常见。该型昏厥持续时间长,常伴其他的神经系统体征。

3.多发性大动脉炎

多发性大动脉炎多发生于颈动脉、无名动脉、锁骨下动脉等大动脉。受累血管管腔狭窄甚至闭塞,出现相应症状。当上肢剧烈运动时,椎动脉内的血液通过侧支逆流至锁骨下动脉(锁骨下动脉盗血综合征),导致脑部供血不足,引起昏厥。

4.偏头痛

个别女性儿童在月经前后发生偏头痛,在头痛发作前数分钟可有意识丧失。神志不清发展慢,可能伴有梦幻状态。当昏厥过后有剧烈头痛,多位于枕部。发生机制可能是基底动脉痉挛致脑干缺血,或多巴胺受体反应过度而抑制血管运动中枢。

四、其他原因导致的昏厥

1.低血糖

血糖低于 2.8 mmol/L 便出现低血糖的一系列症状,如头昏、乏力、饥饿感、冷汗、神志恍惚,甚至发生昏厥。此型昏厥发生缓慢,恢复亦慢,可见于胰岛细胞瘤、肾上腺和垂体疾病、用胰岛素或降糖药物过量患者,也可能和胰岛细胞瘤有关。

2.贫血

贫血时血中红细胞数目下降,血氧浓度下降,脑处于缺氧状态,此时突然站立可造成脑进一步缺氧,导致昏厥发生。

3.过度换气

该型昏厥好发于青春期的女性儿童和有焦虑症患儿。在呼吸过度时使 CO_2 呼出过量,导致低碳酸血症可使脑血管收缩和血红蛋白对氧的亲和力增加,降低大脑供氧量;同时血液 CO_2 含量和酸度下降,引起周围血管扩张,回心血量减少,脑血流量进一步降低,导致昏厥发作。接着意识丧失数秒至数分钟。恢复后四肢显著乏力和不安感等残余症状持续较长时间,有时达数小时。

4.心理性昏厥

在各种昏厥中占重要位置,许多患者的昏厥不能解释,大部分接受心理治疗后昏厥发作次数明显减少。新近一项研究显示,心理性昏厥的患病率为 35%,常见的疾病是焦虑、癔症、惊恐和极度沮丧。尽管患儿存在心理障碍,但应注意仔细寻找昏厥的其他原因。心理性昏厥的诊断应十分慎重。癔症性昏厥多见于青年女性,平时有歇斯底里的个性和行为特征。常发作于众人前,如有昏倒,倒地较慢,一般无外伤。昏倒后无动作或有抵抗性动作,时间长短不等,可长达 1 h 以上。虽不能回答问话,但神志未必完全丧失,脉搏、心率、血液、皮肤黏膜颜色、心电图无改变。

第十一章 儿科呼吸系统疾病

第一节 急性上呼吸道感染

急性上呼吸道感染系由各种病原引起的上呼吸道炎症,简称上感,俗称"感冒",是小儿最常见的疾病。该病主要侵犯鼻、鼻咽和咽部,如上呼吸道某一局部炎症特别突出,即按该炎症处命名,如急性鼻炎、急性咽炎、急性扁桃体炎等。

一、病因

急性上呼吸道感染有 70%～80% 由病毒引起。包括鼻病毒、冠状病毒、腺病毒、流感和副流感病毒、呼吸道合胞病毒、埃可病毒、柯萨奇病毒等。另有 20%～30% 的上感由细菌引起。细菌感染可直接感染或继发于病毒感染之后,以溶血性链球菌为最常见,其次为流感嗜血杆菌、肺炎球菌、葡萄球菌等,偶或为革兰阴性细菌。

各种导致全身或呼吸道局部防御功能降低的原因,如受凉、淋雨、气候突变、过度疲劳等可使原已存在于上呼吸道的或从外界侵入的病毒或细菌迅速繁殖,从而诱发本病。老幼体弱,免疫功能低下或患有慢性呼吸道疾病的患者易感。

二、临床表现

由于年龄大小、体质强弱及病变部位的不同,病情的缓急、轻重程度也不同。年长儿症状较轻,婴幼儿则较重。

1.一般类型上感

(1)症状:①局部症状鼻塞、流涕、喷嚏、干咳、咽部不适和咽痛等,多于 3～4 d 内自然痊愈。②全身症状发热、烦躁不安、头痛、全身不适、乏力等。部分患儿有食欲缺乏、呕吐、腹泻、腹痛等消化道症状。腹痛多为脐周阵发性疼痛,无压痛,可能为肠痉挛所致;如腹痛持续存在,多为并发急性肠系膜淋巴结炎。

婴幼儿起病急,全身症状为主,局部症状较轻。多有发热,体温可高达 39 ℃,热程 2～3 d 至 1 周左右,起病 1～2 d 可因高热引起惊厥。年长儿以局部症状为主,全身症状较轻,可仅轻度发热。

(2)体征:体检可见咽部充血,扁桃体肿大。有时可见下颌和颈淋巴结肿大。肺部听诊一般正常。肠道病毒感染者可见不同形态的皮疹。

2.两种特殊类型上感

(1)疱疹性咽峡炎:病原体为柯萨奇 A 组病毒。好发于夏秋季。起病急骤,临床表现为高热、咽痛、流涎、厌食、呕吐等。体检可发现咽部充血,在咽腭弓、软腭、悬雍垂的黏膜上可见数个至十数个 2～4 mm 大小灰白色的疱疹,周围有红晕,1～2 d 后破溃形成小溃疡,疱疹也可发生于口腔的其他部位。病程为 1 周左右。

(2)咽结合膜热:以发热、咽炎、结膜炎为特征。病原体为腺病毒 3、7 型。好发于春夏季,散发或发生小流行。临床表现为高热、咽痛、眼部刺痛,有时伴消化道症状。体检发现咽部充血、可见白色点块状分泌物,周边无红晕,易于剥离;一侧或双侧滤泡性眼结合膜炎,可伴球结合膜出血;颈及耳后淋巴结增大。病程 1～2 周。

三、并发症

以婴幼儿多见,可引起中耳炎、鼻窦炎、咽后壁脓肿、扁桃体周围脓肿、颈淋巴结炎、喉炎、支气管炎及肺炎等。年长儿若患 A 组溶血性链球菌咽峡炎可引起急性肾小球肾炎和风湿热。

四、辅助检查

1.血常规

病毒性感染时,白细胞计数多正常或偏低,淋巴细胞比例升高;细菌感染时,白细胞计数常增多,有中性粒细胞增多或核左移现象。

2.病原学检查

因病毒类型繁多且明确类型对治疗无明显帮助,一般无须明确病原学检查。必要时可用免疫荧光法、酶联免疫吸附法、病毒分离鉴定、病毒血清学检查等确定病毒类型。细菌培养可判断细菌类型并做药物敏感试验以指导临床用药。

五、诊断

根据病史、流行病学、鼻咽部的症状体征,结合周围血常规和阴性胸部影像学检查可做出临床诊断,一般无须病因诊断。特殊情况下可行细菌培养、或病毒分离、或病毒血清学检查等确定病原体。

六、鉴别诊断

本病须与初期表现为感冒样症状的其他疾病鉴别。

1.流行性感冒

流行性感冒由流感病毒、副流感病毒引起。有明显的流行病史,局部症状较轻,全身症状较重。常有高热、头痛、四肢肌肉酸痛等,病程较长。

2.急性传染病

早期上感常为各种传染病的前驱症状,如麻疹、流行性脑脊髓膜炎、百日咳、猩红热等,应结合流行病史、临床表现及实验室资料等综合分析,并观察病情演变加以鉴别。

3.急性阑尾炎

伴腹痛者应注意与急性阑尾炎鉴别。本病腹痛常先于发热,腹痛部位以右下腹为主,呈持续性,有固定压痛点、反跳痛及腹肌紧张、腰大肌试验阳性等体征,血白细胞及中性粒细胞增高。

七、治疗

1.一般治疗

注意休息、保持良好的周围环境、多饮水和补充适量维生素 C 等。

2.抗感染治疗

(1)抗病毒药物:大多数上呼吸道感染由病毒引起,可试用三氮唑核苷(病毒唑),口服或静脉点滴。流行性感冒可在病初应用磷酸奥司他韦口服,疗程为 5 d。

（2）抗生素：细菌性上呼吸道感染或病毒性上呼吸道感染继发细菌感染者可选用抗生素治疗，常选用青霉素类、头孢菌素类及大环内酯类抗生素。咽拭子培养阳性结果有助于指导抗菌治疗。若证实为链球菌感染，或既往有风湿热、肾炎病史者，青霉素疗程应为10～14 d。

3.对症治疗

（1）高热可口服对乙酰氨基酚或布洛芬，亦可用冷敷、温湿敷或酒精浴降温。

（2）发生高热惊厥者可予以镇静、止惊等处理。

（3）咽痛可含服咽喉片。

（4）中成药亦有较好的效果。

第二节　急性感染性喉炎

小儿急性喉炎好发于6个月至3岁的儿童，是以声门区为主的喉黏膜的急性炎症，可因病毒或细菌感染引起，多继发于上呼吸道感染，也可成为某些急性传染病的前驱症状或并发症。以声音嘶哑、咳声，如犬吠为主要特征，重者可导致喉梗阻而危及生命。

一、病因

可因病毒或细菌感染引起，常继发于上呼吸道感染如普通感冒、急性鼻炎、咽炎，也可继发于某些急性传染病如流行性感冒、麻疹、百日咳等。

二、临床表现

起病常较急，患儿多有发热，常伴有咳嗽、声嘶等。早期以喉痉挛为主，声嘶多不严重，表现为阵发性犬吠样咳嗽或呼吸困难，继而炎症侵及声门下区则成"空""空"样咳嗽声，夜间症状加重。声门下黏膜水肿加重，可出现吸气性喉喘鸣。患儿鼻翼扇动，胸骨上窝、锁骨上窝、肋间隙及上腹部软组织吸气时下陷，烦躁不安，出冷汗，脉搏加快等症状。

喉梗阻分度如下。

Ⅰ度：患儿安静时如常人，仅在活动后才出现吸气性喉鸣及吸气性呼吸困难，听诊呼吸音清晰，心率正常。

Ⅱ度：安静时即出现喉鸣及吸气性呼吸困难，听诊可闻及喉传导音或管状呼吸音，心率较快，可达120～140次/分钟以上或者更高。

Ⅲ度：除二度症状外还出现阵发性烦躁不安，口唇、指甲发绀，口周发青或苍白，听诊两肺呼吸音减弱或听不见，心音较钝，心率达140～160次/分钟。

Ⅳ度：由烦躁不安转为半昏迷或昏迷，表现暂时安静，面色发灰，听诊两种呼吸音几乎消失，仅有气管传导音，心音微弱，心律不齐或快或慢。

三、辅助检查

1.血常规

因多为病毒性感染，白细胞计数多正常或偏低，伴淋巴细胞增高。细菌感染者可有中心粒细胞增多及核左移现象。

2.病原学

因病毒类型繁多,且明确类型对治疗无明显帮助,一般无须明确病原学检查。怀疑细菌感染者,可行细菌培养判断细菌类型并做药物敏感试验,以指导临床抗生素使用。

3.胸部 X 线检查

不必常规检查,病情较重或病程较长者可行胸部 X 线检查以除外下呼吸道感染。

四、诊断与鉴别诊断

根据急性发病、犬吠样咳嗽、声嘶、喉鸣、吸气性呼吸困难等临床表现不难诊断,但应与白喉、喉痉挛、急性气管支气管炎、支气管异物、支气管内膜结核及肺炎鉴别。

五、治疗

1.一般治疗

保持呼吸道通畅、防止缺氧加重、吸氧。

2.控制感染

由于起病急、病情进展快、难以判断系病毒或细菌感染,一般给予全身抗生素治疗。有气急、呼吸困难时,应静脉输入足量广谱抗生素,常用者为青霉素类、大环内酯类、头孢菌素类等。

3.肾上腺皮质激素

有抗炎、抗毒和抑制变态反应等作用,能及时减轻喉头水肿,缓解喉梗阻,应与抗生素联合使用。常用泼尼松 $1\sim2$ mg/(kg·d),分次口服;重症可用地塞米松静脉推注,每次 $2\sim5$ mg,之后 1 mg/(kg·d)静脉滴注,共 $2\sim3$ d,至症状缓解。雾化吸入肾上腺糖皮质激素,如布地奈德 $2\sim4$ mg 或肾上腺素 4 mg 均能减轻症状。

4.对症治疗

烦躁不安者宜用镇静剂,尽量使患儿安静休息,减少哭闹,以免加重呼吸困难。

5.气管切开术

经上述处理若仍有严重缺氧或Ⅲ度喉梗阻,应及时气管切开。

第三节　急性支气管炎

急性支气管炎是指由于各种致病原引起的支气管黏膜炎症,由于气管常同时受累,故也称为急性气管支气管炎。常并发或继发于上呼吸道感染,或为麻疹、百日咳、伤寒等急性传染病的一种表现。它是儿童时期常见的呼吸道疾病,婴幼儿时期发病较多、较重。

一、病因

主要为感染,病原为病毒、肺炎支原体或细菌或为其混合感染。能引起上呼吸道感染的病原体都可引起支气管炎。病毒感染中以流感、副流感病毒、腺病毒以及呼吸道合胞病毒等占多数,肺炎支原体亦不少见,在病毒感染的基础上,致病性细菌可引起继发感染,较常见的细菌有肺炎球菌、β溶血性链球菌 A 组、葡萄球菌及流感嗜血杆菌,有时为百日咳杆菌、沙门菌属或白喉杆菌。环境污染、空气污浊或经常接触有毒气体亦可刺激支气管黏膜引发炎症。免疫功能低下、特异性体质、营养障碍、佝偻病和支气管局部结构异常等,均为本病的危险因素。

二、临床表现

大多先有上呼吸道感染症状,之后以咳嗽为主要症状,开始为干咳,以后有痰。婴幼儿症状较重,常有发热、呕吐、腹痛、腹泻等。一般无全身症状。双肺呼吸音粗糙,可有不固定的散在的干啰音和粗、中湿啰音。年长儿可诉头痛及胸痛。咳嗽一般延续 7～10 d,有时可达 2～3 周,或反复发作。

三、检查

病毒感染者白细胞计数正常或偏低,中性粒细胞减少,淋巴细胞计数相对增高。病毒分离和血清学检查可明确病原,近年来免疫荧光、免疫酶标及分子生物学技术可做出早期诊断。细菌感染者白细胞计数可增高,中性粒细胞增高,在使用抗菌药物前行咽拭子培养可发现致病菌。胸部 X 线检查:两肺纹理增多、增粗,并可与肺炎、支气管异物、肿瘤压迫等疾病相鉴别。

四、诊断

根据呼吸道症状、体征,综合辅助检查一般可诊断。

五、治疗

1. 一般治疗

注意休息、保持良好的周围环境,经常变换体位,多饮水和补充维生素 C 等。

2. 控制感染

由于病原体多为病毒,一般不采用抗生素。怀疑有细菌感染者则根据可能感染细菌选择合适的抗菌药物,若系支原体感染,则应予以大环内酯类抗生素。

3. 对症治疗

应使痰易于咳出,故不用镇咳剂。刺激性咳嗽可用复方甘草合剂或氨溴索等,痰液黏稠者可用 10％氯化铵,盐水雾化吸入有助于排痰。应避免给予咳必清或含有阿片、可待因等成分的镇咳药物,以免抑制分泌物的排出。

第四节　毛细支气管炎

小儿毛细支气管炎(bronchiolitis)是一种婴幼儿较常见的以毛细支气管为主的下呼吸道急性感染,多见于 2 岁以下婴幼儿,尤其是 1～6 个月的小婴儿,一年四季均可发病,但以冬春季较多见。

一、病因

毛细支气管炎的病原主要为呼吸道合胞病毒(RSV),可占 80％或更多;其他依次为腺病毒、副流感病毒、鼻病毒、流感病毒等；少数病例可由肺炎支原体引起。因微小的管腔易由黏性分泌物、水肿及平滑肌收缩而发生梗阻，并可引致肺气肿或肺不张。其临床症状如肺炎，且喘憋更著，以明显的喘咳和缺氧症状为特征。炎症常可累及肺泡、肺泡壁和肺间质，故可以认为它是肺炎的一种特殊类型。

二、临床表现

毛细支气管炎，不同于一般的气管炎或支气管炎，临床症状像肺炎，但以喘憋为主。

常在上呼吸道感染以后 2～3 d 出现持续性干咳和发作性呼吸困难。咳嗽与喘憋同时发生为本病特点。症状轻重不等，重者呼吸困难发展甚快，咳嗽略似百日咳，初起时呼吸症状远较中毒症状严重，出现发作性喘憋。体温高低不一，低热（甚至无热）、中等度发热及高热约各占 1/3。体温与一般病情并无平行关系。一般虽有呕吐，但不严重，也多无严重腹泻。由于肺气肿及胸腔膨胀压迫腹部，常易影响吮奶及饮食。喘憋发作时呼吸快而浅，常伴有呼气性喘鸣，呼吸频率约 60～80 次/分钟，甚至 100 次/分钟以上，脉快而细，常达 160～200 次/分钟。有明显鼻翼扇动及三凹征。

重症患儿有明显的梗阻性肺气肿、苍白及发绀。胸部体征常有变异，叩诊呈鼓音。每当毛细支气管接近于完全梗阻时，呼吸音明显减低，或听不见。在喘憋发作时往往听不到湿啰音，当喘憋稍缓解时，可有弥散性细湿啰音或中湿啰音，喘鸣音往往很明显，偶有笛音等干啰音。发作时可有肋间隙增宽、肋骨横位，横膈及肝、脾因肺气肿推向下方。由于过度换气引起的不显性失水量增加和液体摄入量不足，部分患儿可发生比较严重的脱水，在小婴儿还可能有代谢性酸中毒。重度喘憋者可有二氧化碳潴留，出现呼吸性酸中毒，动脉血氧分压降低。经过正确治疗后，发展成心力衰竭者已较少见。

三、诊断

本症患者年龄偏小，多见于 2 岁以内，尤 6 个月内婴儿为多。发热一般不高或正常。在发病初期即可有发作性呼吸困难，喘憋明显，体检两肺满布哮鸣音，结合胸部 X 线片检查可明确诊断。

四、辅助检查

1.血常规

白细胞总数及分类多在正常范围。中性粒细胞常在 60％以下，嗜酸性粒细胞正常。

2.血气分析

病情较重的小婴儿血气分析检查可有代谢性酸中毒，约 1/10 的病例可有呼吸性酸中毒。血气检查可见血 pH 降低，PaO_2 及 SaO_2 下降；$PaCO_2$ 可降低（过度换气），或增高（CO_2 潴留）。

3.病原学检查

病毒快速诊断用免疫荧光技术、酶标抗体染色法或酶联免疫吸附测定（ELISA）等法进行，有条件的单位可进行病毒分离及双份血清检查，以确定各种病毒感染。鼻咽拭子细菌培养与健康儿无明显不同（二者均可有带菌情况）。

4.X 线检查

X 线检查可见全肺有不同程度的梗阻性肺气肿，摄片可见支气管周围炎症改变，或有肺纹理增粗。不少病例肺泡亦明显受累,有小的点片状阴影,但无大片实变,与腺病毒肺炎不同。

5.心电图

心率增快,可有心肌受损表现。

6.胸部 X 线片

检查有明显的肺气肿征象,应用抗生素治疗无效,故与其他急性肺炎较易区别。

五、鉴别诊断

1.支气管异物

当有呼吸道阻塞伴感染时,其呼吸道症状与急性气管炎相似,应注意询问有无呼吸道异物吸入史,经治疗后,疗效不好,迁延不愈,反复发作。胸部 X 线检查表现有肺不张、肺气肿等梗阻现象。

2.肺门支气管淋巴结结核

根据结核接触史,结核菌素试验及胸部 X 线检查鉴别。

3.支气管肺炎

急性支气管炎症状较重时,应与支气管肺炎鉴别。

六、治疗

由于毛细支气管炎多是由病毒感染引起,故发病早期一般不需用抗生素治疗。如发病后期怀疑继发细菌感染时可用抗生素治疗,治疗以对症治疗为主。此外,良好的护理也很重要,尤其注意不要打扰患儿,使之安静休息,室内要保持一定的湿度,补充足够水分,重症患儿可配合雾化吸入,并及时吸痰,保持呼吸道通畅,也可用中药治疗。

1.促进排痰

增加空气内的湿度极为重要,一般可使用室内加湿器。重症病例合理应用雾化治疗对患儿有一定帮助。

2.纠正缺氧

对喘憋重者首先要抬高头部与胸部,以减少呼吸困难;遇有明显缺氧时,最好应用雾化器给氧,应连接口罩,或用头罩;对轻度缺氧病例,可采用鼻导管给氧。

3.止喘

在喘憋发作期间,宜用异丙嗪缓解支气管痉挛,也可应用支气管扩张药雾化吸入。如有烦躁或普通止喘药物效果不明显时,可试行缓慢静脉推入药物治疗。

4.抗病毒治疗

用于 RSV 的抗病毒药物为病毒唑,又名利巴韦林。

5.解痉平喘

应首选雾化吸入治疗,可联合吸入布地奈德雾化溶液 0.5～1 mL,异丙托溴铵溶液 1 mL,沙丁胺醇溶液 0.5 mL,加入生理盐水 1 mL 一起雾化吸入 5～7 d。如效果不佳可给予氨茶碱口服或静脉滴注。

喘鸣严重时可加用强地松 1 mg/(kg·d),分 3 次口服,4～7 d 为一个疗程。

6.抗生素治疗(控制继发细菌感染)

本症系病毒引起,故一般不须用抗生素。但隔离条件较差时,可酌用青霉素控制继发细菌感染。如发现葡萄球菌或流感杆菌等继发感染,应积极进行抗菌治疗。

7.水、电解质平衡

争取多次口服液体以补充快速呼吸时失去的水分,不足时可以静脉点滴补液。遇有代谢性酸中毒,可静脉输入碳酸氢钠溶液。

8.纠正心力衰竭

并发心力衰竭时应及时应用洋地黄类药物,对疑似心力衰竭病例,也可及早试用。

9.干扰素雾化疗法

用干扰素雾化疗法,对本病及喘息性支气管炎均有疗效。

第十二章　儿童营养障碍性疾病及发育停滞

第一节　蛋白质—能量营养不良

一、蛋白质—能量营养不良

蛋白质—能量营养不良（protein-energy malnutrition，PEM）是因各种原因所致能量和（或）蛋白质缺乏所致的一种营养缺乏症，主要见于 3 岁以下婴幼儿。

（一）病因

1.原发性

①食物供给不足；②喂养不当；③长期挑食、偏食等不良饮食习惯；④精神因素，如精神性厌食等。

2.继发性

某些疾病，如急慢性传染病以及慢性消耗性疾病等是引起营养不良的常见原因。

（二）临床特点

体重不增是最先出现的症状，继之体重下降，皮下脂肪和肌肉逐渐减少或消失，首先为腹部，其次为躯干、臀部、四肢，最后为面颊。

体重分度：Ⅰ度体重低于 10％～25％；Ⅱ度体重低于 25％～40％；Ⅲ度体重低于 40％以上。

（三）并发症

1.营养性贫血

最多见为营养性缺铁性贫血。

2.各种维生素缺乏

常见者为维生素 A 缺乏。

3.感染

易患各种感染。

4.自发性低血糖

突然发生，表现为体温不升、面色苍白、神志不清、脉搏减慢、呼吸暂停等。

（四）诊断

根据患儿年龄、喂养史，临床上有体重下降、皮下脂肪减少，全身各系统功能紊乱及其他营养素缺乏的临床症状和体征等不难诊断。

常用的分型分度指标有以下三项，凡符合以下一项指标即可诊断 PEM。

1.体重低下

体重低于同年龄、同性别人群正常值的均数减 2 个标准差。若高于或等于均数减 3 个标准差为中度；低于均数减 3 个标准差为重度。

2.生长迟缓

身长低于同年龄、同性别人群正常值的均数减 2 个标准差。若高于或等于均数减 3 个标准差为中度;低于均数减 3 个标准差为重度。

3.消瘦

体重低于同年龄、同性别人群正常值的均数减 2 个标准差。若高于或等于均数减 3 个标准差为中度;低于均数减 3 个标准差为重度。

(五)治疗

1.去除病因,调整饮食及补充营养物质

轻度营养不良:热量自 251~335 kJ/(kg·d)开始逐渐增加;中重度营养不良:热量自 167~251 kJ/(kg·d)开始加量,蛋白质摄入量从 1.5~2.0 g/(kg·d)开始,逐渐加至 3.0~4.5 g/kg,脂肪自 1 g/(kg·d)开始加量。

2.促进消化

给予各种消化酶,补充缺乏的维生素和微量元素;肌内注射苯丙酸诺龙(每次 0.5~1.0 mg/kg,每周 1~2 次,连续 2~3 周);食欲较差者可试用胰岛素葡萄糖疗法,胰岛素 2~3 U,肌肉注射,每日 1 次,注射前先服葡萄糖 20~30 g,每 1~2 周为一个疗程。

3.并发症的治疗。

二、儿童单纯性肥胖

小儿单纯性肥胖是由于长期能量摄入超过人体的消耗,使体内脂肪过度积聚、体重超过一定范围的一种营养障碍性疾病。体重超过同性别、同身高参照人群均值 20% 即可称为肥胖。肥胖影响儿童的健康,可延续至成人,容易引起高血压、糖尿病、冠心病、胆石症、痛风等疾病。

(一)病因

包括遗传因素、摄入过多、活动量过少、心理行为因素等。

(二)临床特点

(1)本病以婴儿期、学龄前期及青春期为发病高峰。

(2)患儿食欲亢进,进食量大,喜食甘肥,懒于活动。

(3)患儿外表呈肥胖高大,不仅体重超过同龄儿,而且身高、骨龄皆在同龄儿的高限,甚至还超过。

(4)皮下脂肪分布均匀,以面颊、肩部、胸乳部及腹壁脂肪积累为显著,四肢以大腿、上臂粗壮而肢端较细。

(5)男孩可因会阴部脂肪堆积,阴茎被埋入其中,而被误认为外生殖器发育不良。患儿性发育大多正常,智力良好。

(6)严重肥胖者可出现肥胖通气不良综合征。

(三)诊断及鉴别诊断

1.诊断标准

据《儿童单纯性肥胖的诊断和治疗》中描述:2003 年 11 月,WGOC 选择 2000 年全国学生体质健康调研资料作为参考人群,比较中国儿童青少年 BMI 与 NCHS 国际标准间差距,制定了中国学龄儿童超重、肥胖 BMI 筛查分类参考标准,其标准将 18 岁超重和肥胖 BMI 界值点分别定在 24 kg/m² 和 28 kg/m²。中华医学会儿科学分会儿童保健学组 1999 年制订的"儿童单纯肥胖症防治常规"中将 WFH 超过参考人群同年龄同性别均值 20％定为肥胖，10％～19％为超重。

2.鉴别诊断

(1)垂体及下丘脑病变可引起肥胖，称为肥胖性生殖无能症，但其体脂有特殊分布，以颈、乳、髋及大腿上部最为明显，手指部尖细，还有颅内病变及生殖腺发育迟缓。

(2)甲状腺功能减退时，体脂积聚主要在面、颈，常伴有黏液水肿，生长发育明显低下，基础代谢率与食欲都低下。

(3)肾上腺皮质肿瘤和长期应用肾上腺皮质激素都可引起库欣综合征，包括两颊积脂较多，形成特异面容，胸、背体脂亦较厚，常伴有高血压、皮肤红紫、毛发增多和生殖器早熟现象。

(4)糖原累积肝脏可见面容肥硕，下腹部及耻骨区积脂尤甚。

(四)治疗

1.饮食管理

调节饮食的原则如下。

(1)限制食量的同时兼顾小儿的基本营养及生长发育所需。

(2)蛋白质、碳水化合物、脂肪类食物为饮食所必须，但应注意碳水化合物应减少糖量、减少脂肪类食物，应限制饮食。

(3)维生素及矿物质应当保证供给。

2.增加体格锻炼

多运动对保持健康十分重要。

第二节　维生素 D 缺乏症

一、维生素 D 缺乏性佝偻病

本病为维生素 D 不足所致的一种慢性营养缺乏症，主要见于 3 岁以下婴幼儿。

(一)病因

日光照射不足；维生素 D 摄入不足；食物中钙、磷含量过低或比例不当；维生素 D 的需要量增加；疾病或药物影响。

(二)临床表现

本病好发于 3 个月至 2 岁小儿。

1.初期

多见于 6 个月以内，特别是小于 3 个月的婴儿，主要表现为神经兴奋性增高，易激惹、烦躁、睡眠不安、夜惊、多汗、枕秃，X 线片检查多正常，或仅见临时钙化带模糊。血钙浓度正常或稍低，血磷浓度降低，钙磷乘积稍低(30～40)，碱性磷酸酶增高或正常。

2.激期

除初期症状外，主要表现为骨骼改变和运动功能发育迟缓。

(1)骨骼改变如下。

头部：①颅骨软化，多见于 3～6 个月婴儿；②方颅，多见于 8 个月以上小儿；③前囟增大及闭合延迟；④出牙延迟。

胸廓：胸廓畸形多发于 1 岁左右小儿：①肋骨串珠；②肋膈沟（赫氏沟）；③鸡胸或漏斗胸。

四肢：①腕踝畸形，多见于 6 个月以上小儿，状似手镯或脚镯；②下肢畸形，多见于 1 岁左右站立行走后小儿，"O"形腿或"X"形腿。

脊柱后突或侧弯，骨盆畸形。

(2)血生化及骨骼 X 线改变：血清钙稍降低，血磷明显降低，钙磷乘积常低于 30，碱性磷酸酶明显增高。X 线检查干骺端临时钙化带模糊或消失，呈毛刷样，并有杯口状改变；骺软骨明显增宽，骨骺与骺端距离加大；骨质普遍稀疏，密度减低，可有骨干弯曲或骨折。

3.恢复期

患儿临床症状减轻至消失。血清钙磷数天内恢复，碱性磷酸酶 4～6 周恢复，X 线表现 2～3 周后恢复。

4.后遗症期

多见于 3 岁以后小儿。遗留骨骼畸形。

(三)诊断和鉴别诊断

1.诊断

血清 25-(OH)D_3 和 1,25-(OH)$_2D_3$ 水平在佝偻病初期就已明显降低，为可靠的早期诊断指标。

2.鉴别诊断

(1)与佝偻病的体征的鉴别如下。

黏多糖病：具头大、头形异常、脊柱畸形、胸廓扁平等体征，依骨骼的 X 线变化及尿中黏多糖的测定做出诊断。

软骨营养不良：出生时即可见四肢短、头大、前额突出、腰椎前突、臀部后凸。根据特殊的体态(短肢型矮小)及骨骼 X 线做出诊断。

脑积水：出生后数月起病者，头围与前囟进行性增大。因颅内压增高，可见前囟饱满、紧张，骨缝分离，颅骨叩诊有破壶声，严重时双眼向下呈落日状。头颅 B 超、CT 检查可做出诊断。

(2)与佝偻病体征相同而病因不同的鉴别如下。

低血磷性抗维生素 D 佝偻病：佝偻病的症状多发生于 1 岁后，因而 2～3 岁后仍有活动性佝偻病表现；血钙多正常，血磷明显降低，尿磷增加。对用一般治疗剂量维生素 D 治疗佝偻病无效时应与本病鉴别。

远端肾小管性酸中毒：患儿骨骼畸形显著，身材矮小，有代谢性酸中毒，多尿，碱性尿(尿 pH 值不低于 6)，除低血钙、低血磷之外，血钾亦低，血氨增高，并常有低血钾症状。

维生素 D 依赖性佝偻病：临床有严重的佝偻病体征，低钙血症、低磷血症，碱性磷酸酶明显升高及继发性甲状旁腺功能亢进，Ⅰ型患儿可有高氨基酸尿症；Ⅱ型患儿的一个重要特征为脱发。

肾性佝偻病：多于幼儿后期症状逐渐明显，形成侏儒状态。

肝性佝偻病：肝功能不良可能使 25-(OH)D_3 合成发生障碍。若伴有胆道阻塞，不仅影响维生素 D 吸收,而且由于钙皂形成,进一步抑制钙的吸收。

急性肝炎、先天性肝外胆管缺乏或其他肝脏疾病时,循环中 25-(OH)D₃ 可明显降低,出现低血钙性抽搐和佝偻病的体征。

(四)治疗

据《维生素 D 缺乏及维生素 D 缺乏性佝偻病防治建议》治疗方案如下。

1.一般治疗

加强护理,合理饮食,坚持多晒太阳(6 个月以下避免直晒),孕妇应多作户外运动。

2.药物治疗

活动期口服维生素 D 2 000～4 000 U/d,连服 1 个月后,改为 400～800 U/d。若有条件,应监测血清钙、磷、碱性磷酸酶及 25-(OH)D 水平。口服困难或腹泻等影响吸收时,可采用大剂量突击疗法,维生素 D 15 万～30 万 U(3.75～7.5 mg)/次,肌内注射,1 个月后维生素 D 再以 400～800 U/d 维持,用药应随访,1 个月后如症状、体征、实验室检查均无改善时应考虑其他疾病,注意鉴别诊断。

3.其他治疗

(1)钙剂补充:维生素 D 缺乏及维生素 D 缺乏性佝偻病在补充维生素 D 的同时,给予适量的钙剂,对改善症状,促进骨骼发育是有益的。同时调整膳食结构,增加膳食钙的摄入。

(2)微量营养素补充:维生素 D 缺乏性佝偻病多伴有锌、铁降低,及时适量地补充微量元素,有利于骨骼健康成长,也是防治维生素 D 缺乏性佝偻病的重要措施。

(3)外科手术:严重的骨骼畸形可采取外科手术矫正畸形。

二、维生素 D 缺乏性手足搐搦症

维生素 D 缺乏致血清钙离子浓度降低,神经肌肉兴奋性增高引起手足搐搦,表现为全身惊厥、手足肌肉抽搐或喉痉挛等。多见于 4 个月至 3 岁的婴幼儿。

(一)临床特点

(1)惊厥、手足搐搦、喉痉挛,以无热惊厥最常见。

(2)面神经征、腓反射、陶瑟征可阳性。

(二)诊断和鉴别诊断

1.诊断

血清钙≤1.88 mmol/L(7.5 mg/dL),或离子钙≤1.0 mmol/L(4 mg/dL)。

2.鉴别诊断

(1)低血糖症:血糖低于 2.2 mmol/L。

(2)低镁血症:血镁低于 0.58 mmol/L(1.4 mg/dL)。

(3)婴儿痉挛症:突然发作,头及躯干前屈,手握拳,下肢弯曲至腹部,伴点头抽搐和意识障碍,发作持续数秒至数十秒,脑电图有高幅异常节律,多伴智力障碍。

(4)甲状旁腺功能减退:血磷增高,＞ 3.23 mmol/L(10 mg/dL),血钙降低,<1.75 mmol/L。颅骨 X 线片可见基底节钙化灶。

(三)治疗

1.急救处理

可用苯巴比妥、水合氯醛或地西泮迅速控制症状,对喉痉挛者应保持呼吸道通畅。

2.钙剂治疗

10％葡萄糖酸钙5～10 mL加入10％或25％葡萄糖液10～20 mL,缓慢静脉(注射20 min以上),不可皮下或肌内注射以免造成局部坏死。

3.维生素 D 治疗

急诊情况控制后,按维生素 D 缺乏性佝偻病补充维生素 D。

第三节　微量元素缺乏

一、锌缺乏症

锌为人体重要的必需微量元素之一。儿童缺锌的主要表现为食欲差,生长发育减慢,免疫功能低下。青春期缺锌可致性成熟障碍。

(一)病因

1.摄入不足

相对于植物性食物而言,动物性食物不仅含锌丰富而且易于吸收,故素食者容易缺锌。

2.吸收障碍

各种腹泻皆可妨碍锌的吸收。长期纯牛奶喂养也可致缺锌。谷物中的植酸和粗纤维可与锌结合而妨碍其吸收。

3.需要量增加

在生长发育高峰阶段、组织修复过程中或营养不良恢复期均可发生锌需要量增多,而发生相对的锌缺乏。

4.丢失过多

如反复出血、溶血、大面积烧伤、长期多汗、蛋白尿等,均可导致锌缺乏。

(二)临床表现

食欲减低、厌食或异食癖,可有消瘦、水肿、生长迟缓、皮炎,易发生白色念珠菌感染、反复上呼吸道感染及口腔溃疡、创口不易愈合等。查体可见贫血、肝脾大。年长儿可出现性成熟障碍。

(三)诊断

根据患儿病史和临床表现,如血清锌浓度减低,<11.5 μmol/L(75 μg/dL),血清碱性磷酸酶减低,呈小细胞低色素贫血,锌剂治疗有效等即可诊断。

(四)治疗

(1)治疗原发病。

(2)饮食治疗。

(3)补充锌制剂每日补充锌元素 0.5～1.0 mg/kg,疗程一般为 2～3 个月。

二、碘缺乏症

碘缺乏症(Iodine deficiency disorders,IDD)是一种分布极为广泛的地方病,是由于自然环境碘缺乏造成机体碘营养不良所表现的一组有关联疾病的总称。

(一)病因

食物和饮用水中缺碘是最根本原因。碘的主要功能是合成甲状腺素,因甲状腺素合成障碍而影响生长发育。

(二)临床表现

临床表现取决于缺碘的程度、持续时间和患病的年龄。胎儿期缺碘可致死胎、早产及先天性畸形;新生儿期则表现为甲状腺功能减退;儿童和青春期则引起地方性甲状腺肿、地方性甲状腺功能减退症。主要表现为儿童智力损害和体格发育障碍。儿童长期轻度缺碘则可出现亚临床型甲状腺功能低下症,常伴有体格生长落后。

(三)诊断

亚临床型甲状腺功能减低症的诊断标准必备条件,出生后居住于低碘地方性甲状腺肿病流行区;有智能发育障碍,主要表现轻度智能迟缓。

辅助条件,神经系统障碍主要表现为:①轻度听力障碍;②极轻度语言障碍;③精神运动发育障碍。甲状腺功能障碍主要表现有:①黏液性水肿、皮肤干燥、毛发干粗;②极轻度的体格发育障碍;③极轻度的骨龄发育落后;④甲状腺功能低下(T3、T4 降低,TSH 升高)。

具备上述必备条件,以及辅助条件中神经系统障碍或甲状腺功能低下中任何一项或一项以上;并能排除其他原因如营养不良、锌缺乏、中耳炎影响便可做出诊断。

(四)治疗

1.碘剂

碘剂主要用于弥散型重度甲状腺肿大且病程短者。复方碘溶液每日 1～2 滴(约含碘 3.5 mg),或碘化钾(钠)每日 10～15 mg,连服 2 周为 1 疗程,两个疗程之间停药 3 个月,反复治疗 1 年。长期大量服用碘剂应注意甲状腺功能亢进的发生。

2.甲状腺素制剂

治疗包括:①甲状腺片 40 mg/片,含 T3、T4,若长期服用,可使血清 T3 升高。用量按年龄从小剂量开始,每日总量婴儿开始 5～10 mg,儿童 10～20 mg,以后作为基本维持剂量逐渐增加。②L-甲状腺素钠(L-T4)50 μg/片或 100 μg/片,含 T4,因其半衰期长,每日服一次即可。一般起始剂量为 8～9 μg/(kg·d),大剂量为每天 10～15 μg/(kg·d)。

3.预防

常人每日碘供给量:<6 个月:40 μg;7～12 个月:50μg;1～7 岁:70 μg;7～12 岁:120 μg;13 岁以上:150 μg。孕妇及乳母:200 μg。食盐加碘是全世界防治碘缺乏的简单易行、行之有效的措施。

第四节　发育停滞

一、概述

生长发育正常是儿童身体健康的重要标志,一旦出现生长发育停滞或缓慢,可出现严重的器官衰竭。通常认为,发育停滞说明摄入不足,而且关键时期的营养不良使大脑发育停滞可造成儿童的活动、认知及社交能力成长的迟缓。这些病症即便后期给予营养治疗仍会持续存在。

Holt 在 1897 年最早描述了发育停滞的定义,他认为发育停滞是指婴儿出生后 4~6 周停止哺乳后突然出现"发育停滞"并演变成"骨骼废用"。但 100 多年来一直没有对该定义达成一致意见。目前医生认为发育停滞的定义包括以下几个方面。

1.进行性消瘦

正常情况下,儿童体重应逐渐增加,急性消瘦是一种病态,一旦出现,则需要对病情进行评估和治疗。

2.发育停滞

往往伴有病态的行为和发育。旧定义对于医生是很有用的,它提示医生,发育停滞是营养不良严重的后遗症。目前,只有体检才能对发育停滞具有一定的指导意义。

3.小于同年龄青少年体重 3% 为标准

这个定义包含了遗传性的身高矮小和短暂的体重低于同龄儿童 3% 的间发疾病。

4.生长发育阶段,体重也会随年龄的变化而波动

30% 的正常儿童会在出生后 2 年内出现,因为人体的生长发育曲线具有潜在的遗传性。正常儿童会在经过生长曲线的低谷后继续成长,而发育停滞的儿童体重会继续下降。

上述报道包含了经典的定义,但不一定是最有用的。但它对于评估临床上同年龄发育停滞儿童的体重中间值是最有用的。这种快速计算法可以使临床医师准确地评价营养不良的程度并评估病程进展情况和预后。中间值是根据美国疾病控制及预防中心儿童生长图表制定的。该值与家族、种族或国籍无关,而与儿童生长的地理环境或者经济发展水平有关。其营养数据的测定如下。

轻度营养不良:达到正常体重 76%~90%,这些儿童生长发育不存在危险,并且在以后的生活均可以无影响。

中度营养不良:达到正常体重 61%~75%,这些儿童需要立即评估并做到门诊密切随访观察。

重度营养不良:低于正常体重 61%。这些儿童需要住院评估并给予营养支持治疗。

发育停滞在美国是一种很常见的儿童疾病。生活在贫困中的儿童更易患并很可能产生远期并发症。在住院不满 2 周岁儿童中,诊断发育停滞的儿童可达到 3%~5%,其中 10% 是因为生活贫困;30% 的急诊入院儿童的诊断为发育停滞,但其入院时的主诉却与诊断无关。他们至少需要持续被关注,进展期患儿需要给予住院治疗,特别是出现社会隔离、家庭冷漠和消极等情况时。因为发育停滞在危险人群中非常普遍,因此持续关注对于他们是否达到生长参数、界定病态和健康起着关键性作用。大多数发育停滞的儿童不能在正常儿童中显露出来,如果仅以指标衡量正处在生长期的儿童,则会导致大部分危险期儿童失去积极干预的机会。

二、发病机制

一旦诊断发育停滞,就有必要去了解其病因学。病因主要分成两种:器质性和非器质性。患儿有主要器官功能障碍的为器质性的,而由社会心理问题导致的营养不良则为非器质性的。两者兼有则为混合型。一直以来都认为发育停滞是器官疾病和社会心理因素互相影响所致,非器质性发育停滞儿童还是可以增长体重的。

1.器质性发育停滞

器官异常导致发育停滞儿童占 10％。住院患儿的评估 30％有器质性原因。但这些数据容易使人被误导。2/3 以上的患儿诊断为胃食管反流病(GERD)。医师误诊胃食管反流病为发育停滞的病因的风险有 50％。生理性反流在儿童中占有 70％，这是婴儿发育停滞的一种正常的现象，生理性反流导致营养不良，进而导致食管下段缩短，发育停滞。

2.非器质性发育停滞

非器质性发育停滞指体重的减少与生理疾病无关，占 80％，这个诊断依赖于看护者。包括父母不能给予提供足够的营养物质和对婴儿的情感的不理解。任何一种情况均是喂养失败的结果。社会心理压力导致神经内分泌发育被抑制，甚至当能量可用时亦不能利用(例如，在营养不足的儿童中，皮质醇增多和胰岛素水平下降抑制了体重增长)。

3.混合型发育停滞

大多数发育停滞并非单纯为器质性或非器质性，而是混合型：有一份报道关于生理和心理因素，该报道阐述了两者恶性循环进而导致婴儿的营养不良。例如，一例患有器质性疾病的患儿最初很可能在饮食上有困难纯粹是因为器质性疾病，然而，经过一段时间，因为父母和患儿的焦虑导致进食越来越不成功，孩子感受到父母的焦虑，吃得变少，并变得更加焦虑因而吃得更少，父母担心使"脆弱的"孩子负担增加，便不及时给孩子喂食，这便使得他们不能完成最基本和最必要的照顾孩子的任务，患儿的父母可能是认为其他方面的关心如严格用药或者治疗计划比饮食更重要。

患有器质性疾病的潜在性发育停滞的患儿在医院里往往能够增加体重，那是因为他们在医院工作人员如护士、志愿者、医师的喂养下没有情感负担。这些医务工作人员并不认为喂养困难反映了个人的失败，也许需要更多的耐心。他们也不是所有儿童需求的唯一的提供者。这种结果(医院内体重增加)不能说是父母在家里面有错误；更准确地讲，初次照顾儿童的人在喂养时应在社会心理上给予足够的关注。

与器质性原因导致的发育停滞的患儿相比，社会心理性发育停滞更为复杂。营养不良的儿童表现为嗜睡、孤僻，特别是在喂养阶段表现更为明显。营养不良导致食管括约肌收缩功能下降，反流进一步加重，这使得营养不良的患儿喂养时更加困难，获得所需能量进一步减少。同时，营养不全的患儿免疫系统也受到影响，发育停滞的患儿对感染的免疫力下降，进一步加重了其对营养的需求，并降低了免疫系统维持躯体平衡的能力。

混合型发育停滞其影响因素临床上主要包括：生理因素和社会心理因素，更重要的是父母和儿童本身的影响。父母与孩子之间的关系融洽对疾病的进展及预后影响很大，挑剔的孩子对于父母来讲喂养起来当然更为困难，消极被动的孩子亦不易于喂养。身体特点同样影响着父母与孩子的关系；器质性疾病不仅喂养时困难，也使父母容易产生失望和悲观的情绪。因此，每个孩子的不同决定了其喂养时的不同特点；父母与孩子的关系是至关重要的。发育停滞患儿的父母并非注定会在第二个孩子身上重蹈覆辙。同样的，一个起始喂养孩子很成功的父母对再次抚养孩子时造成孩子发育停滞也是不无可能的。

4.发育停滞的原因

所有的发育停滞的患儿其患病原因为营养不良的复合因素造成。可能为器质性疾病导致的营养需求增加或者是入量不足，抑或不能及时饮食或饮食困难。或者是以上因素的交叉存在，如能量足够的患儿因肠道不能吸收或先天代谢紊乱而没有能力利用。

机敏的临床医师会意识到这些机制是相互搭配、交相重叠的。例如,患有囊性纤维化的患儿其能量需求增加同时还会伴有慢性呼吸道感染。然而,呼吸急促会使患儿不能吃下足够的食物,而胰腺功能不全限制了营养消化。

三、预防措施

发育停滞的预防依靠与保健医生和家庭人员之间良好的合作。医师应常规评估儿童的喂养和生长情况,并教育父母对不同阶段的儿童适时调整饮食。成功喂养的婴儿体重增长的常规规律:① 30 g/d:0～3 个月;② 20 g/d:3～6 个月;③ 15 g/d:6～9 个月;④ 12 g/d:9～12 个月;⑤ 8 g/d:1～3 年。

再者,生长参数有必要在每次随诊、患病、健康时记录下来。所有儿童均应记录体重。每隔 2 年应测量卧位体长,身高每 3 年测量 1 次。在 2～3 岁,体重和身高均应记录,体长应比身高平均多 1 cm。根据目前掌握的生长图表,初级保健医师可以用监护仪监护儿童生长并干涉早期病情。

临床医师应调查患儿家庭的经济情况,在艰苦的家庭里如最近失业或低就业家庭,向他们提供诊所或者其他社会支援也许能预防饥饿和以后的发育停滞。

四、临床表现

1.症状和体征

一个完整而长期的生长曲线在诊断发育停滞中的重要性在此没有必要重复。急性营养不良表现为"消瘦",即身高保持不变而体重下降迅速,结果导致患儿瘦弱而身高正常;慢性营养不良表现为生长迟缓,即体重和身高均受影响,患儿表现为矮小。因此,生长曲线也许揭示了体重在病情初期便受影响的现象,但同时也加重了对发育停滞患儿的疑虑。

2.病史

临床上对发育停滞患儿诊断最有价值的依据便是病史。说到病史,孩子的配合和父母的支持才能让保健医师有机会建立儿童的病史。父母关心孩子不能与孩子建立成对抗性关系。因为通常医生是通过询问父母来了解孩子的健康情况;然而很多父母直到孩子有了发育停滞的临床症状后才引起他们的注意。

发育停滞的病史和体格检查比任何一组揭示器官功能不全的标准检查更有价值。例如,一个儿童进食少可能是因为有器官上的功能障碍如腭裂或龋齿疼痛;不爱吮奶的孩子也许是有神经系统疾病;反复的上、下呼吸道感染可能提示囊性纤维化病、HIV 感染或免疫功能不全;饮食期间出汗伴或不伴发绀可提示潜在的心血管疾病;慢性腹泻提示吸收不良;慢性感染、过敏、腹部疾病、胰腺功能不全亦应评估。

保健医师应尽可能提供更加详细的用药史,特别是发育过程及疾病期间的用药情况。为了推迟病情发展,神经系统的检查应尽早详细完成:先天性代谢性缺陷和脑瘫可导致发育停滞。病情复发仅提示先天性代谢性缺陷,无明显原因的反复发热提示感染,如泌尿系。发育停滞的另一原因是睡眠时打鼾伴有睡眠呼吸暂停,这是腭扁桃体和甲状腺功能亢进的表现。

用药史包括整个围生期的用药情况。婴儿出生低体重,特别是在围生期体重低,强烈提示存在发育问题。新生儿中 7% 体重 < 2 500 g,其中 40% 存在发育停滞。

由感染、药物影响、母源或胎盘的因素引起发育停滞的婴儿需要特别关注。子宫内胎儿暴露于风疹、巨细胞病毒、梅毒、弓形虫病、疟疾等是低出生体重、矮小、低头围的高风险因素。这些数据预示患儿的增长潜力很差,儿童身材矮小往往伴随着发育停滞和智力迟钝。

婴儿在宫内非对称性发育停滞(头围正常)时,在以后的生长过程中可以达到正常儿童水平,有着较好的发展潜力。婴儿发育受孕妇和所接触的毒素影响,孕妇滥用药物如烟草、可卡因、海洛因等均与低体重婴儿有关。由先兆子痫、胶原血管疾病或糖尿病引起的胎盘功能不全同样可以导致营养不良性的低体重患儿。宫内物理因素如子宫畸形、多胎妊娠、子宫肌瘤等,也可导致胎儿发育减慢。

产妇HIV感染是发育停滞重要的危险因素,大部分HIV感染的产妇,婴儿出生时体重和身高是正常的,但是被感染的婴儿会在第一年内发展为发育停滞。

在与儿童和家庭成员关系的调查中可以发现很有价值的信息。被母亲描述为"困难"或"不可预测"的儿童,其饮食往往是不及时的或非常贫瘠的。产妇抑郁和药物滥用史也是发育停滞的危险因素。要解决这些孩子的问题,建立父母与子女之间的有效喂养关系是不可或缺的。最后,若经济评估提示无法维持儿童必要的营养食品或难以得到,社会资金支持不足以满足儿童营养需要时,按照"妇女、婴儿以及儿童(WIC)营养补充计划",提供给每人食品30 g/d和食品券3元/天。但简陋的住房或无家可归者,使这些食物不能保证随时可用。

3.喂养史

详细的喂养史也是本病病史的一部分,它往往比实验室检查出来的问题提示得更多。在评估一个婴儿时,必须要了解到婴儿饮食的方式、食量和频率。还必须了解婴儿奶的混合配方,奶粉公式象形图显示常规每匙粉末应加在一瓶水中,然而家庭成员不懂英语或文化水平低可能会不小心将奶液配制的浓度太低。在计算热量摄取量时,医师应记住母乳和配方奶有84 J/28 g,婴儿配方奶介于每瓶167～502 J;婴儿标准摄入每次是335 J或约120 mL的量。

婴儿饮食方法及食量一样很重要。检查人员应询问婴儿每次吃多长时间:饮食慢可能与吸吮困难或功能障碍继发体力减少有关。应询问家长孩子是否流涎或频繁呕吐,因为这些可能支持某个症状和否定其他疾病。临床医师应询问喂养技术,包括配方奶的使用情况,从中发现存在的问题。

特别值得一提的是,哺乳期的婴儿,母乳喂养失败的后遗症是很严重的:婴幼儿可出现严重脱水,正常婴儿的神经系统遭到破坏,甚至死亡。家长很少意识到,婴儿已患有发育停滞。母亲常常在乳房完全产奶前出院,可能是认为其在医院已掌握了护理的成功经验。

新生儿期是母乳喂养的最关键时期。初级保健提供者应在出院前教育哺乳母亲。过渡乳必须经过3 d或4 d,然后改用全奶10 d。新生儿在最初24 h内喂养量是常规的8倍,因此最好不要彻夜睡眠,期间应唤醒喂奶以防脱水。母乳喂养的婴儿每天至少用6片尿布。配方奶喂养的婴儿可能有很多种性状的大便,而母乳喂养的新生儿应至少4～6次/天黄色大便。经过4周,粪便可能会更改为一天1次或更少。

母乳喂养新生儿应在出生后第1周,评估婴儿的重量和喂养成功情况。预计5 d内的新生儿体重会减低,第2周结束时新生儿体重应回升。任何减重>8%的婴儿,应引起关注;体重减轻>10%,应迅速评价脱水情况(如血清钠)。基层医疗服务提供者应当询问有关婴儿吮吸及母亲哺乳时乳汁排空情况。成功的婴儿哺乳应排空乳房,并满足护理要求。

对年龄较大的儿童进行评估还需要了解他们的饮食史。准确的饮食史始于24 h饮食记录:应要求家长量化孩子每次吃的食物。以24 h为模板,记录72 h的饮食,准确评估摄入量,第一次48 h的饮食记录是最可靠的。所有的摄入量应做记录,包括果汁、水和小吃。如果婴儿消耗的牛奶或果汁过多,应增加营养丰富的食物的摄入:每天不应超过 450～680 mL 的牛奶,并低于 340 mL 果汁。

儿童自己吃饭时的膳食习惯的评估也是很重要的。在用膳时间进行家庭活动可能会使幼儿分神,为了看电视可能会抢先吃完。过度关注孩子吃多少会增加孩子的紧张情绪,并最终减少儿童的摄入量。大多数初学走路的孩子坐不能超过 15 min;为增加孩子的进食量而延长在餐桌前坐着的时间,只会加剧本已脆弱的亲子关系。尽管许多幼儿的家长让孩子全天活动,但这一策略仍无法让有些孩子摄取足够的能量。

初级服务提供者也应讨论家庭健康饮食观念。有些家庭饮食要求受到限制,无论是民族或文化,都可以影响婴儿生长。常见对一个健康成年人的饮食建议,像低脂肪、低胆固醇的饮食方法,对宝宝来讲是不适当的饮食。直到 2 岁的儿童,都应喝全脂牛奶并且脂肪不应受到限制。按照美国心脏协会第 1 步饮食要求,只有儿童 5 岁以后才考虑脂肪饮食问题。这似乎与许多家长的直觉不符。

4.体格检查

除了复习增长曲线外,临床医师还必须完成体检。重量、长度和高度要符合儿童的年龄,包括所有儿童的头围应一并测量。生长参数可用于判断有无下列情况。

(1)急性营养不良:低体重,身高、头围正常。

(2)慢性营养不良:身材矮小,身高、体重低,头围正常。

(3)急性并慢性营养不良:身材矮小,同等身高时体重低,头围正常。

(4)先天性感染或遗传性疾病影响生长:身材矮小,身高正常,头围小。

一般检查也可提供丰富的资料。生命体征应记载:在营养不良儿童的调查结果中,心动过缓和低血压令人担忧,应促使其立即住院治疗。在体检时家长与孩子的交流很重要:父母与子女对体检都应做出相应的反应,并非让孩子独自一人躺在检查台上无人问津。父母对儿童的影响同样值得我们注意:父母抑郁症同样会导致孩子发育停滞,孩子的性格塑造是亲子关系的组成部分。有时,检查者可能会发现容易被忽视的扁平的枕部,这表明孩子一直都是独自一人。不过,现在"仰卧睡眠"致使枕部扁平可能是一个正常的结果。

在营养不良的儿童里,营养状况的客观原因往往存在。与遗传所致儿童矮小不同,发育停滞的孩子皮下脂肪少。如果长期营养不良,他们将会出现肌肉萎缩。在婴儿期,评估小腿和大腿肌肉萎缩情况比骨间肌更容易。同样要记住,婴儿吸吮比咀嚼的要多,因此,他们不应该有颞部消瘦的特征。应认真注意头发和双手甲床,因为营养不足可能会导致反甲;头发可变得稀薄或易断。皮肤检查应注意是平滑还是粗糙,这可能是锌和脂肪酸不足导致。

应完成全面的体检,特别注意具有器官系统指定性意义的检查。但一些器官系统检查可能会显示异常而病史却没有相关症状。彻底的腹部检查特别重要,在发育停滞的孩子中脏器肿大往往有先天性代谢缺陷的可能,这需要实验室进一步评估。检查者还应当注意泌尿系统检查:隐睾症可能表明垂体功能减退;性器官不明可能表明先天性肾上腺增生。神经系统检查中语调微妙的增加可能是脑性麻痹,而需增加热量。最后,检查者不能忽视直肠指诊:肛裂和痔疮,可查出儿童炎症性肠病的迹象。

临床已经一再证明营养不良的儿童具有行为和认知延误。可丹佛发育筛查测验经修订(丹佛发育筛查二)仍不足以评估这些儿童的微妙变化,反而会真正地延误病情。有学者建议说,贝利测试在评估这些儿童中可能是一个更敏感的工具,但有了营养和社会的支持等干扰因素,在评价行为和认知滞后中亦可能不正确。发育停滞的儿童整个童年对营养不足很敏感。一项研究发现,儿童不吃早餐时,其营养不良情况显著下降,与正常儿童的营养情况不同。

免疫系统受营养状况影响。发育停滞的儿童可出现经常性黏膜感染:中耳炎、鼻窦炎、肺炎和肠胃炎。免疫球蛋白 A 对营养不良极为敏感,考虑到这一点,临床医师必须关注频繁发病儿童的生长参数。更严重营养不良的儿童可能导致淋巴系统损伤(淋巴细胞计数$<1.5\times10^9$/L)或无能。

营养不良的儿童经常缺铁,甚至出现贫血的情况。铁和钙的吸收不足导致了铅的吸收。在那些有可能接触铅地方,发育停滞儿童应检查血清铅水平。

5.实验室检查

没有实验室检查或影像学检查可以支持发育停滞,检查应由病史和身体检查指导。不到1%的常规实验室检查能够为发育停滞提供有用的信息以指导诊断和治疗。

实验室检查对营养不良状况的评估具有局限性。清蛋白有一个非常长的半衰期(21 d),反映 21 d 前的营养状况,前清蛋白可以作为近期的蛋白质营养标志,该值的下跌是急性炎症和营养不良的表现。视黄醇结合蛋白只反映消耗的热量,不受蛋白质含量和饮食质量的影响。

当病史和身体检查提示有器质性的疾病时,需要进行实验室评估。有发育延迟和脏器肿大或严重疾病的儿童应进行新陈代谢检查,包括尿液和血清氨基酸。这可能对 5% 的患儿有益。有反复呼吸道感染或腹泻病史的儿童应到囊性纤维变性中心进行汗水氯的测试。但由于经验不足,实验室提供的结果可能不可靠。有发热性疾病或"病毒感染"病史者,可进行尿检、微生物和肾功能评价,以发现隐匿性泌尿道疾病。在腹泻患者中需要检查贾第虫抗原、定性荧光抗体试验、白细胞计数、隐血、卵子和寄生虫、轮状病毒和 α_1-抗胰蛋白酶等检验。轮状病毒一直伴随着长期的肠胃炎和发育停滞患者。粪便中抗胰蛋白酶是肠道蛋白病变的一个标志。

结核病是发育停滞最常见的原因之一,在肺结核危险因素的暴露儿童中应检查结核菌素试验。婴儿发育停滞也常由艾滋病毒感染引起,但法律规定艾滋病毒测试在产前可以不予评估,因此,母亲可能不知道他们的孩子有危险,任何怀疑艾滋病毒感染者均应进行检测。原因不明的传染性疾病也可能导致发育停滞,贾第虫和轮状病毒感染是幼儿感染引起生长缓慢的常见病因。

五、鉴别诊断

发育停滞的患儿与矮小的儿童的鉴别至关重要。没有具体标准来区分矮小儿童的原因。发育停滞儿童的鉴别诊断中包括家族性矮小、特纳综合征、正常生长变异、早产、内分泌功能紊乱、遗传综合征限制的增长。

一个很好的增长图表非常实用,发育停滞的患儿体重减低为首发体征。身高增长速度将在接下来的一段时间内受到影响。家族性身材矮小儿童有一个自己的身高和体重的同步变化曲线。最先为身高增长速度减慢的(甚至停滞)考虑是内分泌紊乱,如甲状腺功能减退症。早产婴儿的生长参数需要根据胎龄调整:婴儿 18 个月的头围,24 个月的重量及 40 个月的身高均需要随时调整。

家族史有助于发育停滞儿童与生长延迟或家庭矮小儿童相鉴别。根据父母的身高计算孩子身高是一种潜在的可能有用的遗传计算,具体如下:

女孩:(父亲身高-6.35 cm$+$母亲身高)/2±5.08 cm。

男孩：(母亲身高－12.7 cm＋父亲身高)/2±5.08 cm。

如果儿童目前的增长曲线达到一个成年人的高度范围内，那么父母的高度可以为其提供依据。

最难以鉴别的是发育停滞的孩子与正常儿童的生长延迟。这些孩子与发育停滞的孩子一样，通常也减少了体重和身高。然而，与发育停滞不同的是，他们最终获得一个稳定的体重和身高的生长曲线，而且家人常常抱怨其生长缓慢。查询家长的青春期生长信息可以看出孩子往往与他们相似，但仍需要家长们向临床医师提供此类信息以便医师明确孩子的生长情况。

母乳喂哺婴儿可不完全按照疾病预防控制中心的增长曲线成长而正常成长。4～6 个月后，他们的体重可能会相对于其同年龄儿童低。12 个月后，他们的体重会达到同年龄的配方奶喂养的儿童。然而，早期母乳喂养的婴儿体重降低说明其喂养不成功，需要当做发育停滞看待。

六、并发症

早期发育缓慢的儿童可能存在发育停滞。研究表明，这些儿童作为一个群体，与同龄人相比大多存在行为和认知的混乱，甚至达到青春期。关于发育停滞的经典定义的研究表明：发育停滞伴随着行为和发展的混乱。这些研究没有阻止对每个发育停滞儿童进行学术和社会的研究，但临床医师必须保持警惕，并作为患儿家属的倡导者。正规的发育筛查非常重要，特别是有发育停滞病史的儿童。应及早干预，而不是等待"看孩子是否能赶上"。发育停滞的儿童可以成功，但可能在成功的道路上需要特别的支持。

七、治疗

1. 营养

该疗法的基础是营养。治疗的目标是追赶增长。发育停滞的儿童每天可能需要1.5～2 倍平时的热量。婴儿是 628～837 J/(kg·d)。计算热量的要求有许多公式，一个简单的估计如下：

kJ/kg＝502 kJ/kg×当前身高的平均体重/当前体重(kg)

蛋白质提供的热量非常重要。营养不良的儿童需要蛋白质 3 g/kg 体重来追赶生长，有时甚至需要高达 5 g/kg(在发展中国家的文献中，有些营养不良的儿童需要多达蛋白质12 g/(kg·d))。营养不良儿童应持续给予高热量的饮食，直到其达到同年龄儿童对应身高的体重。

所有儿童摄入量达到常规的 2 倍几乎是不可能的。有些解决方案给婴儿提供了更高的(100～126 J/28 g)热量公式。对于年龄较大的儿童有可能更换或添加高热量食物。奶油可取代谷物或烹饪食品中的牛奶、奶酪可添加到蔬菜中、点心可以替代早餐饮料。建议最好为发育停滞儿童聘请一位设计高热量饮食的营养师。

有时，发育停滞的儿童需要管饲。有些孩子可能受益于夜间通过鼻饲喂养或经皮内镜下胃管。这个解决方案使基本热量需求增加(如囊肿性纤维化和脑瘫)是非常有用的。机械喂养困难的儿童可能还需要管饲喂养一段时间。这些管饲的儿童，需要职业或言语治疗师的早期干预。未经治疗的儿童可能发展为口腔反感或口腔运动协调障碍。这两个问题将会恶化发育停滞儿童的经口进食情况。

家长在营养治疗时需要接受指导，生长加快预计将在第 1 个月。但是，有些儿童可能在前

2 周体重增加并不明显。预计在追赶的阶段儿童每天增重是平时的 1.5 倍。在身高增加之前,儿童首先表现为体重增长,家长可以看到他们以前瘦弱的孩子变得很可爱,甚至丰满。这种体型的变化并不表明喂养过度,而是治疗的成功。不用紧张儿童体重迅速的增加,45%～65%瘦体质患儿体重增加表现会很明显。

2.药物

发育停滞基本上没有特效药物,主要为营养支持。发育停滞的儿童应补充铁。锌也已证明可以改善生长线。儿童需要补充足够的含锌和铁的多种维生素。补充维生素 D 也应考虑。维生素 D 对黑皮肤儿童和不经常暴露在阳光下的儿童特别重要。

3.社会支持

除了营养支持外,社会支持同样重要。所提供的服务必须符合家庭和孩子。当然,基层医护服务提供者频繁随访也是很有用的,可以随时衡量和关注体重的增加。社会服务人员的家访已被证明可以减少住院和提高体重的增加。发育停滞儿童早期评估需要通过适当的治疗和干预。

初级保健工作者在发育停滞疾病的确认和评估中起关键作用。这些看似简单的早期干预措施,在儿童的整个生命中有长远意义。

4.住院

大多数发育停滞的患儿可以而且应由初级保健提供者管理。临床医师和家庭人员之间的信任关系在治疗发育停滞上是宝贵的资产。为明确诊断而四处求医的家长往往认为医疗系统疏忽了对病情的判断。这种焦虑使家长和医护人员在对儿童的喂养和发育状况进行正常沟通和客观评价上产生障碍。不过,家长的这种疑虑可能在他们认作自己的治疗盟友的基层医疗机构得到缓解。

最先考虑治疗的是潜在的器官功能障碍的治疗(如囊肿性纤维化),需要专业的护理。临床医师应重新评估营养干预 1～2 个月后未见体重增长儿童的病情。

大多数发育停滞的儿童可以在门诊治疗;有一些可能需要在某个时候住院评估。入院评估的征兆是心动过缓或低血压,这是严重的营养不良的迹象。不足同龄儿童体重的 61% 的患儿需要住院营养支持。医师应降低低血糖患儿的入院标准。低血糖是一个不良征兆,可能是严重的营养不良和代谢性疾病。

发育停滞的儿童家庭大多数无虐待和忽视行为。但是,如果临床医师怀疑儿童被虐待或被忽视应收入院。约 10% 发育停滞儿童受到虐待,这些发育停滞的儿童回到家后的病情会恶化。当然,社会服务部门应管理并将虐待儿童行为予以记录。

第三类需要住院治疗的儿童是那些经治疗后体重仍没有开始增长的患儿。住院期间可以观察家庭人员对患儿的喂养方法,并将家庭成员纳入护理计划。同时可进一步检测器官功能障碍情况。也可争取到其他卫生专业人员的协助,职业治疗师和社会工作者往往对发育停滞儿童的治疗有很大帮助。

参 考 文 献

[1] 华克勤,丰有吉.实用妇产科学[M].北京:人民军医出版社,2013.

[2] 辛琼芝,张秀芳.妇产科学[M].北京:人民军医出版社,2010.

[3] 廖秦平,郑建华.妇产科学[M].北京:北京大学医学出版社,2010.

[4] 乐杰.妇产科学[M].第7版.北京:人民卫生出版社,2008.

[5] 李晋爱.妇科护理[M].北京:人民卫生出版社,2008.

[6] 刘琦.妇科肿瘤诊疗新进展[M].北京:人民军医出版社,2011.

[7] 赵晓东,张毅.妇科肿瘤循证治疗学[M].北京:人民军医出版社,2008.

[8] 于传鑫,李儒芝.妇科内分泌疾病治疗学[M].上海:复旦大学出版社,2009.

[9] 郁琦.妇科内分泌诊治指南解读·病案分析[M].北京:人民军医出版社,2013.

[10] 王新华.妇产科与儿科检体诊断图解[M].北京:军事医学科学出版社,2003.

[11] 刘国炳.现代妇产科与儿科技术[M].北京:人民军医出版社,2006.

[12] 张学兰.现代临床妇产科学与儿科学[M].北京:科学出版社,2014.

[13] 曹静,徐丽瑾,陈凤琴.新生儿疾病[M].北京:军事医学科学出版社,2007.

[14] 魏克伦,刘绍基.母胎医学:新生儿常见疾病诊断与处理[M].北京:人民军医出版社,2013.

[15] 陈永红.儿科疑难病例精粹[M].北京:北京大学医学出版社,2007.

[16] 孙娟,张慧敏.儿科病[M].北京:中国中医药出版社,2000.